- フィジカルアセスメント総論
- バイタルサイン
- 頭頸部のアセスメント
- 呼吸器系のアセスメント
- 循環器系のアセスメント
- 腹部のアセスメント
- 乳房と腋窩のアセスメント
- 直腸・肛門・生殖器のアセスメント
- 脳・神経系のアセスメント
- 筋・骨格系のアセスメント

《 注　意 》

- 本書の一部あるいは全部を，無断で転載，インターネット等へ掲載することは，著作者および出版社の権利の侵害となります．予め小社に許諾をお求め下さい．
- 本書を無断で複写・複製する行為（コピー，スキャン，デジタルデータ化などを含む）は，「私的使用のための複製」など著作権法上の限られた例外を除き，禁じられています．代行業者などの第三者に依頼して上記の複製行為を行うことや，自らが複製を行った場合でも，その複写物やデータを他者へ譲渡・販売することは違法となります．また，大学，病院，企業などにおいて，業務上使用する目的（教育活動，研究活動，診療などを含む）で上記の複製行為やイントラネット上での掲載を行うことも違法となります．
- これらの違法行為を行った場合は，著作権法に則り，損害賠償請求などの対応をとらせていただく場合がございますことを予めご了承ください．

フィジカルアセスメントがみえる

VISUAL GUIDE to PHYSICAL ASSESSMENT

MEDIC MEDIA

Visual Guide to physical assessment

はじめに

　看護師，看護学生の方々のための『みえる』シリーズとして1冊目の『看護技術がみえる vol.2 臨床看護技術』が発行されてから2年が経ちました．おかげ様で看護師，看護教員，看護学生の皆さまには，我々の予想を上回るご支持，ご好評をいただき，今では『看護技術がみえるvol.1 基礎看護技術』『同 vol.2 臨床看護技術』を2冊同時に教科書採用していただく看護学校も増えて参りました．

　そんななか，我々が看護師，看護学生の方々にお届けする『みえる』シリーズの3冊目は『フィジカルアセスメントがみえる』です．本書も『みえる』シリーズに恥じることのない2,000点以上のイラスト・写真で，"手順"と"その根拠となる周辺知識"を徹底的にビジュアル化しています．しかし，それだけではありません．

　企画開始にあたり，まず我々は，看護教員や看護学生にヒアリングを行いました．すでに数多くの類書が出版されているなかで，メディックメディアが世に出すべきフィジカルアセスメント本は何か，を探るためです．

　そのヒアリング結果をもとに，本書は以下のような視点を盛り込んで制作しました．

- ❶ 解剖生理の充実
- ❷ "観察ポイント"の掲載
- ❸ 問診やコミュニケーションの充実
- ❹ スマートフォンで聴ける音コンテンツ

　解剖生理を充実させたのは，フィジカルアセスメントの授業が低学年で行われることが多いという理由からです．この領域を学ぶ第一歩として非常に重要な解剖生理をまず理解してもらうため，手順だけでなく解剖生理も「みえる」ならではのイラストで徹底的にページをさいて解説致しました．

　"観察ポイント"も本書の特徴のひとつです．フィジカルイグザミネーションのやり方を覚えるだけでは「何を観察するのか」がわからず，その先のアセスメントにつながる情報を正しく得ることができません．そのためどの手順にも「何を観察するのか」が一目でわかるように"観察ポイント"という項目を掲載しました．

　さらに，実際の会話形式で解説する問診例や，手順ごとの患者さんへの声かけも充実しています．ヒアリング結果から，問診やフィジカルイグザミネーション時の患者さんへの声かけに対する苦手意識を持つ人が多いということがわかったからです．また，呼吸音や心音をQRコードの読み取りによってスマートフォンですぐ聴けるようなコンテンツを作りました．CDの形式だとすぐにその場で聴くことができず，結局聴かなくなってしまうという意見からです．このように，読者の皆さまの声を取り込んで，工夫を重ねながら制作致しました．

　この一冊を，看護学生や新人看護師の皆さまの技術習得に役立てていただければ幸いです．最後に，我々制作チームの企画に賛同していただき長期に渡って打合せや撮影にご協力頂いた監修の先生，一緒にアイディアを練って下さった看護師，医師，医学生の皆さまにこの場を借りて厚く御礼申し上げます．

2015年2月吉日

編者一同

監修者一覧

監修

(掲載順)

熊谷たまき（くまがい たまき）	順天堂大学　医療看護学部　准教授	
徳田　安春（とくだ やすはる）	JCHO　本部　顧問	
水戸　優子（みと ゆうこ）	神奈川県立保健福祉大学　保健福祉学部　看護学科　教授	
金　　壽子（きむ すじゃ）	神奈川県立保健福祉大学　保健福祉学部　看護学科　准教授	
藤本　保志（ふじもと やすし）	名古屋大学大学院　耳鼻咽喉科　講師	
植木　　純（うえき じゅん）	順天堂大学大学院　医療看護学研究科　臨床病態学分野呼吸器系　教授	
山勢　博彰（やませ ひろあき）	山口大学大学院医学系研究科　保健学系学域　教授	
永井　利幸（ながい としゆき）	国立循環器病研究センター　心臓血管内科部門	
川島　篤志（かわしま あつし）	市立福知山市民病院　研究研修センター・総合内科	
山田　　深（やまだ しん）	杏林大学医学部　リハビリテーション医学教室　講師	
大久保暢子（おおくぼ のぶこ）	聖路加国際大学　基礎看護学　准教授	

画像提供

川田　志明（かわだ しあき）	ハイメディック山中湖クリニック　理事長 慶應義塾大学　名誉教授	
長尾　大志（ながお たいし）	滋賀医科大学　呼吸器内科　助教	
岡本　欣也（おかもと きんや）	東京山手メディカルセンター　大腸肛門科　部長	
本田まりこ（ほんだ まりこ）	まりこの皮フ科 東京慈恵会医科大学　皮膚科　客員教授	
石井　則久（いしい のりひさ）	国立感染症研究所　ハンセン病研究センター　センター長	
大浦　紀彦（おおうら のりひこ）	杏林大学保健学部看護学科・医学部形成外科　兼担教授	
尾上　尚志（おのうえ ひさし）	東京慈恵会医科大学　教育センター　教授 脳神経外科　診療医長	

協　力

宮内　亮輔　東京城東病院　総合内科

大石　朋子　神奈川県立保健福祉大学　保健福祉学部　看護学科　講師

浅田　浩明　川崎幸病院　リハビリテーション科　理学療法士

フィジカルアセスメントがみえる

目次
Contents

はじめに ……………………… iii
監修者一覧 …………………… iv
誌面の見方 …………………… viii
音の聴き方 …………………… x
キャラクター紹介 …………… xii

フィジカルアセスメント総論　2

- 問診 …………………………………………… 6
- 視診 …………………………………………… 14
- 触診 …………………………………………… 16
- 打診 …………………………………………… 17
  - [手順] 間接打診法 ………………………… 18
- 聴診 …………………………………………… 19

バイタルサイン　22

体温　24
- 腋窩温 ……………………………………… 29
  - [手順] 腋窩での体温測定 ………………… 30
- 口腔温 ……………………………………… 32
  - [手順] 口腔での体温測定 ………………… 32
- 鼓膜温 ……………………………………… 34
  - [手順] 鼓膜での体温測定 ………………… 34
- 直腸温 ……………………………………… 36
  - [手順] 直腸での体温測定（乳児に行う場合）…… 36

脈拍　40
  - [手順] 脈拍測定 …………………………… 46

血圧　48
  - [手順] アネロイド型血圧計を用いた血圧測定（聴診法）…… 57
  - [手順] アネロイド型血圧計を用いた血圧測定（触診法）…… 61

呼吸　64
  - [手順] 呼吸測定 …………………………… 68
  - パルスオキシメーター …………………… 69

頭頸部のアセスメント　72

- 頭部のアセスメント ……………………… 74
  - [手順] 頭部の視診，触診 ………………… 75

甲状腺のアセスメント　77
  - [手順] 甲状腺の視診，触診 ……………… 78

頭頸部リンパ節のアセスメント　82
  - [手順] 頭頸部リンパ節の触診 …………… 84

呼吸器系のアセスメント　88

- 解剖 ………………………………………… 89
- 呼吸運動 …………………………………… 93
- 体表解剖 …………………………………… 96
  - [手順] 胸骨角による肋骨の特定 ………… 97
- 機能 ………………………………………… 99
- 問診 ………………………………………… 103

胸郭と肺のアセスメント　104
- 視診 ………………………………………… 104
- 触診 ………………………………………… 105
  - [手順] 胸郭の可動性の触診 ……………… 105
  - [手順] 声音振盪の触診 …………………… 108
- 打診 ………………………………………… 110
  - [手順] 胸部の打診 ………………………… 110
  - [手順] 打診による横隔膜の位置と可動域の測定 …… 112

呼吸音のアセスメント　115
  - [手順] 呼吸音の聴診 ……………………… 121

循環器系のアセスメント　126

- 解剖 ………………………………………… 126
- 問診 ………………………………………… 129

頸部のアセスメント　130
- 頸静脈 ……………………………………… 131
  - [手順] 中心静脈圧の推定 ………………… 131
- 頸動脈 ……………………………………… 134
  - [手順] 頸動脈の触診 ……………………… 134
  - [手順] 頸動脈の聴診 ……………………… 135

胸部のアセスメント　136
- 視診・触診 ………………………………… 136
  - [手順] 心尖拍動の観察 …………………… 137
- 聴診 ………………………………………… 139
  - [手順] 心音の聴診 ………………………… 145

末梢循環系のアセスメント　148
- 末梢動脈のアセスメント ………………… 149
- 末梢静脈のアセスメント ………………… 151
- 浮腫のアセスメント ……………………… 152
  - [手順] 浮腫の観察 ………………………… 154

腹部のアセスメント　156

- 解剖と機能 ………………………………… 156
- 腹部に特徴的な症状・徴候 ……………… 159
- 問診 ………………………………………… 161

腹部全体のアセスメント　162
- 視診 ………………………………………… 163

| 手順 腹部全体の視診 ……………… 163
- 聴診 ……………………………………… 165
| 手順 腸蠕動音の聴診 ……………… 165
- 打診 ……………………………………… 168
| 手順 腹部全体の打診 ……………… 168
- 触診 ……………………………………… 170
| 手順 腹部全体の触診 ……………… 172

腹水のアセスメント　174

肝臓のアセスメント　176

- 打診 ……………………………………… 176
| 手順 肝臓の打診 …………………… 176
- 触診 ……………………………………… 179
| 手順 肝臓の触診 …………………… 179

脾臓のアセスメント　181

- 打診 ……………………………………… 181
| 手順 脾臓の打診 …………………… 181
- 触診 ……………………………………… 184
| 手順 脾臓の触診 …………………… 184

腎臓のアセスメント　186

| 手順 腎臓の叩打診 ………………… 186

乳房と腋窩のアセスメント　188

乳房と腋窩のアセスメント　190

| 手順 乳房の視診 …………………… 190
| 手順 乳房と腋窩・鎖骨リンパ節の触診 …… 191

直腸・肛門・生殖器のアセスメント　198

直腸・肛門のアセスメント　200

| 手順 肛門の視診・触診，直腸診 ……… 200

生殖器のアセスメント　204

- 男性生殖器のアセスメント ……… 204
| 手順 男性生殖器の視診・触診 …… 204
| 手順 前立腺の触診 ………………… 206
- 女性生殖器のアセスメント ……… 208
| 手順 女性生殖器の視診・触診 …… 208

脳・神経系のアセスメント　210

- 神経系とニューロン ……………… 210
- 中枢神経系 ………………………… 212
- 末梢神経系 ………………………… 214

意識のアセスメント　216

脳神経のアセスメント　222

- 嗅神経（Ⅰ） ……………………… 224
- 視神経（Ⅱ） ……………………… 225
| 手順 視野検査 ……………………… 226
- 動眼神経（Ⅲ）・滑車神経（Ⅳ）・外転神経（Ⅵ） 230
| 手順 眼球運動の観察 ……………… 231
| 手順 瞳孔と対光反射の観察 ……… 234

- 三叉神経（Ⅴ） …………………… 238
| 手順 顔面の感覚検査 ……………… 239
- 顔面神経（Ⅶ） …………………… 240
| 手順 表情筋の観察 ………………… 241
- 内耳神経（Ⅷ） …………………… 244
| 手順 リンネ試験 …………………… 246
| 手順 ウェーバー試験 ……………… 247
- 舌咽神経（Ⅸ）・迷走神経（Ⅹ） ……… 248
| 手順 軟口蓋・咽頭の観察 ………… 249
- 副神経（Ⅺ） ……………………… 252
| 手順 胸鎖乳突筋の筋力検査 ……… 252
| 手順 僧帽筋の筋力検査 …………… 253
- 舌下神経（Ⅻ） …………………… 254
| 手順 舌の動きの観察 ……………… 255

運動機能のアセスメント　258

- 運動麻痺 …………………………… 261
| 手順 上肢のバレー徴候の観察 …… 262
- 不随意運動 ………………………… 267
- 筋緊張の異常 ……………………… 269
- 運動失調 …………………………… 271
| 手順 鼻指鼻試験 …………………… 272
| 手順 踵膝試験 ……………………… 275

反射のアセスメント　278

- 腱反射 ……………………………… 280
| 手順 膝蓋腱反射の観察 …………… 281
- 病的反射 …………………………… 284
| 手順 バビンスキー徴候の観察 …… 284
- 表在反射 …………………………… 286

感覚機能のアセスメント　288

- 表在感覚 …………………………… 290
| 手順 触覚の検査 …………………… 290
| 手順 痛覚の検査 …………………… 292
| 手順 温度覚の検査 ………………… 293
- 深部感覚 …………………………… 296
| 手順 振動覚の検査 ………………… 296
| 手順 位置覚の検査 ………………… 298
- 感覚機能のアセスメントに必要な知識 … 299

自律神経系のアセスメント　302

筋・骨格系のアセスメント　306

- 骨，関節の解剖生理 ……………… 306
- 骨格筋の解剖生理 ………………… 311
- 筋・骨格系のアセスメント ……… 313

関節可動域（ROM）の測定　315

| 手順 関節可動域の測定 …………… 315

徒手筋力検査（MMT）　325

| 手順 徒手筋力検査 ………………… 325

索引 ……………………………………… 332

誌面の見方

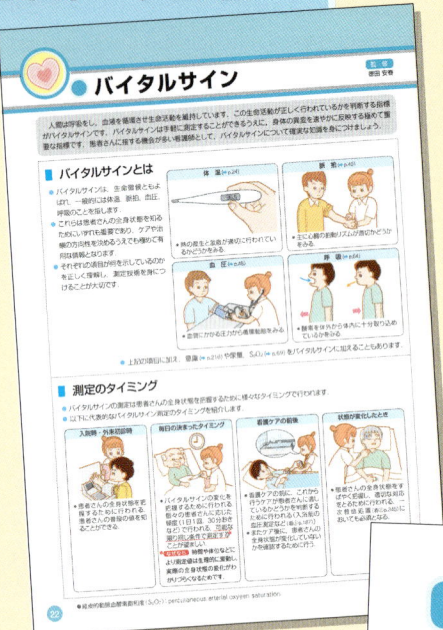

1 全体像を把握する
総論では，その章に含まれる技術の紹介や，それらに共通する事項をまとめています．

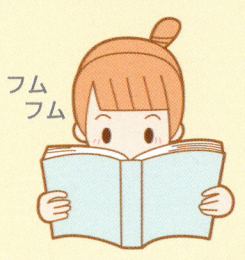

2 技術に関わる周辺知識を知る
各論の前半では，目的や，意義，評価するための知識など，実際に行う前に知っておくべき情報がまとまっています．

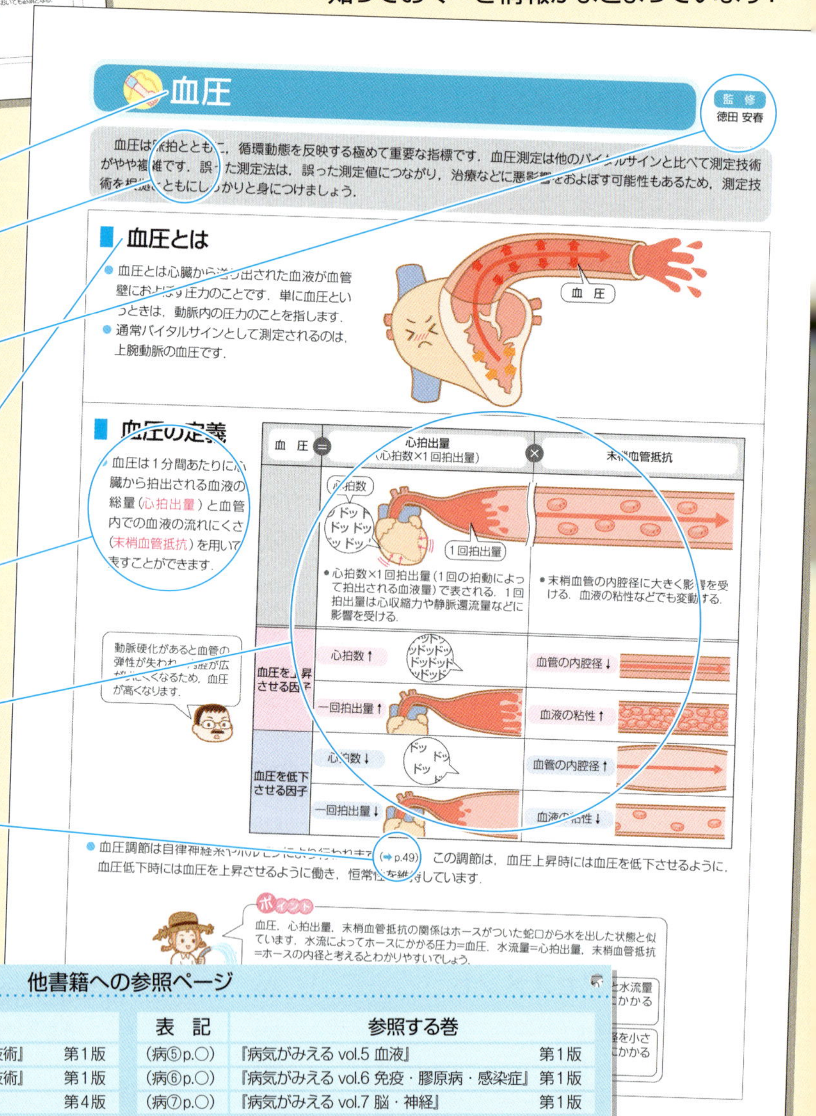

各論タイトル

イントロ
この章で紹介する技術の概要を簡潔にまとめています．

監修者名
各技術における監修者名を掲載しています．

項目タイトル
項目の意義やポイントがタイトルになっています．

解説
その項目で解説すべき内容を簡潔にまとめています．ビジュアル資料を補足する内容も含まれています．

ビジュアル資料
その項目を写真，イラスト，図表などでビジュアル化して解説しています．

参照ページ
関連ページへのリンクが示されているので，横断的な学習が可能です．
- 書籍内リンク（→p.○）

他書籍への参照ページ

表記	参照する巻		表記	参照する巻	
(看①p.○)	『看護技術がみえる vol.1 基礎看護技術』	第1版	(病⑤p.○)	『病気がみえる vol.5 血液』	第1版
(看②p.○)	『看護技術がみえる vol.2 臨床看護技術』	第1版	(病⑥p.○)	『病気がみえる vol.6 免疫・膠原病・感染症』	第1版
(病①p.○)	『病気がみえる vol.1 消化器』	第4版	(病⑦p.○)	『病気がみえる vol.7 脳・神経』	第1版
(病②p.○)	『病気がみえる vol.2 循環器』	第3版	(病⑧p.○)	『病気がみえる vol.8 腎・泌尿器』	第2版
(病③p.○)	『病気がみえる vol.3 糖尿病・代謝・内分泌』	第4版	(病⑨p.○)	『病気がみえる vol.9 婦人科・乳腺外科』	第3版
(病④p.○)	『病気がみえる vol.4 呼吸器』	第2版	(病⑩p.○)	『病気がみえる vol.10 産科』	第3版

3 技術の手順を確認する

本書のメインコンテンツは技術の手順です．
補足としてポイントやコツ，注意などのコメントを掲載しています．
また，根拠となる解説は「なぜなら」として掲載しています．

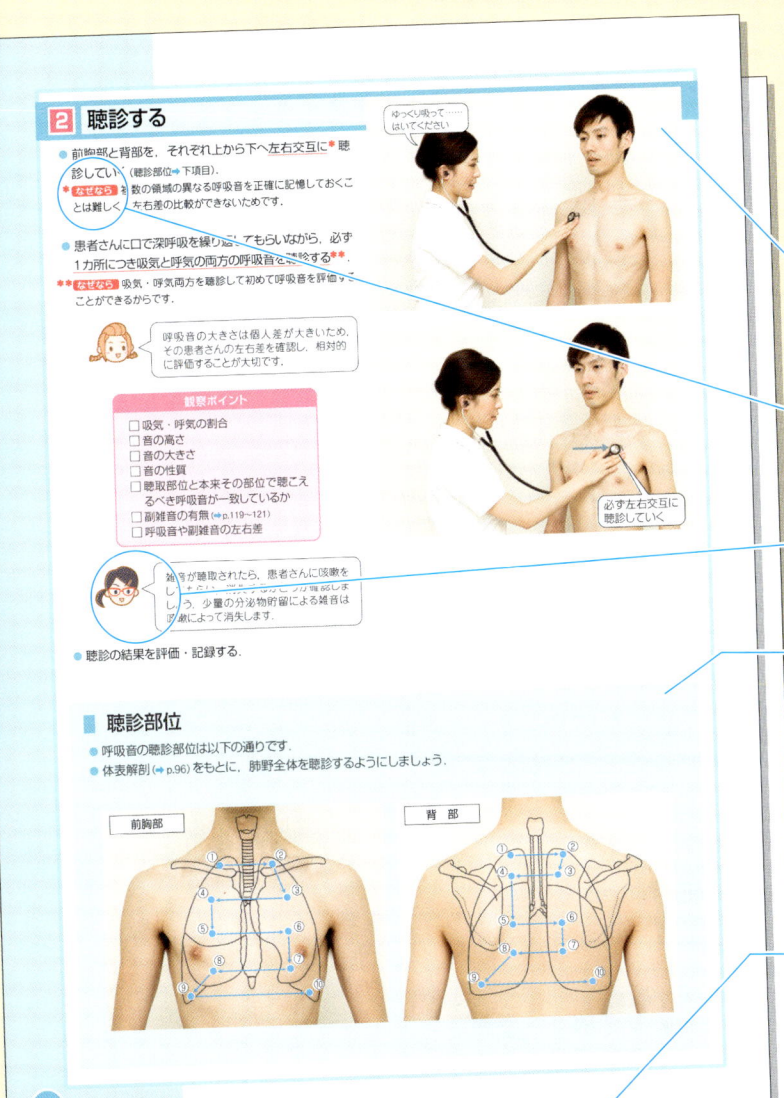

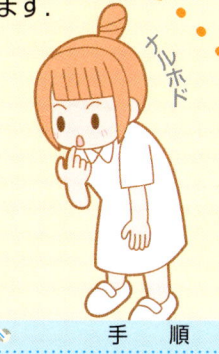

手　順
技術のやり方を写真付きで詳細に解説しています．

なぜなら
その技術の根拠となる内容を解説しています．

コメント
技術を行う上でのポイント，コツ，注意，豆知識などを掲載しています．

手順内の詳細解説
詳細な解説は，手順の中に大きなスペースをとって解説しています．

用　語
本文中にでてきた用語の解説をしています．

用語　気管支呼吸音化
肺胞呼吸音が聴取されるべき部位で気管支呼吸音が聴取されること．

英語・略語
本文中に出てきた略語について，日本語とそれに対応する英語のスペルを掲載しています．

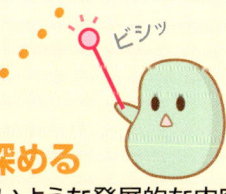

4 補足情報で理解を深める

手順の流れで解説できないような発展的な内容や，トピック，関連する情報なども充実しています．

Step Up
発展的な内容を掲載しています．

Supplement
掲載されているテーマから少しはずれるものの，抑えておきたい補足情報を掲載しています．

Column
トピック的な内容を，コラムとして掲載しています．

音の聴き方

本書では，誌面に掲載されているQRコードを読み取ることで，簡単にスマートフォンで呼吸音と心音を聴くことができます（PCの場合は下記を参照してください）。

1 QRコードを読みとる

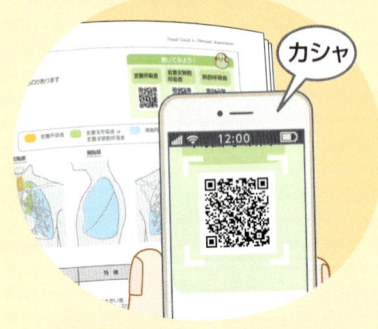

カシャ

お手持ちのスマートフォンでQRコードを読み取ってください．

※QRコードを読みとるにはQRコードを撮影するアプリが必要です．アプリをお持ちでない場合，iPhoneであれば「App Store」，Androidであれば「Google Play」からダウンロードしてください．

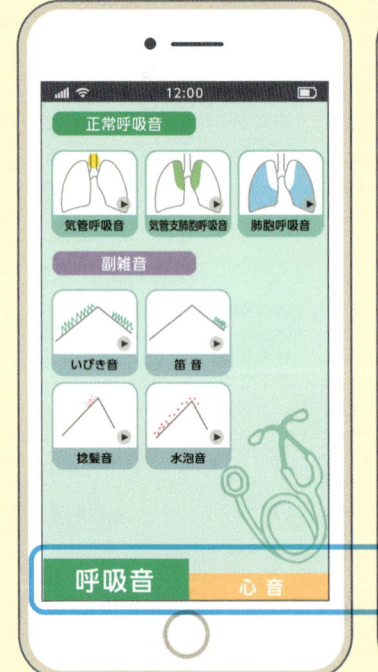

2 サイトへ飛ぶ

タップ

QRコードで読み取ったURLへ移動すると、専用サイトが表示されます．

3 音を聴く

タップ

読み取ったQRコードに対応する音が強調されて表示されますので，タップしてください．音が再生されます．

聴きたい音のアイコンをタップすれば、すぐに音が聴けます．止めたいときは、もう一度アイコンをタップします．

呼吸音と心音の切り替えは，ここをタップ！

※画面デザインは変更となる場合があります．

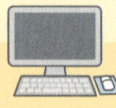

PCで聴く場合

下記のURLを入力すると、同様の画面が表示されますので、聴きたい音をクリックしてください．クリックすると、音が再生されます．

- 呼吸音 http://www.medicmedia-kango.com/kango/sound/breath.html
- 心音 http://www.medicmedia-kango.com/kango/sound/heart.html

本書籍の音コンテンツ一覧

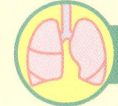

呼吸音一覧

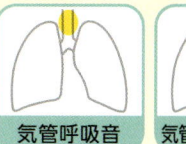

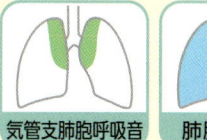

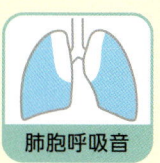

正常呼吸音 (→p.117)
- 気管呼吸音
- 気管支肺胞呼吸音
- 肺胞呼吸音

副雑音 (→p.119, 120)
- いびき音
- 笛音
- 捻髪音
- 水泡音

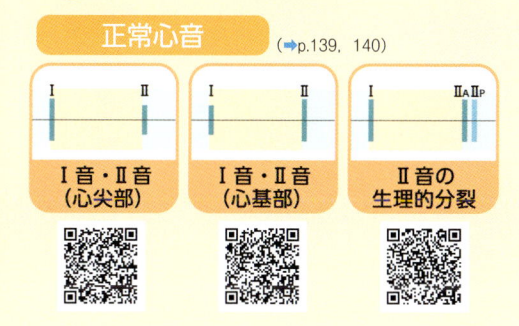

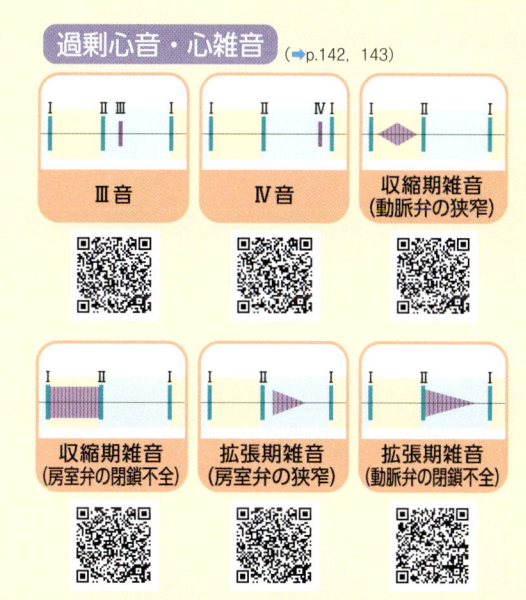

心音一覧

正常心音 (→p.139, 140)
- Ⅰ音・Ⅱ音（心尖部）
- Ⅰ音・Ⅱ音（心基部）
- Ⅱ音の生理的分裂

過剰心音・心雑音 (→p.142, 143)
- Ⅲ音
- Ⅳ音
- 収縮期雑音（動脈弁の狭窄）
- 収縮期雑音（房室弁の閉鎖不全）
- 拡張期雑音（房室弁の狭窄）
- 拡張期雑音（動脈弁の閉鎖不全）

⚠ 注意事項 ⚠ 必ずお読みください

1. 音源は，イヤホンあるいはヘッドホンで聴くことを推奨します．
2. 音源は，患者さんの状態や疾患によっても異なるものであるため，あくまでも参考・目安としてください．
3. 当サイトの音源コンテンツ，ならびにデザイン，アイコン等（以下，本コンテンツ）についてはすべて（株）メディックメディアの著作物であり，著作権は（株）メディックメディアに帰属します．
4. 本コンテンツを無断で複写，複製，転載すること，インターネットで公開することは，著作者および出版社の権利の侵害となります．あらかじめ小社のご承諾をお求めください．
5. 本コンテンツの利用は無料ですが，電気通信事業者の定めるところに従い，別途通信料がかかります．通信料等は，お客様のご負担になります．
6. （株）メディックメディアは，本コンテンツを利用されたこと，もしくはご利用になれなかったこと，ご利用になったことにより生じるいかなる損害についても責任を負うものではありません．
7. 予告なしに本コンテンツの内容を変更することがあります．あらかじめご了承ください．
8. 内容に関してのお問い合わせは下記電話番号またはE-mailまでお問い合わせください．

TEL ：03-3746-0282
E-mail：kango@medicmedia.com

キャラクター紹介

本書には，様々なキャラクターが登場して，フィジカルアセスメントに関する情報を教えてくれます．

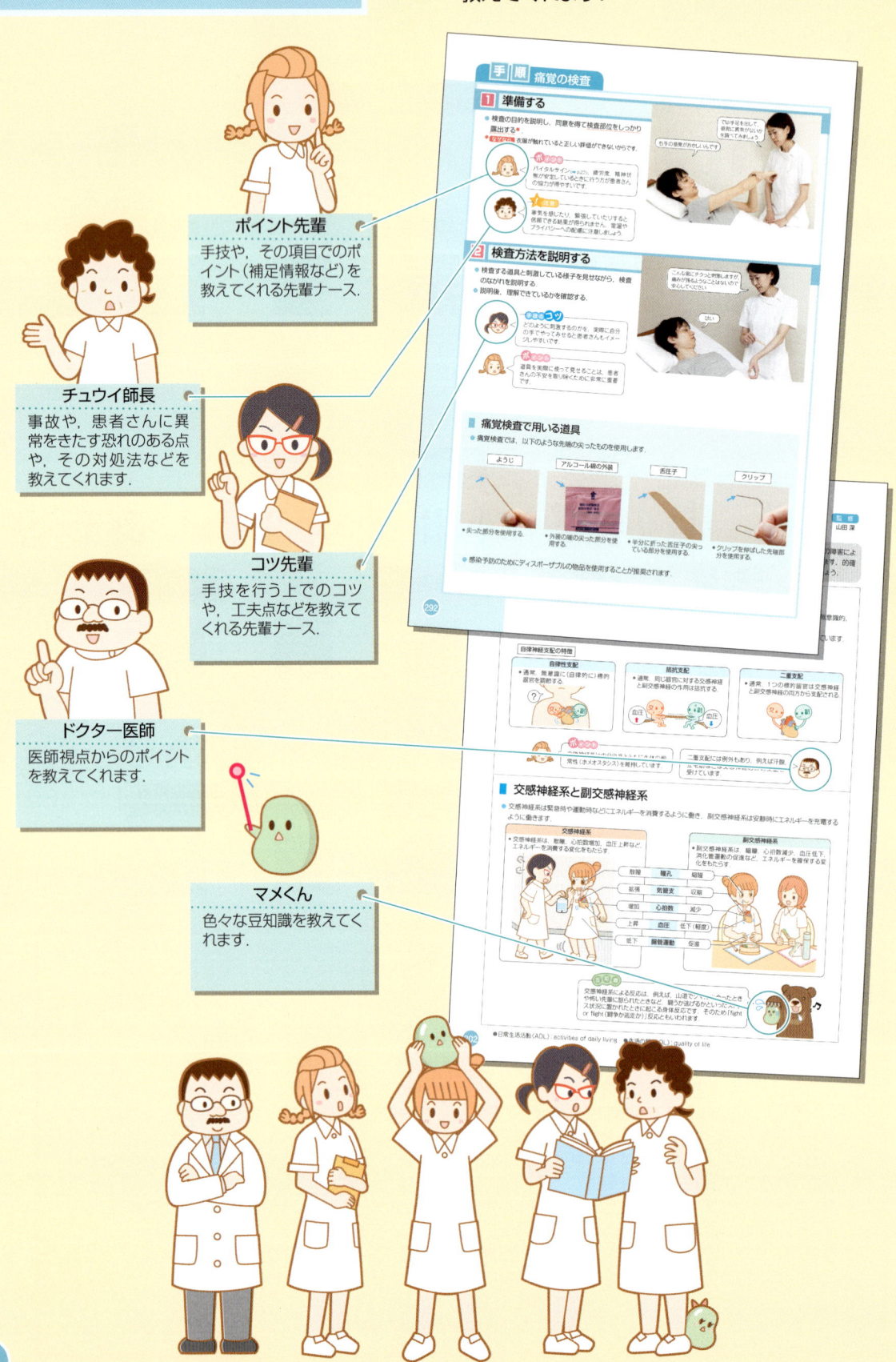

ポイント先輩
手技や，その項目でのポイント（補足情報など）を教えてくれる先輩ナース．

チュウイ師長
事故や，患者さんに異常をきたす恐れのある点や，その対処法などを教えてくれます．

コツ先輩
手技を行う上でのコツや，工夫点などを教えてくれる先輩ナース．

ドクター医師
医師視点からのポイントを教えてくれます．

マメくん
色々な豆知識を教えてくれます．

フィジカルアセスメントがみえる

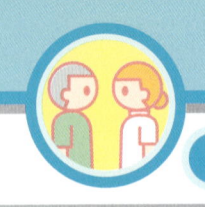

フィジカルアセスメント総論

監修　熊谷たまき

患者さんが安全・安楽にその人に合った療養生活を送ることには，看護師がフィジカルアセスメント，ひいてはヘルスアセスメント，そして看護介入をいかに的確に実施できるかということが大きく影響します．患者さんの身体の状態を総合的にみるためのフィジカルアセスメントの目的や，それらの技術の基本について学んでいきましょう．

■ フィジカルアセスメントとヘルスアセスメント

- フィジカルアセスメントとは，身体的側面から患者さんの健康上の問題を査定・評価することです．
- これに加え，心理・精神的側面や社会的側面を含めて評価することをヘルスアセスメントといいます．
- ヘルスアセスメントによって，これら3つの側面から患者さんの健康上の問題を明確にすることで適切な看護援助を行うことができます．

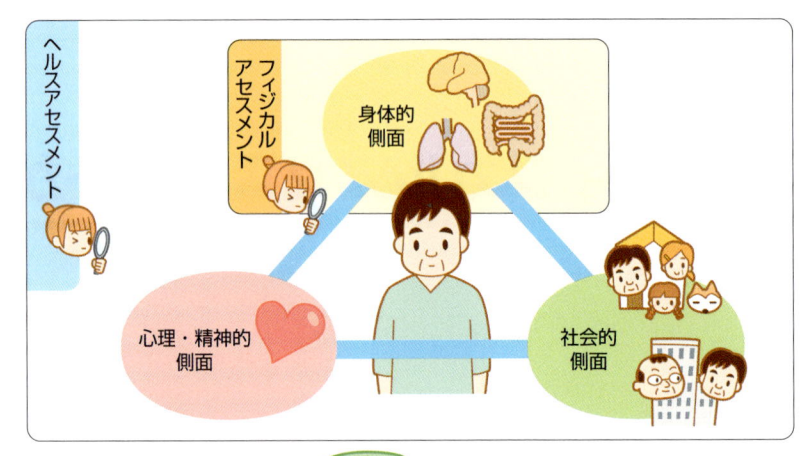

豆知識
健康とは「完全な肉体的，精神的及び社会的福祉の状態であり，単に疾病又は病弱の存在しないことではない（日本WHO協会）」と定義されており，健康状態はこれらの側面が互いに影響し合いながら変化しているのです．

■ フィジカルアセスメントとは

- フィジカルアセスメントでは，患者さんの訴えを聞き，頭から足先まで全身を観察して情報収集を行います．
- そのために看護師は，問診とフィジカルイグザミネーション（視診，触診，打診，聴診）を用います．

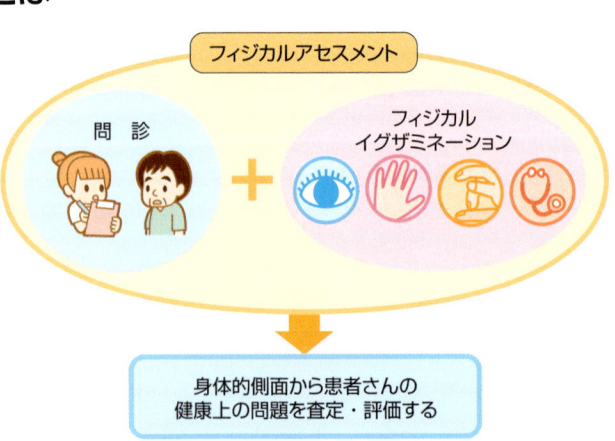

フィジカルアセスメント ＝ 問診 ＋ フィジカルイグザミネーション
→ 身体的側面から患者さんの健康上の問題を査定・評価する

●世界保健機関（WHO）：World Health Organization

■ 看護師と医師が患者さんの身体をみる目的の違い

- 看護師が行う問診や視診，触診，打診，聴診といった技術は，医師が行うものと同じですが，患者さんの身体をみる目的は，看護師と医師とでは異なります．
- 医師は，診断を確定し，治療を行うために身体診察や検査などを行いますが，看護師は，患者さんに必要な看護ケアを明確にし，根拠に基づく看護ケアを行うため，また，実施した看護ケアを評価するためにフィジカルアセスメントを行います．

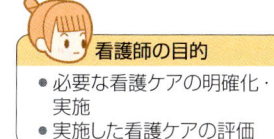

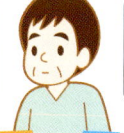

看護師の目的
- 必要な看護ケアの明確化・実施
- 実施した看護ケアの評価

医師の目的
- 診断の確定
- 治療の実施
- 治療の評価

フィジカルアセスメント　身体診察

> 患者さんと接する機会の多い看護師は，医師の気づかなかった患者さんの小さな変化に気づくこともあり，医師と看護師がお互いの情報を共有することにより，患者さんによりよい治療，看護ケアを提供することができます．

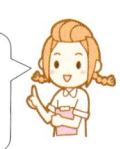

■ 目的に応じた情報収集

- 患者さんを観察する際は，目的に応じて以下のように情報を得ます．

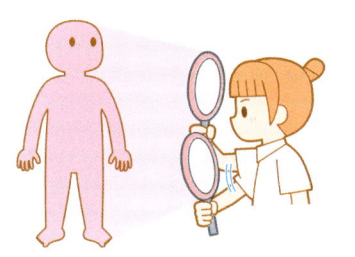

全身の情報を得る
- 頭から足先まで，全身を系統的にもれなく観察し，健康上の問題点がないか確認するために行う．

実施する場面の例
- 初診時
- 入院時
- 患者さんの情報が少ないとき　など

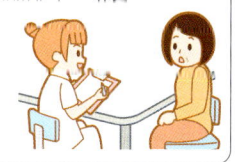

焦点を絞って重点的に情報を得る
- 問題となっている症状やフィジカルイグザミネーションの必要性があると判断した症状，その関連部位に焦点をあて，問題点や経時的変化を確認するために行う．

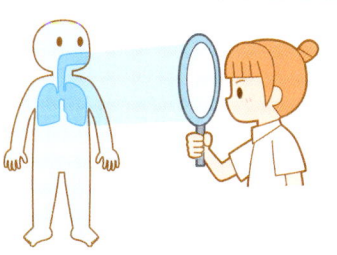

実施する場面の例
- 入院中の患者さんが症状を訴えたとき
- 明らかな症状がみられるとき
- 日々の変化を確認（経過観察）するとき　など

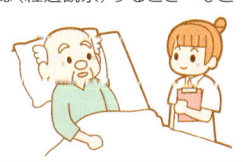

> 臨床場面では，全身をもれなくアセスメントすることも，ある症状や問題に関して焦点をあててアセスメントすることもあります．目的に応じて使い分け，常に患者さんの異常を見逃さないようにしましょう．

■ フィジカルアセスメントのながれ

- フィジカルアセスメントは，心身への侵襲の少ないものから以下のような手順で行うのが基本です．常に患者さんの状態を推測しながら正常か異常かを判断していきましょう．
- 実施する際には，患者さんの体位や露出の範囲などを考え，アセスメントする項目やながれを事前に計画し，患者さんの負担を最小限にします．
- 患者さんが疲労や苦痛を感じている場合などは，状況に応じて数回に分けて行いましょう．

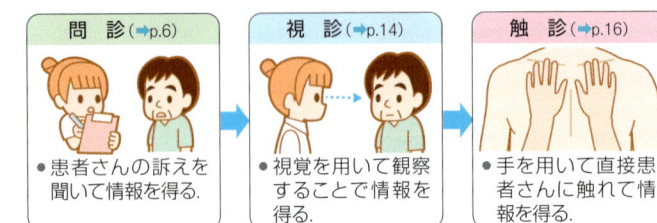

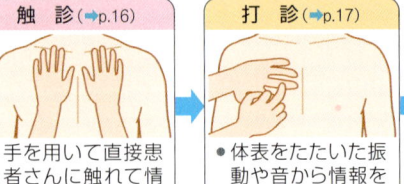

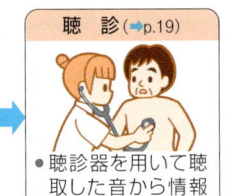

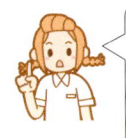

問診（→p.6）	視診（→p.14）	触診（→p.16）	打診（→p.17）	聴診（→p.19）
●患者さんの訴えを聞いて情報を得る．	●視覚を用いて観察することで情報を得る．	●手を用いて直接患者さんに触れて情報を得る．	●体表をたたいた振動や音から情報を得る．	●聴診器を用いて聴取した音から情報を得る．

腹部のフィジカルアセスメントだけは，触診や打診によって腸蠕動音に影響が出ることや，先に触診を行うことで痛みによりその後の手技が行えなくなってしまうことを避けるために，聴診を先に行います（→p.162）．

視診 ➡ 聴診 ➡ 打診 ➡ 触診

フィジカルアセスメントは，
- 問題はないと最初から決めてしまうのではなく，異常の可能性を考えながら行うこと
- 正常な状態と比べたり左右を比較しながら行うこと

が重要です．そうすることで，小さな変化や異常を見逃しにくくなります．
そのためにも，正常と異常を判断するための知識やフィジカルイグザミネーションの手技をしっかりと身につけましょう．

■ 主観的情報と客観的情報

- フィジカルアセスメントによって得る情報には，主観的情報と客観的情報があります．
- 患者さんの状態を正確に把握するためには，どちらの情報も必要です．2つの情報が一致しないこともあり，詳細に情報収集するよう留意しましょう．

	主観的情報	客観的情報
特徴	●患者さん自身による症状や感情などの訴えで，主に問診時に得られる情報． ●家族による訴えも含まれる． ●記録する際は，患者さんの言葉をそのまま記録する．	●フィジカルイグザミネーションや検査によって得る情報． ●看護師の主観が入らないように注意する． ●記録する際は，適切な専門用語を用いて客観的な事実のみを記載する．
具体例	胸が苦しい	拡張期に心雑音あり
	ふらふらする	血圧76/42mmHg
	おなかが張っている	腹部膨隆，腸管部に鼓音あり
	のどが痛い	扁桃腺の発赤，腫脹あり

■ 実施の際の留意点

- 看護師の第一印象が患者さんに与える影響は大きく，誠実な対応を心がけることが重要です．フィジカルアセスメントを安全に進めるため，また患者さんに不快感や不信感を与えず安心して協力してもらうために，常に以下のような点に気をつけましょう．

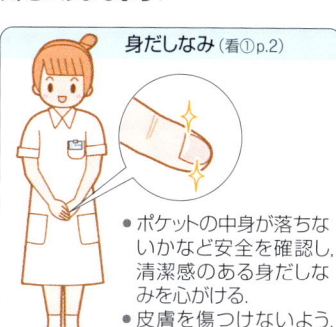

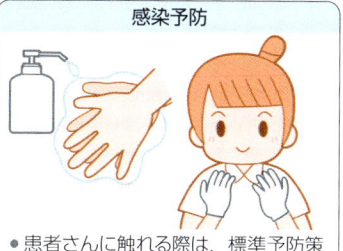

身だしなみ（看①p.2）
- ポケットの中身が落ちないかなど安全を確認し，清潔感のある身だしなみを心がける．
- 皮膚を傷つけないよう，爪は短く切る．

感染予防
- 患者さんに触れる際は，標準予防策（看②p.3, 4）に基づき，手指衛生や必要に応じて手袋を装着する．

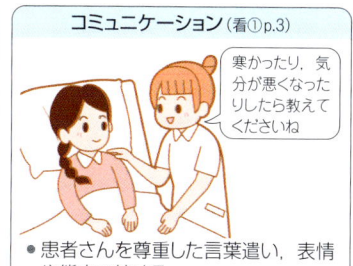

コミュニケーション（看①p.3）
「寒かったり，気分が悪くなったりしたら教えてくださいね」
- 患者さんを尊重した言葉遣い，表情や態度で接する．
- 緊張をほぐし安心できるような声かけを行う．

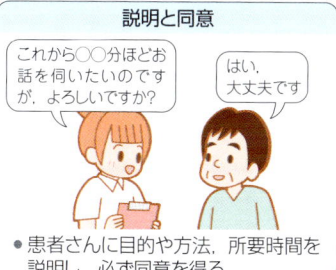

説明と同意
「これから○○分ほどお話を伺いたいのですが，よろしいですか？」「はい，大丈夫です」
- 患者さんに目的や方法，所要時間を説明し，必ず同意を得る．
- フィジカルイグザミネーションの終了後には，結果を伝える．
- プライバシーを守る（守秘義務）．

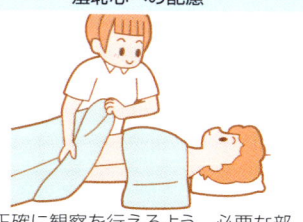

羞恥心への配慮
- 正確に観察を行えるよう，必要な部分はしっかりと露出する．それ以外の部分はバスタオルなどで覆い羞恥心に配慮する．
- 特に，乳房や直腸・肛門，生殖器などのアセスメントの際は，上記の他にも，事前の説明や声かけを十分に行う．

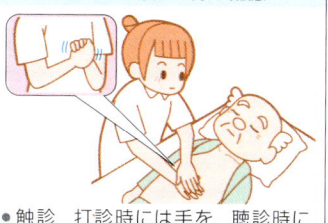

患者さんに触れる際の配慮
- 触診，打診時には手を，聴診時には聴診器を事前に温めておき，冷感による筋緊張などの影響を避ける．

■ 環境整備

- フィジカルアセスメントを行う際は，正確な情報を得るために，環境整備（看①p.6）において以下のようなことに注意する必要があります．

空間の確保
- 観察に支障のない広さの確保と，患者さんのプライバシーの保護のため，個室またはカーテンなどで仕切った空間を確保する．

室温の調節と保持
- 患者さんが肌を露出する際，寒くないよう，室温は24±2℃を目安に調節する．また，正確に視診するため，皮膚の色に影響が出ないよう，なるべく一定の室温を保つ．

静かな環境の調整
- 打診や聴診の際に正確な情報を得られるよう，また患者さんの話を落ち着いて聞けるように静かな環境を整える．

明るさの確保
- 皮膚の色などを正確に視診するため，なるべく自然光のもとで行うのが望ましい．必要に応じて照明を用いて明るさを確保する．

転倒転落防止
- 椅子・ベッドの高さや安定性，床のすべりや障害物などがないかを確認し，転倒転落を防止する．

問診

問診とは

- 問診は，主に患者さんとの会話を通して，患者さんの主訴や既往歴，家族歴，生活歴などの情報を得る方法であり，信頼関係を築く場にもなります．
- 患者さんに話してもらうことを主体とし，看護師は，会話のなかで必要な情報を引き出せるような質問をする必要があります．
- 身体的なことだけでなく，心理的，社会的なことも含め患者さんの生活背景を把握し，患者さんの問題を焦点化してその後のフィジカルアセスメントにつなげます．

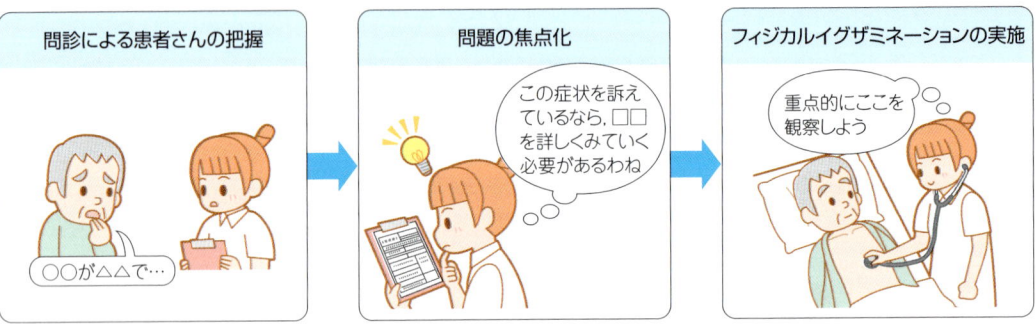

問診による患者さんの把握	問題の焦点化	フィジカルイグザミネーションの実施
○○が△△で…	この症状を訴えているなら，□□を詳しくみていく必要があるわね	重点的にここを観察しよう

患者さんに関する情報を，家族など本人以外から得ることもあります．その場合は，だれから聞いた情報かわかるように記録しておきましょう．

問診時のテクニック

- 看護師が患者さんの情報を聞き出すうえで，より効果的な質問をしたり，患者さんが主体的に話せるように促したりするためのテクニックを以下に示します．

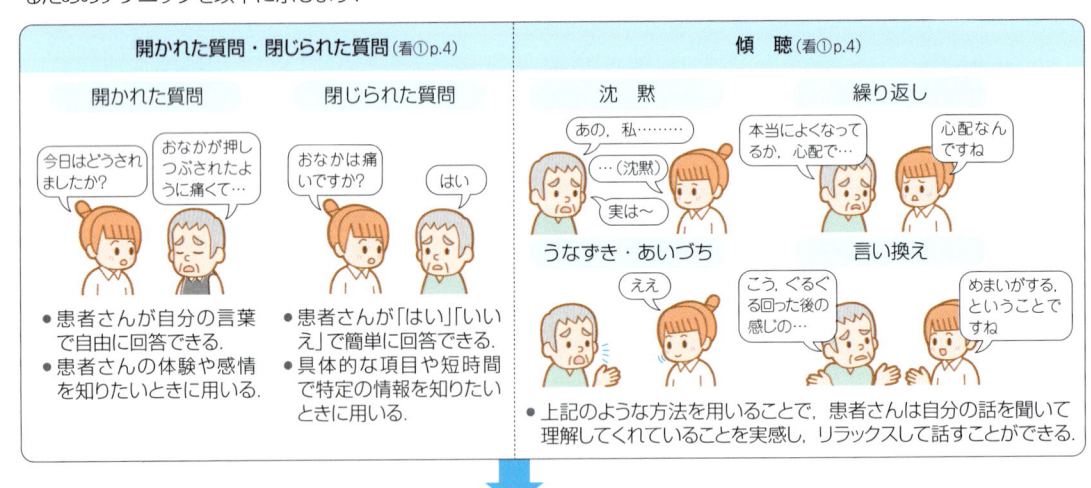

開かれた質問・閉じられた質問（看①p.4）

開かれた質問
- 今日はどうされましたか？
- おなかが押しつぶされたように痛くて…

- 患者さんが自分の言葉で自由に回答できる．
- 患者さんの体験や感情を知りたいときに用いる．

閉じられた質問
- おなかは痛いですか？
- はい

- 患者さんが「はい」「いいえ」で簡単に回答できる．
- 具体的な項目や短時間で特定の情報を知りたいときに用いる．

傾聴（看①p.4）

沈黙
- あの，私………
- …（沈黙）
- 実は〜

繰り返し
- 本当によくなってるか，心配で…
- 心配なんですね

うなずき・あいづち
- ええ

言い換え
- こう，ぐるぐる回った後の感じの…
- めまいがする，ということですね

- 上記のような方法を用いることで，患者さんは自分の話を聞いて理解してくれていることを実感し，リラックスして話すことができる．

患者さんは，主体的かつ具体的に感情や考えを話すことができ，看護師は，より正確で詳細な情報を聞き出すことができる．

上記だけでなく，言葉遣いや態度，アイコンタクト，声の大きさや話す速さなどの非言語的な情報にも注意を払いましょう．

情報を記録することの了承をもらうこと，問診中のメモは短時間ですませることも大切です．

■ 患者さんの非言語的コミュニケーション

- 非言語的コミュニケーションは，言語的コミュニケーションに比べて意図的にコントロールすることが難しく，本心が表れやすいといわれています．
- そのため，次のような患者さんの非言語的コミュニケーションを注意深く観察することは患者さんの思いを読み取る手がかりとなります．

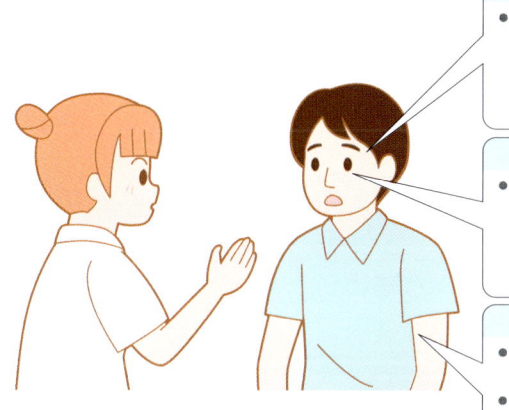

表情
- 表情から感情や心理状態などを知ることができる．
  - 苦悶様 → 疼痛，苦痛
  - 暗く固い表情 → 不安，心配

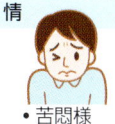

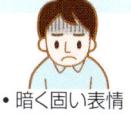

視線
- 文化によっても様々であるが，視線をそらす場合は不安・不信感を抱いていることがある．また，会話に興味がない場合，緊張している場合もある．

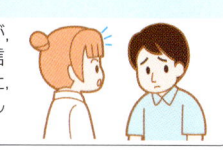

身体の動き
- うなずきは，会話に対する興味の表れや受容を表している．
- 頭をかく，腕や足を組む，貧乏ゆすり，落ち着きがないなどは不安やいらだちを意味することもある．

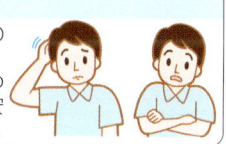

■ 問診時の注意点

- 患者さんとの信頼関係がくずれると，正確な情報を得ることが難しくなります．問診では以下のことに注意しましょう．

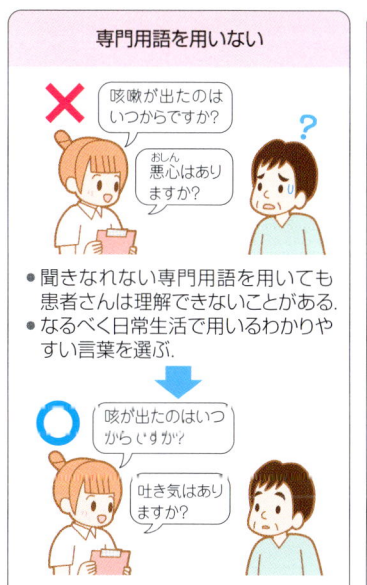

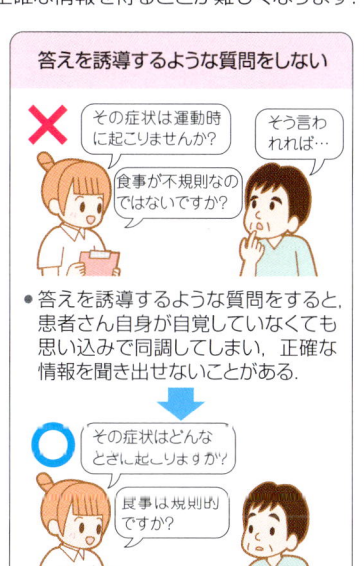

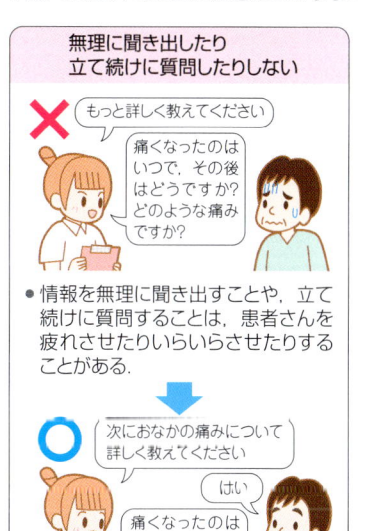

専門用語を用いない

✗「咳嗽が出たのはいつからですか？」
「悪心はありますか？」

- 聞きなれない専門用語を用いても患者さんは理解できないことがある．
- なるべく日常生活で用いるわかりやすい言葉を選ぶ．

○「咳が出たのはいつからですか？」
「吐き気はありますか？」

答えを誘導するような質問をしない

✗「その症状は運動時に起こりませんか？」
「食事が不規則なのではないですか？」
「そう言われれば…」

- 答えを誘導するような質問をすると，患者さん自身が自覚していなくても思い込みで同調してしまい，正確な情報を聞き出せないことがある．

○「その症状はどんなときに起こりますか？」
「食事は規則的ですか？」

無理に聞き出したり立て続けに質問したりしない

✗「もっと詳しく教えてください」
「痛くなったのはいつで，その後はどうですか？どのような痛みですか？」

- 情報を無理に聞き出すことや，立て続けに質問することは，患者さんを疲れさせたりいらいらさせたりすることがある．

○「次におなかの痛みについて詳しく教えてください」
「はい」
「痛くなったのはいつですか？」
「昨夜です」

- 患者さんが用いる専門用語は医療者が用いる意味と異なる場合もあるため，患者さんの言葉やその意図を正しく受け取れているか必ず確認しましょう．

> この他にも，問診で得た情報を記録する際は，だれが読んでもわかるよう正確かつ簡潔な言葉を用いて記録するよう心がけましょう．

■ 問診で聞く基本項目

- 患者さんに初めて問診する際には，基本情報を含め，次のような情報を聞いていきます．いつ，だれが得た情報なのかもわかるように記録しておきましょう．
- また，問診を円滑にするために，あらかじめ患者さんに問診票を記入してもらうこともあります．

基本情報

- 基本情報には，氏名や性別など個人を特定する情報や職業などの属性が含まれる．

項目
- 氏名
- 住所，電話番号
- 性別
- 生年月日
- 婚姻状況
- 職業
- 緊急連絡先

根拠
- 個人を特定するために必要な情報である．

主訴・現病歴

- 主訴とは，現在最も苦痛に感じている症状や困っていることであり，現病歴には現在かかっている疾患の経過やその対処行動などが含まれる．

項目
- 苦痛に感じている症状（症状に関する問診の7項目〔→p.10〕）
- 症状により困っていること
- 受診したきっかけ
- 現在かかっている疾患の経過
- 現在かかっている疾患に対する対処行動，受診状況，服薬状況

根拠
- 症状やその経過から優先すべき対応，考慮すべきことを把握することができる．
- 現病歴は主訴に関係していることが多く有用な情報である．

既往歴

- 既往歴には，今までかかった疾患や，その治療，アレルギー，予防接種などが含まれる．

項目
- 今までかかった疾患，外傷，それに対する治療経過
- 入院・手術・輸血歴
- アレルギーの有無（食物，動物，薬など）
- 予防接種や検査の経験
- 体質（かぜをひきやすい，下痢になりやすい など）
- 月経周期，妊娠・出産歴，閉経の有無

根拠
- 過去の疾患や治療が現在の健康状態に関係している可能性がある．
- アレルギーがある場合は，使用する薬剤や食事内容に注意が必要である．
- 過去の受療経験は健康観や医療への期待などに影響を与えるため，患者さんに応じた援助方法を検討するときに役立つ．
- 月経周期は，疾患と主訴に関連している可能性があり，女性の場合，必ず聞く情報である．

家族歴

- 家族歴には，家族の年齢や健康状態などが含まれる．家族構成は図式化すると把握しやすくなる．

項目
- 家族構成（祖父母，両親，兄弟姉妹，配偶者，子ども など）
- 家族の年齢，健康状態
- 家族の死亡年齢，死因
- 家族内の役割，関係性

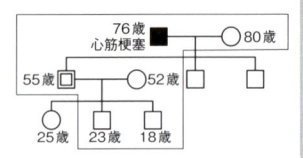

凡例
男：□　女：○
本人：◻︎ ◉
死亡：■ ●
婚姻関係：―
親子関係：｜
同居している家族は囲む

根拠
- 遺伝性の疾患だけでなく，同じ生活環境で発症しやすい疾患などを推測することができる．
  例…生活習慣病（高血圧，2型糖尿病，脂質異常症など），アレルギー性疾患，精神・神経疾患，悪性腫瘍 など
- 家族の役割や関係性を聞くきっかけとなり，家族の支援が得られるか，キーパーソンはだれかといったことがわかる．

生活歴

- 生活歴には，生活習慣や健康に関わる社会的側面，心理・精神的側面が含まれる．

項目
- 生活パターン，1日の過ごし方
- 睡眠，運動，食事
- 排泄行動
- 清潔行動
- 嗜好（喫煙，飲酒など）
- 趣味
- 生活環境，居住歴
- 海外渡航歴
- 仕事内容，職場環境，職業歴
- 性格
- 健康管理行動（薬の管理など）
- ストレス
- 経済状況
- 健康，疾患に対する考え方

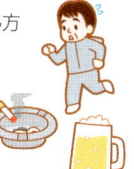

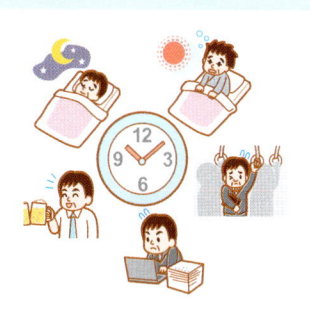

根拠
- 生活習慣や環境は，現在の健康状態や疾患に関連している可能性がある．
- 患者さんの生活背景や患者さんが大切にしたいこと，抱えている思いを知ることで，看護師の関わり方や援助方法の検討に役立つ．

その他

- 上記以外に治療や看護をするうえで必要な情報を問診する．

項目
- 身長，体重
- 精神状態
- 機能（思考，言語，視力，聴力など）
- 日常生活活動（ADL）

根拠
- 身長，体重は，体格を知る指標となる．特に，体重は薬剤の量を決定したり，水分出納量を確認したり治療に欠かせない情報であるため，可能な限り測定する．
- 機能や日常生活活動（ADL）を確認することでコミュニケーションのとり方や日常生活に必要な援助を検討できる．

各章では，それぞれに特徴的な症状などをもとに問診時の質問例を紹介しています．

記録用紙の例

- 問診の内容を記録する際には，看護記録用紙が用いられます．以下に示すのは，入院時の記録用紙の一例で，施設によって用紙は異なります．

●日常生活活動（ADL）：activities of daily living

■ 症状に関する問診の7項目

- 患者さんが何らかの症状を訴えている場合は，以下の7項目についてさらに具体的な質問をします．
- 原因を推測し緊急性を判断したり，その後の対応を検討したりするうえで欠かせない情報となるため，患者さんの症状を適切に把握することが大切です．

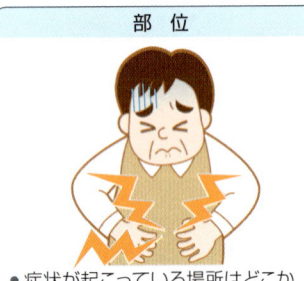

部 位
- 症状が起こっている場所はどこか．

質問例
- 「痛いのは，おなかのどのあたりですか？」

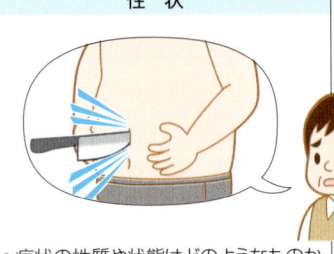

性 状
- 症状の性質や状態はどのようなものか．

質問例
- 「どのような痛みですか？（刺すような，ズーンと重いなど）」

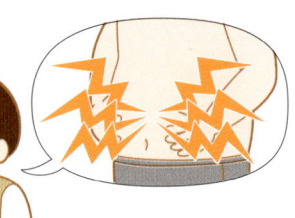

量・程度
- 症状の量や程度はどのくらいか．

質問例
- 「痛みを10段階で表すとしたらどれくらいですか？」

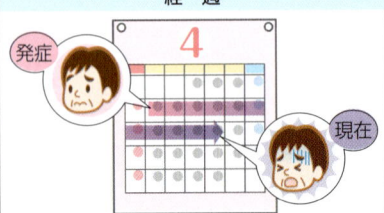

経 過
- いつから症状が始まり，どのように変化したか．

質問例
- 「いつから，その痛みに気づきましたか？」
- 「それから，どのように変わっていきましたか？」

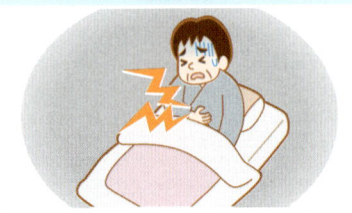

発症状況
- 症状はどのようなとき，どのような状況で起きたか．

質問例
- 「どのようなときに痛くなりましたか？」

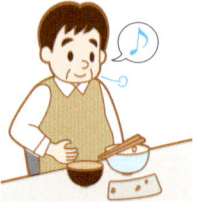

影響する因子
- 症状の増強や軽減に影響する要因は何か．

質問例
- 「痛みが強くなったり弱くなったりするのはどのようなときですか？」
- 「症状が変化するときに，食事や運動など何かきっかけはありますか？」

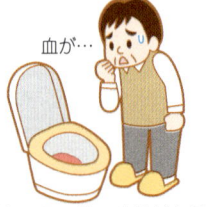

随伴症状
- 症状に伴う，その他の症状があるか．

質問例
- 「痛みの他に気になる症状はありますか？」
- 「その症状と一緒に別の症状はありましたか？」

■ 問診までのながれ

- 問診が途中で中断されないように，また余裕をもって行えるように必要な時間をあらかじめ確保しましょう．
- ここでは面談室を想定した問診までのながれを示します．

患者さんを呼び入れる
- 名前で声かけし，入室を促す．
- ドアの開け閉めや，荷物の置き場を示すなどの配慮をする．

> 患者さんと対面したときから，全身の観察（→p.14）は始まっています．

「○△さん，どうぞお入りください」

患者さんに着席してもらう
- 患者さんに座る場所を勧める．
- 看護師は，患者さんとの距離や身体の向きなど（看①p.3）に気をつける．

ポイント
患者さんとは，正面で向き合うのでなく，身体の向きが90°になるようにして向き合うと，威圧感や緊張感を与えにくく，表情も確認しやすいです．

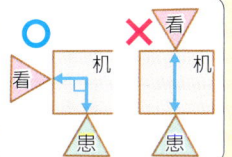

「こちらにおかけください」

挨拶と自己紹介をする
- 同じ目の高さで挨拶し，自己紹介する．

「はじめまして．看護師の□×と申します．お名前をフルネームで教えていただけますか」

患者さんの確認をする
- 確認のため患者さんにフルネームを名乗ってもらう．

「○△☆子です」

問診の了承を得る
- 問診の内容や目的，所要時間を説明し了承を得る．
- 安楽な姿勢がとれるように配慮する．

「これから健康状態や日常生活などのことについて質問させていただきます」
「答えられる範囲で構いませんので，お話しください」

問診の実際（→次項目）

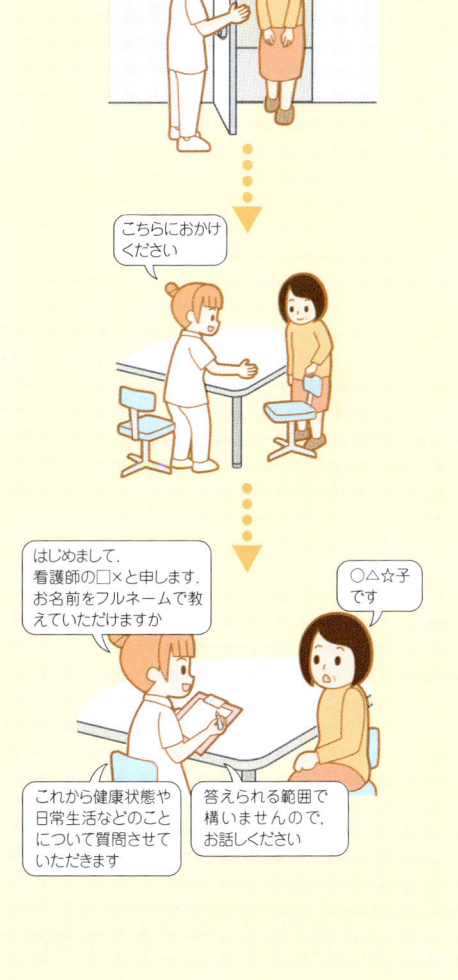

■ 問診の実際（初診時）

● ここでは，初診の患者さんに対して初めて問診を行う際のやりとりの例を示します．

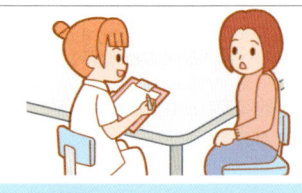

👩‍⚕️：看護師　🙍‍♀️：患者さん　　■：確認する項目　　■：主なテクニック

説明・ポイント

- 👩‍⚕️：今日はどうされましたか？　**開かれた質問（→p.6）**
- 🙍‍♀️：最近，胸がドキドキすることが多い気がして…．
  主訴・現病歴（→p.8）

● 患者さんが主体的に話すことを促す．

- 👩‍⚕️：胸がドキドキするんですね．それは，どんなときですか？
  症状に関する問診の7項目（→p.10）
- 🙍‍♀️：そうですね．動いたときですね．普段はそんなに気にならないんですが…．
- 👩‍⚕️：いつ頃からですか？
- 🙍‍♀️：最初に気づいたのは，1ヵ月前ぐらいですかね．
- 👩‍⚕️：そうですか．胸が痛くなることはありますか？
  閉じられた質問（→p.6）
- 🙍‍♀️：それはありません．

　（略）

> まずは，主訴（動悸）について具体的に聞いていきましょう．

> 症状により考えられる原因や疾患は複数あることが多く，原因を推測しながら随伴症状なども聞いていくことが大切です．動悸の場合，心疾患や貧血，甲状腺機能亢進症，低血糖，ストレスなどが考えられます．

- 👩‍⚕️：次に月経周期について伺います．毎月，順調ですか？
- 🙍‍♀️：月経はばらつきがありますね．最近，出血も少し多いかもしれないです．
  既往歴（→p.8）
- 👩‍⚕️：わかりました．では，もう少し詳しくお聞きします．

　（略）

> 患者さん本人が主訴と関係ないと思っていることや異常と考えていないことが関係する場合があるため，こちらから意図的に質問することも大切です．

- 👩‍⚕️：他に何か気になることはありますか？
- 🙍‍♀️：うーん．最近，疲れやすい気がします．仕事が忙しくてストレスがたまっているからかもしれません．
  生活歴（→p.9）
- 👩‍⚕️：仕事が忙しくて，ストレスがたまっているんですね．
  繰り返し（→p.6）
- 🙍‍♀️：はい，睡眠も4時間ぐらいで，疲れがたまってて…．
- 👩‍⚕️：それでは疲れがたまってしまうのは無理もないですよ．
- 🙍‍♀️：仕事もですが，家のこともやらなきゃいけないので…．ストレスのせいかと思ったのですが，少し心配になって来てみました．
- 👩‍⚕️：そうでしたか．仕事と家事で大変でしたね．
- 🙍‍♀️：はい．子どももまだ手がかかるので…悪くなる前にと思って．
- 👩‍⚕️：お子さんがいらっしゃるんですね．おいくつですか？
  家族歴（→p.8）
- 🙍‍♀️：4歳と7歳です．
- 👩‍⚕️：幼稚園児と小学生ですか．お2人いると大変ですね…．
  言い換え（→p.6）

　（略）

● 患者さんの話の流れに沿うように，問診項目を聞いていく．時折うなずき，繰り返しなどを用いて患者さんの話を促す．

- 👩‍⚕️：なるほど．今までの話をまとめると，1ヵ月前から胸がドキドキする，また月経が不規則で出血が多く，仕事や家事が忙しくストレスがたまっているということですね．
- 🙍‍♀️：はい，そうです．
- 👩‍⚕️：他に何かお困りのことや言い忘れたことはありませんか？
- 🙍‍♀️：今は特にありません．
- 👩‍⚕️：お時間をとっていただきありがとうございました．疲れていませんか？　何かあれば，いつでもおっしゃってください．
- 🙍‍♀️：大丈夫です．ありがとうございます．
- 👩‍⚕️：このあと，血圧を測ったり，心臓の音を聴かせていただいたりしたいので，ご案内しますね．それまでこちらでお待ちください．

● 終了前に内容をまとめて，内容に誤りがないか，<u>患者さんが伝えたいことや聞きたいことが話せたかを確認する</u>＊．

＊ **なぜなら** 最後に質問を投げかけることで話せずにいた大事なことが聞き出せることがあるからです．

> 苦痛や疲労がないかを確認し，患者さんとの関係性を継続していけるような声かけをしましょう．

● 必要があれば次に行うことを説明する．

● 問診が終わったら，問診内容を記録します．

問診の実際（入院中）

- ここでは，入院している患者さんの病室に行った際に，患者さんが新たな症状を訴えた場合の，その症状に焦点を絞った問診の例を示します．

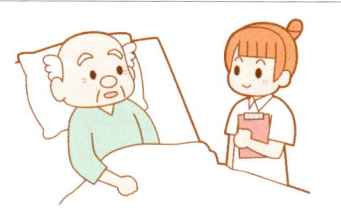

看護師 / 患者さん ：確認する項目 ：主なテクニック

会話	説明・ポイント
看：（ノックする）失礼します．	● 入室の許可をとる．
患：はい，どうぞ．	
看：○田さん，おはようございます．本日担当の△山です．よろしくお願いします．（会釈）	● 挨拶と自己紹介をする．
患：お願いします．	
看：体調はいかがですか？　**開かれた質問**（→p.6）	● 患者さんが主体的に話すことを促す．
患：そうですね．昨日の夜からちょっと咳が出るかな．	
看：咳が出るんですね．**繰り返し**（→p.6）夜は眠れましたか？	症状（咳嗽）が新たに出現しているため，具体的に質問して症状の詳細を確認しましょう．
患：そんなにたくさんじゃないから，眠れたよ．でも，だんだん増えてきてる感じがするね．	
看：それは，おつらいですね…．咳が出るときはどんなときですか？きっかけなどがあれば教えてください．**症状に関する問診の7項目**（→p.10）	
患：特に気にしてなかったなあ．	
看：わかりました．では，咳の他に痰や鼻水，のどの痛みなどはありますか？　**閉じられた質問**（→p.6）	喀痰，分泌物，吐物，尿，便など患者さんから排出されたものは，色や粘稠度，においなどの性状を確認することで原因疾患を推測するのに有用です．
患：咳と一緒に痰が出るね．のどは少し痛いかなあ．	
看：そうですか．痰の色を覚えていたら教えていただけますか？	
患：白っぽかったかな，あんまり覚えてないな…．	
看：先生には，もう伝えましたか？	
患：まだだね．	
看：では，私から先生に伝えておきますね．次に痰が出たら，見せてください．	患者さんと接することの多い看護師は，医師より先に患者さんの変化に気づく場合も多いです．状況に応じて医師に報告し，速やかに治療が受けられるよう援助しましょう．
患：わかりました．	
看：他に何か気になることはありますか？	
患：他は特にないよ．	
看：では，お熱を測ってくださいますか？そのあと，のどを見せてください．	● 症状に応じて必要なフィジカルイグザミネーションを実施する．
患：わかりました．	この場合，バイタルサインを確認する他，患者さんからのどの痛みの訴えがあるため，咽頭の観察などを行っていくのがよいでしょう．

- 問診や観察が終わったら，その内容を記録します．

問診は限られた時間のなかで行うため，これら2つの問診例のように症状や疾患に関わることやそれによって援助が必要なことについての質問を優先的に考えて行います．また，患者さんが話しやすいように，質問をできるだけ会話のなかに自然に組み込めるよう心がけましょう．

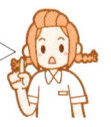

● 視診 ●

■ 視診とは

- 視診は主に視覚を用いて，身体の形態や機能に異常がないか，疾患などの徴候が現れていないか注意深く観察する方法です．
- また，視覚以外にも同時に聴覚や嗅覚を使い，必要に応じて定規，ルーペ，ライトなどを用いて，全身（➡下項目）と局所に分けて観察します．
- ただ見るのではなく，その後のフィジカルイグザミネーションにより収集すべき情報を明確にするために，意図的に観察することが重要となります．

○○さん，こんにちは．はじめまして
どうも，こんにちは

耳はしっかり聞こえているみたい．会話は問題なさそう．右手で杖を使っているから患側は左側ね．身体のバランスや筋肉の左右差はどうかしら……

> 視診は患者さんと出会った瞬間から始まります．まずは何か変だなと感じるところや違和感があるところを確かめてみることが大切です．

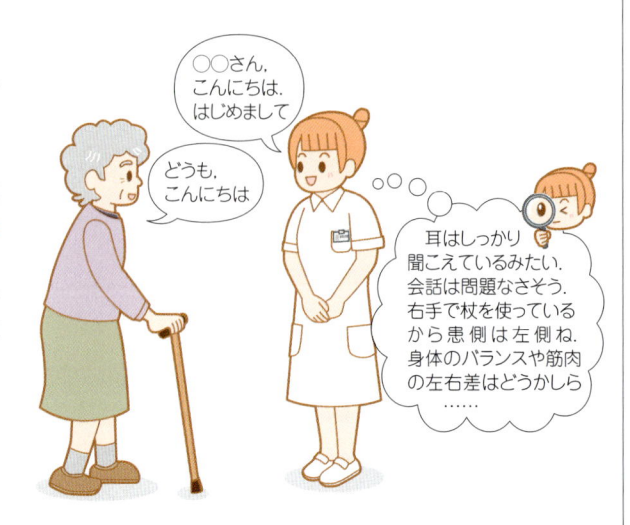

■ 全身の視診

- 全身の視診では，患者さんの外観から身体の形態・機能に異常がないかを観察します．
- また，表情や会話から認知機能などに異常がないか，身なりから衛生状態なども確認します．
- 視診する際は，全身を観察するときも，各部位をそれぞれ観察するときも，異常部位の①大きさ，②形，③色，④位置，⑤左右対称性に留意することが重要です．

全身
- 体型
  - 肥満・やせ　など
- 体格
  - 筋肉質　など
- 発達
  - 低身長　など
- 栄養状態
- 体位・姿勢
- 体臭
  - アルコール臭・ケトン臭　など
- 皮膚
  - 乾燥・湿潤・発汗
  - 色調（蒼白，黄染，チアノーゼ〔➡p.149〕など）
  - 皮膚病変（➡p.15）・浮腫（➡p.152）・外傷　など

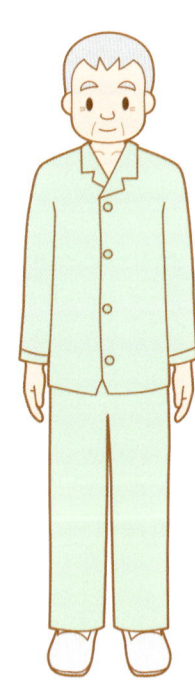

顔
- 色調
  - 蒼白・黄染・紅潮
  - チアノーゼ（➡p.149）　など
- 表情
  - 顔面神経麻痺（➡p.242）
  - チック　など
- 顔貌（➡p.76）

身なり
- 清潔さ
- 着衣の状態
- 化粧の状態
- 装具の有無

その他
- 意識状態（➡p.216）
- 認知機能
- 精神状態
- 言語機能
  - 話し方・口調　など

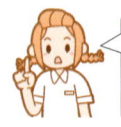

> 全身の観察は，視診として行うときだけでなく，清潔ケアなどの援助を行うときや，日常のなかで患者さんと接するときなど，様々な場面で行うことができます．

> 呼吸状態や胸部の形・動き，麻痺や歩行状態といった動作，頭頸部，腹部など各部位の視診は，各章を参照してください．

■ 皮膚病変

- 皮膚病変は全身のどこにでも出現する可能性があり，視診で確認することができます．
- 病変がみられた場合は，数や大きさ，形状，色調，表面の状態，分布などを確認します．
- 発疹の種類は多様なため，区別できるように代表的なものを覚えておきましょう．

皮膚の構造（看①p.260）
- 表皮
- 基底層
- 真皮
- 皮下組織

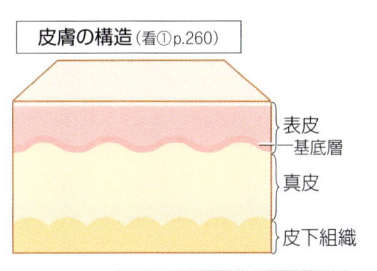

紅斑（こうはん）
- 真皮での毛細血管の拡張，充血による紅色の平坦な色調変化． 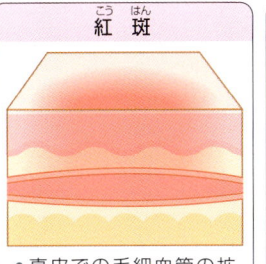

紫斑（しはん）
- 皮内出血による紫紅色の平坦な色調変化．

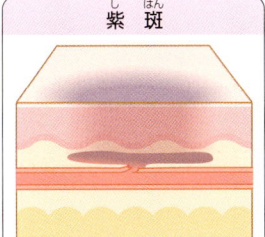

色素斑
- メラニン色素の増加などの色素沈着による黒色や茶褐色の平坦な色調変化．

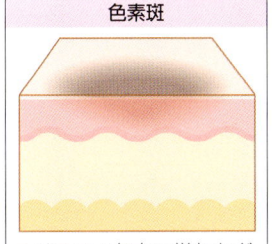

膨疹（ぼうしん）
- 扁平に隆起した真皮上層の限局性の浮腫．じんま疹．

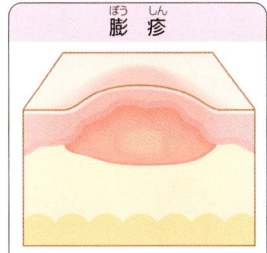

丘疹（きゅうしん）
- 直径10mm以下のやや硬く隆起したもの．

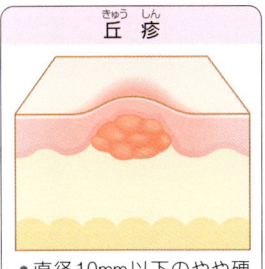

結節（けっせつ）
- 直径約10〜30mmの丘疹と同様に隆起したもの．

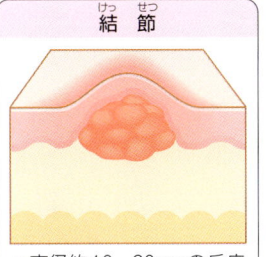

腫瘤
- 直径約30mm以上で，結節と同様に隆起したもの．

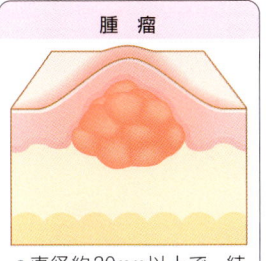

水疱
- 表皮または表皮下に漿液が溜まり隆起したもの．

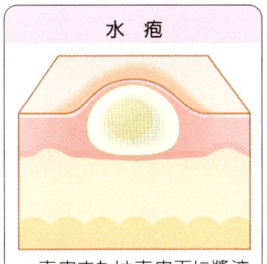

膿疱
- 表皮または表皮下に膿が溜まり隆起したもの．

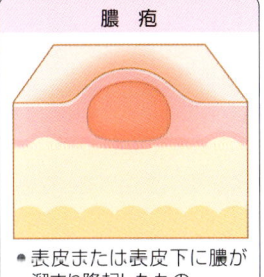

びらん
- 表皮基底層までの皮膚欠損．

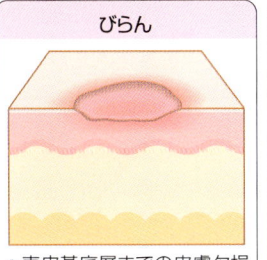

潰瘍（かいよう）
- 表皮から真皮におよぶ皮膚欠損．

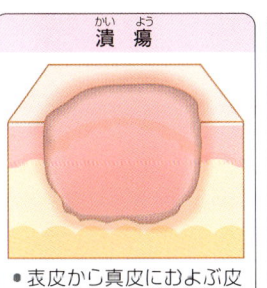

表皮剥離（はくり）
- 掻破（そうは）や擦過（さっか）による表皮の皮膚欠損．

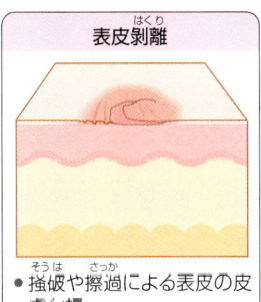

痂皮（かひ）
- 血液や膿が乾燥して固まったもの．かさぶた．

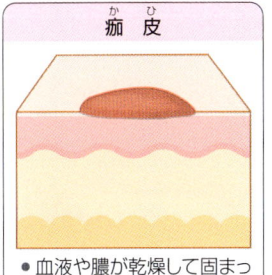

瘢痕（はんこん）
- 潰瘍などの組織欠損部が修復されたもの．

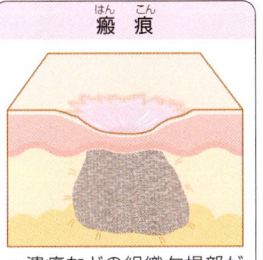

鱗屑（りんせつ）
- 角質がはがれ落ちずに，皮膚表面に集積したもの．

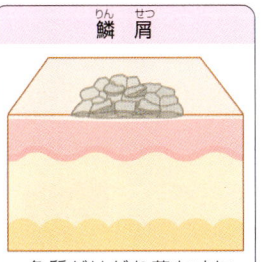

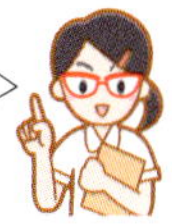

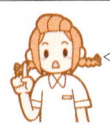

> 臥床患者さんの場合，骨突出部に指で押しても消失しない発赤があれば褥瘡（看①p.280）の可能性が高いと考えられます．

> 紅斑や膨疹などは，疾患だけでなく薬剤の副作用によって出現する可能性があることも覚えておきましょう．

● 触診 ●

■ 触診とは

- 触診は，手で直接患者さんに触れて，皮膚表面やその内部の状態を把握する方法です．
- 触診でわかることは，皮膚の性状，振動，臓器や腫瘤の形状，可動性，圧痛の有無や程度などがあります．
- 目的に応じて，用いる手の部位（→下項目）やさわり方は異なります．

> 腹壁はやわらかくて，圧痛もなさそうね

> それぞれの触診方法は，各章の触診手順を参照しましょう．

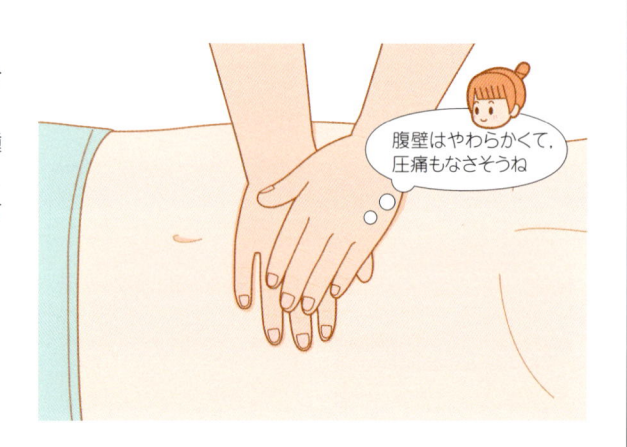

■ 触診に用いる部位

- 手は，部位によって感覚に対する感受性が異なります．
- そのため，知りたい情報に応じて手の部位を使い分ける必要があります．

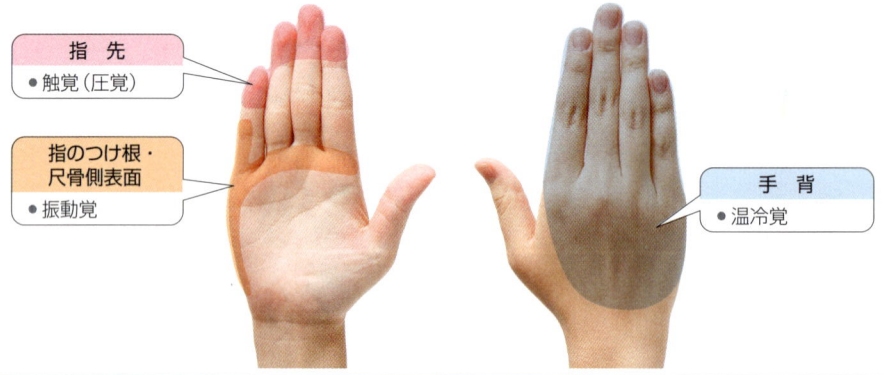

指　先
- 触覚（圧覚）

指のつけ根・尺骨側表面
- 振動覚

手　背
- 温冷覚

	指　先	指のつけ根・尺骨側表面	手　背
特徴	指先は，触覚に対する受容器が最も密に存在している．そのため細かい動きを鋭敏に感じとる場合には指先を用いる．	骨は，振動の感覚に対する感受性が高い．そのため，比較的筋肉が薄く骨に振動が響きやすい指のつけ根や尺骨側表面を用いる．	手背は，手掌に比べて温冷覚に敏感であり，また皮膚温が低い．そのため温度を感じとる場合には手背を用いる．
具体例	● 脈拍触知（→p.46） ● 臓器や腫瘤などの組織の性状や可動性　など	● 振戦（スリル）（→p.144） ● 声音振盪（しんとう）（→p.108）　など	● 皮膚温の確認（→p.150） 　　など

打診

打診とは

- 打診とは，身体の表面をたたいて振動を与え，生じた音を聞きとって内部の状態を知る方法です．
- 打診部位の内部構造によって聞こえる音の性質が異なるため，臓器の大きさや位置，密度を知るために用いられます．また，打診によって疼痛を確かめることもできます．
- よく行われているのは，指を用いる右のような間接打診法（→p.18）ですが，他に握りこぶしを用いる叩打法，皮膚表面を指で打つ直接打診法，打腱器を用いる方法（→p.282）などもあります．

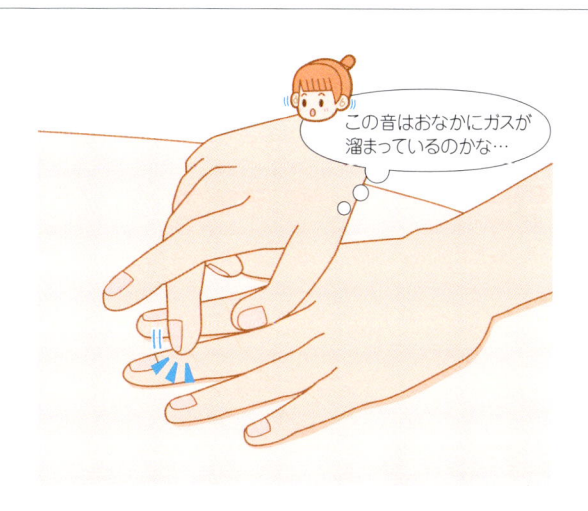

> この音はおなかにガスが溜まっているのかな…

打診音の種類

- 打診音には，主に以下のようなものがあります．

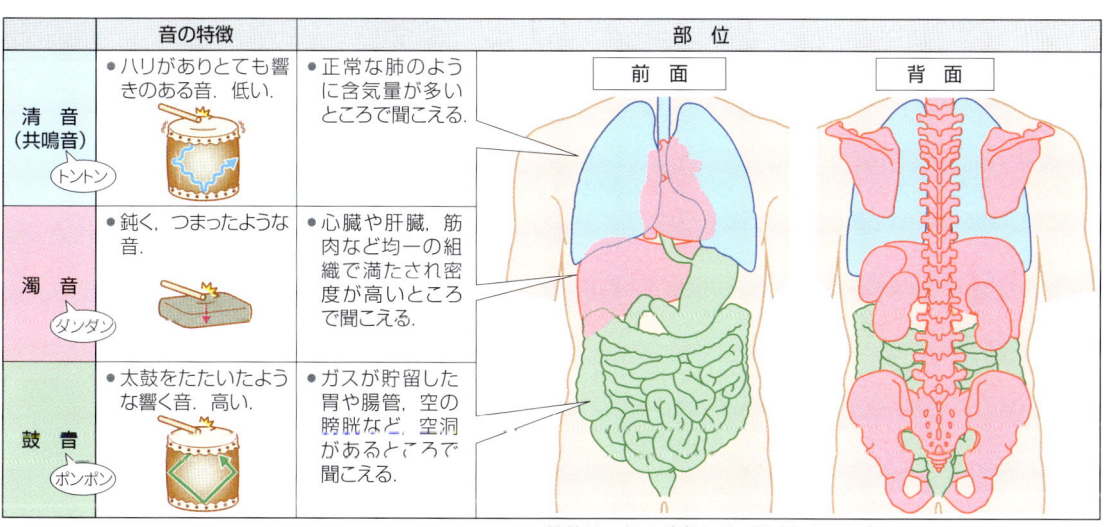

	音の特徴		部位
清音（共鳴音）トントン	ハリがありとても響きのある音．低い．	正常な肺のように含気量が多いところで聞こえる．	前面／背面
濁音 ダンダン	鈍く，つまったような音．	心臓や肝臓，筋肉など均一の組織で満たされ密度が高いところで聞こえる．	
鼓音 ポンポン	太鼓をたたいたような響く音．高い．	ガスが貯留した胃や腸管，空の膀胱など，空洞があるところで聞こえる．	

※腸管は，便の貯留などで濁音になります（→p.169）．

- 肋骨や肩甲骨など，骨を打診すると濁音となり，内部の状態を確かめることができません．胸部や背部を打診する際は肋間を打診するようにしましょう．

> 上記以外にも，最大吸気時など多量の空気が肺に貯留する場合に聞こえる非常に響く音を過共鳴音といいます．また濁音のうち，大腿部など含気が全くないところで聞こえるものは絶対的濁音，心臓や肝臓が肺と重なるところなど，やや含気があるところで聞こえるものは比較的濁音とよばれます．

> これらの音をしっかり聞きわけるには，打診の方法を正しく身につけることがとても大切です．打診のなかでも最もよく用いる間接打診法の実施方法を次に説明します．

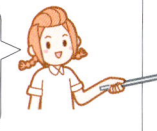

手順 間接打診法

1 被打診指を密着させる

- きき手と反対の中指（被打診指）の近位指節間関節付近までを，打診する部位の皮膚にぴったりと密着させる＊．
  - ＊ なぜなら 指が浮いているとたたいた部分の音が伝わりにくくなるためです．

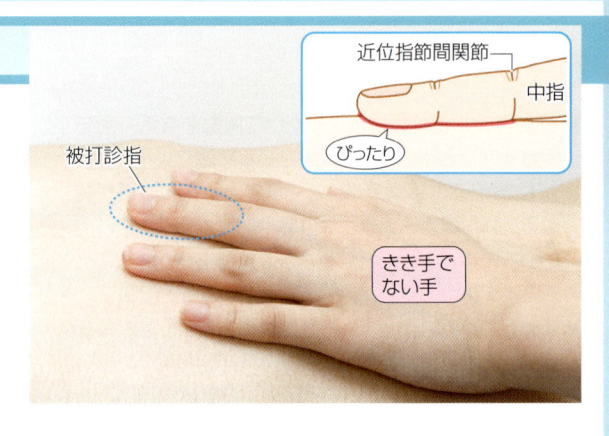

近位指節間関節 — 中指
ぴったり
被打診指
きき手でない手

2 打診する

- きき手の中指（打診指）を少し曲げ，手首の力を抜く．

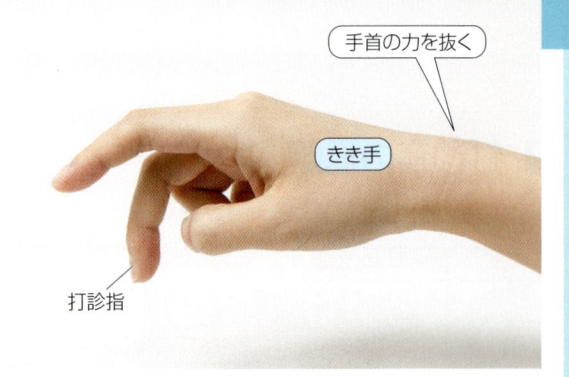

手首の力を抜く
きき手
打診指

- きき手の手首のスナップをきかせて，被打診指の遠位指節間関節あるいは中節骨部を2回続けてはねるようにたたく．
- その際，打診指は被打診指に対して垂直になるようにし，たたいた後は必ずすばやく離す＊．
  - ＊ なぜなら たたいた後，すばやく手を離すことで，打診音が聞きとりやすくなるためです．

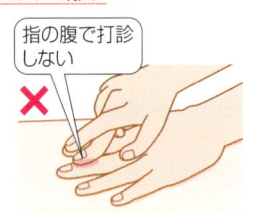

指の腹で打診しない ✕

垂直
遠位指節間関節
中節骨部

机の上を打診してみましょう．机の足があるところと，そうでないところで聞こえる音が変わります．机や自分の身体を打診して，音の違いがはっきりわかるまで何度も練習してコツをつかみましょう．
ダンダン　トントン

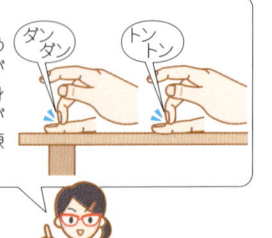

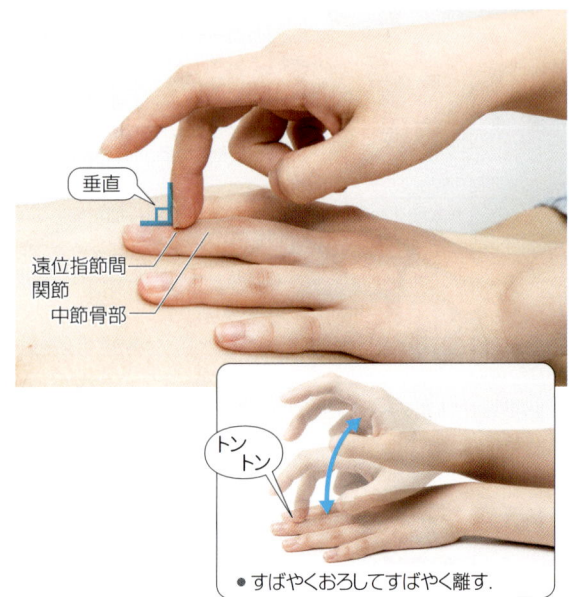

トントン
● すばやくおろしてすばやく離す．

聴診

聴診とは

- 聴診とは，聴診器を用いて患者さんの身体内部から発生する音を聴いて，その状態を推測する方法です．
- 主に呼吸音，心音，血管音，腸蠕動音を聴取するために行います．
- 音の高さや強さ（大小），長さ（持続時間），性質，それぞれの特徴を意識して聴取しましょう．

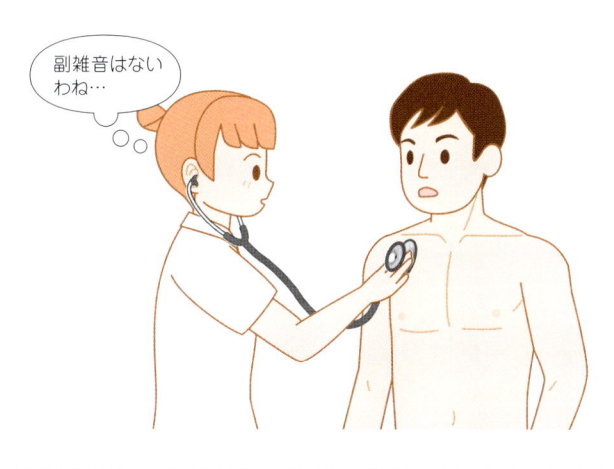

（副雑音はないわね…）

聴診器の構造

- 聴診器は患者さんの体内の音を聴取するために使用される医療機器で，バイノーラル部とチェストピース部から構成されます．
- チェストピース部には膜型とベル型があり，最も一般的に使われているのは，下のような膜型とベル型の両面構造の聴診器です．

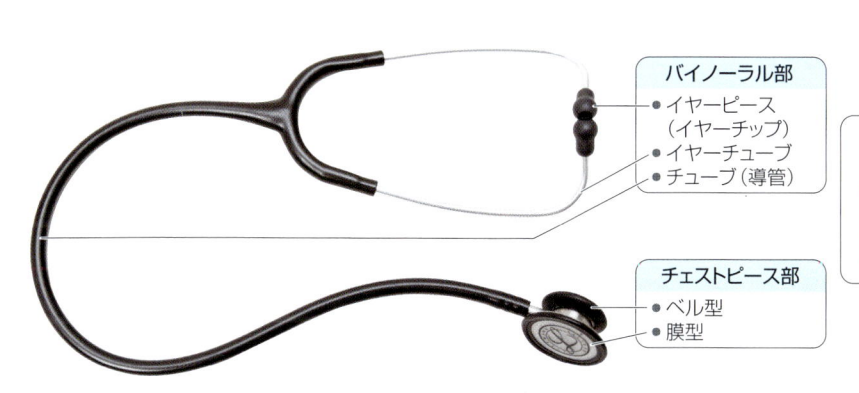

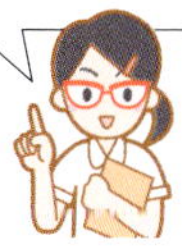

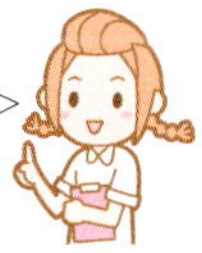

バイノーラル部
- イヤーピース（イヤーチップ）
- イヤーチューブ
- チューブ（導管）

チェストピース部
- ベル型
- 膜型

チューブの長さは様々です．太く短い方が音がよく伝わりますが，短すぎると患者さんとの距離が近くなり聴診時に使いにくいこともあります．

上記のような膜型とベル型の両面構造の聴診器の他にも，次のような聴診器があります．

膜型・ベル型 一体型

押える力　弱 → 低音用（ベル型）
　　　　　強 → 高音用（膜型）

- チェストピースを押える力によって膜型とベル型を調節できる．
  （強くあてる➡膜型）
  （弱くあてる➡ベル型）

電子聴診器

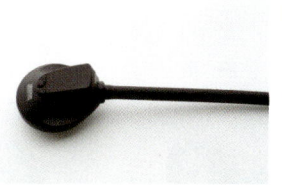

- 聴診モードをボタンで切りかえる．
- 音量の調節ができる．
- 聴取した音を録音・再生できるものもある．

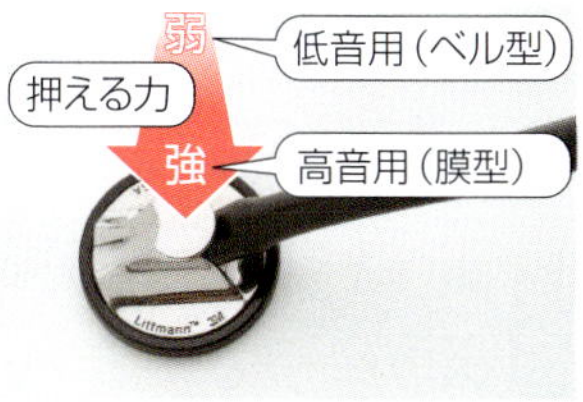

■ 膜型とベル型の違い

● 膜型とベル型の特徴や使用方法をよく理解し，正しく使いましょう．

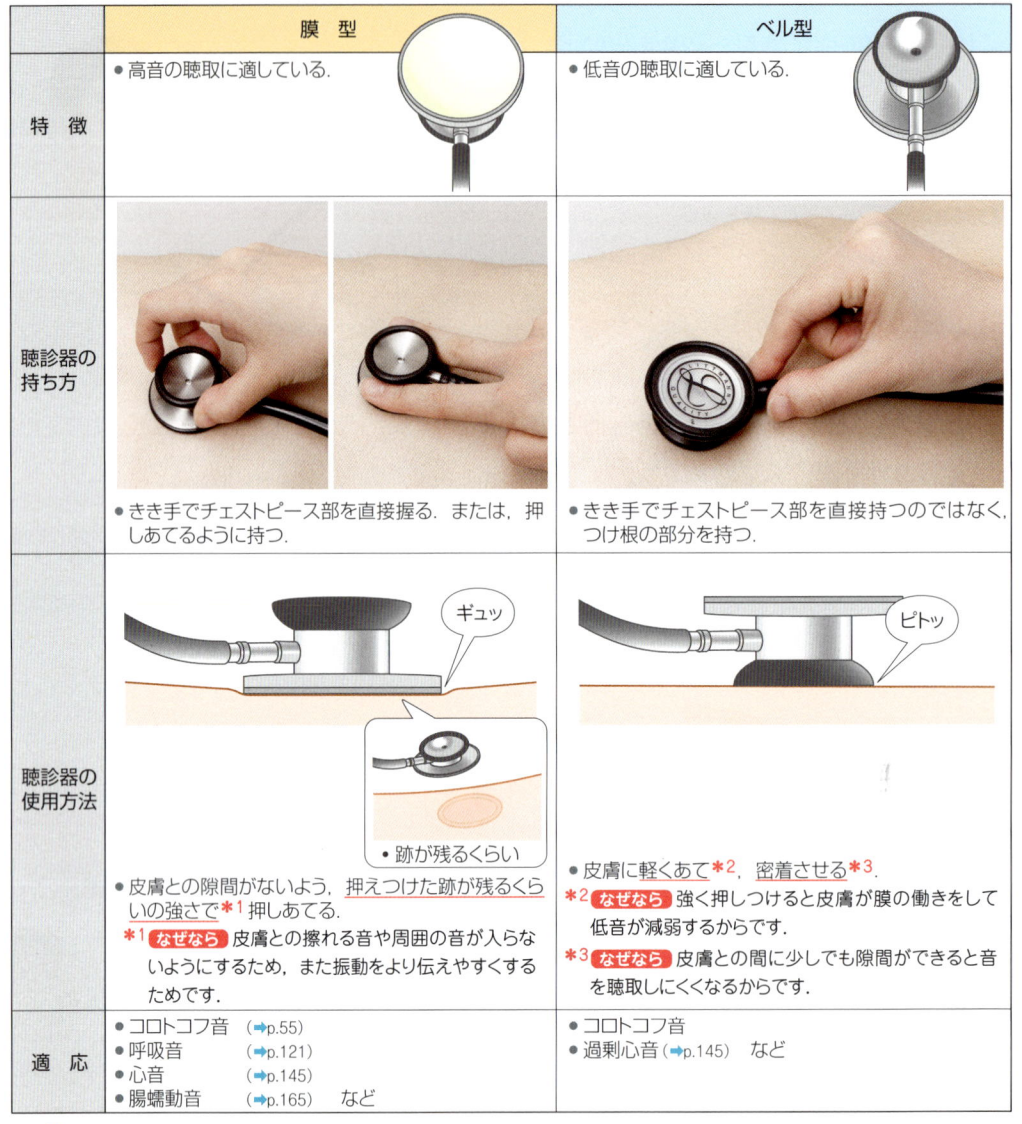

	膜型	ベル型
特徴	● 高音の聴取に適している．	● 低音の聴取に適している．
聴診器の持ち方	● きき手でチェストピース部を直接握る．または，押しあてるように持つ．	● きき手でチェストピース部を直接持つのではなく，つけ根の部分を持つ．
聴診器の使用方法	● 皮膚との隙間がないよう，押えつけた跡が残るくらいの強さで*1 押しあてる． *1 なぜなら 皮膚との擦れる音や周囲の音が入らないようにするため，また振動をより伝えやすくするためです．	● 皮膚に軽くあて*2，密着させる*3． *2 なぜなら 強く押しつけると皮膚が膜の働きをして低音が減弱するからです． *3 なぜなら 皮膚との間に少しでも隙間ができると音を聴取しにくくなるからです．
適応	● コロトコフ音　（→p.55） ● 呼吸音　　　（→p.121） ● 心音　　　　（→p.145） ● 腸蠕動音　　（→p.165）　など	● コロトコフ音 ● 過剰心音（→p.145）　など

・跡が残るくらい

身体内部の音の大半は膜型で聴取できるため，扱いやすい膜型を用いるのが一般的ですが，心尖部の過剰心音は低音のためベル型を用います．

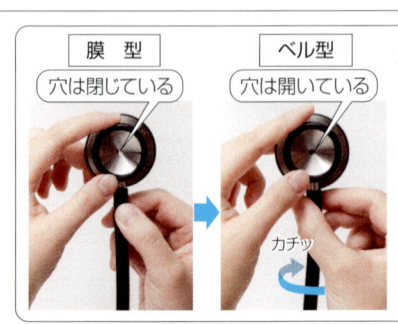

膜型　穴は閉じている
ベル型　穴は開いている

膜型とベル型の切りかえは，シャフト（チューブとチェストピース部の接続部）を回して行います．チューブの根元をしっかり持って回しましょう．
切りかわったかどうかは，イヤーピースを耳にはめて，チェストピース部を指でやさしくこすったり，息をふきかけたりすることで確認できます．

■ 聴診器の付け方

- 聴診器のイヤーチューブは，外耳道にフィットしやすいよう，わずかに角度がついています．
- 聴診器を間違った方向で付けてしまうと，外耳道に密着しないため，音をしっかりと聴取できません．

聴診器の付け方

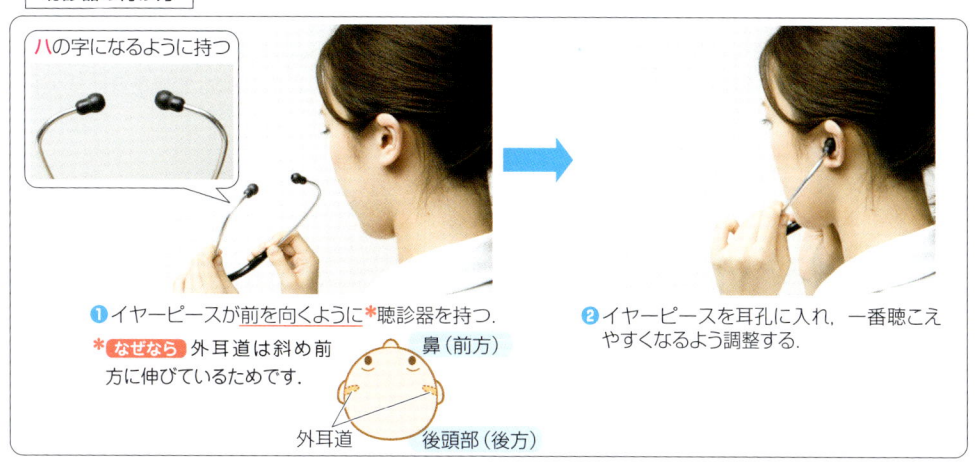

ハの字になるように持つ

❶ イヤーピースが前を向くように＊聴診器を持つ．
＊ なぜなら 外耳道は斜め前方に伸びているためです．

鼻（前方）
外耳道　後頭部（後方）

❷ イヤーピースを耳孔に入れ，一番聴こえやすくなるよう調整する．

イヤーピースには，サイズや形，硬さなどが異なる様々な種類があります．イヤーピースがフィットしていると，周囲の音を遮断でき，音がもれにくく聴取しやすくなるため，自分の耳に適したものを選びましょう．

■ 聴診器使用時の注意

- 聴診器を使用する際は，以下のことに注意しましょう．

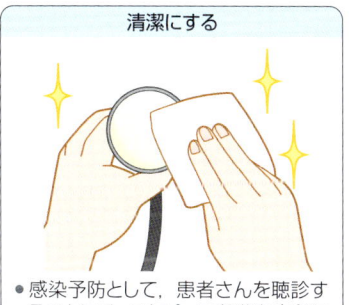

清潔にする
- 感染予防として，患者さんを聴診するごとにチェストピース部分を中心に消毒する．

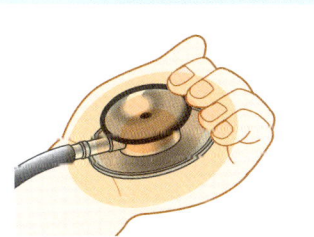

使用前に温める
- 患者さんに聴診器をあてる前に，冷たくないかをさわって確認する．冷たい場合は手で温めてから使用する．

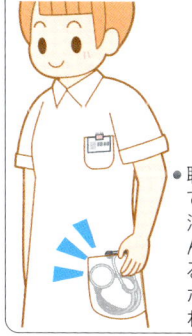

首にかけずにしまう
- 聴診器を首にかけていると聴診器を汚したり，患者さんにぶつけたりすることがあるため，ポケットなどに入れる．

バイタルサイン

監修
徳田 安春

人間は呼吸をし，血液を循環させ生命活動を維持しています．この生命活動が正しく行われているかを判断する指標がバイタルサインです．バイタルサインは手軽に測定することができるうえに，身体の異変を速やかに反映する極めて重要な指標です．患者さんに接する機会が多い看護師として，バイタルサインについて確実な知識を身につけましょう．

■ バイタルサインとは

- バイタルサインは，生命徴候ともよばれ，一般的には体温，脈拍，血圧，呼吸のことを指します．
- これらは患者さんの全身状態を知るためにいずれも重要であり，ケアや治療の方向性を決めるうえでも極めて有用な情報となります．
- それぞれの項目が何を示しているのかを正しく理解し，測定技術を身につけることが大切です．

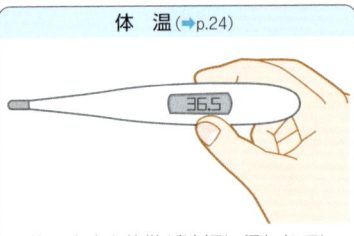

体温（→p.24）
- 熱の産生と放散が適切に行われているかどうかをみる．

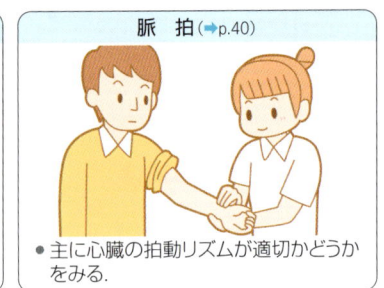

脈拍（→p.40）
- 主に心臓の拍動リズムが適切かどうかをみる．

血圧（→p.48）
- 血管にかかる圧力から循環動態をみる．

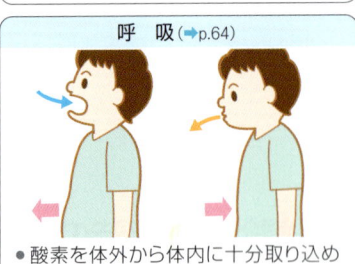

呼吸（→p.64）
- 酸素を体外から体内に十分取り込めているかをみる．

- 上記の項目に加え，意識（→p.216）や尿量，S_pO_2（→p.69）をバイタルサインに加えることもあります．

■ 測定のタイミング

- バイタルサインの測定は患者さんの全身状態を把握するために様々なタイミングで行われます．
- 以下に代表的なバイタルサイン測定のタイミングを紹介します．

入院時・外来初診時
- 患者さんの全身状態を把握するために行われる．患者さんの普段の値を知ることができる．

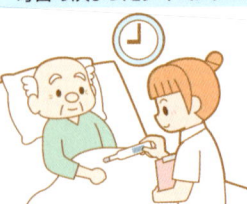

毎日の決まったタイミング
- バイタルサインの変化を把握するために行われる．個々の患者さんに応じた頻度（1日1回，30分おきなど）で行われる．可能な限り同じ条件で測定する＊ことが望ましい．

  ＊ **なぜなら** 時間や体位などにより測定値は生理的に変動し，実際の全身状態の変化がわかりづらくなるためです．

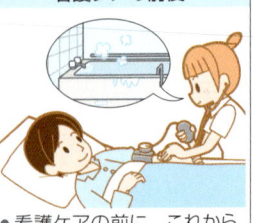

看護ケアの前後
- 看護ケアの前に，これから行うケアが患者さんに適しているかどうかを判断するために行われる（入浴前の血圧測定など〔看①p.108〕）．
- またケア後に，患者さんの全身状態が変化していないかを確認するために行う．

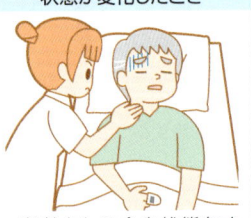

状態が変化したとき
- 患者さんの全身状態をすばやく把握し，適切な対応をとるために行われる．一次救命処置（看②p.350）においても必須となる．

- 経皮的動脈血酸素飽和度（S_pO_2）：percutaneous arterial oxygen saturation

■ 基準値の考え方

● バイタルサインを測定したときに，測定結果が基準値の範囲内であるか確認することは大切です．しかし，基準値の範囲内だからといって患者さんに異常がないと言うことができるのでしょうか．下記のAさんとBさんを例に考えてみましょう．

バイタルサインの基準値（成人）

血　圧(mmHg)		呼吸数	脈拍数	体　温
収縮期	拡張期	（回/分）	（回/分）	（℃）
<130	<85	12～20	60～90	36.0～37.0

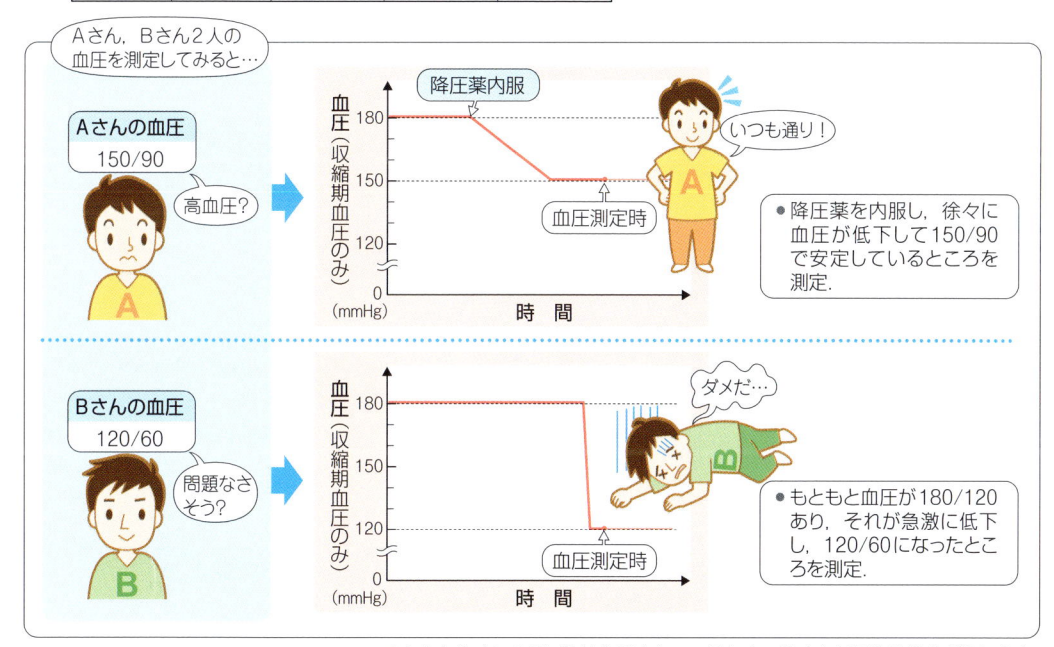

Aさん，Bさん2人の血圧を測定してみると…

Aさんの血圧 150/90 高血圧？

- 降圧薬を内服し，徐々に血圧が低下して150/90で安定しているところを測定．

Bさんの血圧 120/60 問題なさそう？

- もともと血圧が180/120あり，それが急激に低下し，120/60になったところを測定．

※わかりやすいように数値を設定しているため，臨床とは異なる場合があります．

測定時の値だけ見ると，一見問題なさそうに見えるBさんは，実は急激な血圧低下を起こしていたんですね．

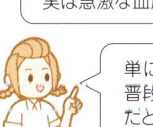

単に測定値を基準値と比較するのではなくて，患者さんの普段の状態と比べたり，長期での変化をみていくことが大切だということを覚えておきましょう．

Column　バイタルサインは何から測る？

　バイタルサインの測定を，どの順番で行えばいいのかと迷う方は多いのではないでしょうか．乳児の場合では啼泣によるバイタルサインの変動を回避するために，呼吸→脈拍→体温→血圧と乳児に直接触れるなどの刺激が多い手技を後に行うのが原則です．

　一方，成人ではバイタルサインの測定順に明確なルールはありません．一般的には体温→脈拍→呼吸→血圧という順番が多く見受けられますが，脈拍測定において長時間直接触れることで緊張してしまう患者さんでは，血圧を先に測定した方がいいかもしれません．また救急の現場では最初に呼吸の確認を行う必要があります．このように一人ひとりの患者さんの状態や，場面に応じて測定順を決めるのがよいでしょう．

● 医療情報科学研究所

体温

監修　徳田 安春

ヒトは恒温動物であり，一定の範囲内であれば環境の温度が変化しても体温を維持することができます．一定であるはずの体温が変化していれば，それは身体に何らかの異常が生じた可能性を示しています．この章では，普段何気なく測っている体温の正しい測定技術と，その背景にある生理学を学びます．

■ 熱の産生と放散

- ヒトは食物から得た栄養を，肝臓や筋肉で代謝することで熱を産生しています．
- 産生された熱は血液によって全身に運ばれ，皮膚から体外に放散されます．

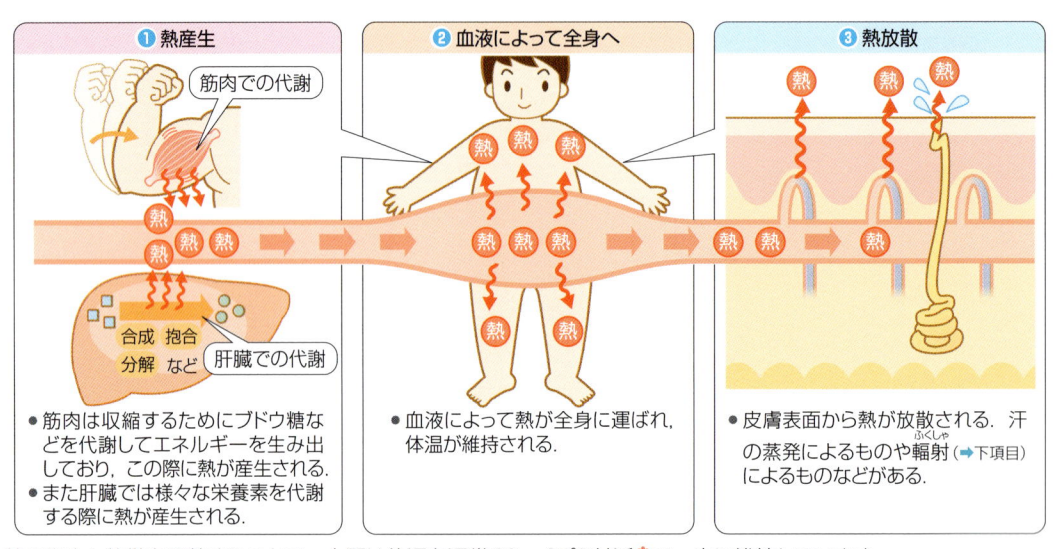

❶ 熱産生
筋肉での代謝／肝臓での代謝（合成・抱合・分解 など）

- 筋肉は収縮するためにブドウ糖などを代謝してエネルギーを生み出しており，この際に熱が産生される．
- また肝臓では様々な栄養素を代謝する際に熱が産生される．

❷ 血液によって全身へ
- 血液によって熱が全身に運ばれ，体温が維持される．

❸ 熱放散
- 皮膚表面から熱が放散される．汗の蒸発によるものや輻射（→下項目）によるものなどがある．

- 熱の産生と放散を調整することで，人間は体温を通常36〜37℃付近＊で一定に維持しています．

＊ **なぜなら** 体内で起こる生命維持のための反応が，最も効率的に進む温度だからです．

■ 熱放散の種類

- 身体からの熱放散には輻射，伝導・対流，蒸発という種類があります．
- 常温の安静時では，輻射による熱放散が全体の半分以上を占めます．

輻射
- 体熱を赤外線として体表面から放っている．皮膚温が環境温より高いときのみに熱を放散することができる．

蒸発
- 発汗と，皮膚・呼気からの水分の蒸発（不感蒸泄）により熱を放散する（気化熱）．蒸発による熱放散のほとんどは発汗によるものである．

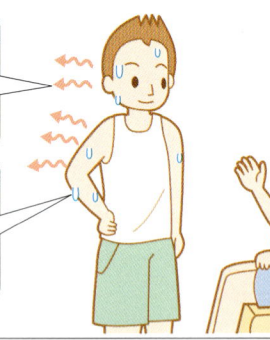

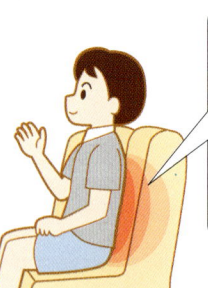

伝導・対流
- 直接触れているものに熱が伝わる（伝導）．触れている物質の種類によって熱伝導率（熱の伝わりやすさ）が異なる．
- また伝導により温められた空気は上昇し，周りの冷たい空気がそこに流れ込むことで，熱伝導が促進される（対流）．

豆知識
それぞれを利用した身近な現象では，次のようなものがあります．

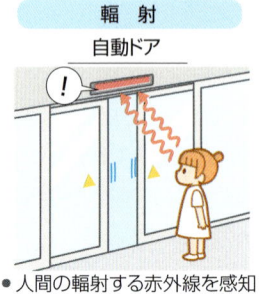

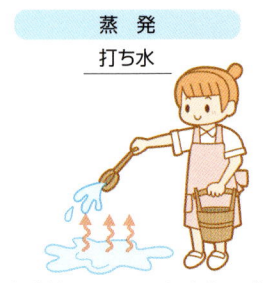

輻射：自動ドア
- 人間の輻射する赤外線を感知

伝導：ミトン
- 熱伝導率の低いものを利用

蒸発：打ち水
- 気化熱により周囲の温度を下げる

■ セットポイント

- ヒトの体温は「セットポイント」とよばれる体温の基準値があるため，一定の温度を保つことができると考えられています．
- セットポイント通りに体温を保つためのしくみとして，体温調節中枢と温度受容器があります．

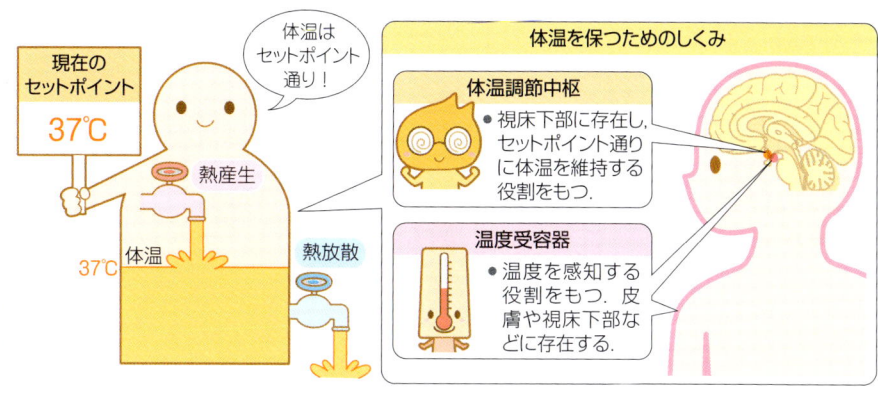

現在のセットポイント 37℃

体温はセットポイント通り！

熱産生／体温 37℃／熱放散

体温を保つためのしくみ

- **体温調節中枢**：視床下部に存在し，セットポイント通りに体温を維持する役割をもつ．
- **温度受容器**：温度を感知する役割をもつ．皮膚や視床下部などに存在する．

■ 体温調節のながれ

- 体温の上昇・低下は，温度受容器で感知され体温調節中枢に伝えられます．体温調節中枢はこの温度受容器からの情報とセットポイントを照らし合わせ，熱産生と熱放散を調節し，体温を維持しています．

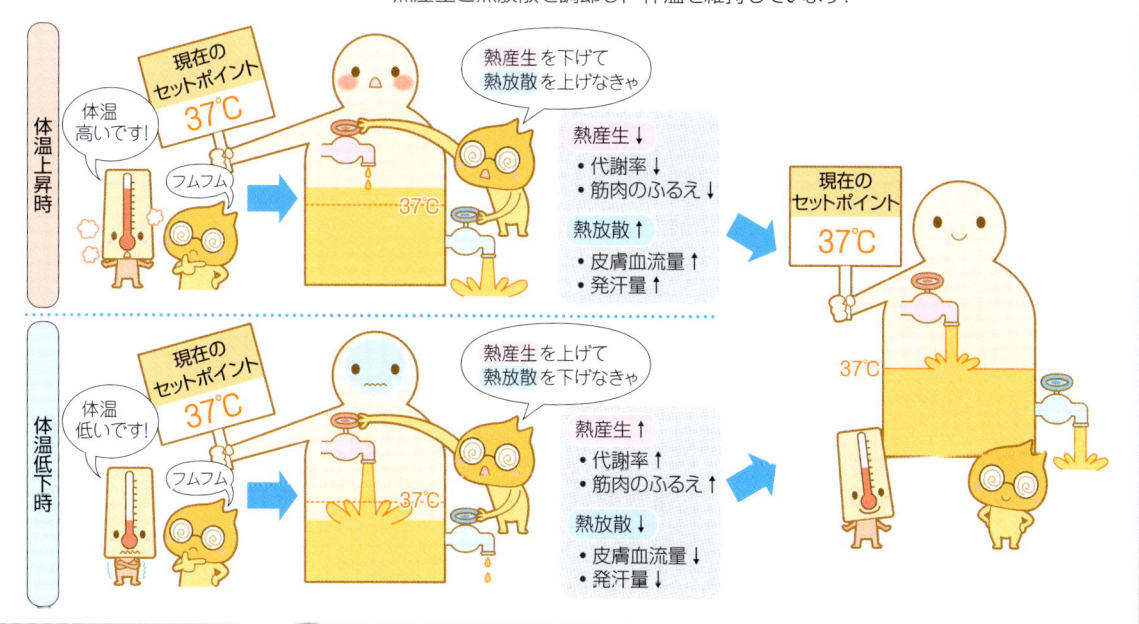

体温上昇時

体温高いです！　現在のセットポイント 37℃　フムフム　熱産生を下げて熱放散を上げなきゃ

- 熱産生↓
  - 代謝率↓
  - 筋肉のふるえ↓
- 熱放散↑
  - 皮膚血流量↑
  - 発汗量↑

→ 現在のセットポイント 37℃

体温低下時

体温低いです！　現在のセットポイント 37℃　フムフム　熱産生を上げて熱放散を下げなきゃ

- 熱産生↑
  - 代謝率↑
  - 筋肉のふるえ↑
- 熱放散↓
  - 皮膚血流量↓
  - 発汗量↓

→ 37℃

■ 体温調節時の体の変化

- 体温調節のために身体では以下のような変化が起こります．

熱産生の調節

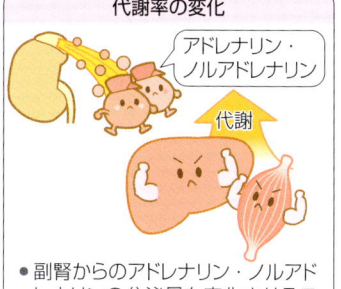

代謝率の変化（アドレナリン・ノルアドレナリン／代謝）
- 副腎からのアドレナリン・ノルアドレナリンの分泌量を変化させることで，組織での代謝率が変化し，熱産生量が調節される．

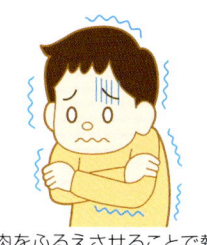

筋肉のふるえの調節
- 筋肉をふるえさせることで熱を発生させる．また，ふるえを抑制することで熱産生を抑える．

熱放散の調節

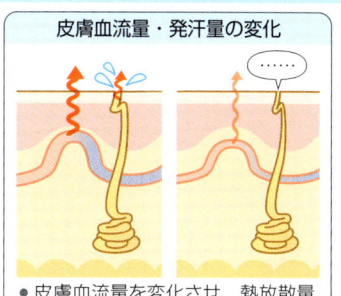

皮膚血流量・発汗量の変化
- 皮膚血流量を変化させ，熱放散量を調節する．
- 発汗量を変化させ，気化熱による熱放散量を調節する．

バイタルサイン　体温

■ 体温の生理的変動

● 体温は，同じ患者さんでも常に同じ値ではなく，食事や運動などに影響され一定の範囲内で変動します（生理的変動）．測定値の評価を行う際にはこの生理的変動を常に念頭においておきましょう．

体温の生理的変動要因			内 容
時間帯			一般的に，午前2～6時頃（睡眠中）に低く，午後3～8時頃（活動中）に高い．正常な日内変動は1℃未満と考えられており，1℃以上あるときは病的だと考える．
行 動	体温上昇	運動時	骨格筋の収縮により代謝が亢進する．
		食 事	食物の消化，吸収などにより代謝が亢進する．
		精神的興奮時	アドレナリンの分泌や，筋緊張の亢進が起こり代謝が亢進する．
	体温低下	飢 餓	長期の栄養失調では，代謝が低下する．
性 別		女 性	女性ホルモンの影響で排卵後におよそ0.6℃体温が上昇し，月経までその状態が保たれる．
年 齢		小 児	10歳頃までは成人より体温が高く，また体温調節機能が未発達なために体温が変動しやすい．新生児・乳児期では，体温は37℃以上を示すことが多い．
		高齢者	基礎代謝の低下，体温調節機能の低下などの原因により成人よりも低い体温を示すことが多い．

■ 体温の異常

● 体温の異常には高体温と低体温があります．高体温には統一的な温度の基準はありませんが，低体温は35℃未満とされる場合が多いです．

高体温

● 高体温には発熱とうつ熱があります．発熱は様々な原因によりセットポイントが高く設定された場合に生じます．
● うつ熱はセットポイントが正常に設定されているにもかかわらず，熱放散が追い付かないスピードで熱が体内に蓄積していくことで生じます．

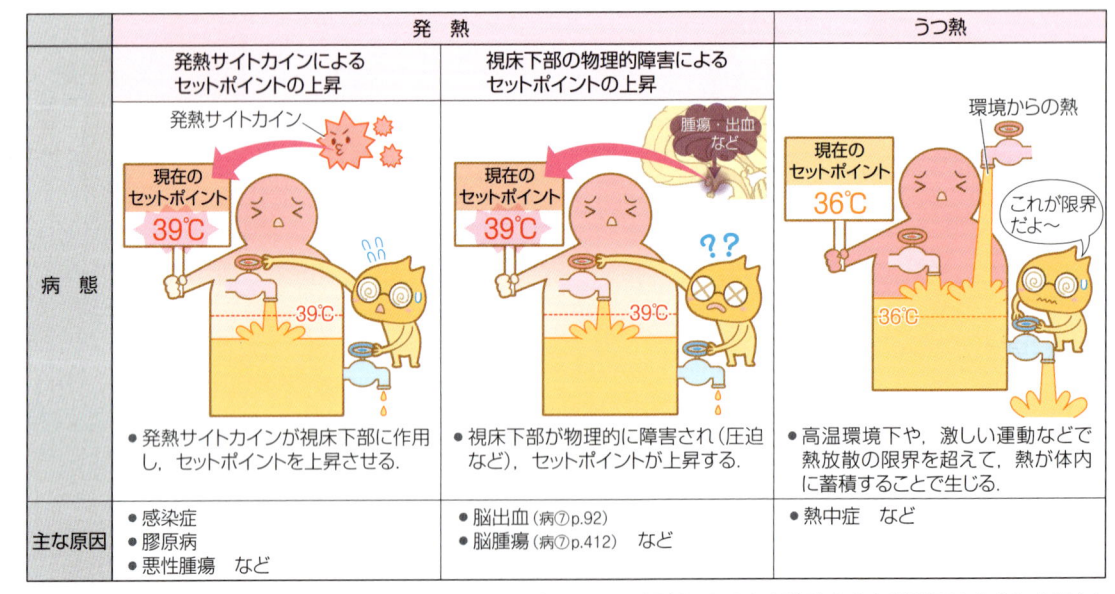

	発熱		うつ熱
	発熱サイトカインによるセットポイントの上昇	視床下部の物理的障害によるセットポイントの上昇	
病 態	現在のセットポイント 39℃（発熱サイトカイン）	現在のセットポイント 39℃（腫瘍・出血など）	現在のセットポイント 36℃（環境からの熱、これが限界だよ～）
	● 発熱サイトカインが視床下部に作用し，セットポイントを上昇させる．	● 視床下部が物理的に障害され（圧迫など），セットポイントが上昇する．	● 高温環境下や，激しい運動などで熱放散の限界を超えて，熱が体内に蓄積することで生じる．
主な原因	● 感染症 ● 膠原病 ● 悪性腫瘍　など	● 脳出血（病⑦p.92） ● 脳腫瘍（病⑦p.412）　など	● 熱中症　など

● 高体温に伴う症状としては脱水やめまい，倦怠感などがあり，より深刻になると意識障害や多臓器不全をきたす場合もあります．

> 高体温という表現は，特にうつ熱を指すことが多いです．

> 発熱では，原因別の治療に加え，熱を下げた方がよい場合には解熱剤を用います．解熱剤はセットポイントを下げ，解熱を促します．一方うつ熱はセットポイントの上昇が原因ではないため，解熱剤の効果はありません．迅速な冷却により体温を下げる必要があります．また高熱，うつ熱いずれの場合にも安静と水分・電解質補給が重要となります．

低体温

- 寒冷曝露（遭難，溺水など）やアルコール多量摂取による熱放散増加，また低栄養や甲状腺機能低下症（病③p.226）など過度の熱産生低下で低体温をきたす場合があります．
- 低体温に伴う症状として，交感神経刺激による心拍数上昇や血糖値の上昇があります．より深刻な状態では意識障害，さらには心停止に至る場合もあります．

> 麻酔薬や抗うつ薬なども，体温調節中枢に作用し高体温・低体温をひき起こすことがあります．

熱型

- 疾患によっては，発熱の経過がある程度決まったパターンを示すことがあり，これを熱型といいます．
- 熱型を知ることは，疾患の原因や経過を知る手がかりとなります．熱型のなかでも重要なものを右に示します．

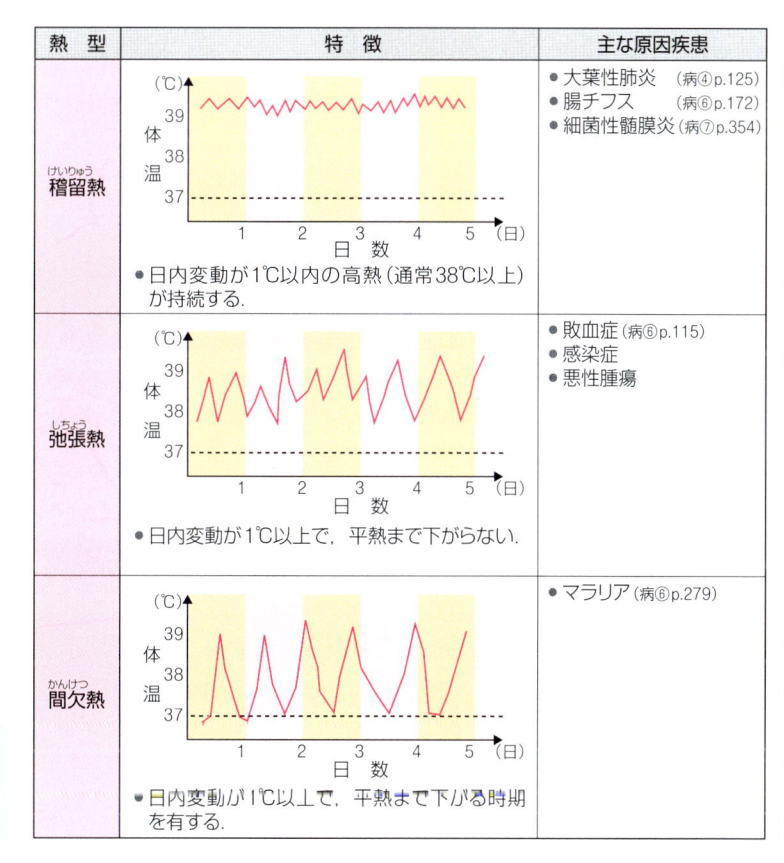

熱 型	特 徴	主な原因疾患
稽留熱（けいりゅう）	●日内変動が1℃以内の高熱（通常38℃以上）が持続する．	●大葉性肺炎（病④p.125） ●腸チフス（病⑥p.172） ●細菌性髄膜炎（病⑦p.354）
弛張熱（しちょう）	●日内変動が1℃以上で，平熱まで下がらない．	●敗血症（病⑥p.115） ●感染症 ●悪性腫瘍
間欠熱（かんけつ）	●日内変動が1℃以上で，平熱まで下がる時期を有する．	●マラリア（病⑥p.279）

用語　大葉性肺炎
炎症が急速に一肺葉全体に広がる肺炎．肺炎球菌によるものが多い．

- 日内変動によるパターン以外に，1日以上の一定期間でみたときのパターンで分類されているものがあります．例として有熱期と無熱期が不規則に繰り返される波状熱や，有熱期と無熱期が規則正しい周期で出現する周期熱があります．

> 今日では，発熱した患者さんへの抗菌薬などの投与により，旧来の熱型を示さないことも多くなってきています．

■ 核心温と外殻温

- 体の温度は全身で一定に保たれているわけではありません．体の外側は周りの環境に影響を受け，温度が変化します．この温度変化する部位を外殻部といい，その温度を外殻温（外層温）といいます．
- 一方，体の内部は重要な臓器が存在するため，環境温に影響されず一定の温度を保っています．このような場所を核心部といい，その温度を核心温（深部温）とよびます．体温というと一般的に核心温のことを指します．

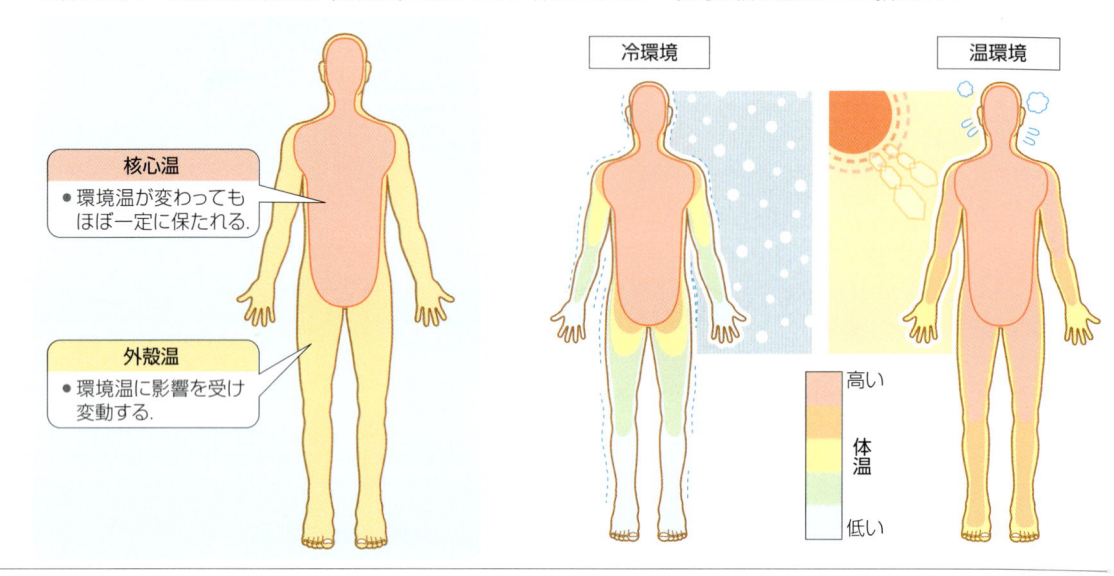

核心温
- 環境温が変わってもほぼ一定に保たれる．

外殻温
- 環境温に影響を受け変動する．

冷環境　温環境

体温：高い／低い

■ 測定部位

- 体温測定では核心温を測る必要があります．
- 核心温を正確に計測するとなれば，大動脈内の血液温を測る必要があります．しかしこのような測定は簡単には行えないため，通常，比較的核心部に近く，核心温をよく反映すると考えられる以下の部位が選択されます．

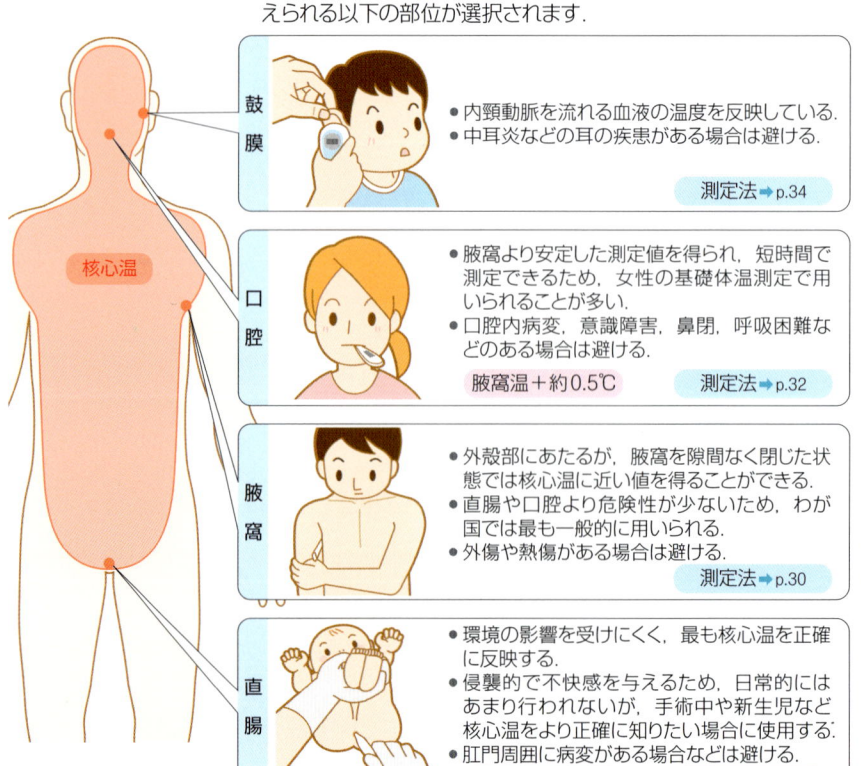

鼓膜
- 内頸動脈を流れる血液の温度を反映している．
- 中耳炎などの耳の疾患がある場合は避ける．

測定法 ➡ p.34

口腔
- 腋窩より安定した測定値を得られ，短時間で測定できるため，女性の基礎体温測定で用いられることが多い．
- 口腔内病変，意識障害，鼻閉，呼吸困難などのある場合は避ける．

腋窩温＋約0.5℃　測定法 ➡ p.32

腋窩
- 外殻部にあたるが，腋窩を隙間なく閉じた状態では核心温に近い値を得ることができる．
- 直腸や口腔より危険性が少ないため，わが国では最も一般的に用いられる．
- 外傷や熱傷がある場合は避ける．

測定法 ➡ p.30

直腸
- 環境の影響を受けにくく，最も核心温を正確に反映する．
- 侵襲的で不快感を与えるため，日常的にはあまり行われないが，手術中や新生児など核心温をより正確に知りたい場合に使用する．
- 肛門周囲に病変がある場合などは避ける．

腋窩温＋約0.8℃　測定法 ➡ p.36

ポイント
測定値は，腋窩温＜口腔温＜直腸温となります．鼓膜温は個人により差が大きく，他の部位との比較ができません．

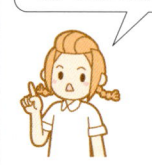

体温計の種類と特徴

本温計の種類には電子体温計，耳式体温計などがあります．それぞれ以下のような特徴があり，目的や対象者に応じて選択します．

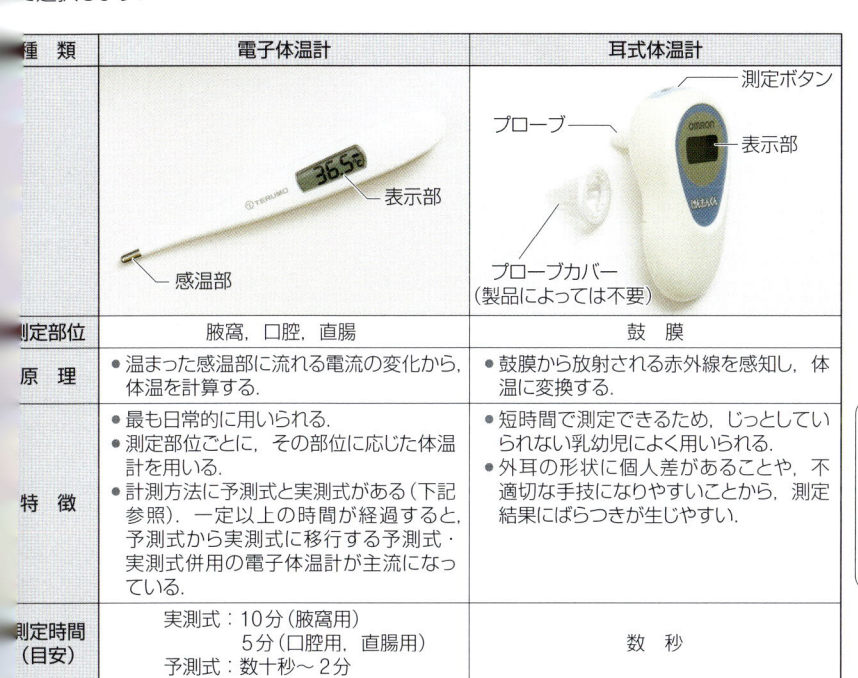

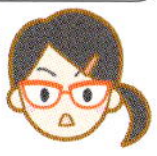

種類	電子体温計	耳式体温計
	表示部／感温部	測定ボタン／プローブ／表示部／プローブカバー（製品によっては不要）
測定部位	腋窩，口腔，直腸	鼓膜
原理	●温まった感温部に流れる電流の変化から，体温を計算する．	●鼓膜から放射される赤外線を感知し，体温に変換する．
特徴	●最も日常的に用いられる． ●測定部位ごとに，その部位に応じた体温計を用いる． ●計測方法に予測式と実測式がある（下記参照）．一定以上の時間が経過すると，予測式から実測式に移行する予測式・実測式併用の電子体温計が主流になっている．	●短時間で測定できるため，じっとしていられない乳幼児によく用いられる． ●外耳の形状に個人差があることや，不適切な手技になりやすいことから，測定結果にばらつきが生じやすい．
測定時間（目安）	実測式：10分（腋窩用） 　　　　5分（口腔用，直腸用） 予測式：数十秒～2分	数秒

以前は水銀体温計が主流でしたが，ガラス製で破損しやすいことに加え，水銀による環境汚染への配慮から，近年ではほとんど使用されなくなりました．

豆知識

体温計を腋窩に挿入すると，感温部の温度は徐々に上昇していきますが，実際の体温に達するまでは10分程度の時間を要します（右図）．

実測式は温度が一定になるところまで計測し，それを体温とするため時間がかかります．一方，予測式は一定時間内の感温部の温度上昇から，最終的な体温を予測するため短時間で測定できます（右図では1分）．しかし，あくまでも予測値であり実測値と一致するとは限りません．

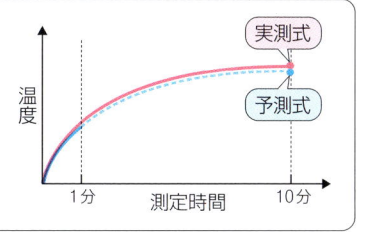

● 腋窩温 ●

必要物品　腋窩での体温測定

腋窩用体温計	アルコール綿	廃棄物入れ
●体温を測定するために用いる．	●体温計を消毒するために用いる．	●ビニール袋や膿盆を用いる．

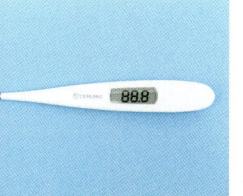

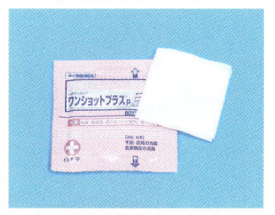

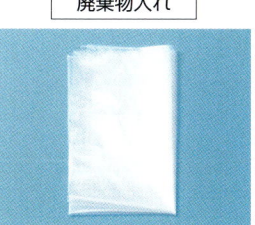

手順 腋窩での体温測定

1 準備をする

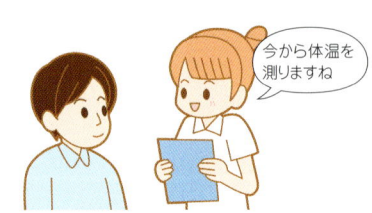

① 患者さんに体温測定を行う目的，方法を説明し，了承を得る．

（吹き出し）今から体温を測りますね

ポイント
体温測定前30分間は，体温の生理的変動をひき起こす運動，食事などを避けるように伝えましょう．

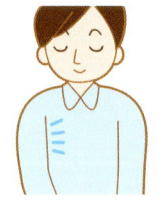

② 体温測定まで腋を閉じて＊10分程度安静にしてもらうように伝える．

＊**なぜなら** 外気にさらされると腋窩の温度が低くなり，正しい測定値が得られなくなるためです．

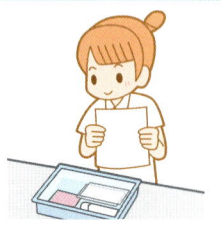

③ 必要物品を準備し，体温計が作動するか確認する．

2 体温計を腋窩に挿入する

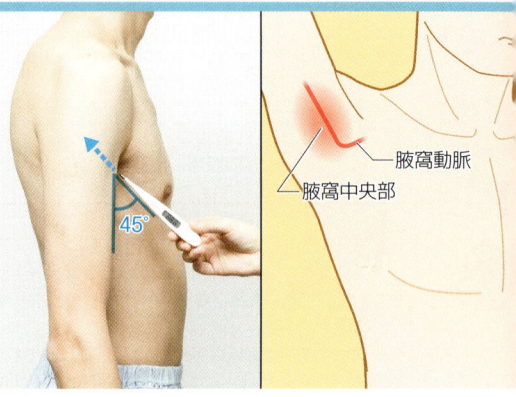

- 寝衣の襟元をゆるめる．
- 腋窩に汗をかいているときは，乾いたタオルなどでそっと押え拭きする＊．

＊**なぜなら** 汗が乾く際に体から熱を奪い，体温が低く測定されてしまうためです．また汗で体温計がすべるのを防止するためです．

- 腋を開いて，体温計を上腕の前方下方から45°くらいの角度で斜め上方に挿入し，感温部を腋窩中央部（最深部）にあてる＊＊．

＊＊**なぜなら** 腋窩中央部（最深部）は腋窩動脈が走行しており，動脈血の温度が反映されやすい部位だからです．

注意
体温計を水平に挿入してはいけません．腋窩中央部と体温計の感温部が密着せず正確な値が得られなくなります．

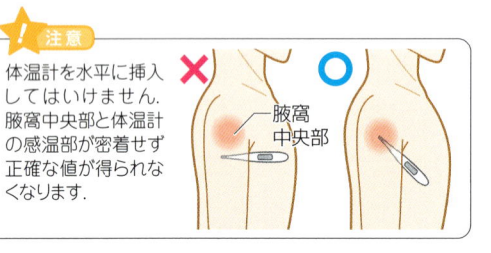

45°

腋窩動脈
腋窩中央部

※わかりやすくするために寝衣を取り除いていますが，実際は寝衣を着用しています．

- 挿入したら，体温計の感温部が腋窩中央部に密着するよう反対の手で測定側の腕を押えてもらう．

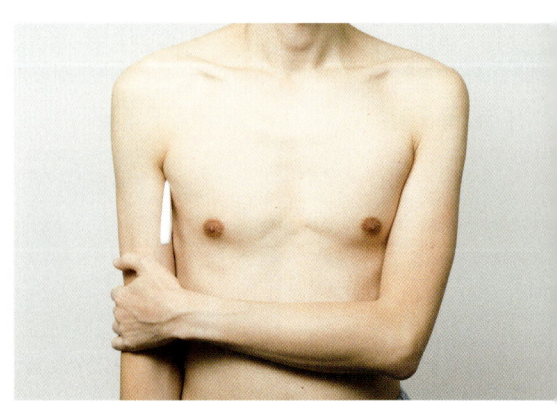

ポイント
自身で体温計を保持できない患者さんの場合には，固定を援助しましょう．

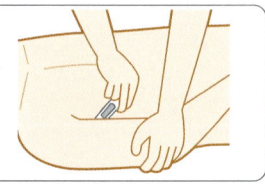

測定する側の選択

- 体温測定は，原則，毎回同じ側で行います．
- 以下のような場合は測定する側が決まっています．測定時に間違いのないようにしましょう．

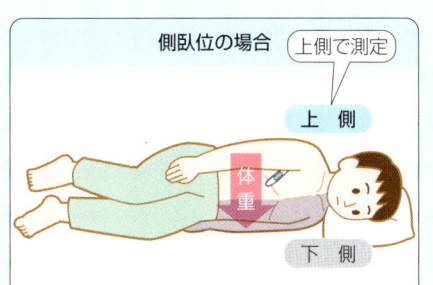

側臥位の場合 ─ 上側で測定
上側
下側

- 体重によって下側の腕が圧迫され，循環が障害されるため，下側の腋窩温は上側よりも低くなってしまう．

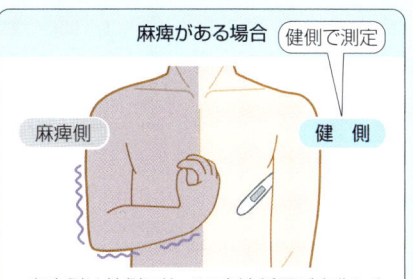

麻痺がある場合 ─ 健側で測定
麻痺側 **健側**

- 麻痺側は健側に比べて血液循環が変化しやすく，また体温の日内変動も大きいため，腋窩温が核心温を正しく反映しない．

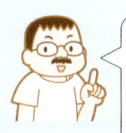

> 麻痺側の血流量に関する興味深い研究報告があります．脳卒中による片麻痺では発症後約1年以内では麻痺側の血流量が増加するが，それ以降では減少するというものです（栗山，1984）．
> この研究報告では，発症初期には交感神経の麻痺により末梢血管が拡張して麻痺側の血流が多くなるが，それ以降では麻痺側の運動量減少によって廃用性の血管収縮，筋萎縮が起こり血流量が低下するのではないかと考察されています．必ずしも麻痺側は血液循環が悪く体温が低くなるということではないのかもしれません．

3 測定する

- 測定終了を知らせる電子音が鳴ったら体温計を取り出す．

> **ポイント**
> 実測値を測定したい場合，予測値測定終了後もそのまま測定を続け，二度目の電子音（約10分後）が鳴ったら値を確認しましょう．

- 測定値を確認する．

> **ポイント**
> 測定値が予測される値と大きく異なる場合には，患者さんの状態や測定条件を確認し，再度測定を行いましょう．なおその場合には，感温部が温まっていると測定に誤差が生じるので，しばらく時間をおいてから測定しましょう．

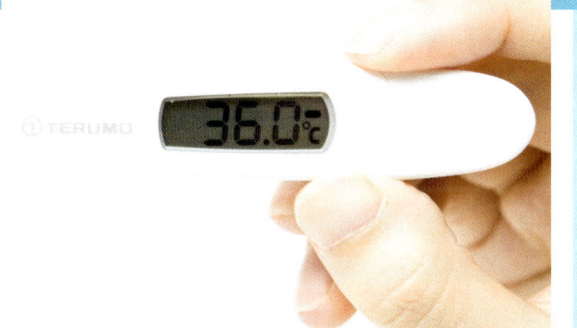

4 終わりに

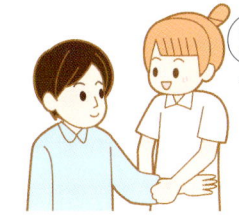

測り終わりました．
お疲れさまでした

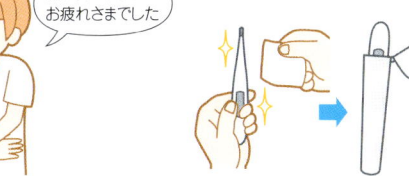

① 測定が終了したことを告げ，患者さんの寝衣・寝具を整える．必要に応じて測定結果を伝える．

② アルコール綿で体温計を消毒しケースに収納する．

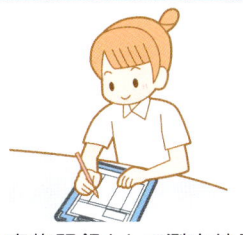

③ 実施記録として測定結果，観察事項などを記録する．

バイタルサイン　体温

● 口腔温 ●

必要物品 口腔での体温測定

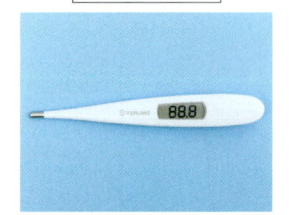

口腔用体温計
- 体温を測定するために用いる．

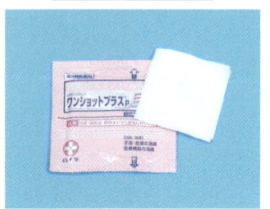

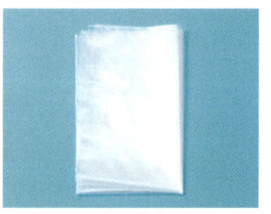

アルコール綿
- 体温計を消毒するために用いる．

廃棄物入れ
- ビニール袋や膿盆を用いる．

手順 口腔での体温測定

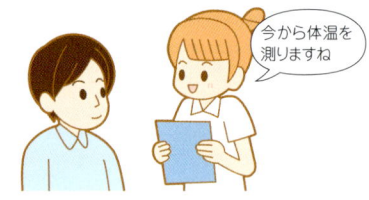

1 準備をする

① 患者さんに体温測定を行う目的，方法を説明し，了承を得る．

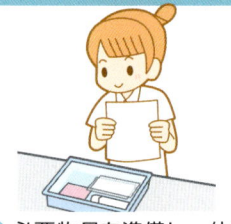

「今から体温を測りますね」

ポイント
口腔温は飲食物の温度の影響を受けやすいため，体温測定前10分間程度は，飲水なども控えてもらいましょう．また外気の影響を避けるため会話も控えてもらいましょう．

② 必要物品を準備し，体温計が作動するか確認する．

2 体温計を口腔内に挿入する

- 体温計の感温部を，舌下中央部から舌小帯を避けて*左右どちらかへ斜め30～40°くらいの角度で**挿入する．

  *なぜなら 感温部が舌小帯にあたると痛みを生じるためです．
  **なぜなら 外気の影響を最も受けにくく，体温計も固定しやすいためです．

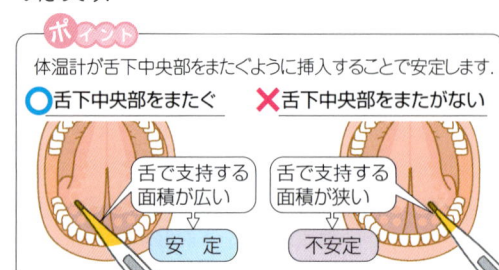

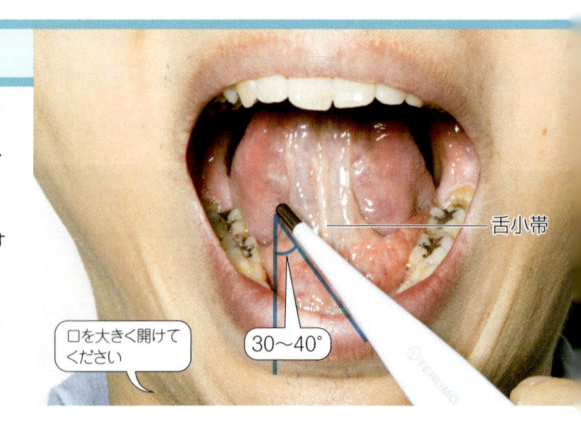

ポイント
体温計が舌下中央部をまたぐように挿入することで安定します．
- ○ 舌下中央部をまたぐ：舌で支持する面積が広い　**安定**
- × 舌下中央部をまたがない：舌で支持する面積が狭い　**不安定**

口を大きく開けてください　30～40°　舌小帯

Visual Guide to Physical Assessment

3 体温計を固定する

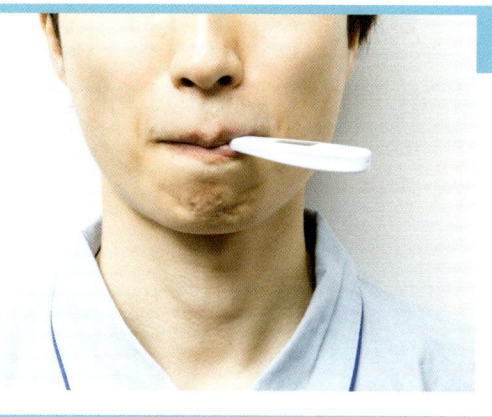

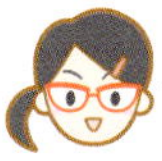

- 口唇を閉じて*軽く**保持してもらう．このとき体温計を噛まないように伝える．
- *なぜなら 外気の影響による温度変化を防ぐためです．
- **なぜなら 口に力を入れて保持すると，唾液の分泌が促進され正確な体温測定ができなくなるためです．

> **手技のコツ**
> 体温計が動かないように，体温計の端を手で支持してもらってもよいでしょう．

4 測定する

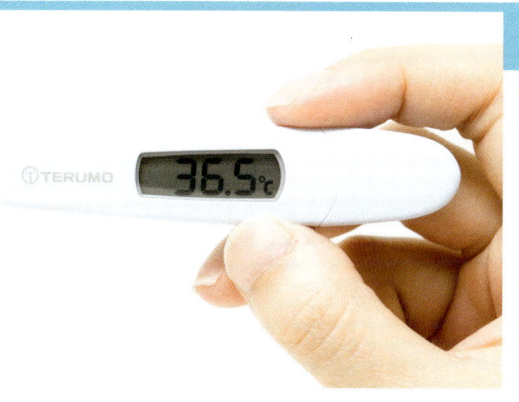

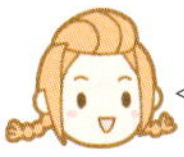

- 測定終了を知らせる電子音が鳴ったら体温計を取り出す．

> **ポイント**
> 実測値を測定したい場合，予測値測定終了後もそのまま測定を続け，二度目の電子音（約5分後）が鳴ったら値を確認しましょう．

- 唾液が手に付かないように注意しながら，測定値を確認する．

> **ポイント**
> 測定値が予測される値と大きく異なる場合には，患者さんの状態や測定条件を確認し，再度測定を行いましょう．なおその場合には，感温部が温まっていると測定に誤差が生じるので，しばらく時間をおいてから測定しましょう．

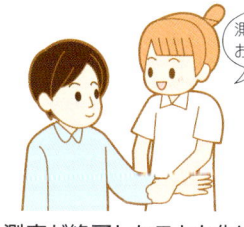

5 終わりに

① 測定が終了したことを告げ，必要に応じて測定値を伝える．
② アルコール綿で体温計を消毒しケースに収納する． 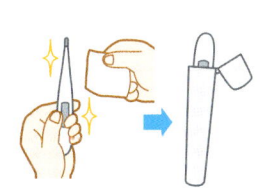
③ 実施記録として測定結果，観察事項などを記録する．

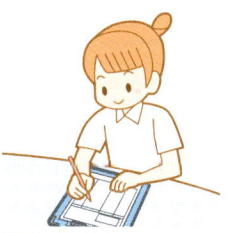

バイタルサイン　体温

● 鼓膜温 ●

必要物品 鼓膜での体温測定

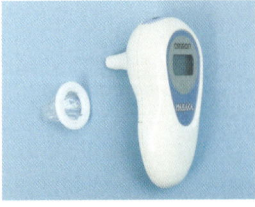

耳式体温計・プローブカバー
- 体温を測定するために用いる．プローブカバーが必要でない製品もある．

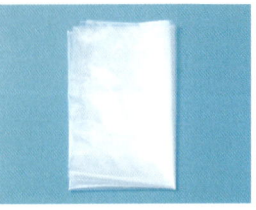

廃棄物入れ
- ビニール袋や膿盆を用いる．

> 必要に応じて，プローブ部分を消毒するためにアルコール綿を用意しましょう．

手順 鼓膜での体温測定

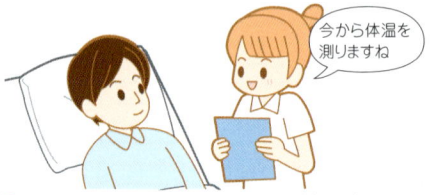

1 準備をする

① 患者さんに体温測定を行う目的，方法を説明し，了承を得る．

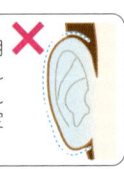

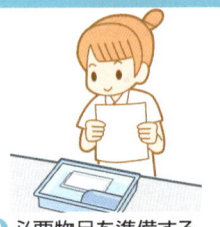

②必要物品を準備する．

ポイント
体温測定前30分間は，体温の生理的変動をひき起こす運動，食事などを避けるように伝えましょう．

注意
氷枕などの使用により，耳が冷えているときは冷えがとれてから測定に入りましょう．

2 プローブカバーを確認する

- 前回と違う患者さんに使用する場合はプローブカバーを取り替える．
- プローブカバーに汚れや破れがないか確認し，必要に応じて交換する．

注意
正確にプローブカバーが装着されていなかったり，汚れていたりすると測定値に誤差が生じます．

- プローブカバーを装着した状態で体温計が作動するか確認する．

> プローブカバーの無い製品はプローブ部分の汚れなどがないか確認しましょう．汚れなどを認めた場合は拭き取りましょう．

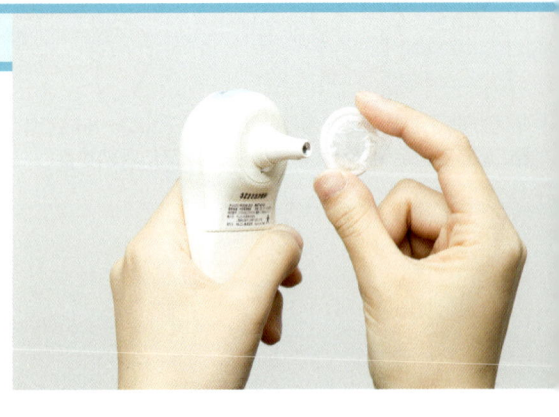

3 鼓膜を確認する

- 耳介を斜め後ろにやさしく引き＊，耳の中を確認する．耳垢がある場合は，取り除く（看①p.172）．
  ＊**なぜなら** 外耳道がまっすぐになるからです．

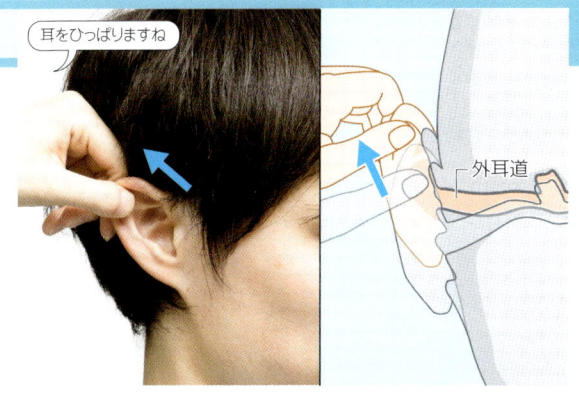

耳をひっぱりますね

外耳道

4 体温計を挿入する

- プローブをまっすぐ奥まで挿入し，鼓膜の方向に向ける．

注意
プローブを斜めに挿入したり，奥まで挿入していなかったりすると，正確に鼓膜の温度が測定できません．

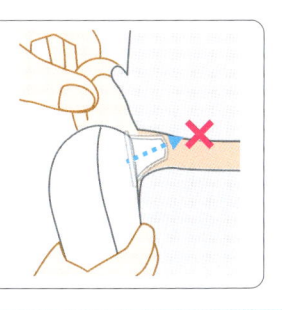

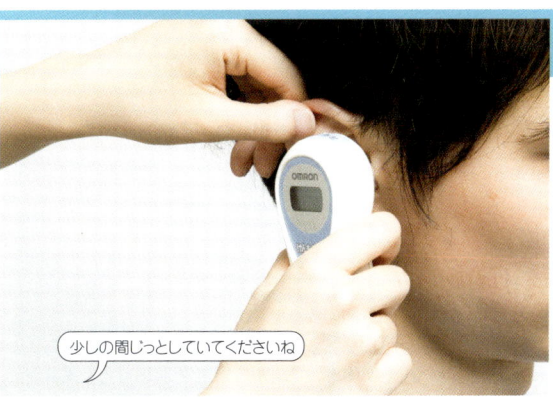

少しの間じっとしていてくださいね

5 測定する

- 挿入したら，耳介を固定したまま，測定ボタンを押す．
- 測定終了を知らせる電子音が鳴るまで（数秒）保持する．
- 測定値を確認する．

ポイント
使用後の処理・保管方法は製品によって異なります．添付文書で確認しておきましょう．

手技のコツ
測定値を確認しながら，安定した値が出るまで何度か測定するとよいでしょう．

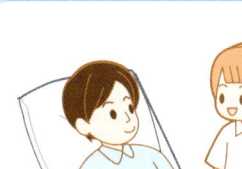

測定ボタンを押す

36.6℃

6 終わりに

測り終わりました．お疲れさまでした

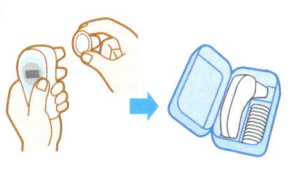

① 測定が終了したことを告げ，必要に応じて測定値を伝える．
② 使用した物品を片付ける．プローブカバーが無いものはアルコール綿でプローブを消毒する．
③ 実施記録として測定結果，観察事項などを記録する．

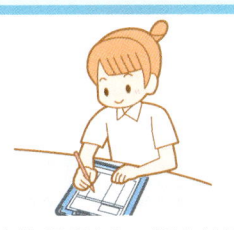

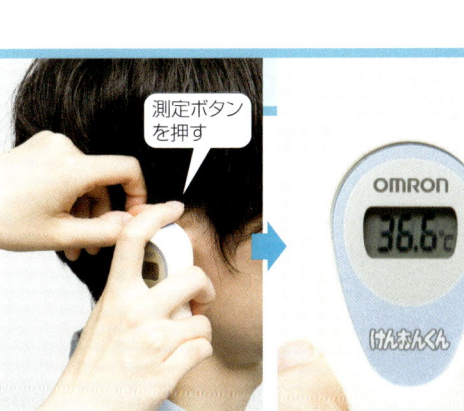

バイタルサイン　体温

● 直腸温 ●

必要物品 直腸での体温測定

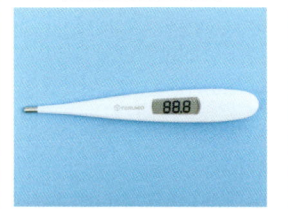

直腸用体温計
- 体温を測定するために用いる．必要に応じてプローブカバーを用いる．

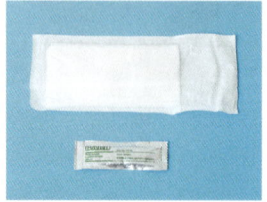

潤滑剤・ガーゼ
- 体温計を挿入しやすくするために用いる．

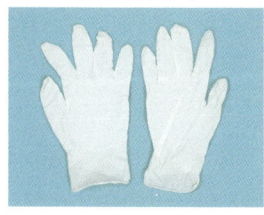

手袋
- 感染予防のために用いる．

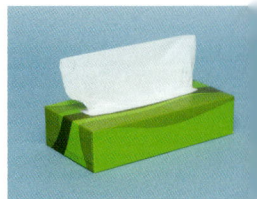

清拭用品
- 体温計や肛門部を清拭するためにティッシュペーパーなどを用いる．

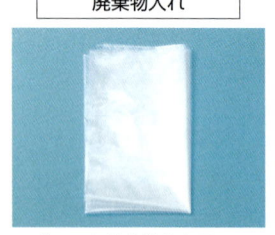

廃棄物入れ
- ビニール袋や膿盆を用いる．

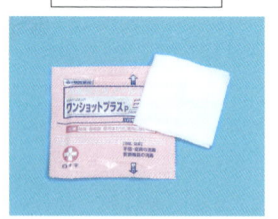

アルコール綿
- 体温計を消毒するために用いる．

手順 直腸での体温測定（乳児に行う場合）

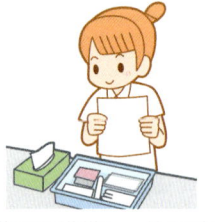

1 準備をする

❶ 必要物品を準備し，体温計が作動するか確認する．

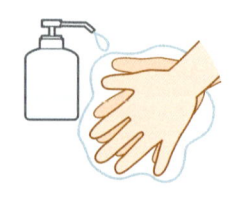

❷ 衛生学的手洗い（看② p11，12）を行う．

> **手技のコツ**
> 体動が激しいときなどに無理に測定をすると，粘膜に傷をつけてしまうことがあるので，できるだけ機嫌のよいときに測定しましょう．

2 体位を整える

- 乳児を仰臥位にする.
- 看護師はディスポーザブル手袋を装着する.
- 下半身を露出させ,おむつのテープをはずす.

手技のコツ
不用意な露出を避け,また万が一の排尿・排便などに備えるため,体温計挿入直前までおむつで陰部を覆っておきましょう.

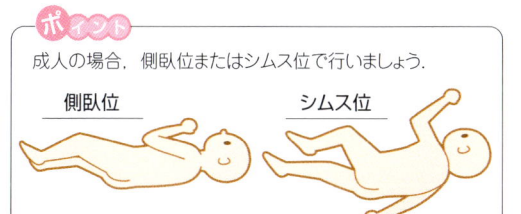

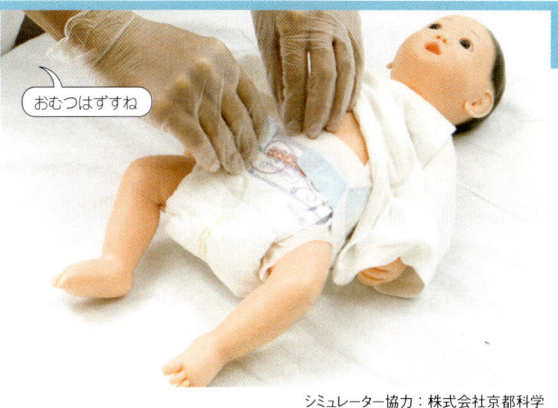

ポイント
成人の場合,側臥位またはシムス位で行いましょう.

側臥位　　シムス位

おむつはずすね

シミュレーター協力:株式会社京都科学

3 潤滑剤を塗布する

- 潤滑剤をガーゼに垂らす.
- 潤滑剤を体温計の先端から 3 cm 程度 * に塗布する.
- *なぜなら* 乳児の直腸までの長さは2.5〜3cmだからです.

ポイント
成人の場合は,直腸までの長さが5〜6cmのため,潤滑剤は体温計の先端から6cm程度に塗布しましょう.

ポイント
プローブカバーを用いる場合は,プローブカバーをつけてから潤滑剤を塗布しましょう.

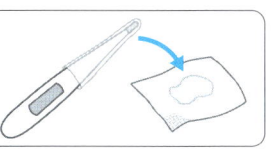

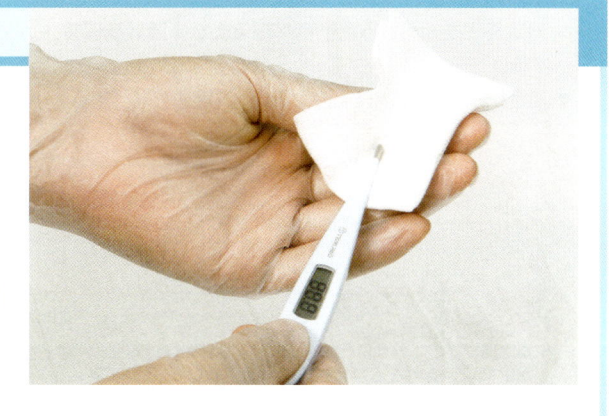

4 下肢を把持する

- 一方の手で両下肢をしっかりと把持する.

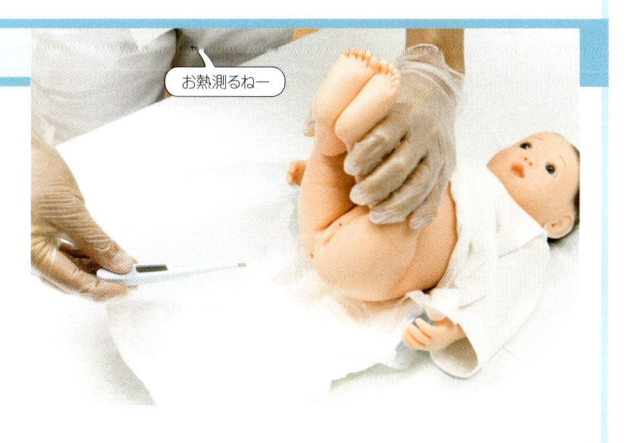

お熱測るねー

バイタルサイン　体温

5 体温計を挿入する

- 体温計を脊柱と平行に，肛門から3cmを目安に＊ゆっくり挿入し，体温計が動かないようしっかり保持する．
  - ＊なぜなら 挿入の深さが浅すぎると肛門管粘膜の温度を反映してしまい，深すぎると腸穿孔の恐れがあるためです．

まっすぐに挿入

直腸／肛門／肛門管／脊柱

手技のコツ
過挿入を防ぐために，あらかじめ体温計に印を付けたり，挿入する目安に近いところを把持したりしましょう．

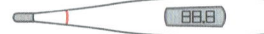

ポイント
成人の場合，肛門をきき手と反対の母指と示指で開き，きき手で体温計を持って6cmを目安にゆっくり挿入しましょう．

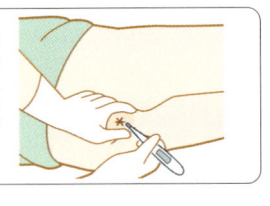

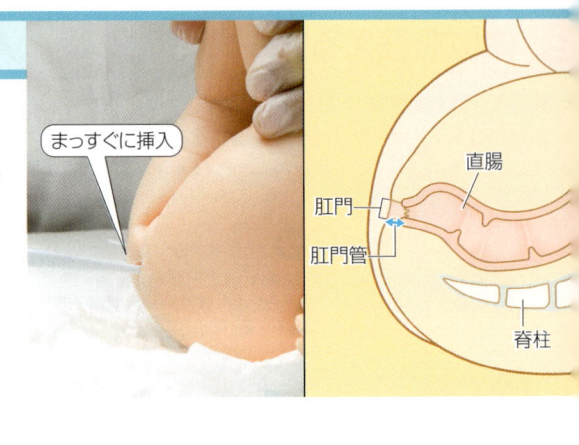

6 測定する

- 測定終了を知らせる電子音が鳴るまで体温計を保持する．
- 測定が終了したら，体温計を抜き，測定値を確認する．

ポイント
実測値を測定したい場合，予測値測定終了後もそのまま測定を続け，二度目の電子音（約5分後）が鳴ったら値を確認しましょう．

ポイント
測定値が予測される値と大きく異なる場合には，乳児の状態や測定条件を確認し，再度測定を行いましょう．なおその場合には，感温部が温まっていると測定に誤差が生じるので，しばらく時間をおいてから測定しましょう．

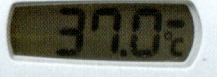

7 肛門部を清拭する

- 肛門部と体温計の汚れをティッシュペーパーなどで拭く．
- 体温計をアルコール綿で消毒してケースに収納する．

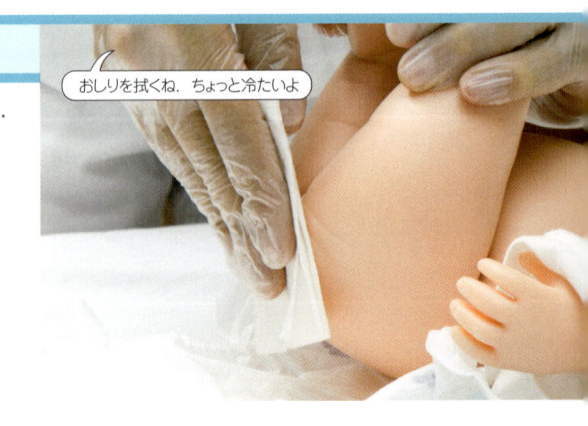

おしりを拭くね．ちょっと冷たいよ

8 終わりに

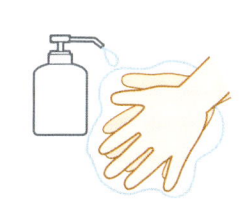

❶ 手袋を廃棄し，衛生学的手洗い（看②p11，12）を行う．

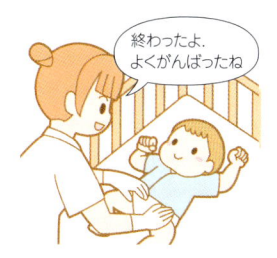

❷ 新しい手袋を装着し，おむつ，寝衣を整える．

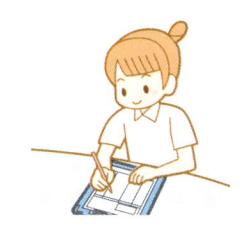

（吹き出し：終わったよ．よくがんばったね）

❸ 実施記録として測定結果，観察事項などを記録する．

バイタルサイン　体温

脈拍

監修　徳田 安春

脈拍は，循環動態を特別な道具を使わず，すばやく観察できるため，日常的な場面だけでなく緊急時にも重要な役割を果たします．

■ 脈拍とは

- 心臓の収縮により大動脈に血液が送り込まれると大動脈の内圧が高まります．この圧力の高まり（≒脈波）が末梢動脈に伝わると脈拍として触知されます．
- 心臓の拍動によって脈拍は生み出されるため，心拍数と脈拍数は通常一致します．

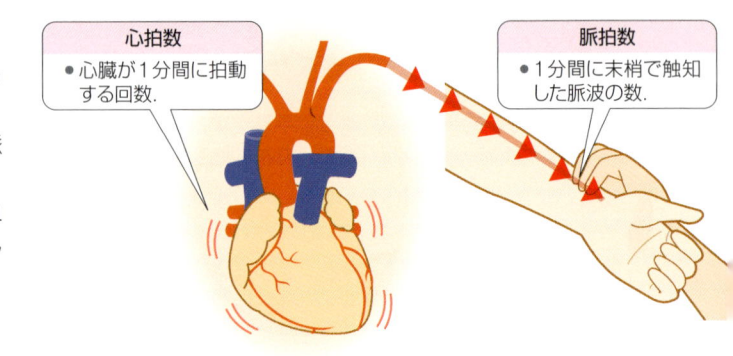

心拍数
- 心臓が1分間に拍動する回数．

脈拍数
- 1分間に末梢で触知した脈波の数．

- 心拍出量が低下した場合や，血管に狭窄・閉塞がある場合（➡p.44）は，心臓の拍動を脈拍として触知できなくなります．

■ 脈拍の触知部位

- 脈拍は体表近くを走行する動脈で触知できます．
- ここでは重要度の高い動脈について，触知する状況の例をあわせて解説します（詳細は後ろのページで紹介しています）．

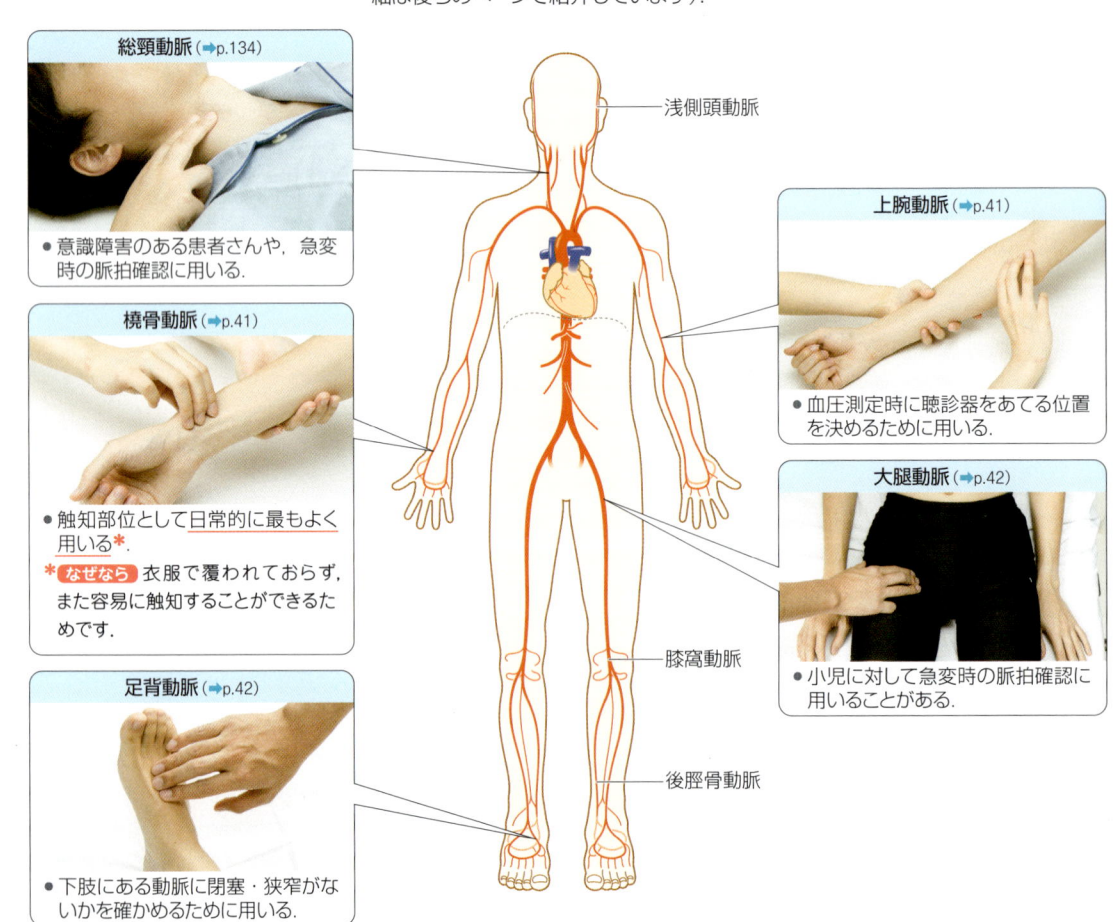

総頸動脈（➡p.134）
- 意識障害のある患者さんや，急変時の脈拍確認に用いる．

橈骨動脈（➡p.41）
- 触知部位として日常的に最もよく用いる*．
  - *なぜなら 衣服で覆われておらず，また容易に触知することができるためです．

足背動脈（➡p.42）
- 下肢にある動脈に閉塞・狭窄がないかを確かめるために用いる．

浅側頭動脈

上腕動脈（➡p.41）
- 血圧測定時に聴診器をあてる位置を決めるために用いる．

大腿動脈（➡p.42）
- 小児に対して急変時の脈拍確認に用いることがある．

膝窩動脈

後脛骨動脈

■ 橈骨動脈の解剖と触知方法

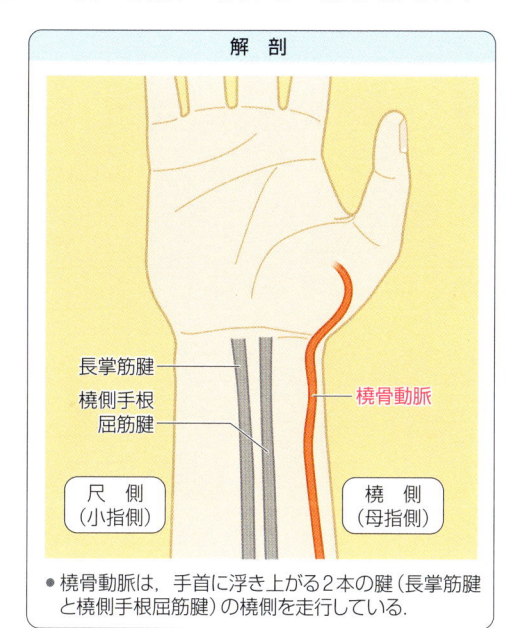

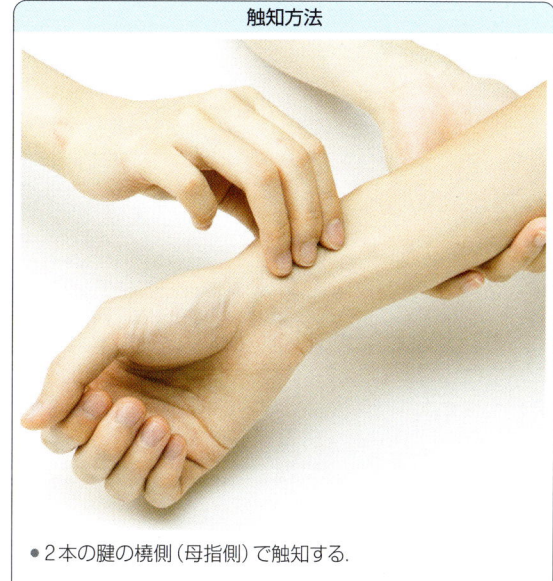

| 解 剖 | 触知方法 |

解剖図ラベル:
- 長掌筋腱
- 橈側手根屈筋腱
- 橈骨動脈
- 尺側（小指側）
- 橈側（母指側）

- 橈骨動脈は，手首に浮き上がる2本の腱（長掌筋腱と橈側手根屈筋腱）の橈側を走行している．

手技のコツ: 橈側はお父さん指側と覚えるとよいでしょう．

- 2本の腱の橈側（母指側）で触知する．

ポイント: 2本の腱はこのように浮き上がります．

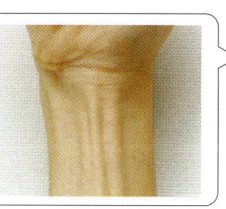

■ 上腕動脈の解剖と触知方法

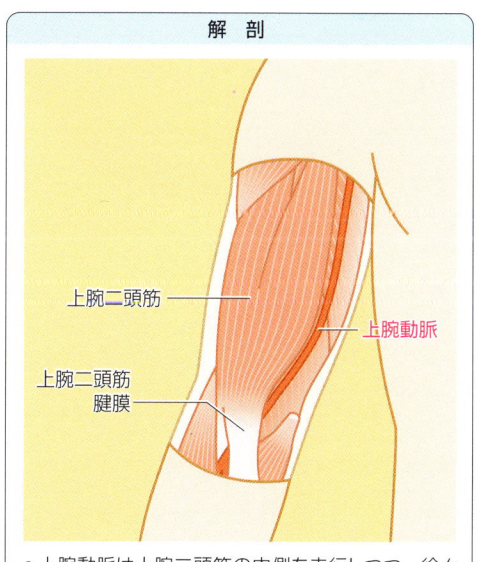

| 解 剖 | 触知方法 |

解剖図ラベル:
- 上腕二頭筋
- 上腕二頭筋腱膜
- 上腕動脈

- 上腕動脈は上腕二頭筋の内側を走行しつつ，徐々に中央前面に近づき，肘の位置では中央よりやや内側を走行している．
- その後上腕二頭筋腱膜の下を通り，橈骨動脈，尺骨動脈に分かれる．

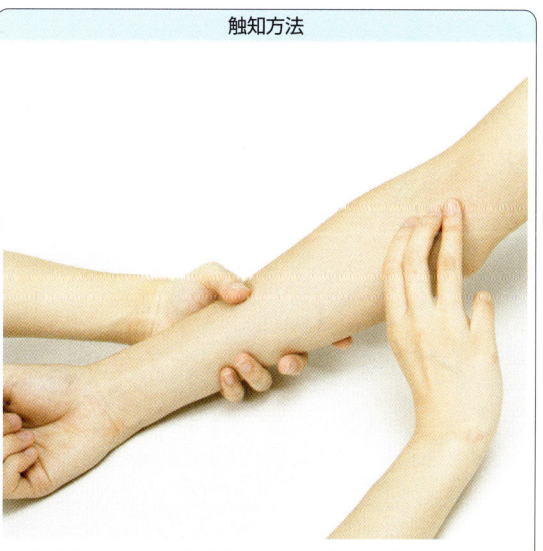

- 前腕を支えつつ，肘関節の中央よりやや内側に指をあてて触知する．

バイタルサイン　脈拍

■ 大腿動脈の解剖と触知方法

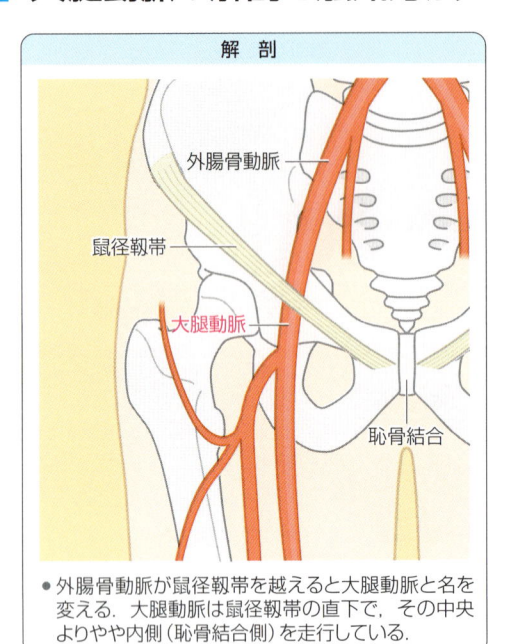

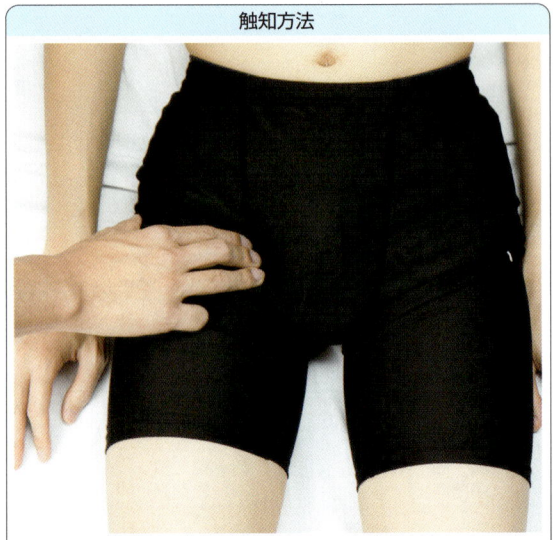

解　剖	触知方法

解剖図ラベル：外腸骨動脈，鼠径靭帯，大腿動脈，恥骨結合

- 外腸骨動脈が鼠径靭帯を越えると大腿動脈と名を変える．大腿動脈は鼠径靭帯の直下で，その中央よりやや内側（恥骨結合側）を走行している．

- 大腿動脈は比較的深部を走行しているため，足のつけ根の中央やや内側を圧迫気味に触知する．

ポイント：患者さんの羞恥心に十分配慮して行いましょう．

手技のコツ：下肢を伸ばし，やや外転してもらうことで，下肢の緊張がとれ触知が容易になるでしょう．

■ 足背動脈の解剖と触知方法

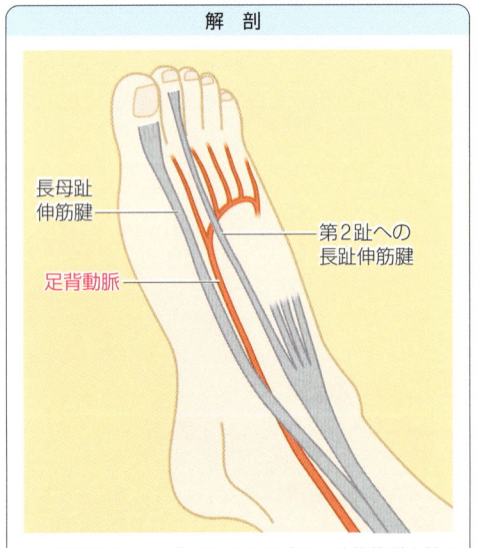

解　剖	触知方法

解剖図ラベル：長母趾伸筋腱，第2趾への長趾伸筋腱，足背動脈

- 足背動脈は，足背の2本の腱（長母趾伸筋腱と第2趾への長趾伸筋腱）の間を走行している．

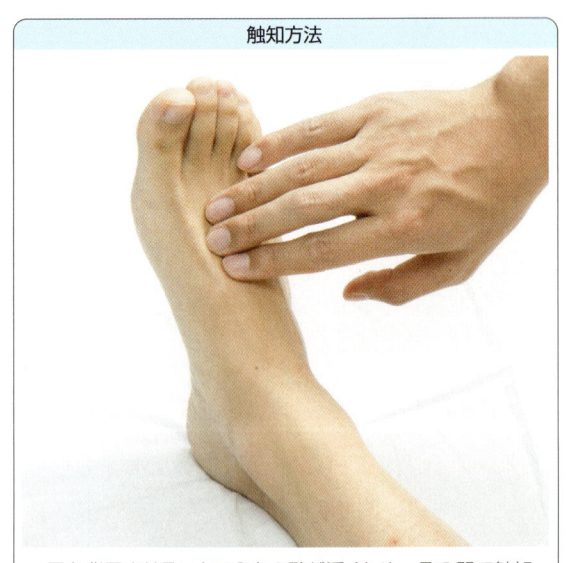

- 足を背屈させることで2本の腱が浮くため，その間で触知する．

ポイント：足背動脈で脈拍を十分に触知できない場合は後脛骨動脈を用いてもよいでしょう．内果（内くるぶし）の下後方で触知できます．

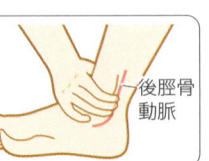

手技のコツ：足背動脈の走行には個人差があります．うまく触知できない場合は，指の位置をずらすなど工夫してみましょう．

脈拍数の基準値

- 脈拍数の基準値は，成人では，1分間に60〜90回とされています．
- 脈拍数は，新生児で一番多く，年齢とともに減少していきます．これは，新生児では心臓の機能が未熟で1回拍出量が少ないうえに，組織の酸素消費量が多く，心拍数を増やさないと酸素供給が間に合わないためです．

新生児 (生後4週未満)	乳児 (生後1歳未満)	幼児 (1〜6歳未満)	学童 (6〜12歳未満)	成人	高齢者
120〜140回/分	100〜120回/分	90〜110回/分	80〜90回/分	60〜90回/分	50〜70回/分

多 ← → 少

脈拍数の異常

- 酸素需要の変化や，自律神経系の活動などが原因となり，脈拍数に異常が生じる場合があります．
- 脈拍数の異常は，頻脈と徐脈に分けることができ，それぞれ生理的な場合と病的な場合があります．

頻脈 (成人で100回/分 以上が目安) ドッドッドッ 随伴症状： 動悸，息苦しさ など	生理的	運動	：筋肉を収縮させるために代謝が亢進し，酸素需要が増大する．
		食事	：代謝が亢進するため，酸素需要が増大する．
		入浴	：熱いお湯では(42℃以上という研究報告あり)交感神経活動が亢進する．
		ストレス	：交感神経活動が亢進する．
	病的	発熱	：代謝を亢進させ熱を生み出す必要があるため，酸素需要が増大する．
		貧血	：末梢組織で酸素不足となり，代償的に脈拍数が増加する．
		心不全	：心拍出量が低下するため，末梢組織で酸素不足となり，代償的に脈拍数が増加する．
		甲状腺機能亢進症 (病③p.216)	：必要以上に分泌された甲状腺ホルモンの作用により心拍数が増加する．
徐脈 (成人で60回/分 以下が目安) ドッ ドッ 随伴症状： めまい，息切れ など	生理的	睡眠時	：リラックスすると副交感神経活動が優位になる．
	病的	甲状腺機能低下症 (病③p.226)	：甲状腺ホルモンの分泌低下により心拍数が減少する．
		薬剤	：薬剤によっては，交感神経活動を抑制するものがある．

- その他，不整脈によっても頻脈・徐脈が生じる場合があります．

ポイント

年齢による正常な脈拍数の違いや生理的変動を十分に理解し，正常・異常の判断を適切に行うことが重要です．

(例)脈拍100回/分は…

高齢者では頻脈傾向　　新生児では徐脈傾向

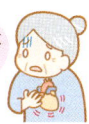

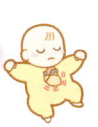

手技のコツ

頻脈・徐脈がみられた場合，次のように対処するとよいでしょう．

意識が保たれている，強い随伴症状がない
→ 心電図のモニタリングやバイタルサインの頻回チェックを行い，患者さんを継続的に観察する．

意識消失がある，随伴症状が強い
→ 迅速な治療が必要となるため，医師に連絡する．

■ 脈拍の減弱・消失

- 動脈に高度の狭窄や閉塞があると，その部位より末梢には脈波がうまく伝わらず，脈拍が減弱したり触知できなくなったりします．
- 脈拍測定において左右差や上下肢差がある場合は，減弱している動脈の中枢側に下記のような病変があることを疑いましょう．

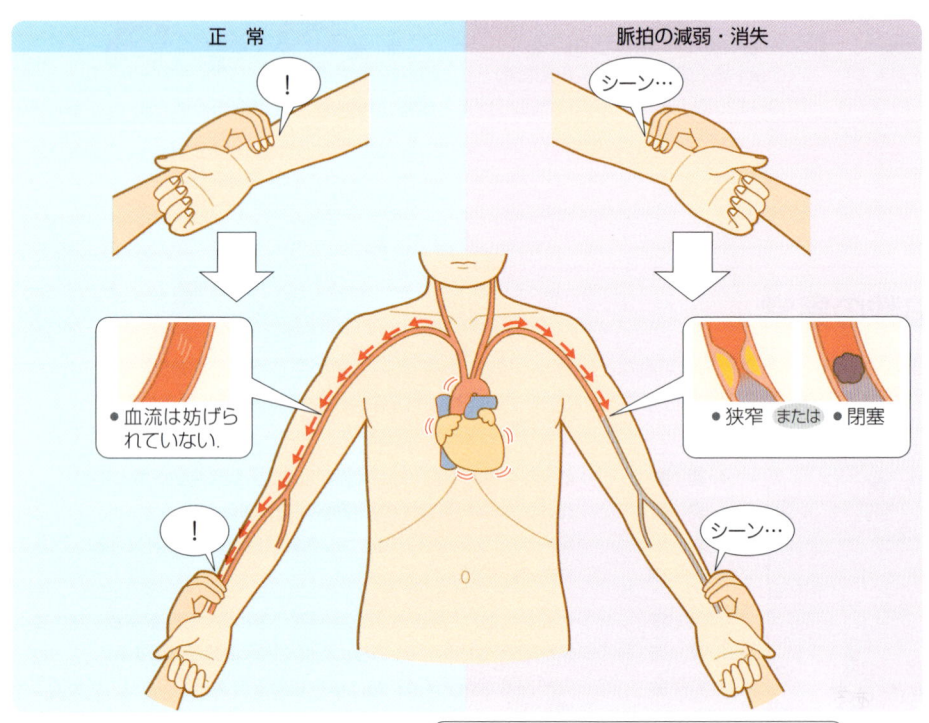

正常	脈拍の減弱・消失
！	シーン…

- 血流は妨げられていない．
- 狭窄　または　閉塞

大動脈弁狭窄症や心タンポナーデなどでも，心拍出量の減少が原因で脈拍の減弱が起きます．この場合は心臓自体に原因があるため左右差・上下肢差の原因とはなりません．

■ 脈拍と血圧の関係

- 脈拍は心臓から離れた動脈になればなるほど弱くなります．このため血圧が低下すると，心臓から離れた動脈では，脈拍を触知できなくなる場合があります．
- このことを利用して，脈拍がどこの動脈まで触れるかということから血圧を推定することができます．

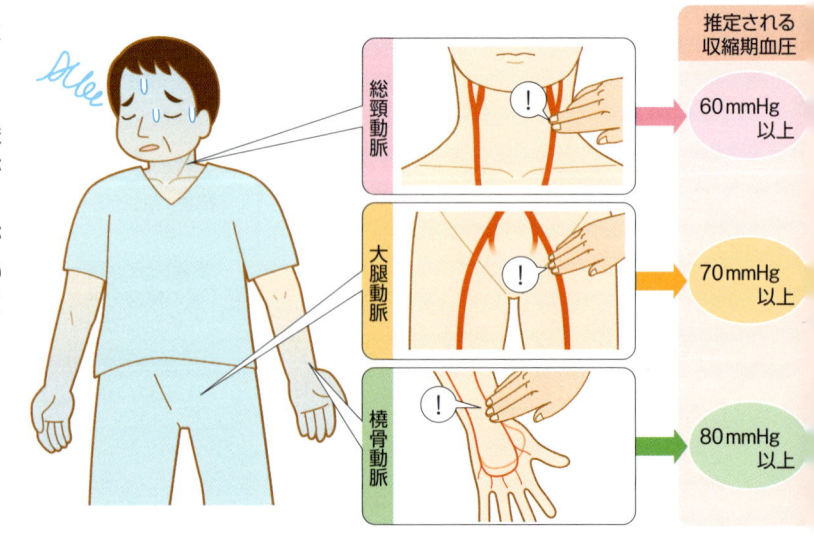

動脈	推定される収縮期血圧
総頸動脈	60 mmHg 以上
大腿動脈	70 mmHg 以上
橈骨動脈	80 mmHg 以上

リズム不整

- 心臓は通常，一定のリズムで収縮して血液を送り出しているため，脈拍も一定のリズムで触知することができます．
- 何らかの原因によって心臓の収縮するリズムがくずれてしまうと，脈拍のリズムもくずれてしまいます（リズム不整）．
- 脈拍のリズム不整として以下のものをおさえておきましょう．

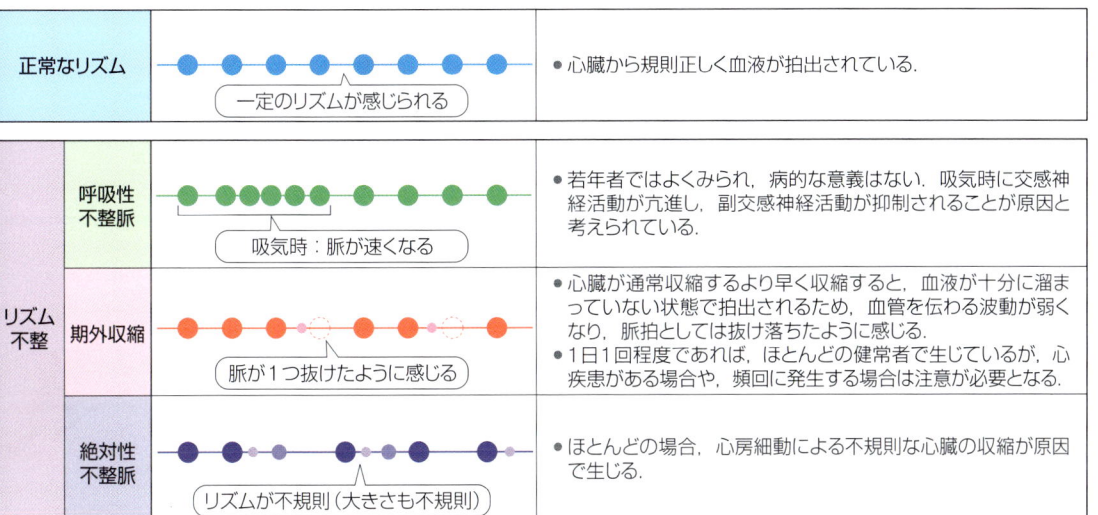

正常なリズム		一定のリズムが感じられる	・心臓から規則正しく血液が拍出されている．
リズム不整	呼吸性不整脈	吸気時：脈が速くなる	・若年者ではよくみられ，病的な意義はない．吸気時に交感神経活動が亢進し，副交感神経活動が抑制されることが原因と考えられている．
	期外収縮	脈が1つ抜けたように感じる	・心臓が通常収縮するより早く収縮すると，血液が十分に溜まっていない状態で拍出されるため，血管を伝わる波動が弱くなり，脈拍としては抜け落ちたように感じる． ・1日1回程度であれば，ほとんどの健常者で生じているが，心疾患がある場合や，頻回に発生する場合は注意が必要となる．
	絶対性不整脈	リズムが不規則（大きさも不規則）	・ほとんどの場合，心房細動による不規則な心臓の収縮が原因で生じる．

●●●●の大きさが心拍出量を表しています．脈拍が触れるためには一定量の心拍出量が必要であるため，上記●●では脈を触れることができません．

- 期外収縮や絶対性不整脈など病的なリズム不整がある場合は，心臓に異常があることを疑い，脈拍と心拍の同時測定（→p.47）や心電図検査を行いましょう．

規則的に触れていた脈拍が，突然1回抜けることを「結滞（けったい）」といいます．期外収縮では結滞が生じます．

Supplement

刺激伝導系

- 右房に発生した興奮が電気信号として心室に伝わると，心臓が収縮し，血液が拍出されます．この電気信号が通る経路を刺激伝導系といいます．
- 正常では，洞結節（ペースメーカー細胞）の興奮が刺激伝導系を伝わり，心房筋や心室筋に至って心筋収縮をひき起こします．

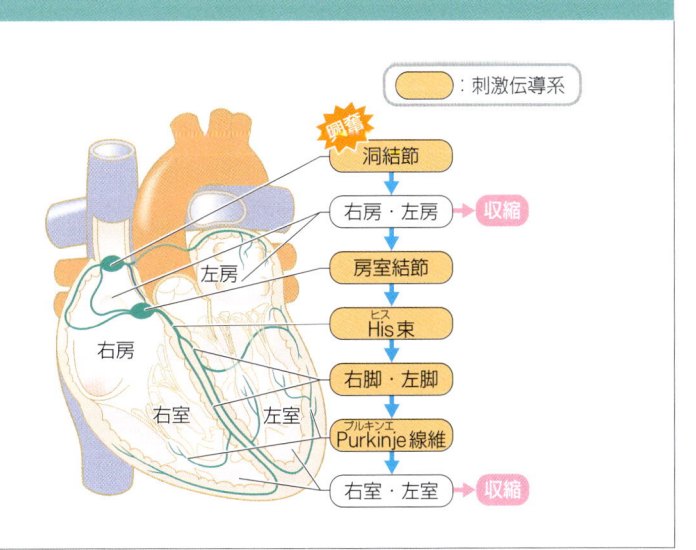

興奮 → 洞結節 → 右房・左房（収縮）→ 房室結節 → His束 → 右脚・左脚 → Purkinje線維 → 右室・左室（収縮）

手順 脈拍測定

> 橈骨動脈で測定する場合を示します.

1 準備をする

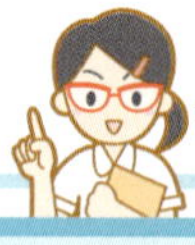

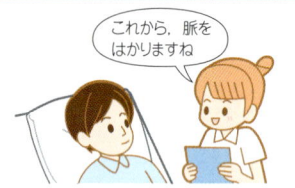

① 患者さんに脈拍測定の目的と方法を説明し，了承を得る．

「これから，脈をはかりますね」

ポイント
脈拍測定前30分間は，脈拍の生理的変動をひき起こす運動，食事，入浴などを避けるように伝えましょう．

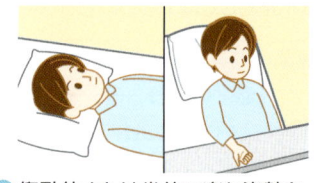

② 仰臥位または坐位で楽な姿勢をとってもらう．

2 脈拍を触知する

- 示指・中指・環指3本の指の腹を橈骨動脈に軽くあて，母指で患者さんの手首を下から支える．

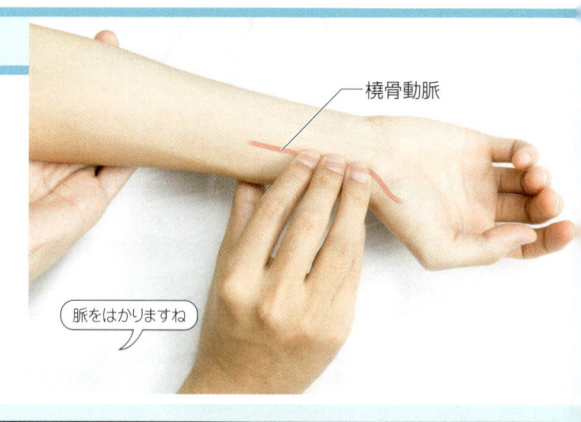

　　　　　　　　　　　　　　　　　　　　　— 橈骨動脈

「脈をはかりますね」

■ 脈拍の触れ方

- 脈拍の触れ方に関して，よい例と悪い例を示します．

よい例	悪い例
・示指，中指，環指3本①の指の腹②を，動脈に沿って軽くあてる③．	① 母指で触知する ➡母指の動脈は他の指に比べ太いため，自分と患者さんの脈拍を間違えやすい． ② 指の先で触れる ➡爪により不快感を与える可能性がある．また脈拍も感じにくい． ③ 強く圧迫する ➡血流が途絶する可能性がある．

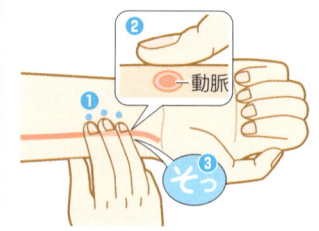

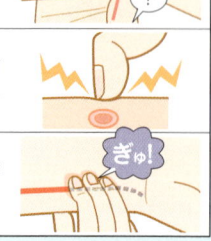

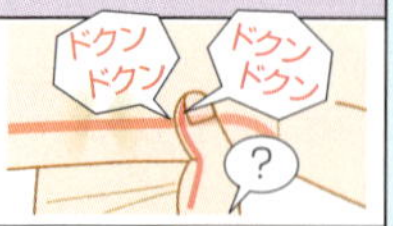

3 測定する

- 脈拍数を1分間測定する．

観察ポイント
- □ 数　（➡p.43）
- □ リズム　（➡p.45）
- □ 強さ　（➡p.44）
- □ （必要に応じて）左右差（➡p.47）

- 脈拍測定に引き続き呼吸の観察を行う（➡p.68）．
- 脈拍にリズム不整があった場合は心拍同時測定（➡p.47）を行う．

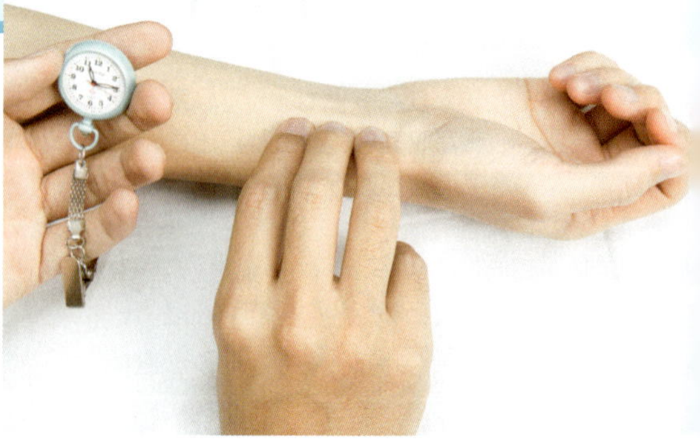

手技のコツ
不整脈などの既往がなければ，30秒間で測定した回数を2倍したものを測定値としても構いません．ただし1分間で計測するのに比べ誤差が生じやすいことに留意し，記録は実測時間がわかるようにしておきましょう．

（例）35回×2/分

■ 左右差の観察

● 脈拍の触れ方が弱いときには血管の狭窄・閉塞（➡p.44）が疑われるため左右差を確認します．また初めて測定を行う患者さんの場合にも，血管に異常がないかを調べるために左右差を確認するようにしましょう．

臥位で行う場合

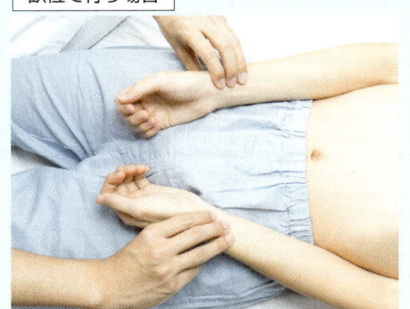

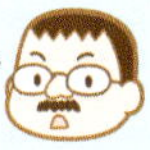

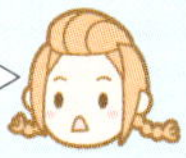

左右の手で血管の走行が異なる場合もあるため，脈拍が触れない場合は場所をずらすなどしてしっかりと確認しましょう．

ポイント
皮膚の冷感やチアノーゼなど，末梢循環に異常がないかもあわせて調べましょう（➡p.148）．

※わかりやすくするために寝衣を取り除いていますが，実際は寝衣を着用しています．

● 左右差を認めた場合は，より詳細に循環動態を調べるために左右の腕で血圧を測定します．測定値に20 mmHg以上の差があった場合には異常と考えます．

■ 心拍同時測定

● 脈拍にリズム不整（➡p.45）がある場合には，心臓の異常を疑い，脈拍触知と心臓の聴診をあわせて行います（心拍同時測定）．
● 心臓の聴診にて病的なリズム不整を認めた場合は，心電図検査により原因を検索する必要があります．

測定方法

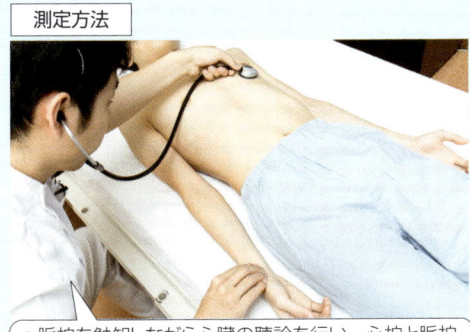

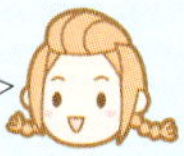

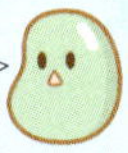

ポイント
脈拍数と心拍数の両方がわかるように記録しましょう．
（例）脈拍66回/分，心拍80回/分

豆知識
心拍数と脈拍数の差を「脈拍欠損」とよびます．通常1分あたりの差で表します．
（例）脈拍66回/分，心拍80回/分
　➡脈拍欠損14回/分

● 脈拍を触知しながら心臓の聴診を行い，心拍と脈拍のリズムに違いがないか調べる．実際に数を測定する場合は片方ずつ行う．聴診器は心尖部（➡p.141）にあてる場合が多いが，明確な決まりはない．

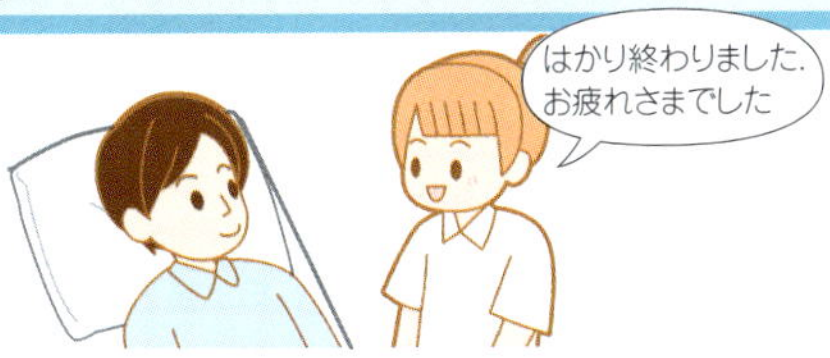

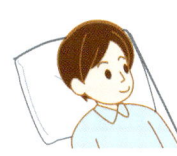

4 終わりに

はかり終わりました．お疲れさまでした

❶ 患者さんに測定が終了したことを伝え，寝衣，寝具を整える．

ポイント
状況によって得られた結果を患者さんに伝えましょう．その際に患者さんが不安にならないように注意しましょう．

（例）「お変わりないですね」
　　「ドキドキしたりしていたら教えてくださいね」

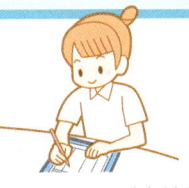

❷ 実施記録として測定結果，観察事項などを記録する．

ポイント
測定値に異常があり，生理的変動が疑われる場合（運動・入浴などによる）は時間をおいて再び測定しましょう．

血圧

監修
徳田安

血圧は脈拍とともに，循環動態を反映する極めて重要な指標です．血圧測定は他のバイタルサインと比べて測定技術がやや複雑です．誤った測定法は，誤った測定値につながり，治療などに悪影響をおよぼす可能性もあるため，測定技術を根拠とともにしっかりと身につけましょう．

■ 血圧とは

- 血圧とは心臓から送り出された血液が血管壁におよぼす圧力のことです．単に血圧というときは，動脈内の圧力のことを指します．
- 通常バイタルサインとして測定されるのは，上腕動脈の血圧です．

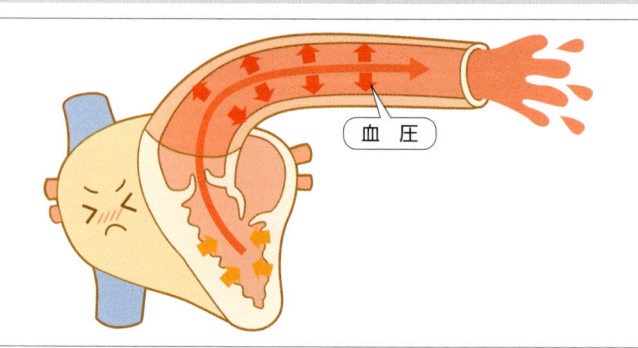

■ 血圧の定義

- 血圧は1分間あたりに心臓から拍出される血液の総量（**心拍出量**）と血管内での血液の流れにくさ（**末梢血管抵抗**）を用いて表すことができます．

動脈硬化があると血管の弾性が失われ，内腔が広がりにくくなるため，血圧が高くなります．

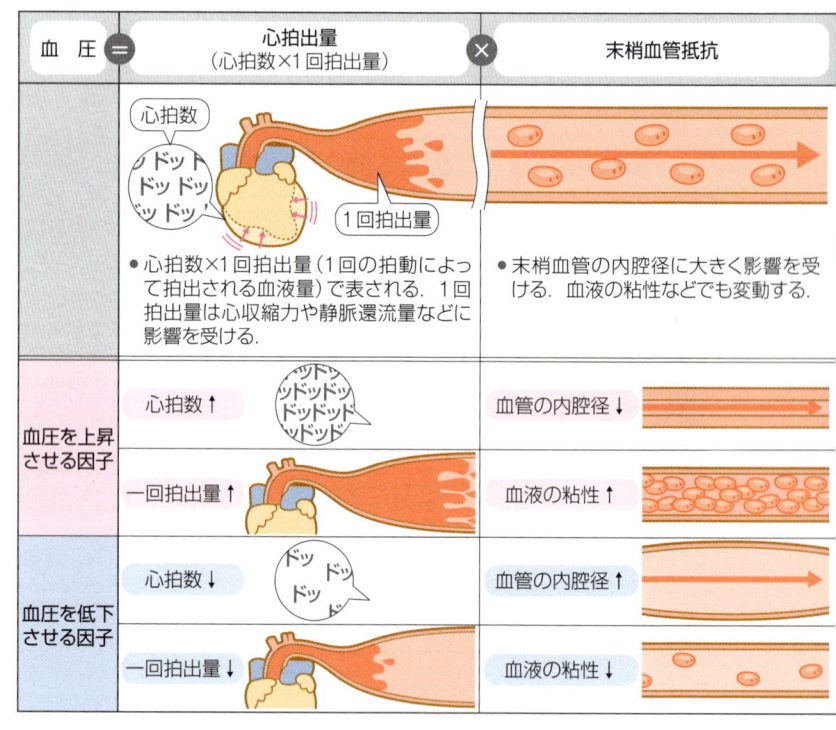

血 圧 =	心拍出量（心拍数×1回拍出量）	×	末梢血管抵抗
	心拍数×1回拍出量（1回の拍動によって拍出される血液量）で表される．1回拍出量は心収縮力や静脈還流量などに影響を受ける．		末梢血管の内腔径に大きく影響を受ける．血液の粘性などでも変動する．
血圧を上昇させる因子	心拍数↑		血管の内腔径↓
	一回拍出量↑		血液の粘性↑
血圧を低下させる因子	心拍数↓		血管の内腔径↑
	一回拍出量↓		血液の粘性↓

- 血圧調節は自律神経系やホルモンにより行われます（→p.49）．この調節は，血圧上昇時には血圧を低下させるように，血圧低下時には血圧を上昇させるように働き，恒常性を維持しています．

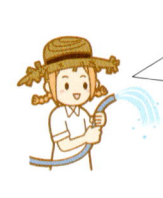

ポイント

血圧，心拍出量，末梢血管抵抗の関係はホースがついた蛇口から水を出した状態と似ています．水流によってホースにかかる圧力＝血圧，水流量＝心拍出量，ホースの内径＝末梢血管抵抗と考えるとわかりやすいでしょう．

- **心拍出量↑による血圧上昇イメージ**：蛇口を強くひねると水流量が増え，ホースにかかる圧力が上がる．
- **末梢血管抵抗↑による血圧上昇イメージ**：ホースを握って内径を小さくすれば，ホースにかかる圧力が上がる．

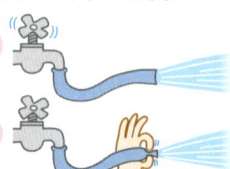

血圧調節システム

- 血圧を理解するうえでは，循環器系の調節システムを理解することが重要です．循環器系は大きく分けると，2つのシステムで調節されています．

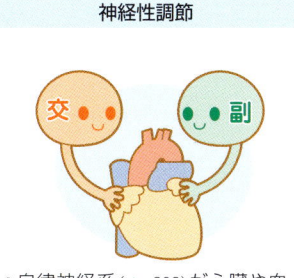

神経性調節
- 自律神経系（→p.302）が心臓や血管に作用し，血圧を調節する．
- 血圧変化に早急に反応し（秒単位），血圧を調節する．

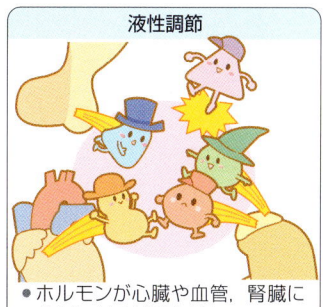

液性調節
- ホルモンが心臓や血管，腎臓に作用し血圧を調節する．
- 血圧変化にゆっくりと反応し（分〜時間以上の単位），血圧を調節する．

神経性調節と自律神経系

- 神経性調節を担うのは自律神経系であり，<u>交感神経系</u>と<u>副交感神経系</u>からなります．
- 交感神経系の興奮は血圧上昇を，副交感神経系の興奮は血圧低下を招きます．

	交感神経系	副交感神経系
心拍数	↑	↓
心収縮力	↑	↓（軽度）
血管	収縮	―
血圧	↑	↓

> 静脈が収縮すると，静脈に溜まっている血液が押し出され心臓に戻ります（静脈還流量の増加）．これは心拍出量の増加につながり血圧を上昇させる要因となります．

液性調節に関係するホルモン

- 血圧調整に関するホルモンの働きは様々であり，血管に作用するものや，腎臓に作用して尿量の調整をするもの，また他のホルモン分泌を促進するものなどがあります．

	血圧を上昇させるホルモン				血圧を低下させるホルモン
名称	アンジオテンシンⅡ	アルドステロン	バソプレシン	アドレナリン・ノルアドレナリン	心房性ナトリウム利尿ペプチド（ANP）
分泌する部位	肝臓※	副腎	下垂体後葉	副腎	心臓（主に心房）
主な働き	・腎臓でのナトリウム再吸収を促す． ・アルドステロン分泌を促す． ・バソプレシン分泌を促す． ・全身の血管を収縮させる． ・視床下部に働きかけ，口渇感をひき起こす．	・腎臓でのナトリウム再吸収を促す．	・腎臓での水再吸収を促す．	・心拍数を増やす． ・心収縮力を増強する． ・全身の血管を収縮させる．	・腎臓でのナトリウム再吸収を抑制する． ・アルドステロンの分泌を抑制する． ・全身の血管を拡張させる．

※前駆体のアンジオテンシノーゲンの分泌部位

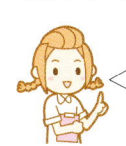

> **ポイント**
> ナトリウムは水を引き寄せる作用があるため（浸透圧），ナトリウムが体内に再吸収されると水の再吸収も増え，循環血液量が増加します．これは1回拍出量の増加，血圧の上昇につながります．

房性ナトリウム利尿ペプチド（ANP）: atrial natriuretic peptide

■ 血圧変化とその調節

● 血圧や心房圧の変化は，以下に示す部位にある圧受容器で感知され，その変化をもとに戻すように神経性調節や液性調節が行われます．

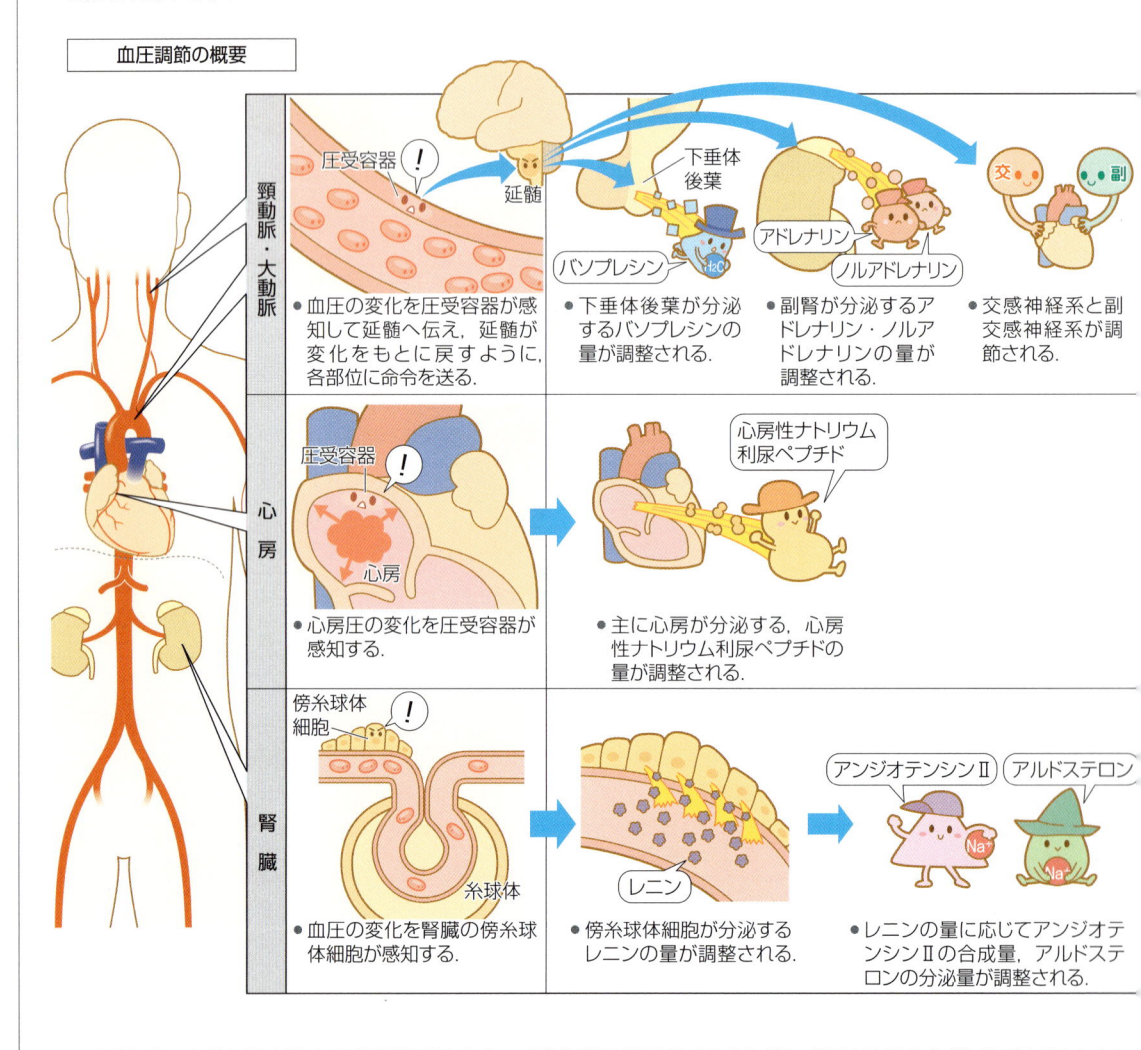

血圧調節の概要

頸動脈・大動脈
- 血圧の変化を圧受容器が感知して延髄へ伝え，延髄が変化をもとに戻すように，各部位に命令を送る．
- 下垂体後葉が分泌するバソプレシンの量が調整される．
- 副腎が分泌するアドレナリン・ノルアドレナリンの量が調整される．
- 交感神経系と副交感神経系が調節される．

心房
- 心房圧の変化を圧受容器が感知する．
- 主に心房が分泌する，心房性ナトリウム利尿ペプチドの量が調整される．

腎臓
- 血圧の変化を腎臓の傍糸球体細胞が感知する．
- 傍糸球体細胞が分泌するレニンの量が調整される．
- レニンの量に応じてアンジオテンシンⅡの合成量，アルドステロンの分泌量が調整される．

● この他にも，血管には血液中の酸素分圧（P_aO_2），二酸化炭素分圧（P_aCO_2）などを感知する受容体（化学受容体）もありその受容体を介しても血圧の調節は行われます．

● 動脈血酸素分圧（P_aO_2）：arterial oxygen partial pressure　● 動脈血二酸化炭素分圧／動脈血炭酸ガス分圧（P_aCO_2）：arterial carbon dioxide partial pressure

血圧の生理的変動

- 血圧は様々な原因で変動します．血圧を測定する場合は変動因子をできるだけ取り除くようにしましょう．変動因子を取り除くことができない場合は，それを踏まえたうえで測定値を評価することが重要です．

変動因子	血圧	機序	変動因子に対する対処
気温（室温）	↓（気温が高い場合）	末梢血管が拡張するため血圧が低下する．	測定環境を24±2℃に保つ．
	↑（気温が低い場合）	末梢血管が収縮するため血圧が上昇する．	
体位	立位＜坐位＜臥位（収縮期血圧）	重力の影響で臥位より坐位，坐位より立位の方が，静脈還流量が減るため血圧は低くなる．	決まった体位で血圧を測定する．
食事	↑	代謝の亢進により酸素需要が高まり血圧が上昇する．	食後の血圧測定は避ける．
精神的興奮，ストレス	↑	不安や緊張時には交感神経系が興奮し，血圧が上昇する．	患者さんがリラックスできるように努める．
入浴	↓（入浴後）	温熱効果による末梢血管の拡張のため血圧が低下する．（湯温によっては入浴直後，一時的に血圧が上昇する）	入浴後の血圧測定は避ける．
運動	↑	代謝の亢進により酸素需要が高まり血圧が上昇する．	運動後の血圧測定は避ける．
日内変動	↑（昼間）	昼間は交感神経系が優位であるため血圧は上昇する．	毎日決まった時間に血圧を測定する．
	↓（夜間）	夜間は副交感神経系が優位であるため血圧は低下する．	
飲酒	↓（一時的）	アルコールの血管拡張作用により，一時的に血圧が低下する．	―
	↑（長期的摂取）	長期にわたる飲酒は高血圧のリスクとなる．	
喫煙	↑	ニコチンが交感神経系を刺激するため，血圧が上昇する．	―

- この他にも女性は男性より血圧が低く，高齢者では動脈硬化により収縮期血圧が高くなるという傾向があります．

収縮期血圧と拡張期血圧

- 心室が収縮し，全身に血液を送り出している時期を収縮期，次の収縮に向けて拡張している時期を拡張期といいます（Ⅰ音とⅡ音→p.139）．
- 収縮期の血圧の最高値を収縮期血圧（最高血圧），拡張期の血圧の最低値を拡張期血圧（最低血圧）といいます．
- 血圧測定では，収縮期血圧と拡張期血圧を測定し，患者さんの状態をアセスメントします．

心周期と血圧の変化

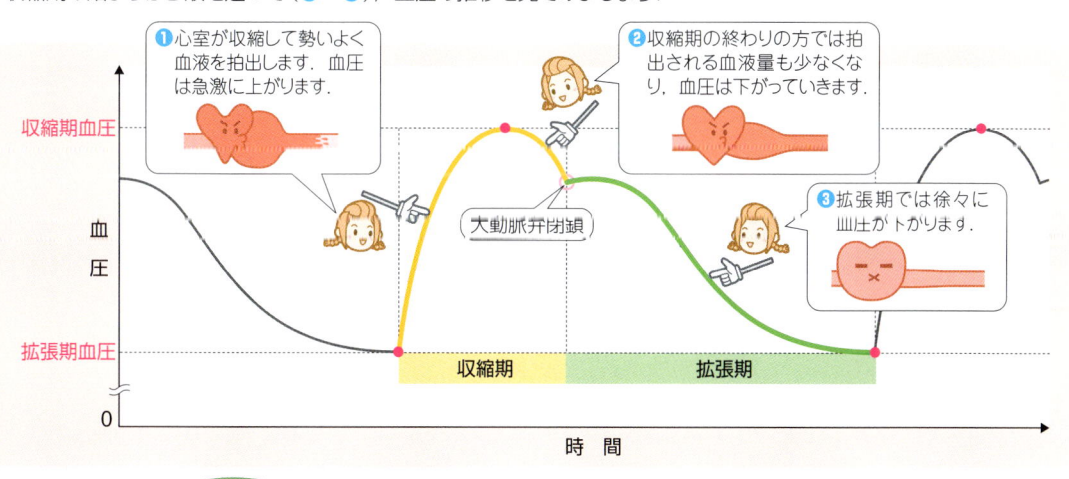

- 収縮期の始まりから順を追って（❶～❸），血圧の推移を見てみましょう．

❶ 心室が収縮して勢いよく血液を拍出します．血圧は急激に上がります．

❷ 収縮期の終わりの方では拍出される血液量も少なくなり，血圧は下がっていきます．

❸ 拡張期では徐々に血圧が下がります．

大動脈弁閉鎖

収縮期　拡張期

時間

豆知識　大動脈には弾性（変形したものがもとに戻る性質）があります．収縮期に伸展し，血液を溜め込んだ血管は，拡張期にもとに戻りながら血液を押し出します．このため拡張期でも血流が維持され血圧は0にはなりません．

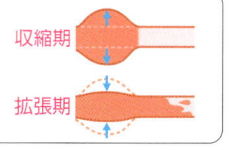

収縮期
拡張期

バイタルサイン　血圧

■ 血圧値の分類

- 収縮期血圧と拡張期血圧の値で血圧は分類され，収縮期血圧140 mmHg以上または拡張期血圧90 mmHg以上で高血圧と分類されます．
- 収縮期血圧と拡張期血圧が異なる分類に該当する場合，重症度の高い方へ分類されます．
- 正常血圧，正常高値血圧は，正常域ではありますが，至適血圧の対象者に比べ，高血圧に移行する確率が高いことが，明らかにされています．

	分類	収縮期血圧 (mmHg)		拡張期血圧 (mmHg)
正常域血圧	至適血圧	<120	かつ	<80
	正常血圧	120〜129	かつ/または	80〜84
	正常高値血圧	130〜139	かつ/または	85〜89
高血圧	Ⅰ度高血圧	140〜159	かつ/または	90〜99
	Ⅱ度高血圧	160〜179	かつ/または	100〜109
	Ⅲ度高血圧	≧180	かつ/または	≧110
	（孤立性）収縮期高血圧	≧140	かつ	<90

日本高血圧学会高血圧治療ガイドライン作成委員会 編：高血圧治療ガイドライン2014：19, 2014（引用改変）

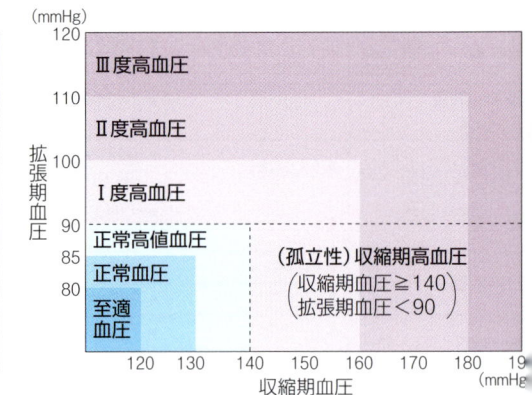

2015年3月時点で，血圧値の分類は，日本高血圧学会発行の「高血圧治療ガイドライン2014」に準拠しています．

■ 高血圧緊急症

- 通常，高血圧では自覚症状がないことが多いですが，著しい血圧上昇（多くは180/120 mmHg以上）がある場合，脳，心血管，腎臓などに急性の障害が生じる場合があります．
- このような病態を高血圧緊急症とよび，脳や心血管障害に起因する症状が出現します．

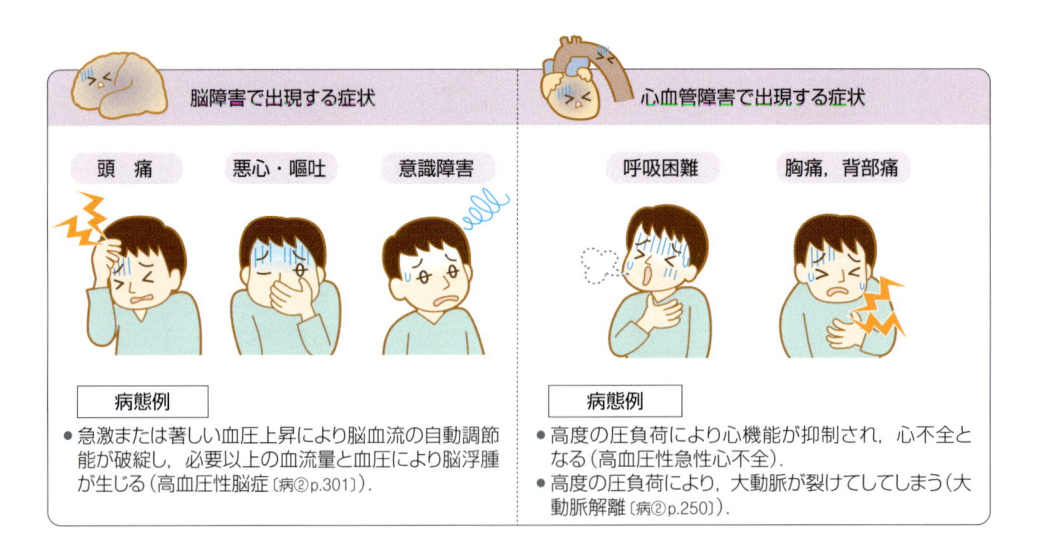

脳障害で出現する症状
- 頭痛
- 悪心・嘔吐
- 意識障害

病態例
- 急激または著しい血圧上昇により脳血流の自動調節能が破綻し，必要以上の血流量と血圧により脳浮腫が生じる（高血圧性脳症〔病②p.301〕）．

心血管障害で出現する症状
- 呼吸困難
- 胸痛，背部痛

病態例
- 高度の圧負荷により心機能が抑制され，心不全となる（高血圧性急性心不全）．
- 高度の圧負荷により，大動脈が裂けてしまう（大動脈解離〔病②p.250〕）．

- 高血圧緊急症は適切に治療されなければ死に至る場合もあり，直ちに降圧治療を開始しなければなりません．

血圧計の種類

- 血圧測定には，動脈の中に直接カテーテルを入れて血圧を測定する直接法（観血的測定法）〔→p.63〕と，マンシェットを用いて皮膚の上から血圧を測定する間接法（非観血的測定法）とがあります．日常的には間接法が用いられます．
- 間接法で使用する血圧計には，アネロイド型血圧計や水銀血圧計，電子血圧計があります．以下にそれぞれの特徴を示します．

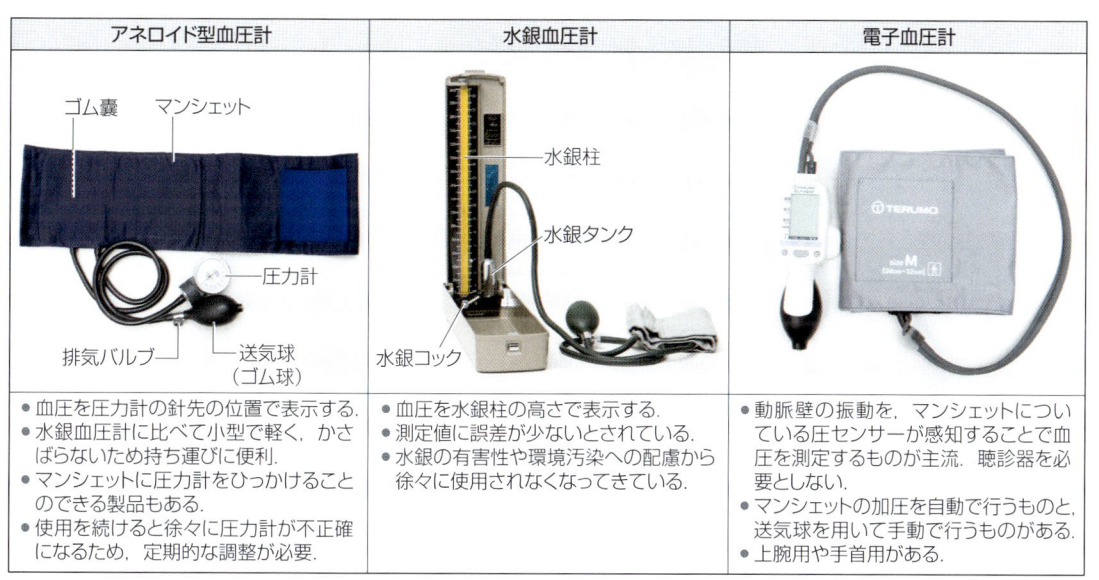

アネロイド型血圧計	水銀血圧計	電子血圧計
ゴム囊／マンシェット／圧力計／排気バルブ／送気球（ゴム球）	水銀柱／水銀タンク／水銀コック	
・血圧を圧力計の針先の位置で表示する． ・水銀血圧計に比べて小型で軽く，かさばらないため持ち運びに便利． ・マンシェットに圧力計をひっかけることのできる製品もある． ・使用を続けると徐々に圧力計が不正確になるため，定期的な調整が必要．	・血圧を水銀柱の高さで表示する． ・測定値に誤差が少ないとされている． ・水銀の有害性や環境汚染への配慮から徐々に使用されなくなってきている．	・動脈壁の振動を，マンシェットについている圧センサーが感知することで血圧を測定するものが主流．聴診器を必要としない． ・マンシェットの加圧を自動で行うものと，送気球を用いて手動で行うものがある． ・上腕用や手首用がある．

- マンシェットのサイズには種類があり，測定部位の太さに応じて選択する必要があります（→p.56）．

> WHO（世界保健機関）は2013年，水銀を使った体温計・血圧計の使用を2020年までにとりやめるという指針をまとめました．

> バルブを締めて送気球から空気を送ると，マンシェット内のゴム囊がふくらみます．ゴム囊内の空気は，バルブを回すことで排気します．

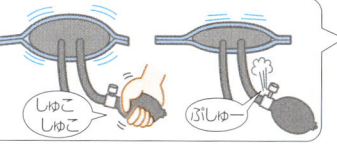

（しゅこしゅこ／ぷしゅー）

血圧測定法の種類

- 日常的に行う血圧の測定法には聴診法と触診法があります．以下にその特徴を示します．

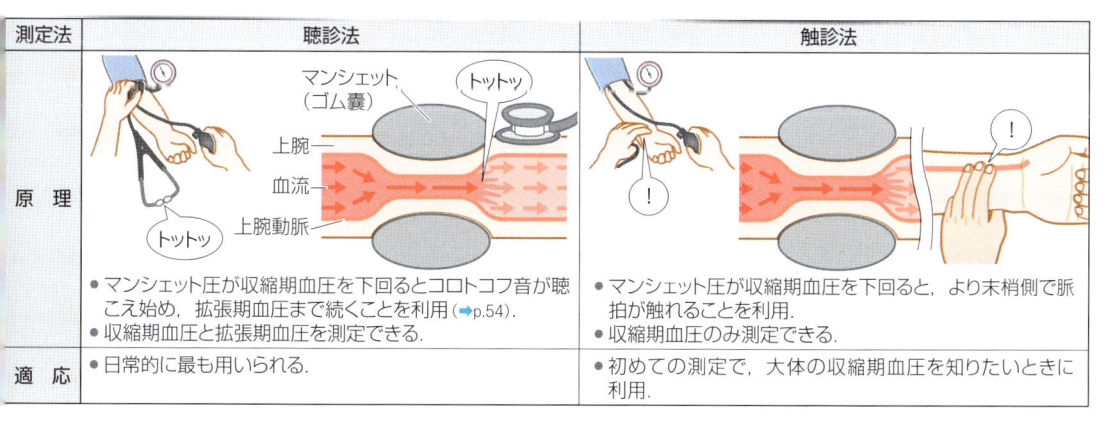

測定法	聴診法	触診法
原理	マンシェット（ゴム囊）／上腕／血流／上腕動脈／トットッ ・マンシェット圧が収縮期血圧を下回るとコロトコフ音が聴こえ始め，拡張期血圧まで続くことを利用（→p.54）． ・収縮期血圧と拡張期血圧を測定できる．	・マンシェット圧が収縮期血圧を下回ると，より末梢側で脈拍が触れることを利用． ・収縮期血圧のみ測定できる．
適応	・日常的に最も用いられる．	・初めての測定で，大体の収縮期血圧を知りたいときに利用．

- 触診法で測る収縮期血圧は聴診法の値よりもやや低くなります．これは，コロトコフ音は収縮期血圧を下回るとすぐに聴こえ始めますが，その時点では末梢に伝わる脈波がまだ弱く，脈拍として触知できないためです．

世界保健機関（WHO）：World Health Organization

バイタルサイン　血圧

Visual Guide to Physical Assessment

■ 聴診法の原理

- 聴診法では，マンシェット圧が収縮期血圧を下回ったときに血管から音が聴取でき始めます．この音をコロトコフ音といい，コロトコフ音が聴こえ始める点を収縮期血圧，聴こえなくなる点を拡張期血圧とします．

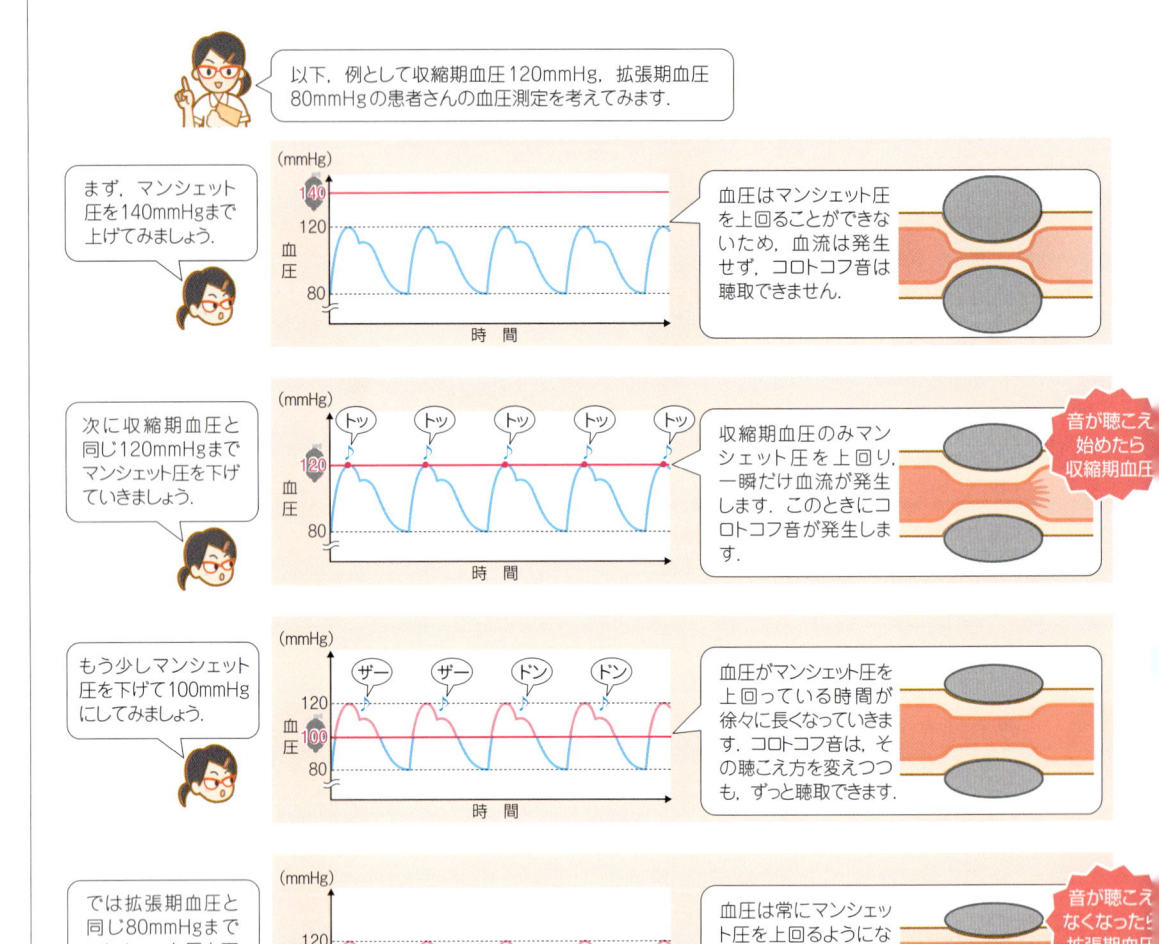

以下，例として収縮期血圧120mmHg，拡張期血圧80mmHgの患者さんの血圧測定を考えてみます．

まず，マンシェット圧を140mmHgまで上げてみましょう．

血圧はマンシェット圧を上回ることができないため，血流は発生せず，コロトコフ音は聴取できません．

次に収縮期血圧と同じ120mmHgまでマンシェット圧を下げていきましょう．

収縮期血圧のみマンシェット圧を上回り，一瞬だけ血流が発生します．このときにコロトコフ音が発生します．

音が聴こえ始めたら収縮期血圧

もう少しマンシェット圧を下げて100mmHgにしてみましょう．

血圧がマンシェット圧を上回っている時間が徐々に長くなっていきます．コロトコフ音は，その聴こえ方を変えつつも，ずっと聴取できます．

では拡張期血圧と同じ80mmHgまでマンシェット圧を下げてみましょう．

血圧は常にマンシェット圧を上回るようになるため，血流が途絶えることもなくなり，コロトコフ音は消失します．

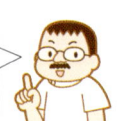

音が聴こえなくなったら拡張期血圧

コロトコフ音発生の機序ははっきりとはわかっていませんが，圧迫された血管を血液が通過することで血流が乱れ（乱流の発生），それが周囲の血管壁などを振動させることで発生すると考えられています．

コロトコフ音の変化

- コロトコフ音は，マンシェット圧を下げていくにつれて以下のように音の大きさや性質が変化します．
- コロトコフ音が聴こえていない状態からマンシェット圧を下げていき，初めてコロトコフ音が聴こえたところをスワン第1点＝収縮期血圧とよびます．音の性質が変わる度にその点を，第2点，第3点，第4点とよび，最終的にコロトコフ音が聴こえなくなったときをスワン第5点＝拡張期血圧とよびます．
- またスワンの点によって区切られる範囲を，それぞれコロトコフ第1相〜第4相とよびます．

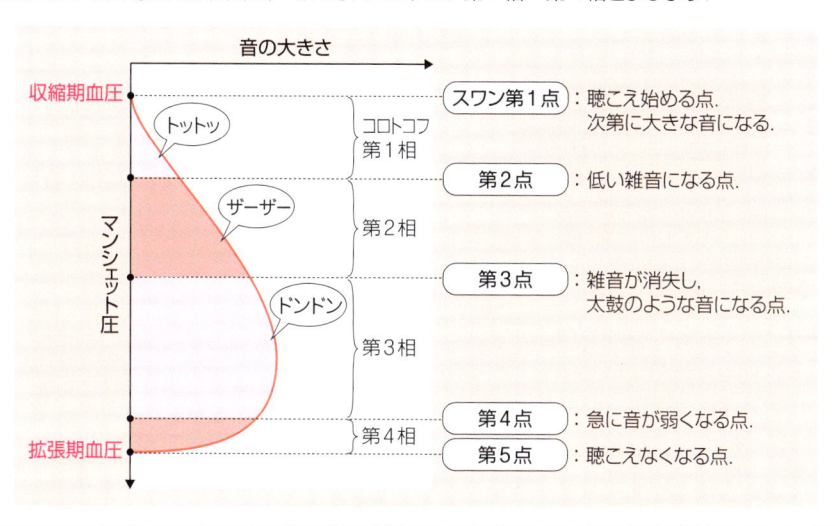

スワン第1点	聴こえ始める点．次第に大きな音になる．
第2点	低い雑音になる点．
第3点	雑音が消失し，太鼓のような音になる点．
第4点	急に音が弱くなる点．
第5点	聴こえなくなる点．

バイタルサイン　血圧

測定部位

- 血圧は一般的に上腕動脈で測定します．これは体位によらず心臓と同じ高さにあり，体位による血圧変動の影響を受けにくいため，また他の部位よりも測定が容易であるためです．

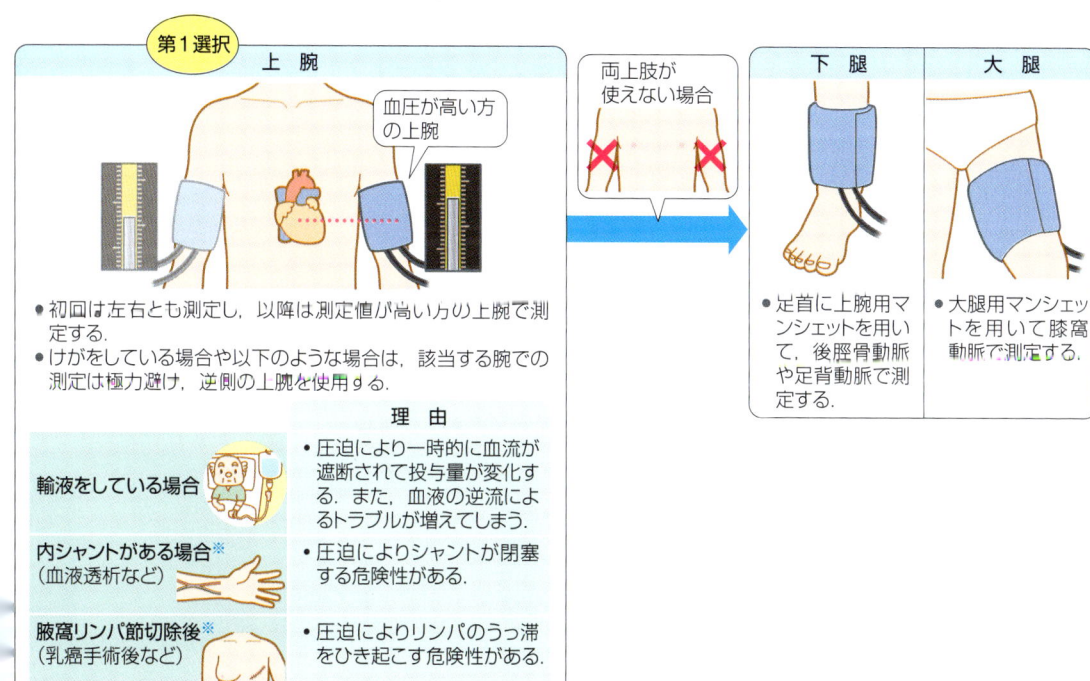

第1選択　上腕（血圧が高い方の上腕）

- 初回は左右とも測定し，以降は測定値が高い方の上腕で測定する．
- けがをしている場合や以下のような場合は，該当する腕での測定は極力避け，逆側の上腕を使用する．

	理由
輸液をしている場合	圧迫により一時的に血流が遮断されて投与量が変化する．また，血液の逆流によるトラブルが増えてしまう．
内シャントがある場合※（血液透析など）	圧迫によりシャントが閉塞する危険性がある．
腋窩リンパ節切除後※（乳癌手術後など）	圧迫によりリンパのうっ滞をひき起こす危険性がある．

※禁忌とされる場合もある．

両上肢が使えない場合

- **下腿**：足首に上腕用マンシェットを用いて，後脛骨動脈や足背動脈で測定する．
- **大腿**：大腿用マンシェットを用いて膝窩動脈で測定する．

- 血圧は測定部位によって値が異なるため，どこの部位で測定した血圧なのかを記録する必要があります．

■ マンシェットの選択

- マンシェットの選択において重要なのは，中のゴム嚢のサイズです．ゴム嚢が適切なサイズ（幅が上腕周囲の40％程度）のものを選択しましょう．幅が狭いと血圧が高く測定され，幅が広いと血圧が低く測定されてしまいます．
- 一般的な成人では，ゴム嚢の幅は12～14cmが適切です（上腕の場合）．

適切なゴム嚢の幅（上腕の場合）

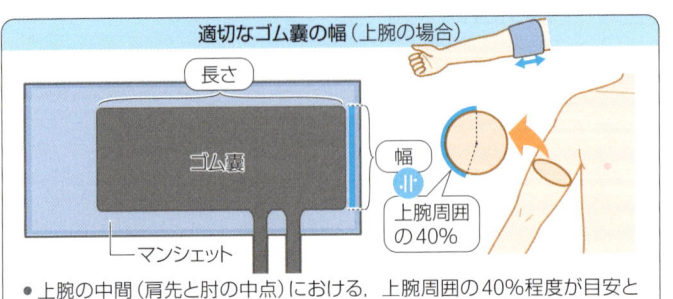

- 長さ
- ゴム嚢
- 幅
- 上腕周囲の40％
- マンシェット

- 上腕の中間（肩先と肘の中点）における，上腕周囲の40％程度が目安となる（長さは少なくとも，上腕周囲を80％取り囲むものが望ましい）．

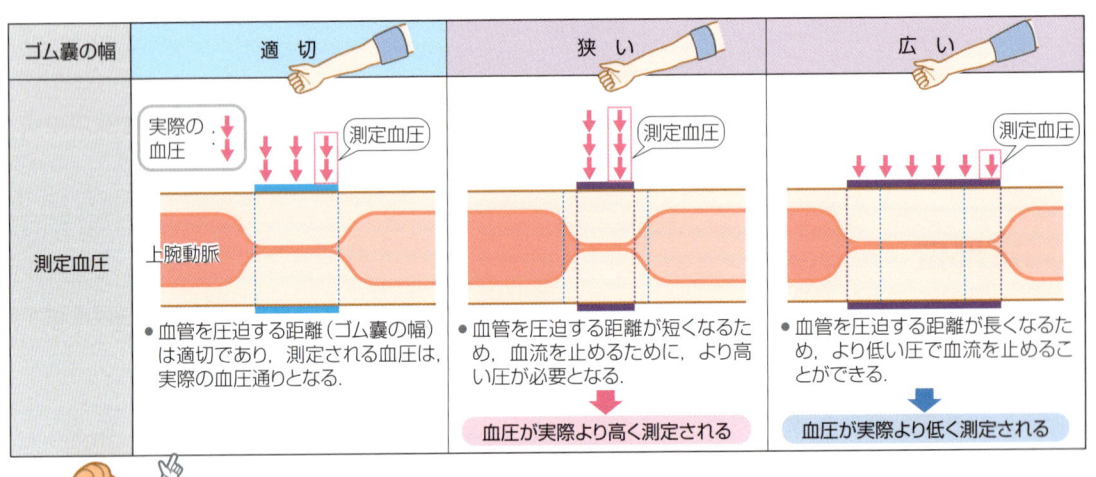

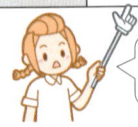

！注意
ゴム嚢の幅は上腕の長さでなく，上腕周囲を目安としています．間違えやすいため注意しましょう．

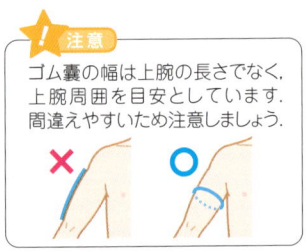

ゴム嚢の幅	適切	狭い	広い
測定血圧	実際の血圧／測定血圧 上腕動脈 ●血管を圧迫する距離（ゴム嚢の幅）は適切であり，測定される血圧は，実際の血圧通りとなる．	測定血圧 ●血管を圧迫する距離が短くなるため，血流を止めるために，より高い圧が必要となる． **血圧が実際より高く測定される**	測定血圧 ●血管を圧迫する距離が長くなるため，より低い圧で血流を止めることができる． **血圧が実際より低く測定される**

いずれの図も矢印（↓）6つで血流を止めていますが，測定血圧が異なることに注目しましょう．

必要物品　血圧測定（聴診法）

血圧計	聴診器	アルコール綿	廃棄物入れ
●血圧を測定するために用いる．	●コロトコフ音を聴取するために用いる．	●聴診器を消毒するために用いる．	●ビニール袋，膿盆などを用いる．

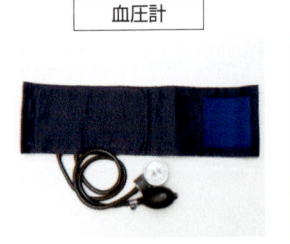

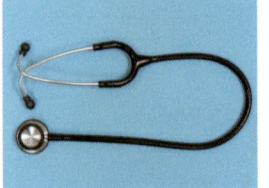

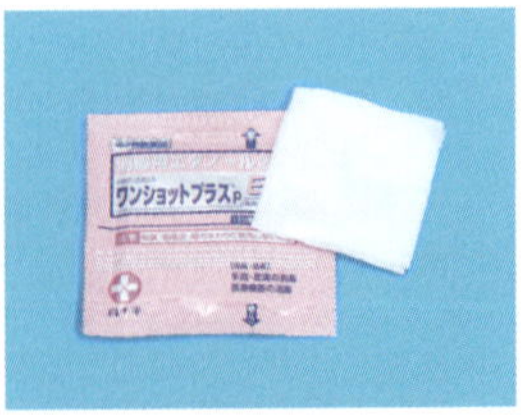

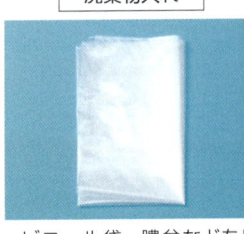

- 必要に応じて肘枕を用意する．

使用前の確認

加圧計を使用する前に以下のような動作点検を行い，排気バルブやゴム嚢から空気のもれがないか，また圧力計に異常がないかなどを確認する必要があります．

加圧前　指針が0点を指しているか	加圧後　指針が著しく下降しないか	減圧中　指針が速やかに下降するか 減圧後　指針が0点を指しているか

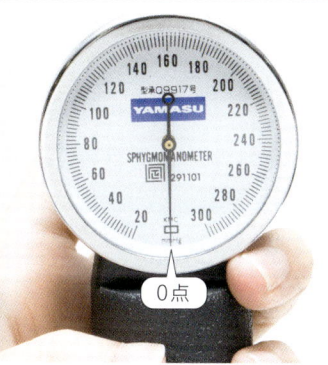

- 圧力計の指針が0点を指していることを確認する．

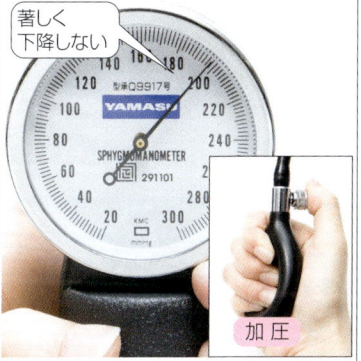

- 排気バルブを時計回りに回して締め，150〜200mmHg程度まで加圧する．加圧後10秒程度，指針が著しく下降しないことを確認する＊．

  ＊ **なぜなら** ゴム嚢や排気バルブに異常があると，空気が抜けてしまい指針が下降するためです．

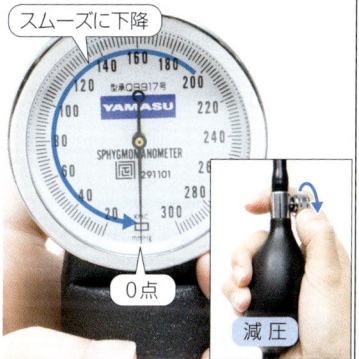

- 排気バルブを反時計回りに回して全開にし，指針がスムーズに下降することを確認する．
- マンシェットを手で圧迫し空気を全て抜いた後，指針が0点を指していることを確認する．

手技のコツ
使用前の確認はマンシェットを折りたたんだまま行ってもよいですが，マンシェットをピンなどに巻き付けると，加圧がスムーズに行えます．

ポイント
水銀血圧計では同様の確認に加え，水銀柱内で水銀が切れていないかも確認しましょう．

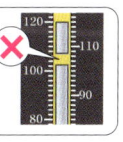

注意
マンシェットを握って行う方法では正確な確認はできません．臨床ではよく行われていますが，加圧後に指針が動かないように握力を保つことは困難であり，あくまでも簡易的な確認にしかならないということを認識しておきましょう．

バイタルサイン　血圧

手順　アネロイド型血圧計を用いた血圧測定（聴診法）

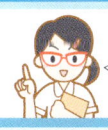

初めて測定する場合は，まず触診法（→p.61）を行いましょう．

1 準備をする

これから，血圧を測りますね

ポイント
血圧を変動させる因子（運動，食事，カフェイン摂取，入浴など→p.51）があった場合，しばらく時間をおいてから（30分〜1時間）測定しましょう．

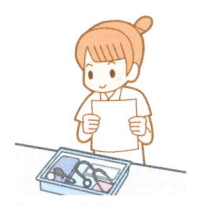

- ❶ 必要物品を準備する．血圧計が正常に作動するか確認する（→上項目）．
- ❷ 患者さんに血圧測定を行う目的，方法を説明し，了承を得る．

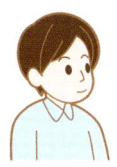

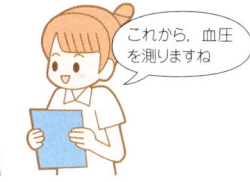

2 体位を整える

- 坐位または仰臥位になってもらい5～10分安静をとる*.
- *なぜなら 体位変換により血圧が変動するためです．

坐位　　仰臥位

> 手技のコツ
> 椅子に腰かけられる患者さんの場合には，背もたれのある椅子に，足を組まずに**座ってもらいましょう．
> **なぜなら 足を組むと血圧が上昇するためです．

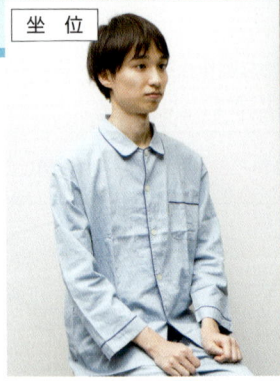

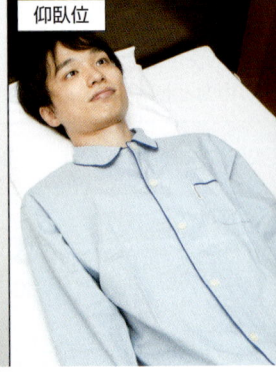

3 腕を露出してもらう

- 寝衣の袖を上腕を圧迫しないように，マンシェットが巻ける位置までまくり上げる．袖口がきつく上腕を圧迫してしまうような寝衣の場合には，測定側だけ脱いでもらう．

> 注意
> 輸液中やシャントがある腕での測定は極力避けましょう．

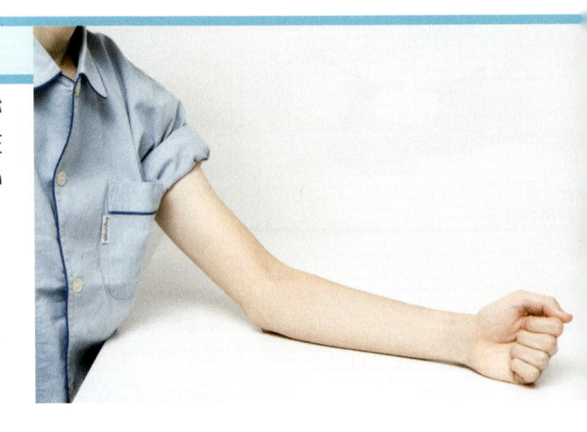

4 マンシェットを巻く

- マンシェットを，その下端が肘関節より2～3cm上になるように*，またゴム嚢の中央が上腕動脈の真上にくるように巻く．
- *なぜなら マンシェットの下端が肘窩にかかると，動脈に均等な圧がかからなくなるためです．また聴診の際にチェストピースにマンシェットが触れ，雑音が生じてしまう可能性もあるためです．

> 手技のコツ
> ゴム嚢内の空気が抜けているのを確認してから，マンシェットを巻きましょう．

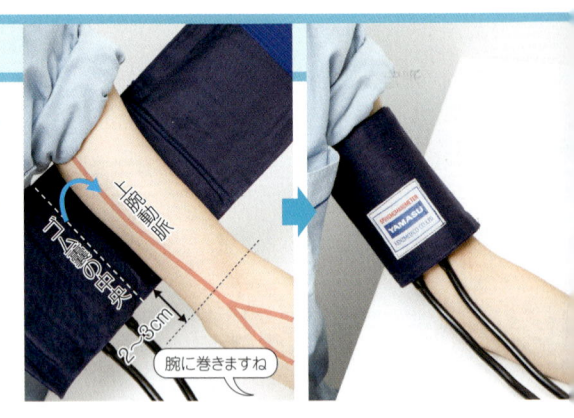

上腕動脈
マンシェット
2～3cm
腕に巻きますね

5 巻き具合を確認する

- マンシェットの巻き具合が，マンシェットと腕の隙間に指が2本入るくらいの強さ*であることを確認する．
- *なぜなら きつく巻くと測定値が低く，ゆるく巻くと測定値が高くなる可能性があるためです（→p.63）．

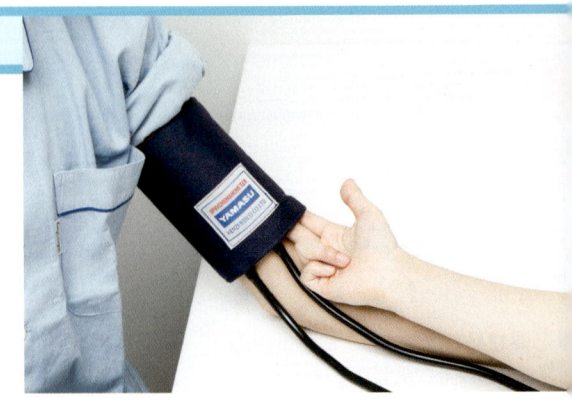

6 腕の高さを調整する

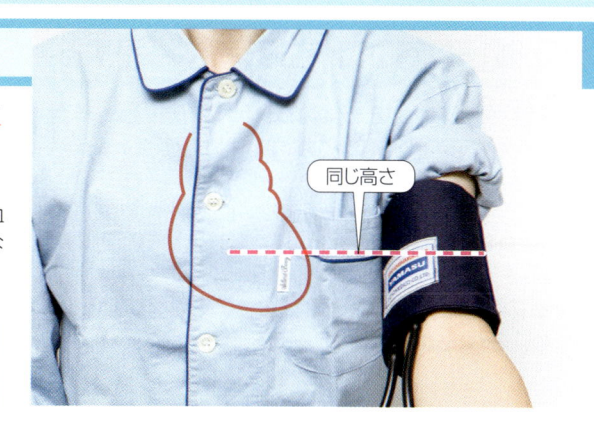

- 肘関節が曲がらないように注意し，腕の高さを<u>マンシェットと心臓が同じ高さになるように</u>*調整する．必要であれば，肘枕などを用いる．

＊ **なぜなら** 重力の影響により，腕を心臓より高くした場合の血圧値は低くなり，腕を心臓より低くした場合の血圧値は高くなるからです．

豆知識
血圧測定部位が心臓の高さと1cmずれると，血圧は0.78mmHgずれてしまいます．10cmずれると，ずれは7.8mmHgとなります．

手技のコツ
水銀血圧計（➡p.53）を用いる場合は，このタイミングで水銀柱の目盛りが正面から読める位置に血圧計を配置しましょう．なお，血圧計の高さを心臓と同じ高さに合わせる必要はありません．これは血圧の測定値にはほとんど影響をおよぼさないためです．

「同じ高さ」

7 聴診器をあてる

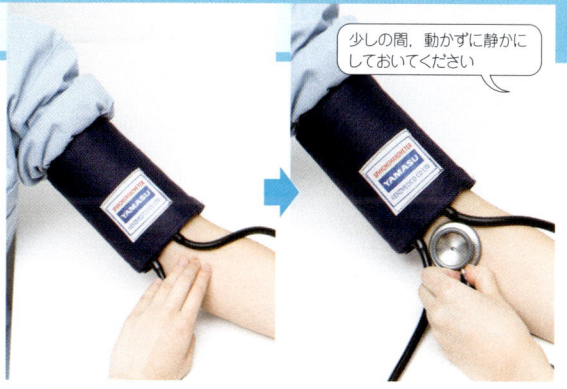

- 肘窩で上腕動脈を触知し（➡p.41），その場所に聴診器をあてる．

豆知識
コロトコフ音は低音のため，本来はベル面での聴取が適しています．しかし膜面を押しあてるほうが，手技としては簡単であり，十分に聴取もできるため，臨床では膜面が用いられることが多いです．

- 患者さんに，測定中に喋ったり動いたりしないように伝える．
- 送気球の排気バルブを締める．

!注意
バルブは強く締めすぎないようにしましょう．ゆるめるときに一気に空気が抜け，測定を失敗する可能性があります．

「少しの間，動かずに静かにしておいてください」

「水銀血圧計では，水銀コックを開きましょう．」 開く

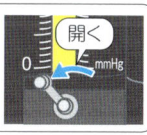

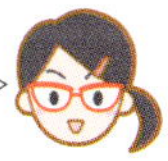

8 加圧する

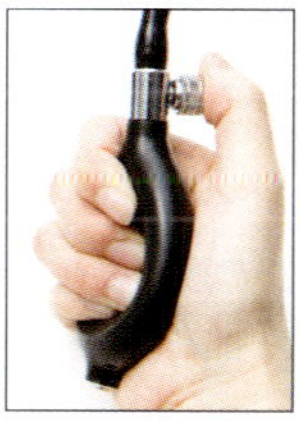

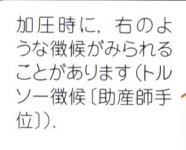

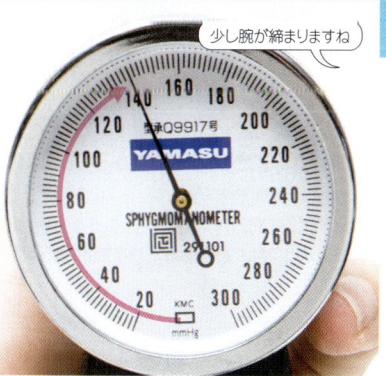

- 触診法（➡p.61）の測定値または，前回測定した収縮期血圧値に20 mmHg程度加えた圧力になるまで急速に*送気する．

＊ **なぜなら** ゆっくり加圧することで，前腕にうっ血が生じ，血圧の測定値に影響を与える可能性があるためです．

加圧時に，右のような徴候がみられることがあります（トルソー徴候〔助産師手位〕）．

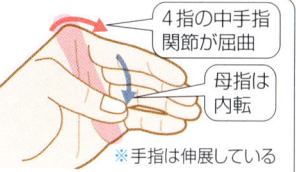

- 4指の中手指関節が屈曲
- 母指は内転
- ※手指は伸展している

これは低カルシウム血症（病⑧p.98）の患者さんにみられることが知られています．カルシウムは細胞の興奮を抑える働きがあるため，低カルシウム血症と，加圧による虚血でカルシウムが末梢組織で不足すると筋肉が極度に興奮しやすくなり（テタニー），このような徴候が生じます．

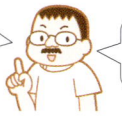

「少し腕が締まりますね」

「なおトルソー徴候がみられた場合でも測定は続行して構いません．」

バイタルサイン　血圧

9 減圧してコロトコフ音を聴取する

- 目盛りを見ながら送気球の排気バルブを母指と示指で挟んで，反時計回りにゆるめ，1秒1目盛り（2 mmHg）程度の速さで*排気していく．
  - *なぜなら 速度が速いと正確な値が読み取れず，速度が遅いとうっ血をひき起こし，患者さんにとって苦痛となる場合があるからです．

- 最初にコロトコフ音が聴こえたところを収縮期血圧とし，そのときの目盛りを読み取る．

  > **ポイント**
  > 測定値は，圧力計に対して真正面から読み取るようにしましょう．水銀血圧計を用いる場合は，真正面から読み取れるような高さにあらかじめ配置することが重要です．

- さらに排気を続け，コロトコフ音が聴こえなくなったところを拡張期血圧とする．

  > **手技のコツ**
  > 減圧していくと，コロトコフ音が拍動に合わせて聴こえ始めるため，このコロトコフ音（＝拍動のタイミング）に合わせて減圧していってもよいでしょう．特に患者さんが徐脈傾向にある場合，1秒1目盛りの速さだと正確な値が読み取れない可能性があります．

  > **豆知識**
  > 甲状腺機能亢進症（病③p.216），貧血，妊婦，運動後，大動脈弁閉鎖不全症（病②p.194）ではコロトコフ音が0mmHgまで聴こえることがあります．この場合スワン第4点（→p.55）を拡張期血圧とします．

  > **手技のコツ**
  > コロトコフ音が聴き取りづらい場合は再度測定を行いますが，その際，加圧後に手の掌握運動を5～10回ほど行ってもらうとよいでしょう．

- そのまま10～20 mmHg減圧し*，コロトコフ音が再開しないことを確認してから送気球の排気バルブを速やかに全開放する．
  - *なぜなら 高血圧や動脈硬化のある患者さんの場合，消失したコロトコフ音が再び聴取される場合があるからです（聴診間隙）．

  > **ポイント**
  > 聴診間隙はコロトコフ第2相（→p.55）で生じるといわれる場合が多いです．この場合，再開したコロトコフ音が再び聴こえなくなったところが正しい拡張期血圧となります．

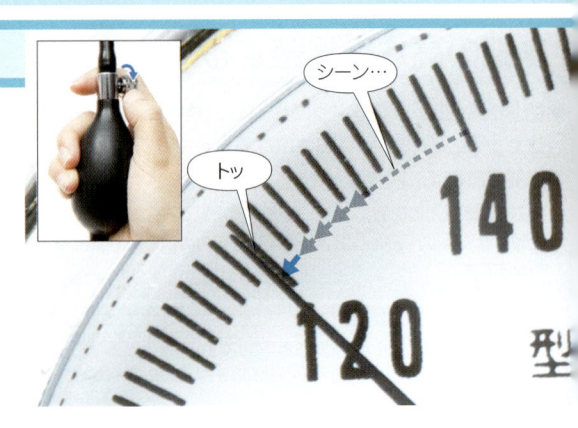

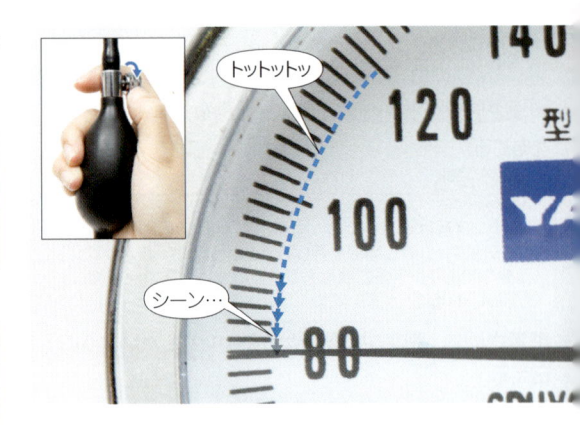

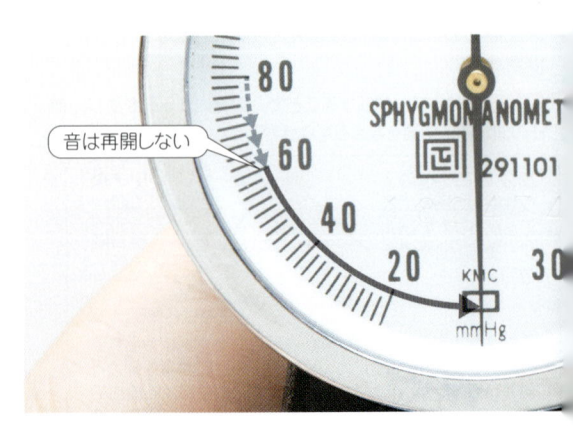

10 マンシェットをはずす

- 患者さんの腕から速やかにマンシェットをはずし、寝衣を整える。

ポイント
再度測定する場合は、2分以上の間隔をおきましょう。

水銀血圧計では、血圧計を右に傾け、水銀を水銀タンク内に戻してからコックを閉じましょう。

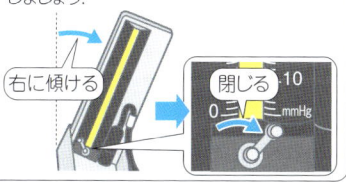

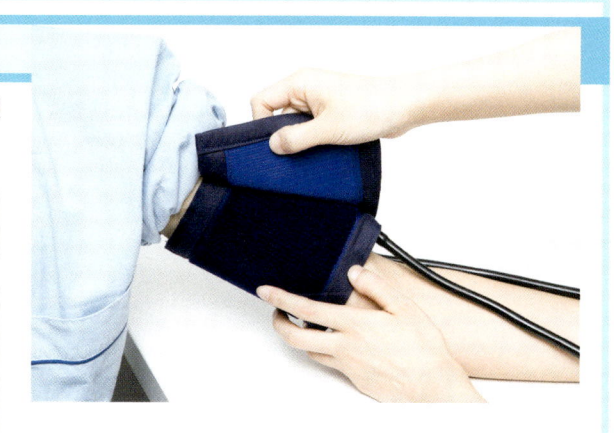

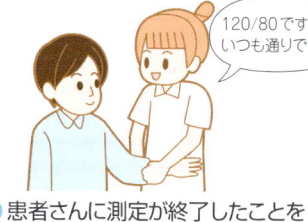

右に傾ける → 閉じる

11 終わりに

「120/80です。いつも通りですね」

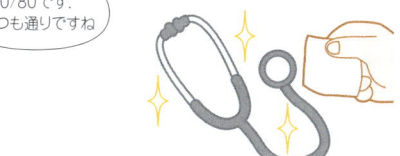

① 患者さんに測定が終了したことを伝える。必要に応じて血圧値を伝える。

手技のコツ
測定値を伝える際には、「高血圧ですね」など診断をするかのような言い方はしないようにしましょう。

② 聴診器のチェストピース、イヤーピースをアルコール綿で消毒し、使用した物品を所定の場所に片付ける。

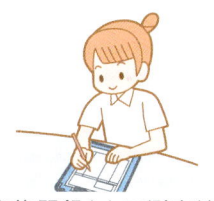

③ 実施記録として測定結果、観察事項などを記録する。

手順 アネロイド型血圧計を用いた血圧測定（触診法）

1 準備をする ～ 6 腕の高さを調整する

- 手順 1 ～ 6 までは、聴診法の手順（→ p.57～59）と同じです。

7 橈骨動脈を触知する

- きき手と反対側の3本の手指（示指、中指、環指）で橈骨動脈を触知する（→ p.41）。
- 患者さんに、測定中に喋ったり動いたりしないように伝える。
- 送気球の排気バルブを締める。

注意
バルブは強く締めすぎないようにしましょう。ゆるめるときに一気に空気が抜け、測定を失敗する可能性があります。

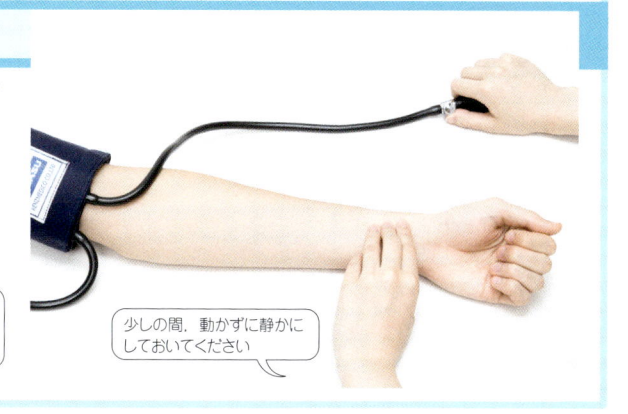

「少しの間、動かずに静かにしておいてください」

バイタルサイン　血圧

Visual Guide to Physical Assessment

61

8 加圧する

- 70 mmHg くらいまで一気に加圧し，その後は 10 mmHg 程度ずつ，脈が触れなくなるまで加圧する．

> **ポイント**
> 加圧して脈拍が触れなくなったところを収縮期血圧とする手順もあります．

少し腕が締まりますね

- 脈が触れなくなったら，さらにそこから 20 mmHg 程度加圧する．

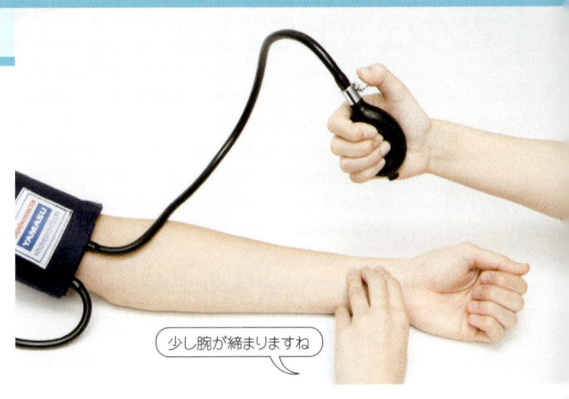

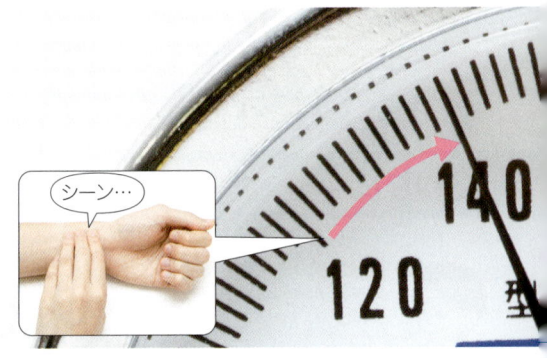

シーン…

9 減圧して脈拍を触知する

- 目盛りを見ながら送気球の排気バルブを母指と示指で挟んで，反時計回りにゆるめ，1秒1目盛り（2 mmHg）程度の速さで*排気していく．
  - *なぜなら 速度が速いと正確な値が読み取れず，速度が遅いとうっ血をひき起こし，患者さんにとって苦痛となる場合があるからです．

- 脈拍が触れたところを収縮期血圧とし，そのときの目盛りを読み取る．

> **ポイント**
> 測定値は，圧力計に対して真正面から読み取るようにしましょう．水銀血圧計を用いる場合は，真正面から読み取れるような高さにあらかじめ配置することが重要です．

- 排気バルブを速やかに全開放し，マンシェットの空気を排気する．

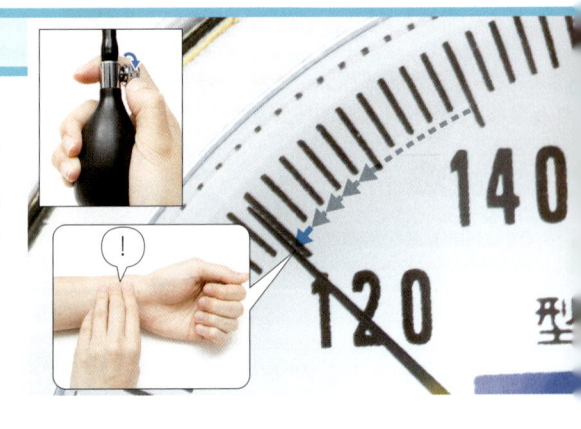

10 マンシェットをはずす

- 患者さんの腕から速やかにマンシェットをはずし，寝衣を整える．

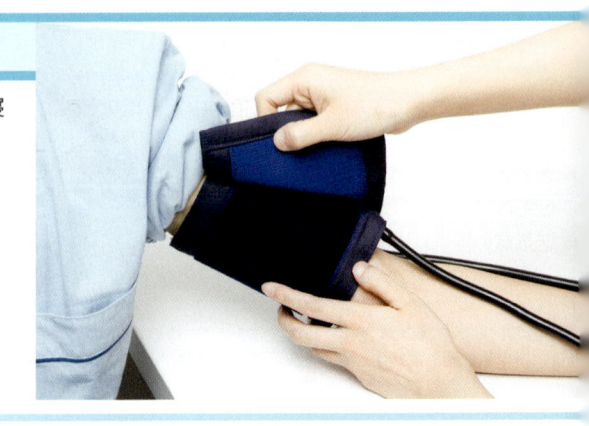

測定値の誤差要因となる手技のまとめ

● 血圧測定において，測定値に誤差を生じさせる手技を以下にまとめます．

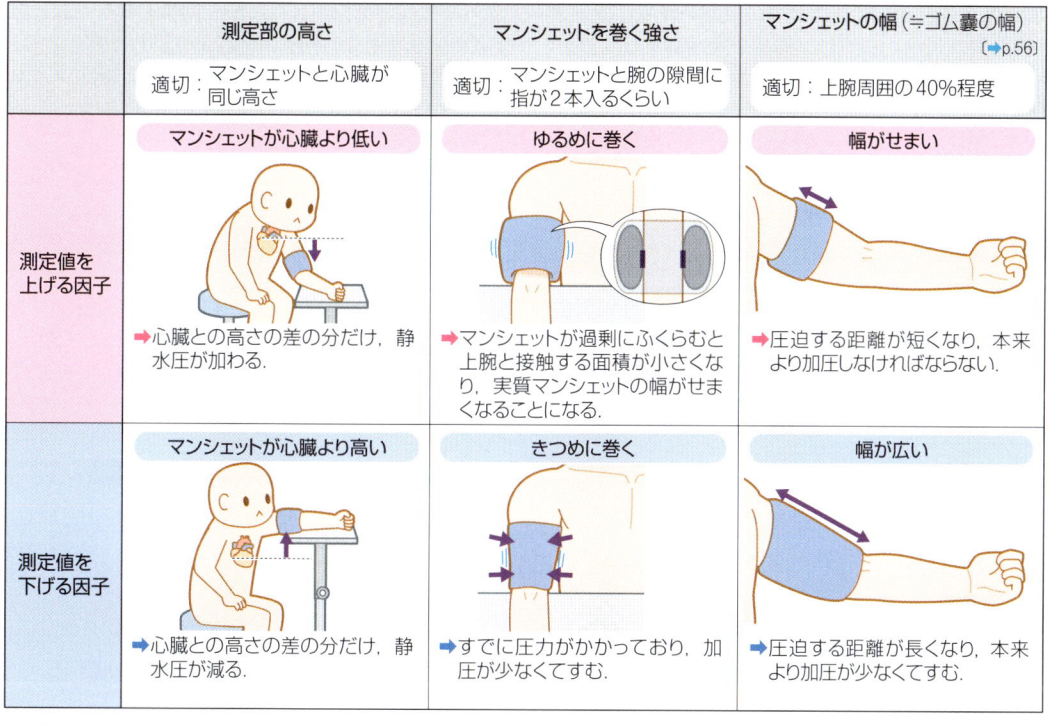

	測定部の高さ 適切：マンシェットと心臓が同じ高さ	マンシェットを巻く強さ 適切：マンシェットと腕の隙間に指が2本入るくらい	マンシェットの幅（≒ゴム嚢の幅）[→p.56] 適切：上腕周囲の40%程度
測定値を上げる因子	マンシェットが心臓より低い ➡心臓との高さの差の分だけ，静水圧が加わる．	ゆるめに巻く ➡マンシェットが過剰にふくらむと上腕と接触する面積が小さくなり，実質マンシェットの幅がせまくなることになる．	幅がせまい ➡圧迫する距離が短くなり，本来より加圧しなければならない．
測定値を下げる因子	マンシェットが心臓より高い ➡心臓との高さの差の分だけ，静水圧が減る．	きつめに巻く ➡すでに圧力がかかっており，加圧が少なくてすむ．	幅が広い ➡圧迫する距離が長くなり，本来より加圧が少なくてすむ．

● この他にも，減圧速度が速すぎると，正確な血圧値より血圧を低く測定してしまうため，1秒1目盛り（2 mmHg）程度の速さで排気しましょう．

Step Up

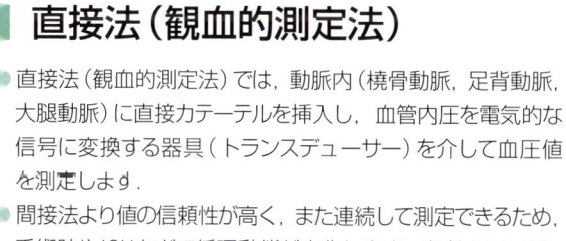

直接法（観血的測定法）

● 直接法（観血的測定法）では，動脈内（橈骨動脈，足背動脈，大腿動脈）に直接カテーテルを挿入し，血管内圧を電気的な信号に変換する器具（トランスデューサー）を介して血圧値を測定します．

● 間接法より値の信頼性が高く，また連続して測定できるため，手術時やICUなどで循環動態が変化しやすい患者さんに用いられます．

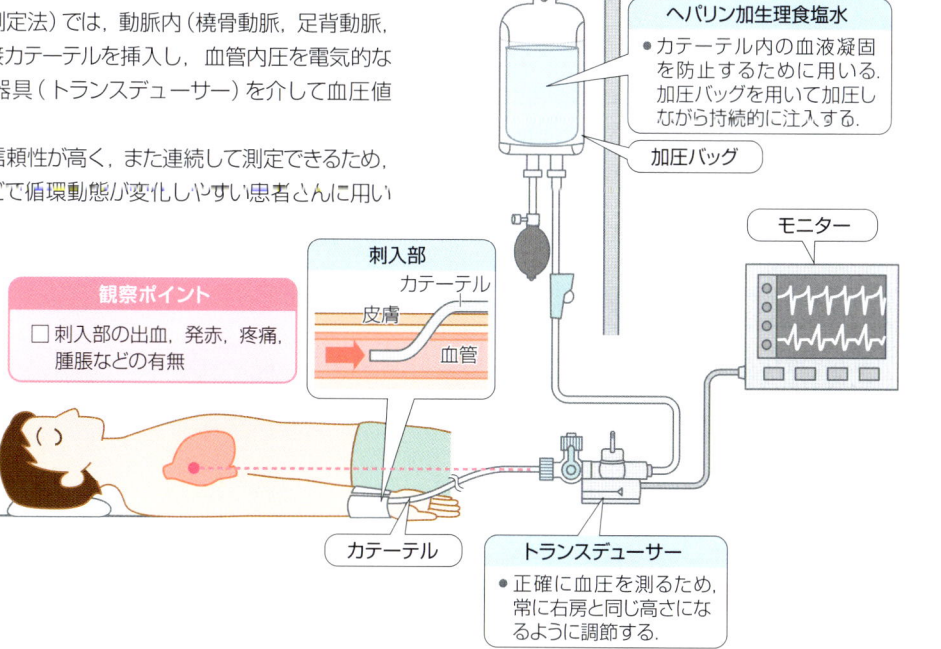

観察ポイント
□ 刺入部の出血，発赤，疼痛，腫脹などの有無

ヘパリン加生理食塩水
● カテーテル内の血液凝固を防止するために用いる．加圧バッグを用いて加圧しながら持続的に注入する．

加圧バッグ

刺入部：カテーテル／皮膚／血管

モニター

カテーテル

トランスデューサー
● 正確に血圧を測るため，常に右房と同じ高さになるように調節する．

集中治療室（ICU）：intensive care unit

呼吸

監修
徳田 安

呼吸とは，生命活動に欠かせない酸素を体内に取り込み，体内で代謝の結果生じた二酸化炭素を体外に排出することをいいます．呼吸の観察は，呼吸状態を見るだけでなく，呼吸活動を調節する呼吸中枢のある脳の状態を知ることもつながります．また呼吸状態に異常があると，身体に様々な徴候が現れる場合があるため，それらの徴候もあわせて学びましょう．

■ 呼吸中枢と呼吸の調節

- 呼吸活動の中枢（呼吸中枢）は延髄に存在し，呼吸の基本的なリズムを形成しています．
- 呼吸中枢では，大脳皮質や，中枢・末梢の化学受容体などからの信号を受け，呼吸を調節しています．

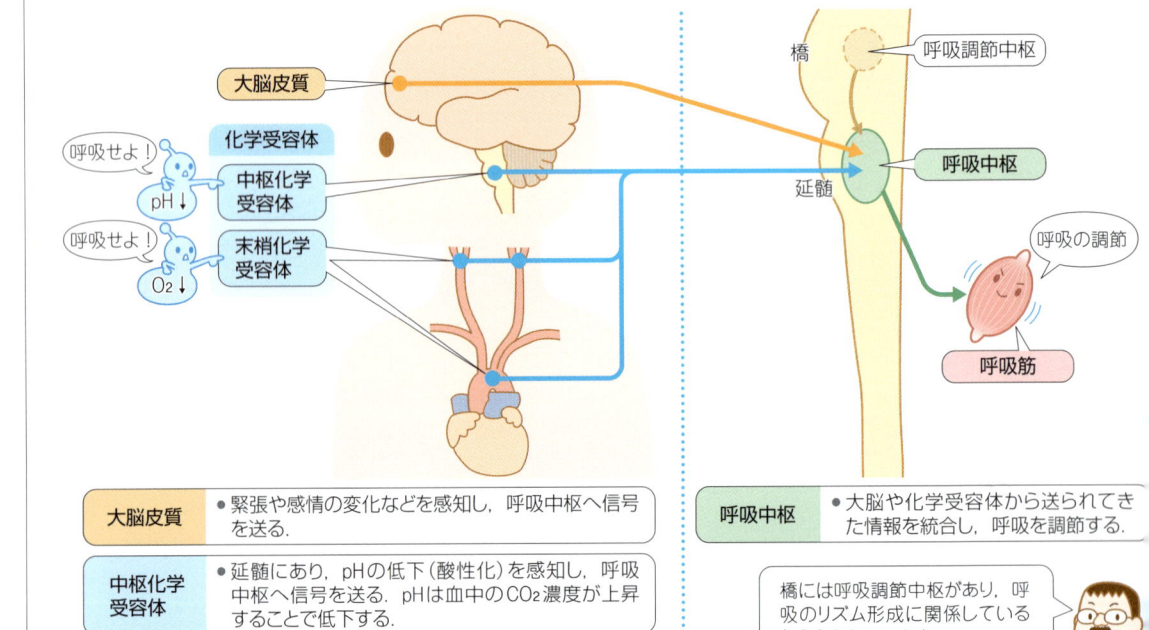

大脳皮質	● 緊張や感情の変化などを感知し，呼吸中枢へ信号を送る．
中枢化学受容体	● 延髄にあり，pHの低下（酸性化）を感知し，呼吸中枢へ信号を送る．pHは血中のCO_2濃度が上昇することで低下する．
末梢化学受容体	● 大動脈と頸動脈にあり，主にO_2濃度の低下を感知し，呼吸中枢へ信号を送る．
呼吸中枢	● 大脳や化学受容体から送られてきた情報を統合し，呼吸を調節する．

※呼吸調節は，主に中枢化学受容体の働きにより行われています．

橋には呼吸調節中枢があり，呼吸のリズム形成に関係していると考えられています．

- 上記の他にも，肺の膨張による吸気の抑制（肺伸展受容器によるHering-Breuer反射〔病④p.19〕）や，気道刺激による咳嗽の誘発など，様々な因子が呼吸の調節に影響しています．

ポイント
脳の障害は，異常な呼吸パターンが生じる原因となります（→p.65）．

Supplement

■ 大脳皮質による呼吸調節

- 呼吸は無意識（不随意）に行われていますが，意識的に呼吸の速度や深さを変えることもできます．
- 意識的（随意的）呼吸を司っているのは大脳皮質です．
- 具体例として，水中での息止めや深呼吸などがあります．

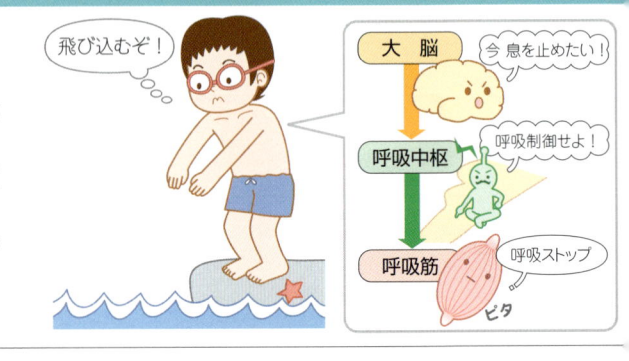

● 水素イオン濃度（pH）：hydrogen ion concentration

呼吸数と深さの異常

● 呼吸の異常は，呼吸数と呼吸の深さ（1回換気量）によって以下のように分類されます．

		呼吸数	呼吸の深さ	呼吸の型	主な疾患や病態
正常		12〜20回/分	1回換気量 約500mL/回		—
回数の異常	頻呼吸	21回/分以上 ↑	→		● 発熱 ● 呼吸器疾患（肺炎など）
	徐呼吸	12回/分以下 ↓	→		● 頭蓋内圧亢進 ● 麻酔薬・睡眠薬などによる呼吸抑制
深さの異常	過呼吸	→	↑		● 過換気症候群（病④p.282）
	減呼吸	→	↓		● 呼吸筋麻痺 ● 麻酔薬・睡眠薬などによる呼吸抑制
回数・深さの異常	多呼吸	↑	↑		● 過換気症候群（病④p.282） ● 肺血栓塞栓症（病④p.266）
	少呼吸	↓	↓		● 臨死時
	無呼吸	↓↓	↓↓	（呼吸の一時停止）	● 睡眠時無呼吸症候群（病④p.277）

● 実際には頻呼吸では1回換気量が減少，徐呼吸では1回換気量が増加する場合もあります．また過呼吸では呼吸数はやや増加，減呼吸ではやや減少することもあります．

> この表はあくまでも目安としてとらえておく方がよいでしょう．

特殊な呼吸パターン

● 病態によっては，以下のような特殊な呼吸パターンがみられることがあります．

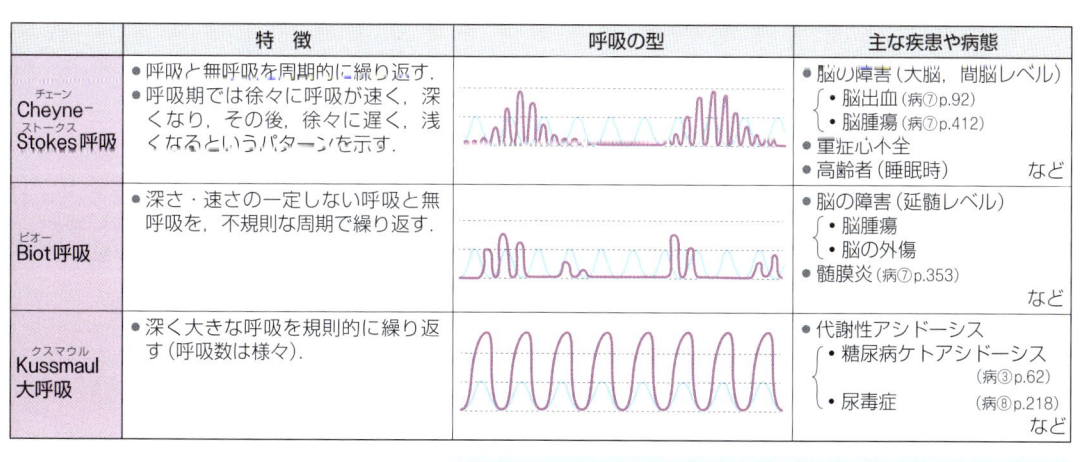

	特徴	呼吸の型	主な疾患や病態
Cheyne-Stokes呼吸	● 呼吸と無呼吸を周期的に繰り返す． ● 呼吸期では徐々に呼吸が速く，深くなり，その後，徐々に遅く，浅くなるというパターンを示す．		● 脳の障害（大脳，間脳レベル） ・脳出血（病⑦p.92） ・脳腫瘍（病⑦p.412） ● 重症心不全 ● 高齢者（睡眠時） など
Biot呼吸	● 深さ・速さの一定しない呼吸と無呼吸を，不規則な周期で繰り返す．		● 脳の障害（延髄レベル） ・脳腫瘍 ・脳の外傷 ● 髄膜炎（病⑦p.353） など
Kussmaul大呼吸	● 深く大きな呼吸を規則的に繰り返す（呼吸数は様々）．		● 代謝性アシドーシス ・糖尿病ケトアシドーシス（病③p.62） ・尿毒症（病⑧p.218） など

用語 代謝性アシドーシス
重炭酸イオン（HCO_3^-）の喪失により血液が酸性に傾く病態のこと．

バイタルサイン　呼吸

Visual Guide to Physical Assessment

■ 呼吸の異常を示唆する身体運動

- 呼吸の異常が身体運動の異常となって現れることがあります．
- このため呼吸の観察では，呼吸そのものだけではなく，呼吸時の胸郭の動きや，身体動作にも注目する必要があります．

	鼻翼呼吸	下顎呼吸	奇異呼吸	陥没呼吸	口すぼめ呼吸
呼吸の様子	● 吸気時に鼻翼を広げ，少しでも空気を取り入れようとする．	● 吸気時に下顎を喘ぐように動かし，少しでも空気を取り入れようとする．	● 吸気時に通常とは逆に横隔膜が挙上し，上腹部が陥没する．呼気時ではこの逆となる．	● 吸気時に胸骨部，鎖骨上窩，肋間などが陥没する．	● 呼気時に口をすぼめるようにする．
主な疾患や病態	● 重篤な呼吸不全	● 呼吸停止直前（死戦期呼吸〔看②p.355〕も含む）	● 横隔膜の機能不全 →吸気時に胸腔内の陰圧が強くなると，通常では下がるはずの横隔膜が上方にひっぱられる． ● 上気道閉塞 →胸腔内が強い陰圧となり横隔膜を上方にひっぱってしまう．	● 新生児・乳幼児の上気道閉塞 →胸腔内が強い陰圧となったとき，胸壁が未完成であるために，内側にひっぱられてしまう．	● COPD（病④p.204），気管支喘息（病④p.154） →呼気時に口をすぼめると口腔内圧および気道内圧が高まり，末梢気道の閉塞が改善する．

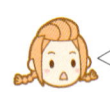

ポイント 努力呼吸時（→p.94）には，呼吸補助筋である胸鎖乳突筋の緊張や，僧帽筋による肩で息をするような様子がみられます．慢性的に努力呼吸が続くような病態では，呼吸補助筋の発達が認められます．

呼吸補助筋を用いた呼吸に，上記の呼吸も加えたものを，努力呼吸とよぶ場合もあります．

■ 起坐呼吸

- 呼吸困難のある患者さんでは，呼吸を楽にするために無意識に"起坐呼吸"とよばれる呼吸法を行うことがあります．

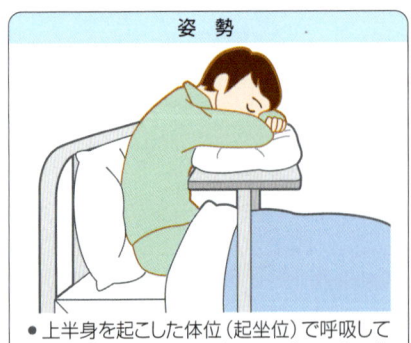

姿勢

● 上半身を起こした体位（起坐位）で呼吸している．臨床ではオーバーテーブルの上に枕を置き，顔と腕をのせていることが多い．

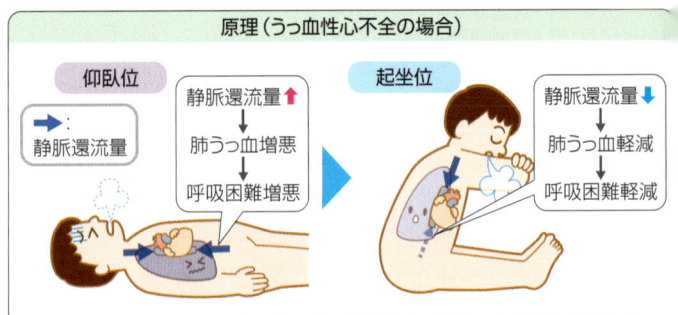

原理（うっ血性心不全の場合）

仰臥位：静脈還流量↑ → 肺うっ血増悪 → 呼吸困難増悪

起坐位：静脈還流量↓ → 肺うっ血軽減 → 呼吸困難軽減

● 起坐位をとることで，静脈還流量が減少し，肺うっ血が軽減するため，呼吸困難感が改善する．

ポイント 起坐呼吸はCOPDの患者さんの所見としても重要です．この場合，起坐位をとるのは呼吸筋の運動が十分に行えるようになるためと考えられています．

● 慢性閉塞性肺疾患（COPD）：chronic obstructive pulmonary disease

ばち指

- ばち指とは，手指または足趾の末梢組織が腫大し，指先が太鼓のばちのようにふくれた状態をいいます．また，爪が彎曲していることも特徴です．
- ばち指は，末梢組織の慢性的な酸素不足が原因で生じます．

ばち指の外観

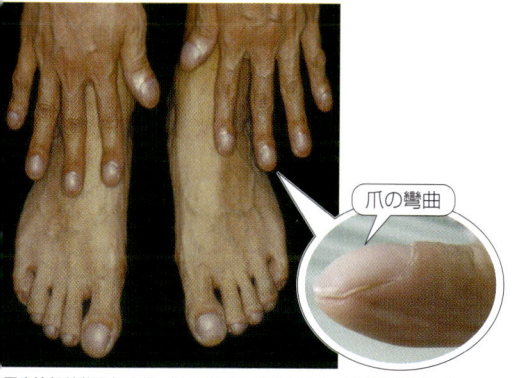

爪の彎曲

医療情報科学研究所 編，川田 志明：病気がみえる vol.4 呼吸器 第2版：メディックメディア：p.45，2013

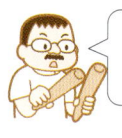

> ばち指の機序はよくわかっていませんが，血小板由来成長因子（病⑤p.152）が関係すると考えられています．

正常な指とばち指の比較

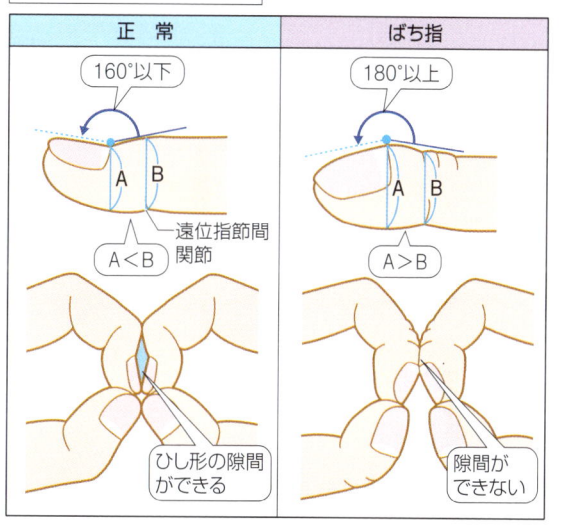

正　常	ばち指
160°以下	180°以上
A＜B	A＞B
ひし形の隙間ができる	隙間ができない

遠位指節間関節

バイタルサイン　呼吸

手順 呼吸測定

> 脈拍測定（→p.46）に続いて，脈拍を測定しているふりをしながら呼吸測定も行いましょう．

1 全身を観察する

- 身体に呼吸異常を示唆する徴候がないか確認する．

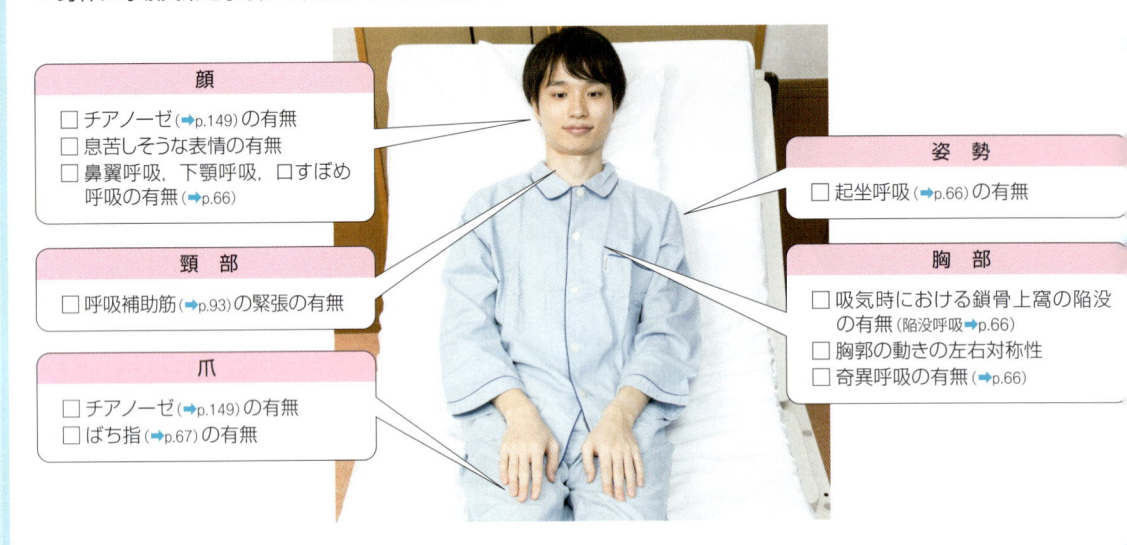

顔
- □ チアノーゼ（→p.149）の有無
- □ 息苦しそうな表情の有無
- □ 鼻翼呼吸，下顎呼吸，口すぼめ呼吸の有無（→p.66）

頸部
- □ 呼吸補助筋（→p.93）の緊張の有無

爪
- □ チアノーゼ（→p.149）の有無
- □ ばち指（→p.67）の有無

姿勢
- □ 起坐呼吸（→p.66）の有無

胸部
- □ 吸気時における鎖骨上窩の陥没の有無（陥没呼吸→p.66）
- □ 胸郭の動きの左右対称性
- □ 奇異呼吸の有無（→p.66）

2 呼吸を観察する

- 脈拍を測定しているふりをしながら*，胸郭や腹壁の動きを見て，呼吸数などを1分間確認する．

 *【なぜなら】患者さんに測定されていることを意識させないようにするためです．患者さんが意識することで正常な呼吸から逸脱してしまう可能性があります．

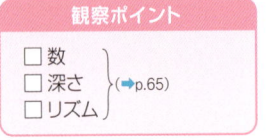

呼吸の測定と観察

観察ポイント
- □ 数
- □ 深さ（→p.65）
- □ リズム

手技のコツ
意識レベルの低下などが原因で呼吸が浅いときは，鼻孔に紙片を近づけたり，手鏡を近づけたりして数えてもよいでしょう．

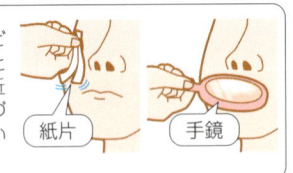

紙片　手鏡

ポイント
呼吸数はなるべく1分間確認するのがよいでしょう．脈拍に比べ回数が少ないため，30秒で計測したものを倍にする方法では誤差が発生しやすくなります．

- 脈拍測定とあわせて，測定結果，観察事項を記録する．

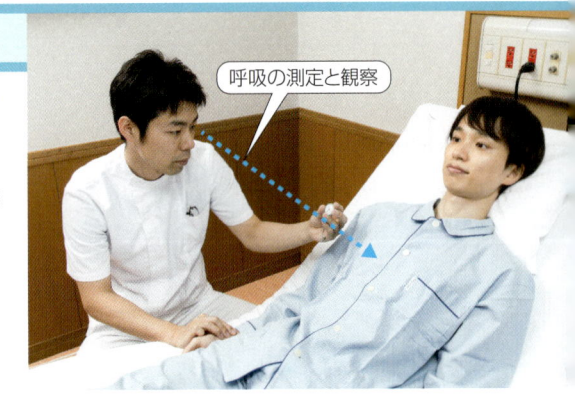

パルスオキシメーター

呼吸不全とパルスオキシメーター

- 通常の呼吸時に P_aO_2（→p.100）が60 Torr以下となる状態を呼吸不全といいます．呼吸不全は酸素の取り込み不足が生じた結果起こります．
- P_aO_2 を非侵襲的に推定する器具としてパルスオキシメーターがあります．パルスオキシメーターは非侵襲的なことに加え，装着・測定が簡単であり，また連続的なモニタリングも可能なため，救急医療から在宅医療の現場に至るまで，広く用いられています． 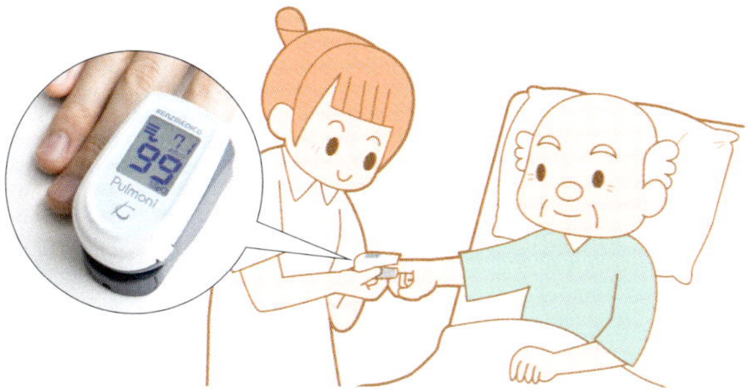
- パルスオキシメーターでは血中の酸素分圧ではなく血中の酸素飽和度（S_pO_2〔→下項目〕）を測定します．S_pO_2 90％以下が呼吸不全の目安となります．

指に装着するものが主流ですが，耳や額に装着するものもあります．

TL-260T クリップアダプタ　　マックスファスト™

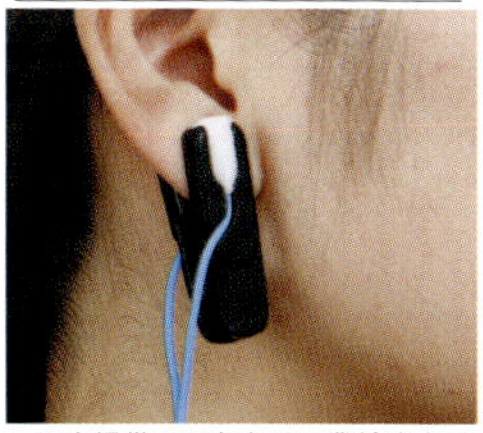

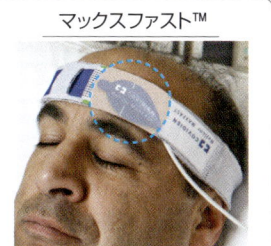

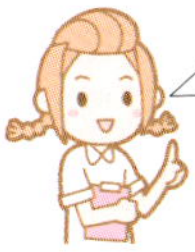

写真提供：日本光電工業株式会社　　写真提供：コヴィディエン ジャパン株式会社

酸素飽和度

- 赤血球中のヘモグロビンが酸素と結び付いている割合を酸素飽和度といい，正常値は95％以上です．
- 採血により得られる酸素飽和度は S_aO_2 と表されますが，パルスオキシメーターで経皮的に測定した場合は S_pO_2 と表現し，S_aO_2 と区別します．

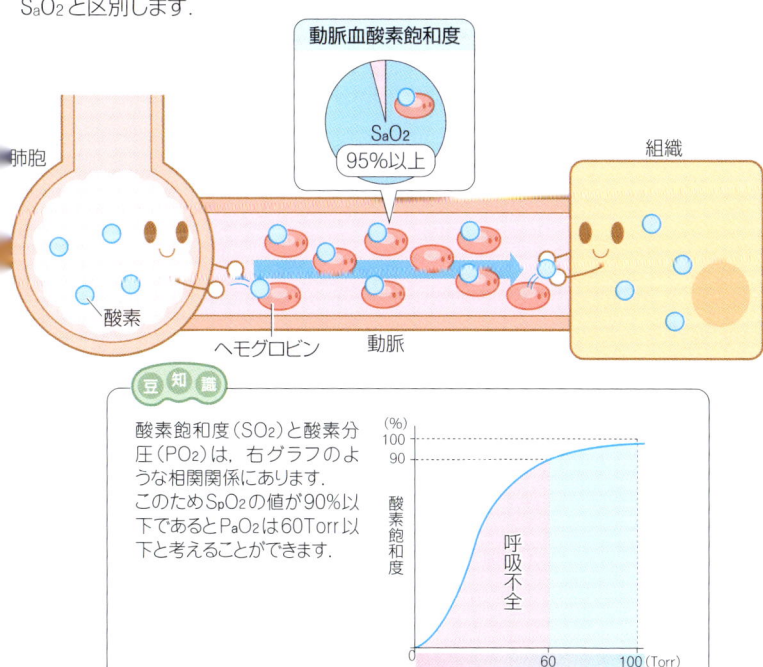

動脈血酸素飽和度
S_aO_2 95％以上

肺胞　酸素　ヘモグロビン　動脈　組織

S_aO_2	S_pO_2
動脈血酸素飽和度	経皮的動脈血酸素飽和度
●動脈血ガス分析によって得られた値．	●パルスオキシメーターを用いて測定した値．

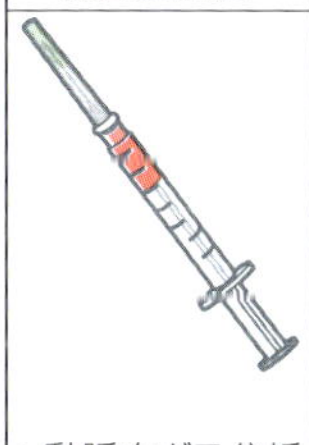

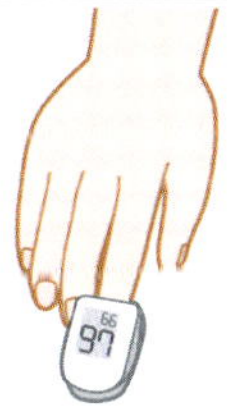

"a"はartery（動脈），"p"はpercutaneous（経皮的）またはpulse oximetry（パルスオキシメーターの）を意味しています．

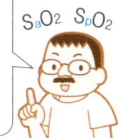

豆知識

酸素飽和度（SO_2）と酸素分圧（PO_2）は，右グラフのような相関関係にあります．このため S_pO_2 の値が90％以下であると P_aO_2 は60Torr以下と考えることができます．

（％）酸素飽和度　呼吸不全　酸素分圧（Torr）

Visual Guide to Physical Assessment

バイタルサイン　呼吸

脈血酸素分圧（P_aO_2）：arterial oxygen partial pressure　●経皮的動脈血酸素飽和度（S_pO_2）：percutaneous arterial oxygenation　●動脈血酸素飽和度（S_aO_2）：arterial blood oxygen saturation

原理と誤差要因

- パルスオキシメーターは動脈血中の酸化ヘモグロビン（酸素と結合しているヘモグロビン）と還元ヘモグロビン（酸素と結合していないヘモグロビン）の光の透過性の違いから2種のヘモグロビンの比率を測定し、S_pO_2 を求めています．
- また「パルス」と名のつくように，パルスオキシメーターでは動脈の拍動（脈波）も感知して S_pO_2 を計算しています．

原理

原理（正常例） 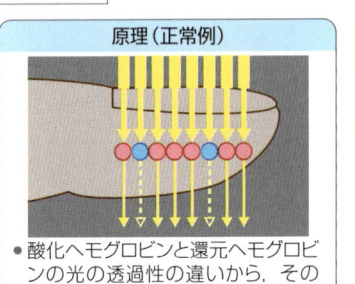
- 酸化ヘモグロビンと還元ヘモグロビンの光の透過性の違いから，その存在比を測り S_pO_2 を求める．

呼吸不全 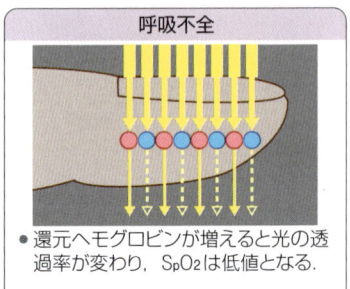
- 還元ヘモグロビンが増えると光の透過率が変わり，S_pO_2 は低値となる．

凡例：
- ●：酸化ヘモグロビン
- ●：還元ヘモグロビン
- ◐：異常ヘモグロビン

誤差要因と対処法

- 以下のような原因で誤差を生じることがあります．原因に応じて適切な対応をとりましょう．

血流が低下している場合 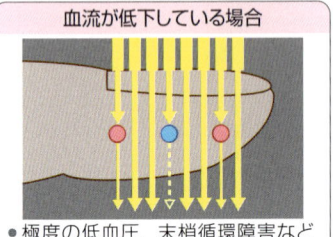
- 極度の低血圧，末梢循環障害などでは，十分な情報が得られず，誤差が生じる．

対処法
- マッサージや温めるなどして血流を改善し，測定を行う．
- 装着箇所を前額部や耳など，循環障害を生じにくい部位に変える．

光を遮るものがある場合 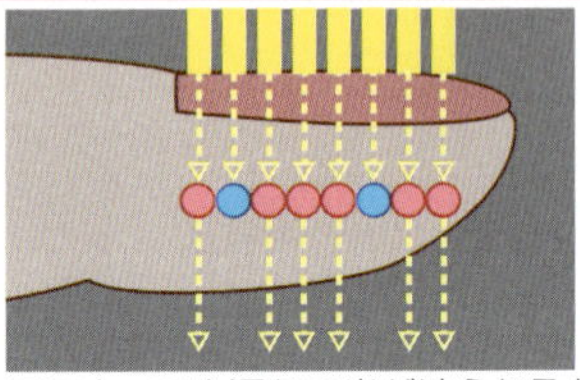
- マニキュアや汚れで光が遮られると，実際の値からずれる．

対処法
- マニキュアや汚れを拭き取る．

異常ヘモグロビンがある場合 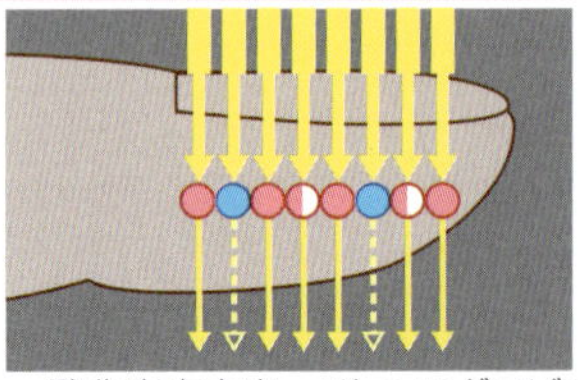
- 一酸化炭素中毒，メトヘモグロビン血症などでは，パルスオキシメーターが異常ヘモグロビンを識別することができず，誤差が生じる．

対処法
- 血液ガス分析を行う．

- 体動がある場合にも，<u>誤差を生じやすくなります</u>＊．体動の影響を受けにくい製品を使用したり，振動の少ない場所に付け替えたりしましょう．

＊ **なぜなら** 体動がパルスオキシメーターの感知している動脈の拍動に影響をおよぼすためです．

装着時の注意点

- パルスオキシメーターからは熱が発生しており，装着部は2～3℃温度が上昇する場合があります．またパルスオキシメーターでは測定部位を挟みこむタイプのものが多く，圧迫による影響が出る場合もあります．
- このため連続使用する際には，定期的に装着部位を変え，皮膚障害が生じないように注意しましょう．

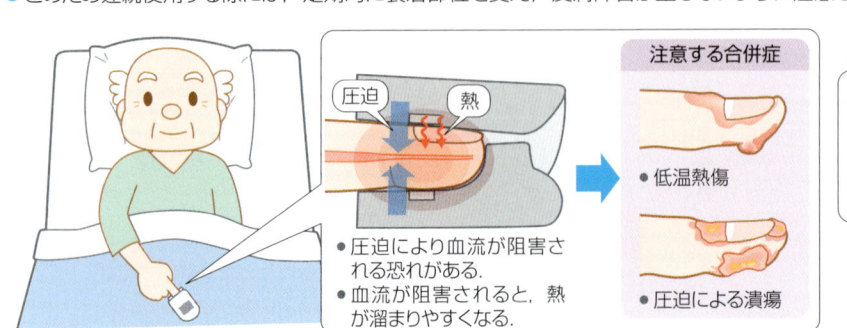

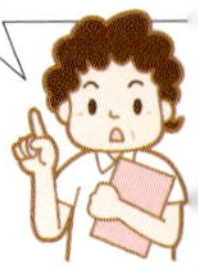

圧迫／熱
- 圧迫により血流が阻害される恐れがある．
- 血流が阻害されると，熱が溜まりやすくなる．

注意する合併症
- 低温熱傷
- 圧迫による潰瘍

⚠ **注意**
特に血流の低下している，末梢循環不全のある患者さん，また皮膚の弱い，浮腫のある患者さんや新生児では注意しましょう．

● 経皮的動脈血酸素飽和度（S_pO_2）：percutaneous arterial oxygen saturation

バイタルサイン

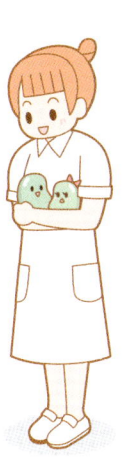

呼吸

頭頸部のアセスメント

　頭頸部には脳や，眼・耳などの感覚器，甲状腺，リンパ節など様々な器官・組織が存在しています．頭頸部のアセスメントには表情や顔色なども含まれます．これらは全身状態を反映する場合もあることから，患者さんの異常を見逃さないためにも注意深い観察が求められます．なお本章では頭部の外観，甲状腺，頭頸部リンパ節のアセスメントを扱います．

頭頸部のアセスメント項目

- 頭頸部のアセスメントでは以下の項目を観察します．

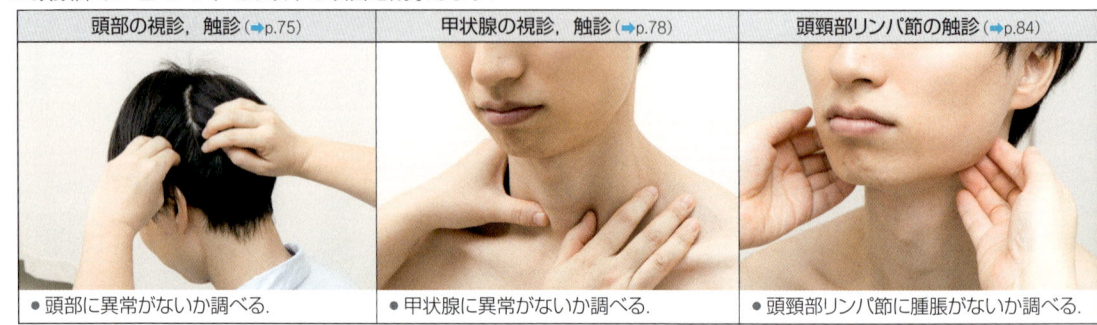

頭部の視診，触診（→p.75）	甲状腺の視診，触診（→p.78）	頭頸部リンパ節の触診（→p.84）
●頭部に異常がないか調べる．	●甲状腺に異常がないか調べる．	●頭頸部リンパ節に腫脹がないか調べる．

- 脳・神経系の異常に関わるものは脳・神経系のアセスメント章（→p.210）で扱います．

問診

- 頭頸部の問診で重要となる項目は以下の通りです．

問診項目	看護師の質問例	問診の根拠
感染症の既往	のどが痛くありませんか？歯茎が腫れたり，痛かったりすることがありますか？	●咽頭炎や歯肉炎によりリンパ節が腫脹することがある．
頸部の腫脹，熱感	首に腫れや，熱い感じはありますか？	●リンパ節や甲状腺に腫脹がみられた場合は，炎症性疾患や腫瘍性疾患の可能性がある．熱感は炎症性疾患に特徴的である．
開口障害	口が開きにくくありませんか？	●開口に制限がみられる場合は，外傷や感染症，腫瘍性疾患などの可能性がある．まれではあるが破傷風に注意する．
疼痛	頭や顔，のどなどに痛みのある部位はありますか？	●炎症性疾患や腫瘍性疾患などの可能性がある． ・頭痛………外傷や上咽頭癌，副鼻腔炎，クモ膜下出血など． ・顔面痛……副鼻腔炎や上顎洞癌，上咽頭癌，三叉神経痛など． ・顎関節痛…顎関節症など． ・咽頭痛……咽頭炎や扁桃炎などの炎症性疾患，中・下咽頭癌など．嚥下によって痛みが出現したり増悪したりすることがある（嚥下痛）． ・下顎部痛…歯科疾患，三叉神経痛，急性冠症候群の放散痛など．
構音障害	ろれつが回らない，あるいは聞き取りにくいと言われることはありますか？	●構音障害とは舌などの構音器官を動かし語音を発する過程に障害があるもので，構音障害がみられる場合には，構音器官の器質的病変や神経系に障害がある可能性がある．
嚥下障害	飲み込みにくかったり，食事でむせたりするようなことはありますか？	●嚥下障害がみられる場合，嚥下痛や食塊の通過障害，神経系の障害といった原因が考えられる．嚥下障害をきたす疾患は多く，急性喉頭蓋炎や悪性腫瘍などが含まれる．

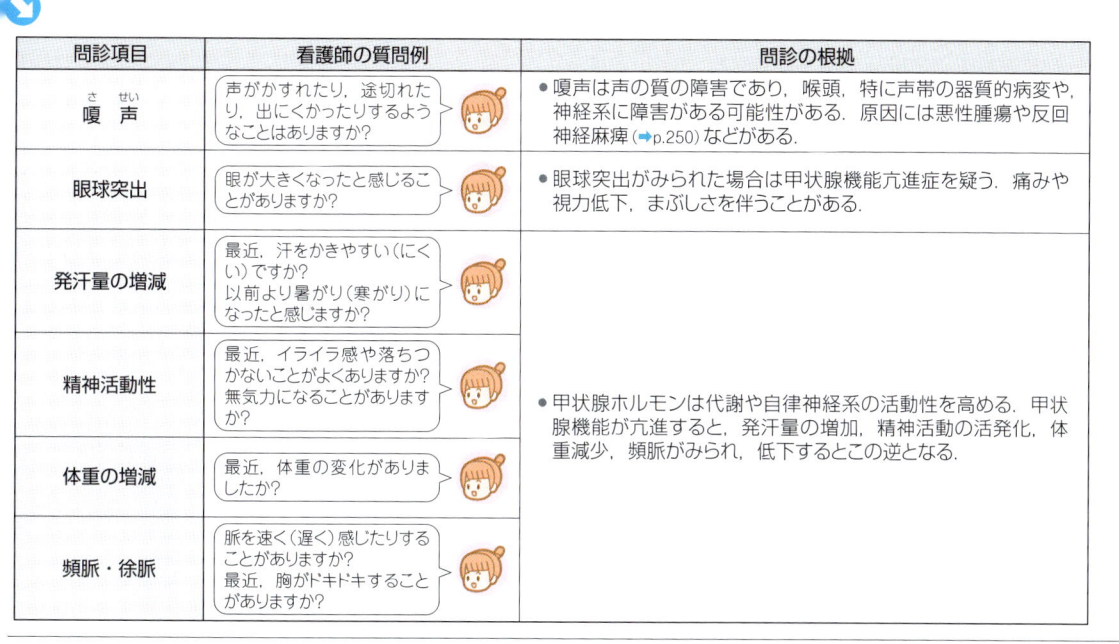

問診項目	看護師の質問例	問診の根拠
嗄声（させい）	声がかすれたり，途切れたり，出にくかったりするようなことはありますか？	・嗄声は声の質の障害であり，喉頭，特に声帯の器質的病変や，神経系に障害がある可能性がある．原因には悪性腫瘍や反回神経麻痺（→p.250）などがある．
眼球突出	眼が大きくなったと感じることがありますか？	・眼球突出がみられた場合は甲状腺機能亢進症を疑う．痛みや視力低下，まぶしさを伴うことがある．
発汗量の増減	最近，汗をかきやすい（にくい）ですか？ 以前より暑がり（寒がり）になったと感じますか？	・甲状腺ホルモンは代謝や自律神経系の活動性を高める．甲状腺機能が亢進すると，発汗量の増加，精神活動の活発化，体重減少，頻脈がみられ，低下するとこの逆となる．
精神活動性	最近，イライラ感や落ちつかないことがよくありますか？ 無気力になることがありますか？	
体重の増減	最近，体重の変化がありましたか？	
頻脈・徐脈	脈を速く（遅く）感じたりすることがありますか？ 最近，胸がドキドキすることがありますか？	

Step Up

問診による頸部腫瘤の鑑別

● 頸部腫瘤のある患者さんに対しては，問診の際，①年齢，②部位，③腫瘤に気づいてからの期間，の3つをきくと，原因疾患を鑑別する大きな助けとなります．

①年齢により考えられる疾患

● 世代ごとの発生頻度順位は以下のようになっています．

発生頻度順位	15歳以下（小児）	16～40歳（青年）	40歳以上（中年以降）
1位	●炎症性疾患	●炎症性疾患	●腫瘍性疾患
2位	●先天性疾患または発育異常	●先天性疾患または発育異常	●炎症性疾患
3位	●腫瘍性疾患	●腫瘍性疾患	●先天性疾患または発育異常
4位	●外傷性疾患	●外傷性疾患	●外傷性疾患

②部位により考えられる疾患

● 頸部の部位ごとに考えられる疾患は以下のようになっています（頭頸部の区分→p.74）．

疾患	前頸正中	前頸両側・胸鎖乳突筋部	外側頸三角部（後頸三角）
先天性疾患または発育異常	●甲状舌管嚢胞（正中頸嚢胞） ●類皮嚢胞	●鰓原性嚢胞（側頸嚢胞）	●嚢胞性リンパ管腫
炎症性疾患	●リンパ節炎	●リンパ節炎　●唾液腺炎	●リンパ節炎
腫瘍性疾患	●悪性リンパ腫　●甲状腺腫瘍	●悪性リンパ腫　●転移性腫瘍 ●神経鞘腫	●悪性リンパ腫　●転移性腫瘍 ●神経鞘腫
外傷性疾患	—	●頸動脈瘤	—

③腫瘤に気づいてからの期間により考えられる疾患

● 腫瘤に気づいてからの期間により考えられる疾患には，以下のような傾向があります．例外はありますが，一般的に発症経過は炎症性疾患で速く，腫瘍性疾患で遅いです．

期間	疾患
数日～数週間	●炎症性疾患　●甲状腺未分化癌　●悪性リンパ腫
数カ月（3～4カ月）	●悪性腫瘍
数年	●良性腫瘍　●低悪性度腫瘍（唾液腺腫瘍や甲状腺腫瘍など）

※参考：飯沼壽孝. 耳鼻咽喉科・頭頸部外科における出もの・腫れもの. JOHNS. 2001, 17巻, 11号, p1575-1577.（引用改変）

頭部のアセスメント

頭頸部の区分

- 頭頸部は頭部と頸部に分けられ、さらに頭部は頭と顔に分けられます．
- 頭部，すなわち頭・顔は頭蓋骨や付属器官を目安に，頸部は胸鎖乳突筋や僧帽筋を目安に以下の区分に分けられます．

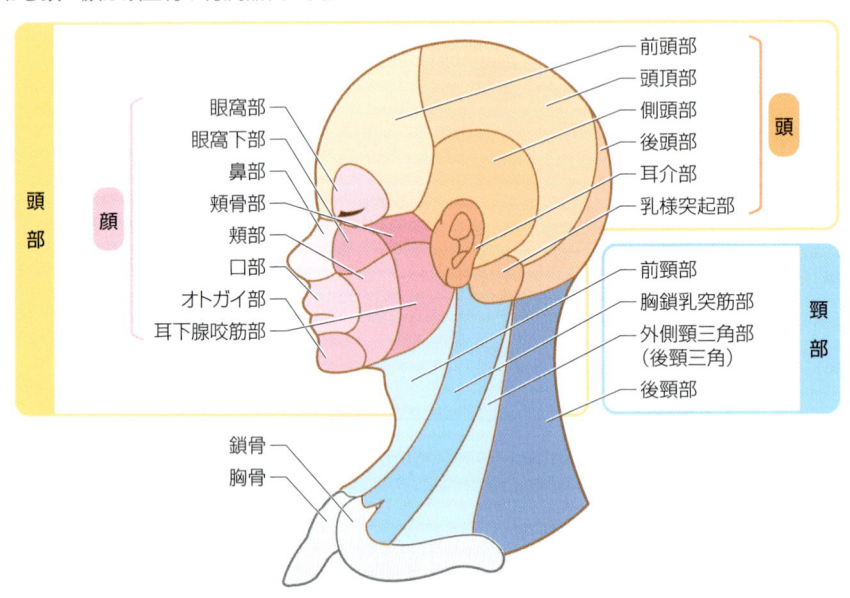

頭部
- 顔
  - 眼窩部
  - 眼窩下部
  - 鼻部
  - 頬骨部
  - 頬部
  - 口部
  - オトガイ部
  - 耳下腺咬筋部
- 頭
  - 前頭部
  - 頭頂部
  - 側頭部
  - 後頭部
  - 耳介部
  - 乳様突起部

頸部
- 前頸部
- 胸鎖乳突筋部
- 外側頸三角部（後頸三角）
- 後頸部

鎖骨
胸骨

Supplement

頭蓋骨

- 頭蓋骨は脳頭蓋6種8個，顔面頭蓋9種15個の計23個の骨からなります．舌骨は頭頸部の他の骨と連結していないため，頭蓋骨に含めない場合もあります．

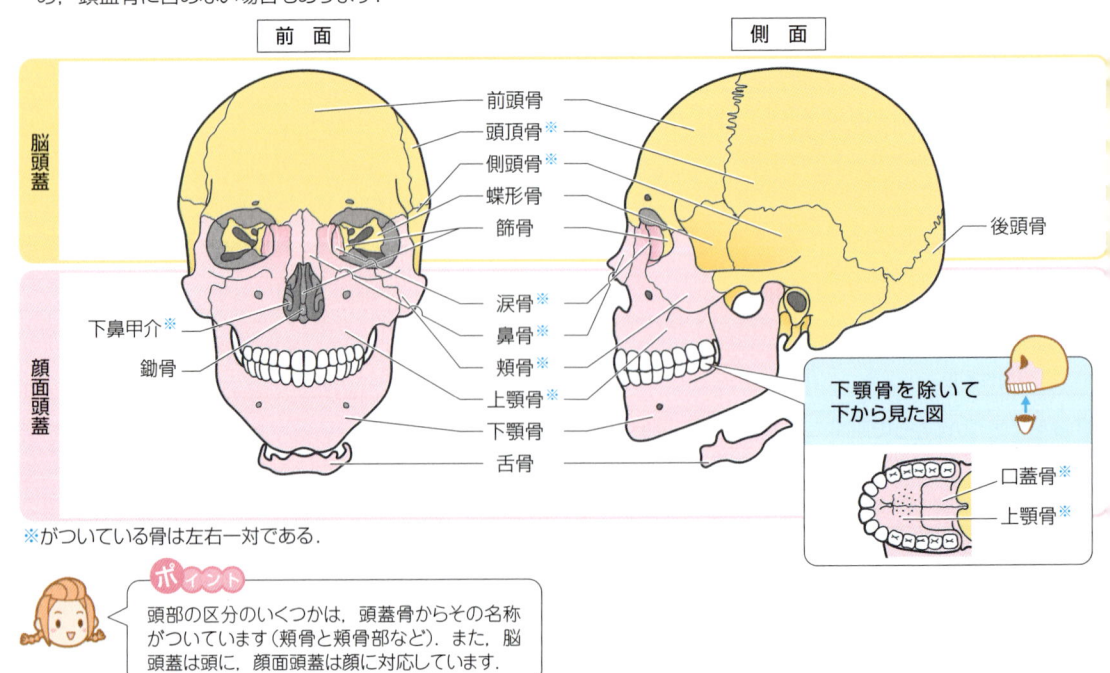

【前面】／【側面】

脳頭蓋
- 前頭骨
- 頭頂骨※
- 側頭骨※
- 蝶形骨
- 篩骨
- 後頭骨

顔面頭蓋
- 下鼻甲介※
- 鋤骨
- 涙骨※
- 鼻骨※
- 頬骨※
- 上顎骨※
- 下顎骨
- 舌骨

下顎骨を除いて下から見た図
- 口蓋骨※
- 上顎骨※

※がついている骨は左右一対である．

ポイント
頭部の区分のいくつかは，頭蓋骨からその名称がついています（頬骨と頬骨部など）．また，脳頭蓋は頭に，顔面頭蓋は顔に対応しています．

手順 頭部の視診，触診

1 顔面を観察する

- 患者さんに頭部の視診，触診を行う目的，方法を説明し了承を得る．
- 患者さんに坐位になってもらう．
- 看護師は患者さんの正面に座り，顔面をよく観察する．

> **ポイント**
> 顔面の観察はいつでも行うことができます．患者さんと接するときには常に観察する習慣をつけておきましょう．

観察ポイント
- □ 顔色
- □ 左右差
- □ 特徴的な顔貌（→p.76）の有無
- □ 不随意運動の有無
- □ 浮腫（→p.152）の有無（特に眼瞼とその周囲）

> **ポイント**
> 不随意運動については脳・神経系のアセスメント章で詳しく解説しています（→p.267）．

（吹き出し）これから頭の表面や髪の毛を調べさせてもらいますね

2 頭蓋を観察する

- 前後から頭蓋を観察する．同時に触診も行う．

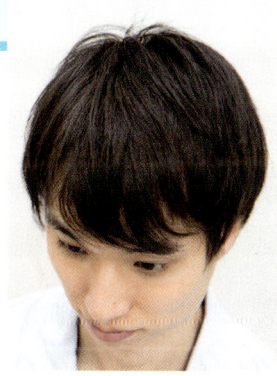

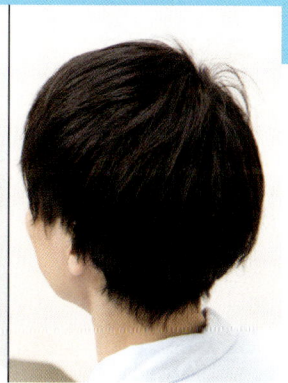

> **手技のコツ**
> マッサージするように触診するとよいでしょう．

観察ポイント
- □ 大きさ
- □ 形
- □ 左右差
- □ 圧痛の有無
- □ 表面の凹凸
- □ 腫瘤の有無

> **ポイント**
> 頭蓋の変形は小児にみられることが多いですが，成人ではまれです．このため，成人では腫瘤や外傷を確認する方が重要となります．

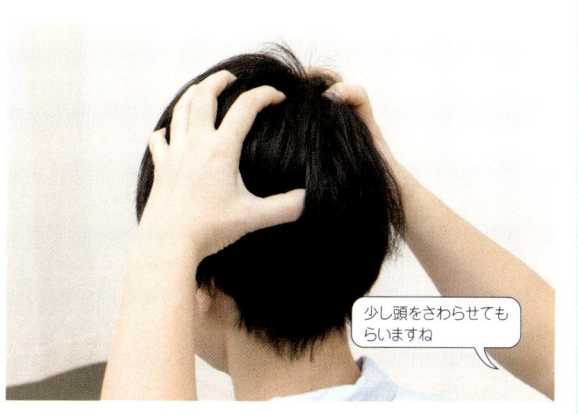

（吹き出し）少し頭をさわらせてもらいますね

頭頸部のアセスメント

3 頭皮・頭髪を観察する

● 頭髪を大きくかき分け，頭髪と頭皮全体を観察する．

手技のコツ
頭皮は頭頂部，側頭部，後頭部と，全体にわたって少なくとも3カ所以上観察するとよいでしょう．

ポイント
外傷がある場合など必要に応じて手袋を装着しましょう．

頭髪をかき分ける

観察ポイント

頭 皮	頭 髪
□ 皮膚病変（➡p.15）の有無 □ 腫瘤の有無 □ 寄生虫の有無 □ 落屑の有無	□ 脱毛の有無 □ 色調 □ 性状 　（弾力性，つや，太さなど）

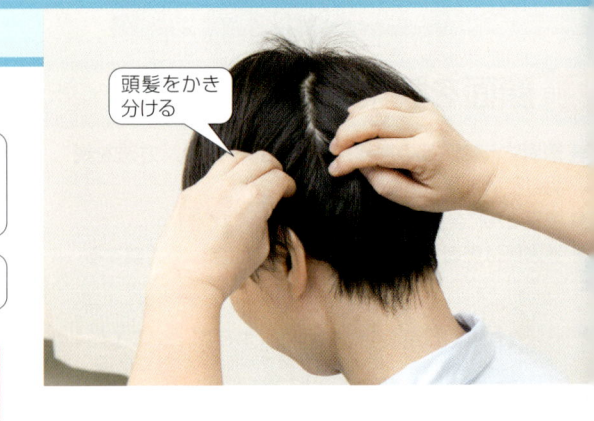

● 視診，触診の結果を評価・記録する．

■ 頭部の視診，触診の評価

● 頭部の所見からは，全身状態や特定の疾患など様々な情報を得ることができます．
● 異常所見が認められた場合は以下のような病態が疑われます．

	正　常	異常と主な原因			
顔面	● 顔色が良好である	● 蒼白➡貧血，低血圧など ● チアノーゼ（➡p.149）		● 紅潮➡発熱や赤血球増加症など ● 黄疸➡高ビリルビン血症	
	● 表情がある	● 無表情➡パーキンソン病や精神疾患など			
	● 顔が左右対称である	● 非対称➡顔面神経麻痺			
	● 特徴的な顔貌がみられない	● 顔全体が丸みを帯び（満月様顔貌），頬が赤い．多毛がみられる（口ひげやもみあげ，眉毛など）． ➡クッシング症候群	● 顔がむくみ，表情が乏しい．皮膚は乾燥し粗く，毛髪や眉毛の外側が薄い． ➡甲状腺機能低下症	● 前額・下顎が突出している．鼻や口唇が肥大している． ➡先端巨大症	● 顔面筋が硬直し，表情が乏しい（仮面様顔貌）．脂性肌もみられる． ➡パーキンソン病
	● 不随意運動（➡p.267）がみられない	● 不随意運動➡アルコール依存症，チック			
	● 浮腫（➡p.152）がみられない	● 浮腫➡腎不全，肝硬変，うっ血性心不全，甲状腺機能低下症			
頭蓋	● 頭蓋が年齢に応じた大きさである	● 大頭症➡水頭症，先端巨大症など　　● 小頭症➡脳の発育不全			
	● 変形がなく，左右対称である	● 変形，非対称➡頭蓋縫合癒合異常，外傷			
	● 腫瘤・表面の凹凸がない	● 腫瘤・表面の凹凸➡打撲による外傷			
	● 圧痛がない	● 圧痛➡皮膚炎，打撲による外傷			
頭皮	● 皮膚病変がみられない	● 皮膚病変➡皮膚炎，外傷			
	● 落屑がみられない	● 落屑➡皮膚炎			
	● 寄生虫がみられない	● 寄生虫➡シラミ			
頭髪	● 脱毛がなく，髪の色は年相応である．	● 脱毛，若年者の白色，灰白色➡ストレス，内分泌異常，薬物			
	● つやと弾力がある	● つやがない，切れやすい➡栄養不良，甲状腺疾患			

甲状腺のアセスメント

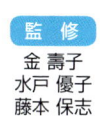

監修
金　壽子
水戸　優子
藤本　保志

甲状腺は数少ない視診・触診が可能な内分泌腺です．甲状腺は全身の代謝に作用するホルモンを分泌するため，異常があると全身に症状が出現します．触診技術はやや難しいですが，正しく解剖学的位置を理解し，正確な技術を身につけましょう．

甲状腺の解剖

- 甲状腺は左右の葉と，それをつなぐ峡部からなる内分泌腺で，蝶が羽を広げたような形をしています．また，しばしば峡部から上に伸びる錐体葉がみられます．
- 甲状腺は喉頭と気管をくるむようにして存在し，縦の長さ4cm，左右の葉の幅は各々2cm程度です．

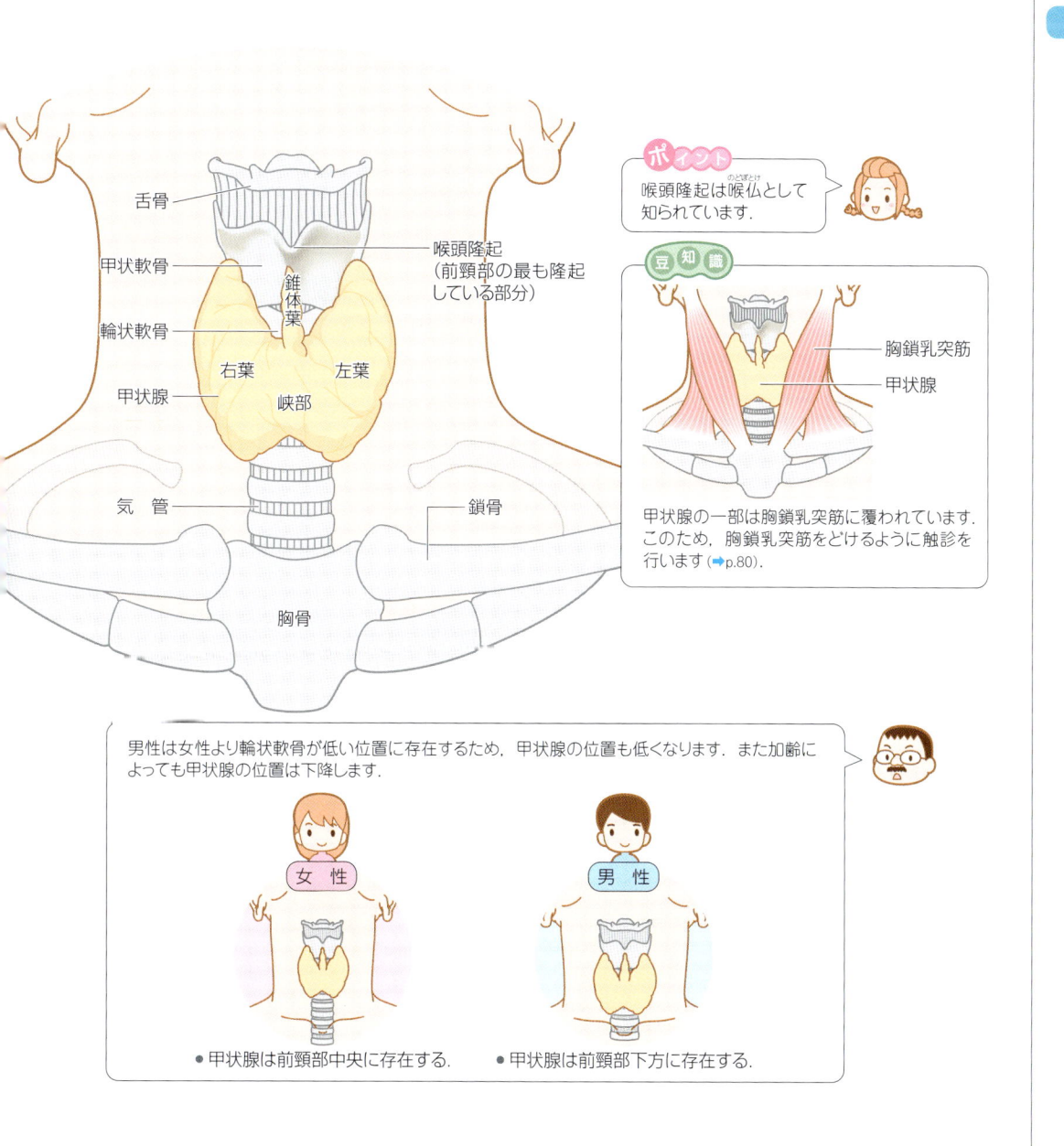

舌骨
甲状軟骨
輪状軟骨
甲状腺
気管
錐体葉
右葉　左葉
峡部
喉頭隆起（前頸部の最も隆起している部分）
鎖骨
胸骨

ポイント
喉頭隆起は喉仏（のどぼとけ）として知られています．

豆知識
胸鎖乳突筋
甲状腺
甲状腺の一部は胸鎖乳突筋に覆われています．このため，胸鎖乳突筋をどけるように触診を行います（→p.80）．

男性は女性より輪状軟骨が低い位置に存在するため，甲状腺の位置も低くなります．また加齢によっても甲状腺の位置は下降します．

女性
- 甲状腺は前頸部中央に存在する．

男性
- 甲状腺は前頸部下方に存在する．

■ 甲状腺の機能

- 甲状腺からは甲状腺ホルモンが分泌されています．このホルモンは身体の各臓器に作用し，代謝を亢進させ，エネルギーを産生させる働きがあります．
- バセドウ病などの甲状腺機能亢進症（病③p.216）では，甲状腺ホルモンの分泌が過剰となり，代謝や臓器の働きが亢進します．一方，橋本病などの甲状腺機能低下症（病③p.226）では，甲状腺ホルモンの分泌が不足し，代謝や臓器の働きが低下します．

甲状腺ホルモンの主な生理的作用

熱産生作用
- ほとんどの組織で酸素消費量を増加させ，基礎代謝を亢進させることで，体温が上昇する．

心臓に対する作用
- 心収縮力と心拍数を増加させ，心拍出量が増加する．

糖質代謝に対する作用
- 消化管からの糖の吸収を促進する．細胞への糖の取り込み速度も亢進する．

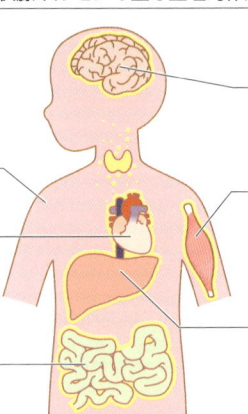

神経系に対する作用
- 興奮性に作用し，精神活動を活発にする．

骨格筋に対する作用
- 蛋白質の異化作用を示す．

脂質代謝に対する作用
- 血中コレステロール値を下げる．

成長・成熟への作用
- 骨格・脳の正常な発育と，身体の成熟に関与する．

甲状腺ホルモンのうち，甲状腺から最も多く分泌されるのはサイロキシン（T_4）です．その多くは末梢でトリヨードサイロニン（T_3）となり，強い活性を示します．

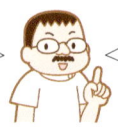

甲状腺からは他にもカルシトニンという，生体のカルシウム代謝に関わるホルモンも分泌されています．カルシトニンは骨の溶解を抑制し，血中のCa^{2+}濃度を低下させますが，健常な成人ではその作用はわずかとされています．

用語　異化
糖質や脂質，蛋白質などの高分子有機化合物が簡単な分子に分解され，エネルギーが獲得される反応のこと．

手順　甲状腺の視診，触診

1　説明をして体位を整える

- 患者さんに甲状腺の視診，触診を行う目的，方法を説明し了承を得る．
- 患者さんに坐位になってもらう．

手技のコツ
合わせて，眼球突出がないかを視診し，脈拍測定をするとよいでしょう．また脈拍測定時に皮膚の湿潤状態を確認しておきましょう．

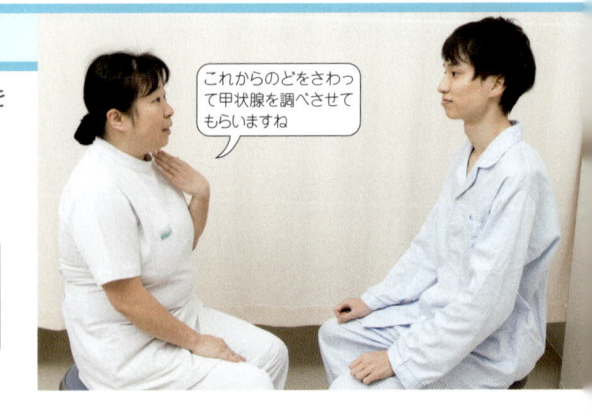

これからのどをさわって甲状腺を調べさせてもらいますね

2 輪状軟骨の位置を確認する

- 患者さんに頸部を少し後屈してもらう．
- 頸部の最も隆起しているところ（甲状軟骨の喉頭隆起）を軽く触れて確認する（わかりにくいときは側方から見る）．
- そこから下に指をずらし，輪状軟骨の位置を確認する＊．
- ＊ **なぜなら** 輪状軟骨の1cmほど下に甲状腺峡部上縁があり，甲状腺の位置を知る目安となるからです．

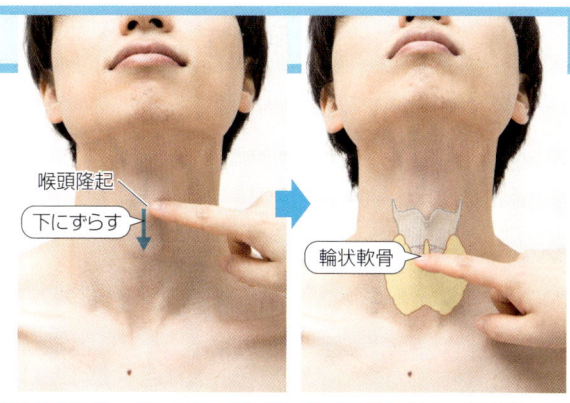

喉頭隆起
下にずらす
輪状軟骨

3 甲状腺を観察する

- 甲状腺を正面や側面から観察する．

ポイント
女性は前頸部の中央，男性ではそれよりも少し下方を目安にするとよいでしょう（→p.77）．

観察ポイント
☐ 腫大の有無

手技のコツ
患者さんに嚥下（コップの水や空嚥下）してもらうとよいでしょう．甲状腺が甲状軟骨や輪状軟骨とともに上下に動くため，異常を発見しやすくなります．触診時（手順 4, 5）でも同様です．

頸部に腫大を認めた場合には，嚥下をしてもらうと，それが甲状腺かそれ以外のもの（リンパ節や皮下脂肪）かを見分けることができます．甲状腺は気管に固定されているため，甲状腺であれば嚥下運動時に上下に動きますが，それ以外のものでは動きません．

4 甲状腺峡部を触診する

- 輪状軟骨の下部で，甲状腺峡部を触診する．正面から，きき手の母指または示指の指腹で軽く触れる．

観察ポイント
☐ 腫大の有無
腫大がみられる場合は以下を観察
☐ 硬さ
☐ 硬結の有無
☐ 圧痛の有無
☐ 可動性

ポイント
甲状腺疾患は，ほとんどのもので腫大がみられます．そのため甲状腺のアセスメントではまず腫大の有無を確認し，そこから性状などを調べていきます．

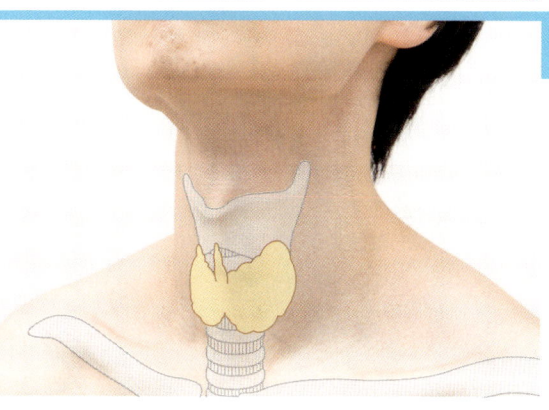

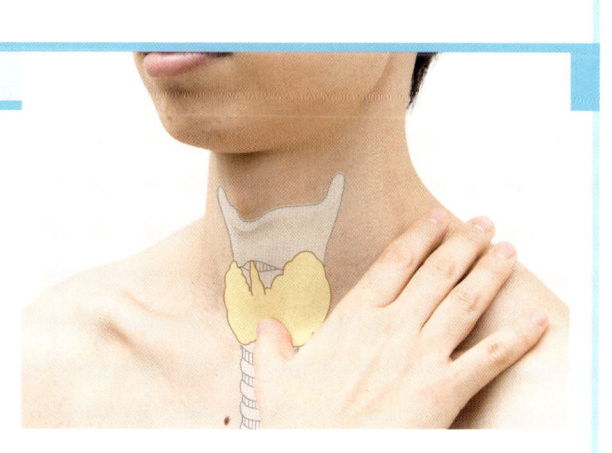

頭頸部のアセスメント　甲状腺のアセスメント

Visual Guide to Physical Assessment

5 甲状腺葉部を触診する

- 患者さんに，頸部を少し前屈してもらう*．
- *なぜなら 胸鎖乳突筋が弛緩し，甲状腺葉部を触診しやすくなるためです．

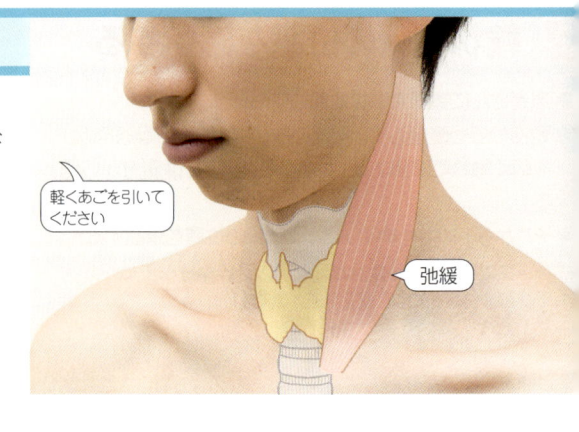

軽くあごを引いてください

弛緩

- 以下のいずれかの方法で，左葉，右葉を触診する．

正面から触診する方法
- 左母指を気管の右縁にあて，外側から軽く押すようにして気管を少し偏位させる．
- 右母指で胸鎖乳突筋をどけるようにして，やさしく左葉を触診する．
- 同様に右葉も触診する．

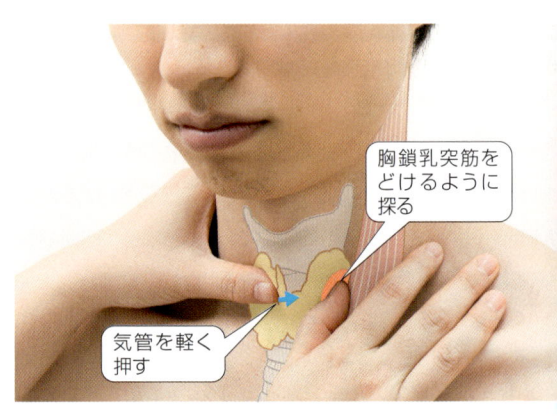

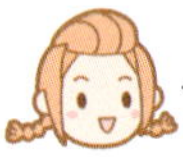

ポイント
左右の葉は通常触知できませんが，やせている人では母指程度の大きさでやわらかく触れることがあります．

胸鎖乳突筋をどけるように探る
気管を軽く押す

背面から触診する方法
- 右手指（示指，中指，環指）を気管の右縁にあて，外側から軽く押すようにして気管を少し偏位させる．
- 左手指で胸鎖乳突筋をどけるようにして，やさしく左葉を触診する．
- 同様に右葉も触診する．

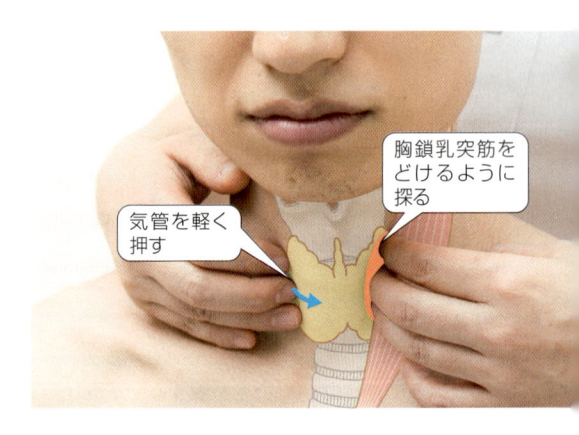

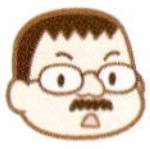

観察ポイント
- □ 腫大の有無

腫大がみられる場合は以下を観察
- □ 硬さ
- □ 硬結の有無
- □ 圧痛の有無
- □ 可動性
- □ 左右差の有無

気管を軽く押す
胸鎖乳突筋をどけるように探る

正面からの触診は，視診をしつつ行うことができますが，慣れないとやや難しい技術となります．一方背面からの触診は，甲状腺に触れる指の面積が大きいため，わかりやすいですが，視診をしつつ行うことはできません．また患者さんの後ろに回る形となるため，不安感を与える場合もあります．熟練度や状況に応じて選択するとよいでしょう．

- 視診，触診の結果を評価・記録する．

甲状腺の視診，触診の評価

- 甲状腺に腫大がみられた場合，以下のような疾患が疑われます．

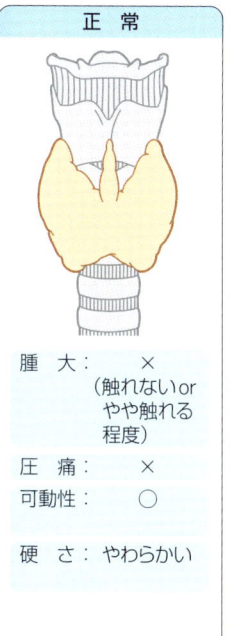

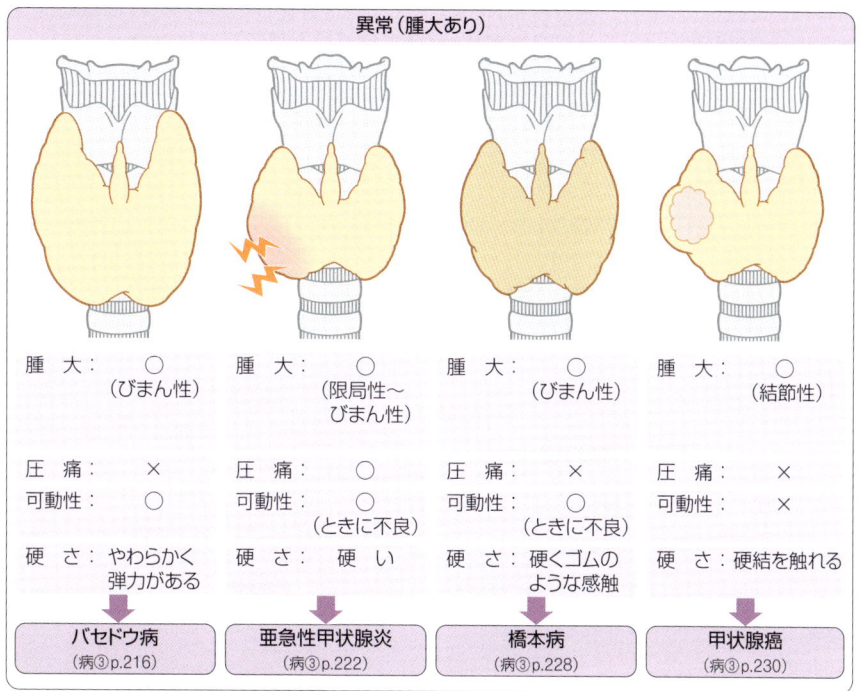

正常	異常（腫大あり）			
腫　大：× （触れないor やや触れる 程度） 圧　痛：× 可動性：○ 硬　さ：やわらかい	腫　大：○ （びまん性） 圧　痛：× 可動性：○ 硬　さ：やわらかく 弾力がある ↓ バセドウ病 （病③p.216）	腫　大：○ （限局性〜 びまん性） 圧　痛：○ 可動性：○ （ときに不良） 硬　さ：硬い ↓ 亜急性甲状腺炎 （病③p.222）	腫　大：○ （びまん性） 圧　痛：× 可動性：○ （ときに不良） 硬　さ：硬くゴムの ような感触 ↓ 橋本病 （病③p.228）	腫　大：○ （結節性） 圧　痛：× 可動性：× 硬　さ：硬結を触れる ↓ 甲状腺癌 （病③p.230）

- 高齢者のバセドウ病ではごく小さな甲状腺腫しか認めないなど，それぞれの疾患で非典型的な所見がみられることがあり，実際には他の臨床所見や検査結果とあわせて診断されます．

> 結節を触れる場合，甲状腺癌以外にも良性腫瘍の場合があります．甲状腺癌が硬く，辺縁が不整なのに比べ，良性腫瘍は比較的やわらかく，辺縁も整っていることが鑑別の手がかりとなります．

頭頸部のアセスメント

甲状腺のアセスメント

頭頸部リンパ節のアセスメント

監修
金 壽子
水戸 優
藤本 保

リンパ節は頭頸部や腋窩，鼠径部をはじめとして全身に存在しており，そこでは異物に対する免疫反応が起こっています．リンパ節の腫脹は炎症性疾患や腫瘍性疾患の重要な手がかりとなります．ここでは，頭頸部リンパ節のアセスメント技術とその周辺知識を解説します．

■ リンパの流れ

- リンパ（リンパ液）はリンパ管の中を，静脈と同様に末梢から体の中心に向かって流れています．またリンパ管のところどころにはリンパ節が存在します．
- リンパの流れは左右対称ではありません．右上半身のリンパは右リンパ本幹に，その他全てのリンパは胸管に集まり，それぞれ左右の静脈角で鎖骨下静脈に注ぎます．

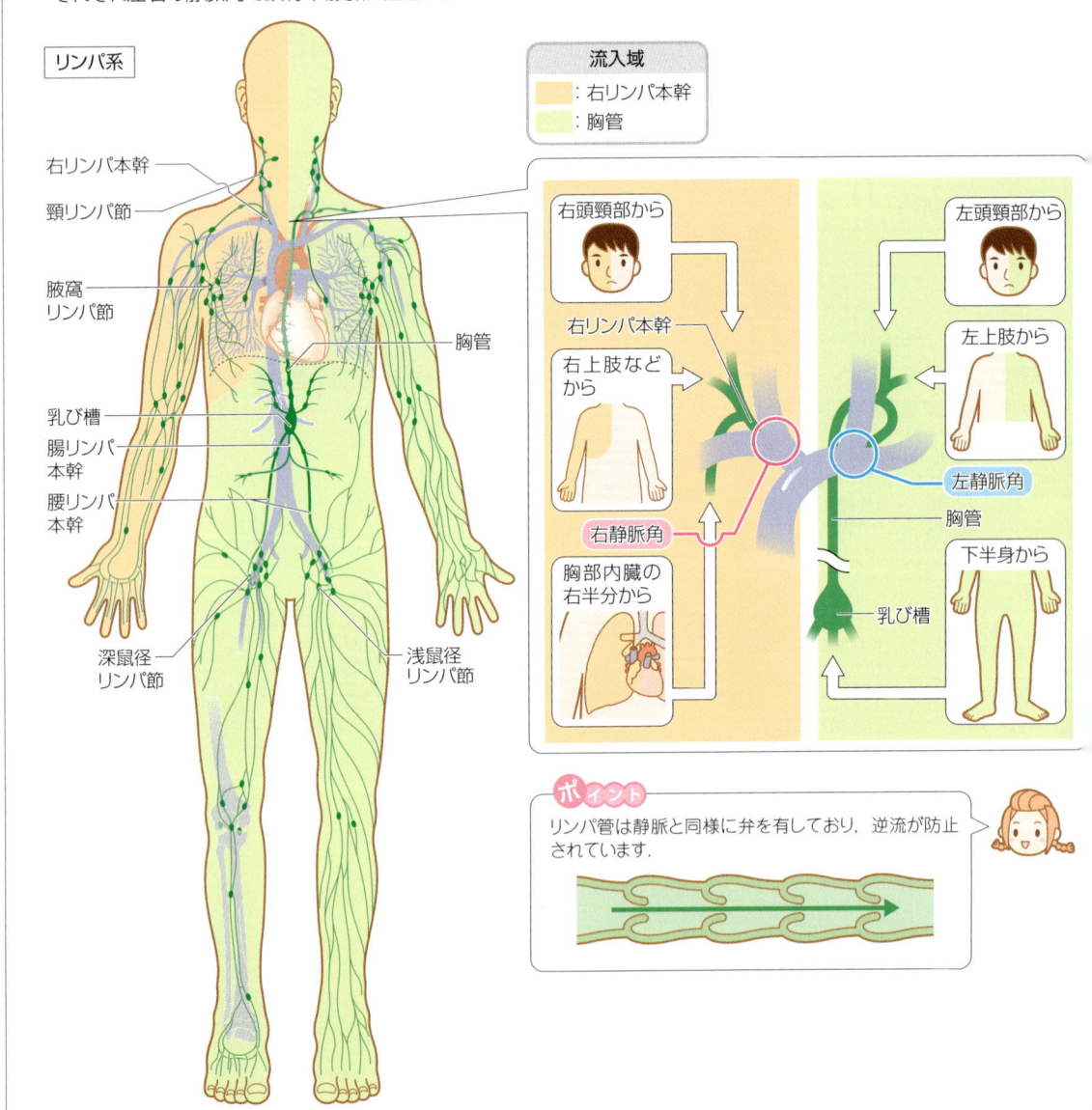

リンパ系

右リンパ本幹／頸リンパ節／腋窩リンパ節／胸管／乳び槽／腸リンパ本幹／腰リンパ本幹／深鼠径リンパ節／浅鼠径リンパ節

流入域
- ■：右リンパ本幹
- ■：胸管

右頭頸部から → 右リンパ本幹 ← 右上肢などから → 右静脈角 ← 胸部内臓の右半分から

左頭頸部から → 左上肢から → 左静脈角 → 胸管 → 乳び槽 ← 下半身から

ポイント
リンパ管は静脈と同様に弁を有しており，逆流が防止されています．

- 胸腹部のリンパの多くは左静脈角に注ぐため，胸腹部の悪性腫瘍は左鎖骨上窩のリンパ節に転移しやすいです．特に胃癌の左鎖骨上窩リンパ節転移をVirchow（ウィルヒョウ）転移（病①p.84）といいます．

リンパ系の機能

- リンパ系は，リンパ管とリンパ組織（→下項目）から構成されます．
- リンパ系の機能には，大きく分けて「循環血漿量の調節」，「栄養の運搬」，「免疫系」があります．

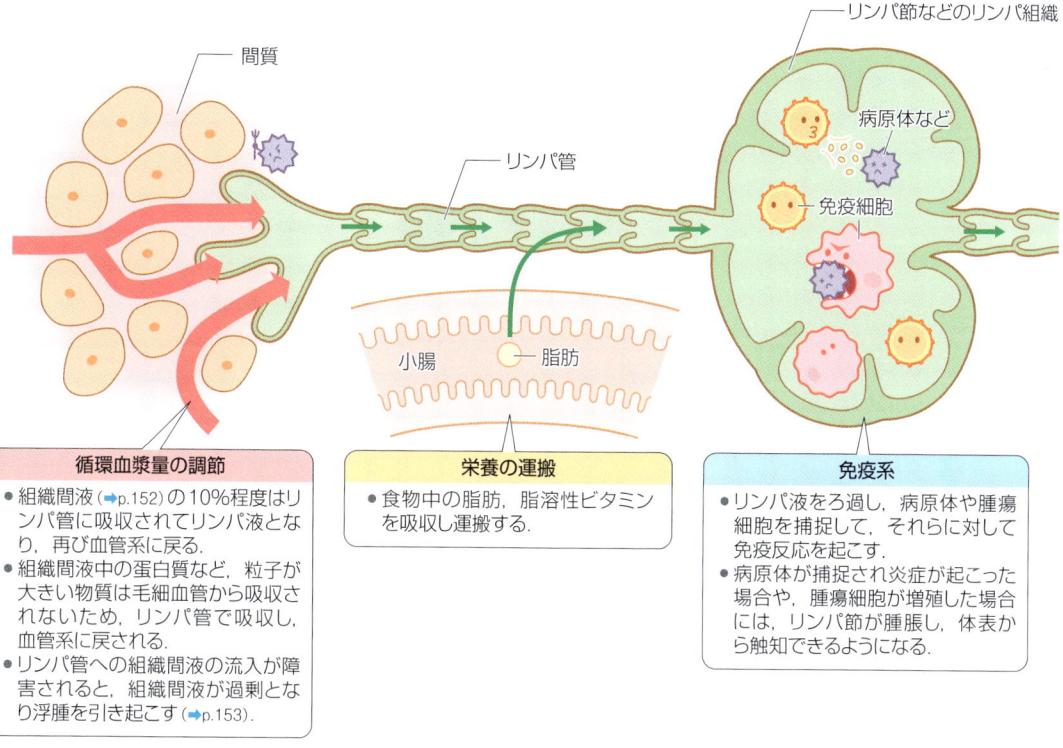

循環血漿量の調節
- 組織間液（→p.152）の10%程度はリンパ管に吸収されてリンパ液となり，再び血管系に戻る．
- 組織間液中の蛋白質など，粒子が大きい物質は毛細血管から吸収されないため，リンパ管で吸収し，血管系に戻される．
- リンパ管への組織間液の流入が障害されると，組織間液が過剰となり浮腫を引き起こす（→p.153）．

蛋白質は膠質浸透圧（→p.153）を形成するため，組織間液から蛋白質が取り除かれないと，組織間液が過剰になってしまいます．

栄養の運搬
- 食物中の脂肪，脂溶性ビタミンを吸収し運搬する．

免疫系
- リンパ液をろ過し，病原体や腫瘍細胞を捕捉して，それらに対して免疫反応を起こす．
- 病原体が捕捉され炎症が起こった場合や，腫瘍細胞が増殖した場合には，リンパ節が腫脹し，体表から触知できるようになる．

Supplement

リンパ組織

- リンパ組織には，リンパ節の他に，骨髄・胸腺・脾臓などがあり，多数のリンパ球が存在しています．
- リンパ組織は一次（中枢）リンパ組織と二次（末梢）リンパ組織とに大別されます．一次リンパ組織で発生・分化・成熟したリンパ球は，二次リンパ組織間を血行性・リンパ行性に循環し，二次リンパ組織で異物（抗原）に対して免疫応答を行います．

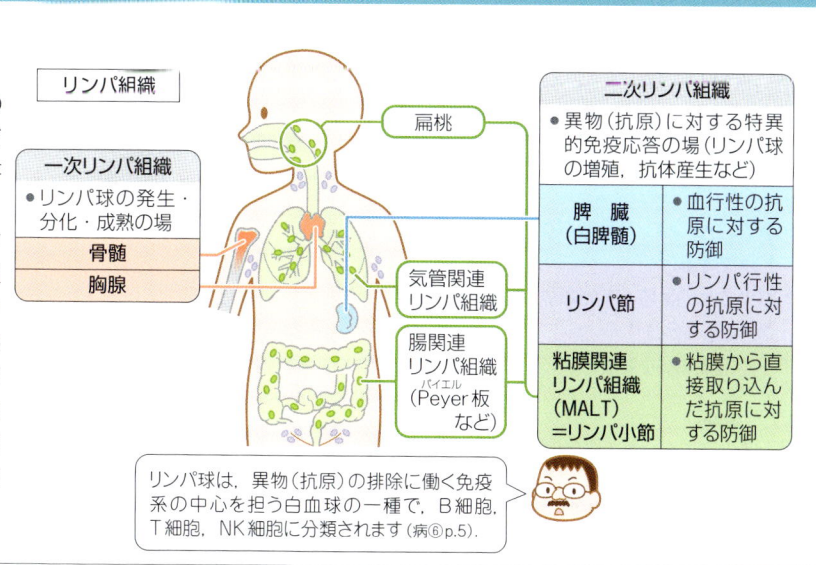

一次リンパ組織
- リンパ球の発生・分化・成熟の場
  - 骨髄
  - 胸腺

二次リンパ組織	異物（抗原）に対する特異的免疫応答の場（リンパ球の増殖，抗体産生など）
脾臓（白脾髄）	血行性の抗原に対する防御
リンパ節	リンパ行性の抗原に対する防御
粘膜関連リンパ組織（MALT）＝リンパ小節	粘膜から直接取り込んだ抗原に対する防御

リンパ球は，異物（抗原）の排除に働く免疫系の中心を担う白血球の一種で，B細胞，T細胞，NK細胞に分類されます（病⑥p.5）．

粘膜関連リンパ組織（MALT）：mucosa-associated lymphoid tissue

■ 頭頸部リンパ節の解剖

- 頭頸部の体表面近くには，以下のようにリンパ節が多く集まっています．リンパ節は正常では触れないか，触れても1cm以下です．

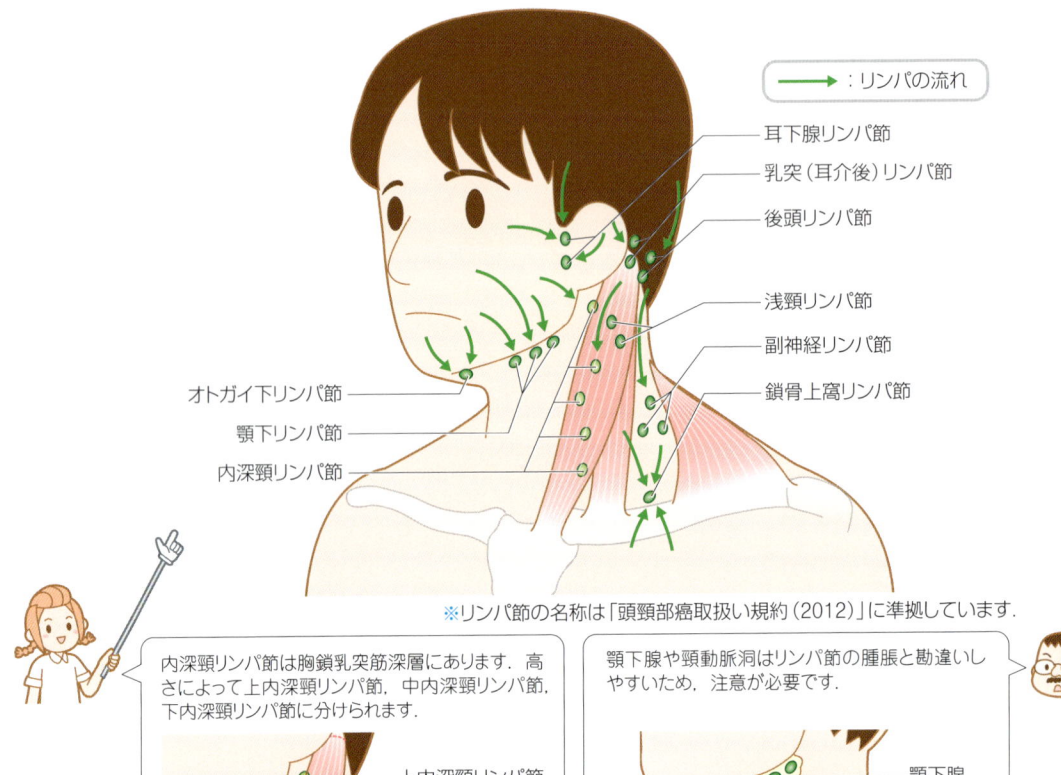

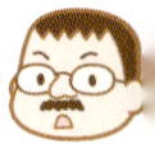

→：リンパの流れ

- 耳下腺リンパ節
- 乳突（耳介後）リンパ節
- 後頭リンパ節
- 浅頸リンパ節
- 副神経リンパ節
- 鎖骨上窩リンパ節
- オトガイ下リンパ節
- 顎下リンパ節
- 内深頸リンパ節

※リンパ節の名称は「頭頸部癌取扱い規約（2012）」に準拠しています．

内深頸リンパ節は胸鎖乳突筋深層にあります．高さによって上内深頸リンパ節，中内深頸リンパ節，下内深頸リンパ節に分けられます．

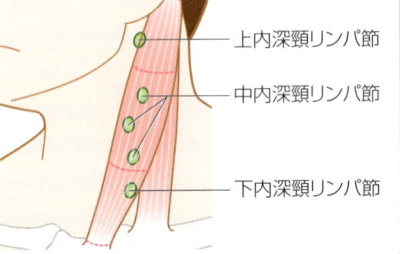

- 上内深頸リンパ節
- 中内深頸リンパ節
- 下内深頸リンパ節

顎下腺や頸動脈洞はリンパ節の腫脹と勘違いしやすいため，注意が必要です．

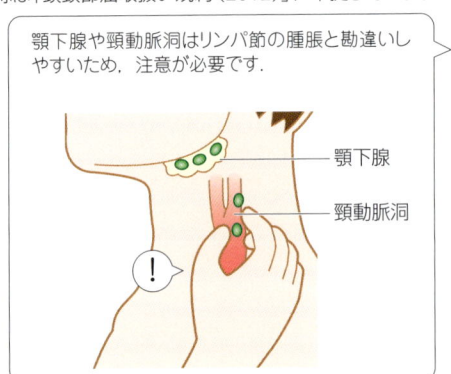

- 顎下腺
- 頸動脈洞

手順 頭頸部リンパ節の触診

1 説明して体位を整える

- 患者さんにリンパ節を触診する目的，方法を説明し，了承を得る．
- 患者さんに坐位（または臥位）になってもらい，**リラックスしてもらう**＊．

＊**なぜなら** 筋肉の緊張をとり，リンパ節を触知しやすくするためです．

実臨床では，頸部をまとめて診察する場合も多いです．甲状腺や頭頸部リンパ節に加え，胸鎖乳突筋，顎下腺，気管，甲状軟骨などの観察も行います．

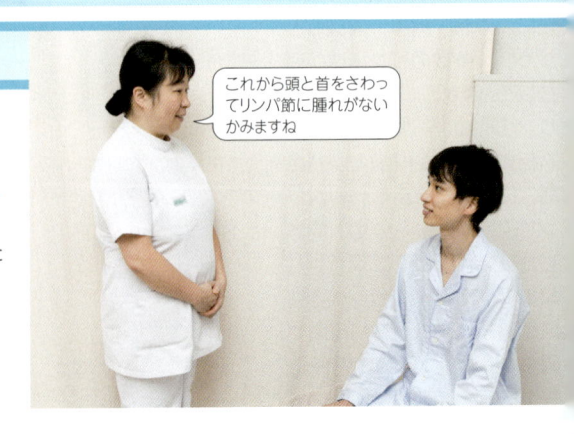

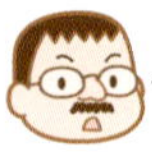

これから頭と首をさわってリンパ節に腫れがないかみますね

2 リンパ節を触診する

- 示指，中指，環指の指先を使って，やさしく円を描くようにリンパ節を触診していく．以下に順番の一例を示す．

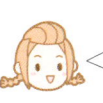

> **ポイント**
> 左右差をみるために両手で行いましょう（1カ所にしかないオトガイ下部のリンパ節は除く）．

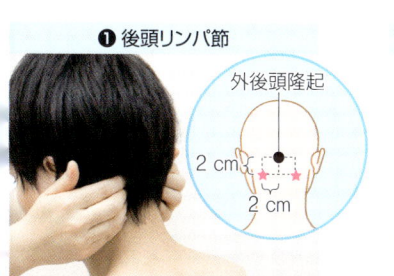

❶ 後頭リンパ節

外後頭隆起
2 cm
2 cm

- 後頭部の中心にある，出っ張っているところ（外後頭隆起）から下，横に2cm離れた部位を触診する．

❷ 乳突（耳介後）リンパ節

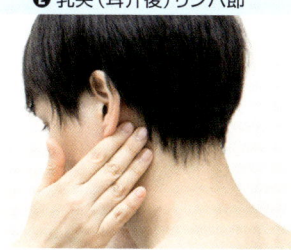

- 耳介後部の乳様突起の表面を触診する．

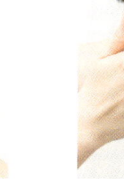

❸ 耳下腺リンパ節

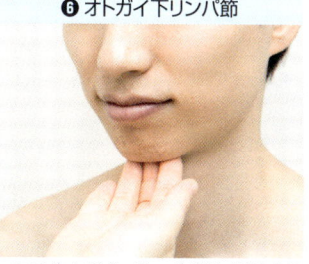

- 耳の前方を触診する．

❹ 上内深頸リンパ節

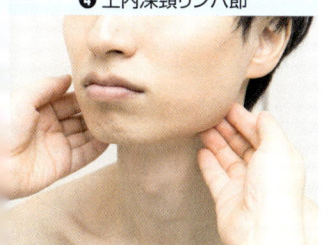

- 下顎角直下のやや奥を触診する．

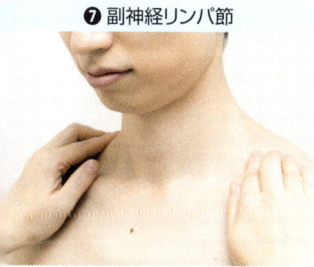

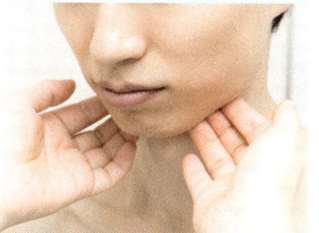

❺ 顎下リンパ節

- 下顎角とあご先の中央を探るように触診する．

❻ オトガイ下リンパ節

- あご先から2〜3cm奥側を探るように触診する．

❼ 副神経リンパ節

- 後頸三角部（→p.74）を触診する．

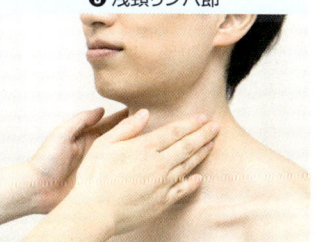

❽ 浅頸リンパ節

- 胸鎖乳突筋の表面を触診する．

❾ 中・下内深頸リンパ節

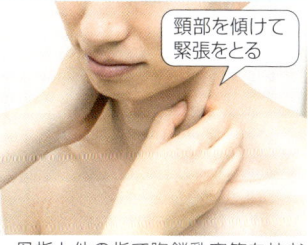

頸部を傾けて緊張をとる

- 母指と他の指で胸鎖乳突筋を挟むようにして，その内側を丁寧に触診する．

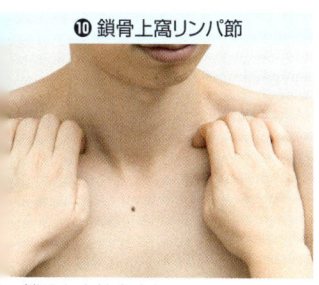

❿ 鎖骨上窩リンパ節

- 鎖骨と胸鎖乳突筋でつくられる角のくぼみを上から探るように触診する．

- 触診の結果を評価・記録する．

> **手技のコツ**
> 後頸三角部がわかりにくい場合には，患者さんの頭だけを少し横にむけてもらい，胸鎖乳突筋の膨隆部がはっきりとわかるようにしてもらうとよいでしょう．

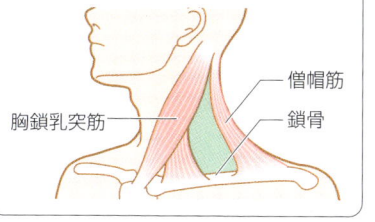

僧帽筋
胸鎖乳突筋
鎖骨

> 下内深頸リンパ節の腫脹は甲状腺腫大と混同しやすいため，注意が必要です．

観察ポイント

☐ 腫脹の有無

腫張があった場合は以下を観察

☐ 位置 ☐ 硬さ
☐ 数 ☐ 可動性
☐ 大きさ ☐ 圧痛の有無

頭頸部のアセスメント

頭頸部リンパ節のアセスメント

Visual Guide to Physical Assessment

■ 頭頸部リンパ節の触診の評価

- 触診でリンパ節に腫脹を認めた場合は，炎症性疾患や腫瘍性疾患を疑い，以下のように評価します．

性状による評価

- リンパ節腫脹の原因は様々ありますが，圧痛の有無や可動性から，おおよそ以下のように評価できます．

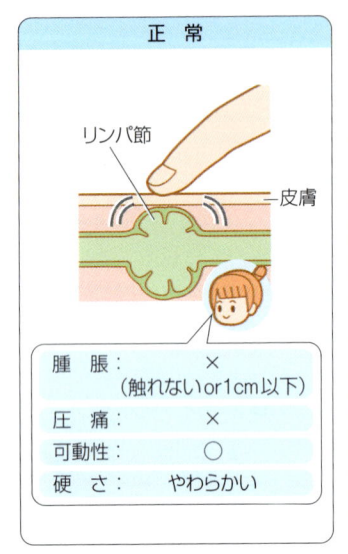

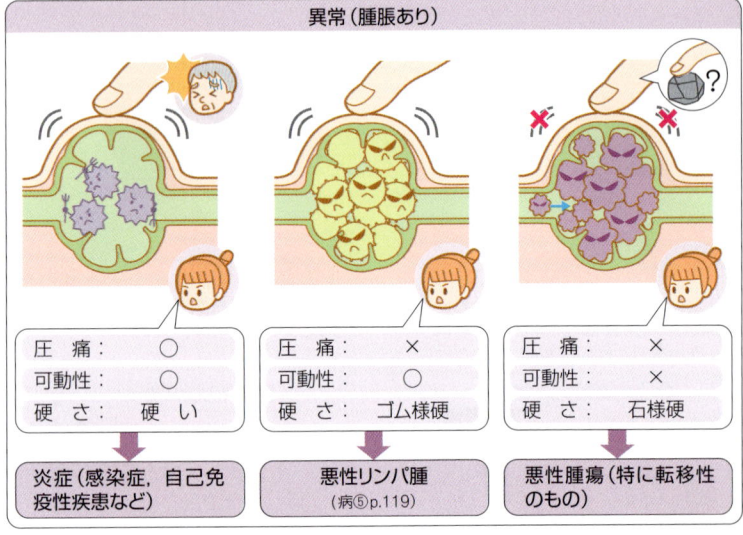

正常
- 腫脹：×（触れないor1cm以下）
- 圧痛：×
- 可動性：○
- 硬さ：やわらかい

異常（腫脹あり）

① 圧痛：○／可動性：○／硬さ：硬い → 炎症（感染症，自己免疫性疾患など）

② 圧痛：×／可動性：○／硬さ：ゴム様硬 → 悪性リンパ腫（病⑤p.119）

③ 圧痛：×／可動性：×／硬さ：石様硬 → 悪性腫瘍（特に転移性のもの）

結核などの慢性炎症では圧痛がないことが多いなど，原因によっては上記とは異なる所見がみられます．上記の評価は目安程度にとらえておくとよいでしょう．

部位による評価

- ある部位にリンパ節腫脹がみられた場合，そのリンパ節に流入する領域に炎症や悪性腫瘍がある可能性があります．また風疹など全身性の疾患であっても，リンパ節腫脹の部位が特徴的なものもあります．
- 以下に腫脹しているリンパ節と，その原因となる疾患の例を挙げます．

腫脹しているリンパ節	原因疾患例
後頭リンパ節	・頭皮の悪性腫瘍や炎症 ・風疹
乳突（耳介後）リンパ節	
耳下腺リンパ節	・眼や外耳道，顔面の悪性腫瘍や炎症
顎下リンパ節	・口腔内の悪性腫瘍や炎症（歯肉炎・う歯）
オトガイ下リンパ節	
副神経リンパ節	・上咽頭，耳下腺の悪性腫瘍　・悪性リンパ腫　・伝染性単核症（病⑥p.238） ・亜急性壊死性リンパ節炎　・頸部リンパ節結核 ・IgG4関連多臓器リンパ増殖性疾患　・好酸球性肉芽腫症
内深頸リンパ節	・口腔，咽頭，喉頭，甲状腺，頸部食道，耳下腺などの悪性腫瘍 ・口腔，咽頭の炎症（口蓋扁桃炎，伝染性単核症）　・亜急性壊死性リンパ節炎 ・頸部リンパ節結核　・IgG4関連多臓器リンパ増殖性疾患 ・好酸球性肉芽腫症
鎖骨上窩リンパ節	・肺，甲状腺，食道，腹腔内の悪性腫瘍 （特に左鎖骨上窩リンパ節では腹腔内からの転移が考えられる）

手技のコツ
リンパの流入する領域は頭頸部リンパ節の解剖（→p.84）を参考にするとわかりやすいでしょう．

Visual Guide to Physical Assessment

頭頸部のアセスメント

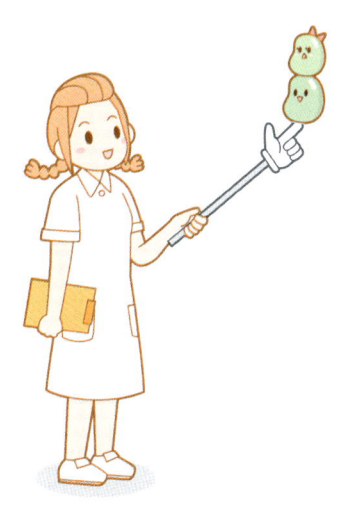

頭頸部リンパ節のアセスメント

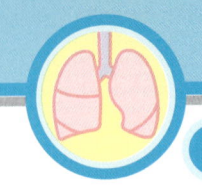

呼吸器系のアセスメント

監 植木

呼吸器は，細胞が働くために必要な酸素を体内に取り入れ，不要になった二酸化炭素を体外に出す役割を担っています．普段は意識せずに行っている呼吸ですが，循環器の働きと同様に生命維持に欠かすことのできないものです．呼吸器の解剖や機能を理解し，フィジカルアセスメントによって呼吸機能の働きを見極められるようにしましょう．

■ 呼吸器系のアセスメントの全体像

- 呼吸器のアセスメントについて，本書では呼吸状態，胸郭と肺，呼吸音の3つに分けて説明していきます．

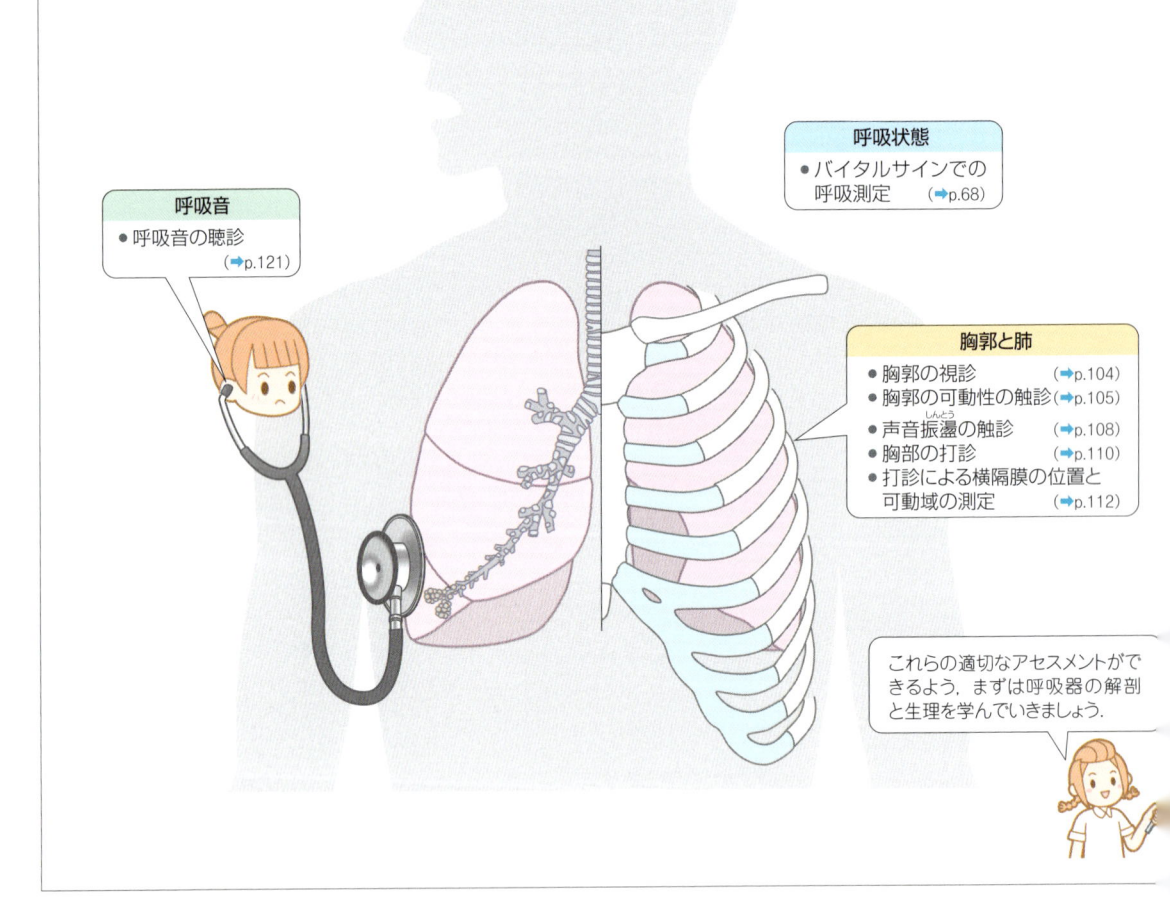

呼吸音
- 呼吸音の聴診 (➡p.121)

呼吸状態
- バイタルサインでの呼吸測定 (➡p.68)

胸郭と肺
- 胸郭の視診 (➡p.104)
- 胸郭の可動性の触診 (➡p.105)
- 声音振盪（しんとう）の触診 (➡p.108)
- 胸部の打診 (➡p.110)
- 打診による横隔膜の位置と可動域の測定 (➡p.112)

これらの適切なアセスメントができるよう，まずは呼吸器の解剖と生理を学んでいきましょう．

● 解剖 ●

呼吸器の全体像

● 呼吸器は，空気の通り道である気道（上気道，下気道）とガス交換の場である肺で構成されています．

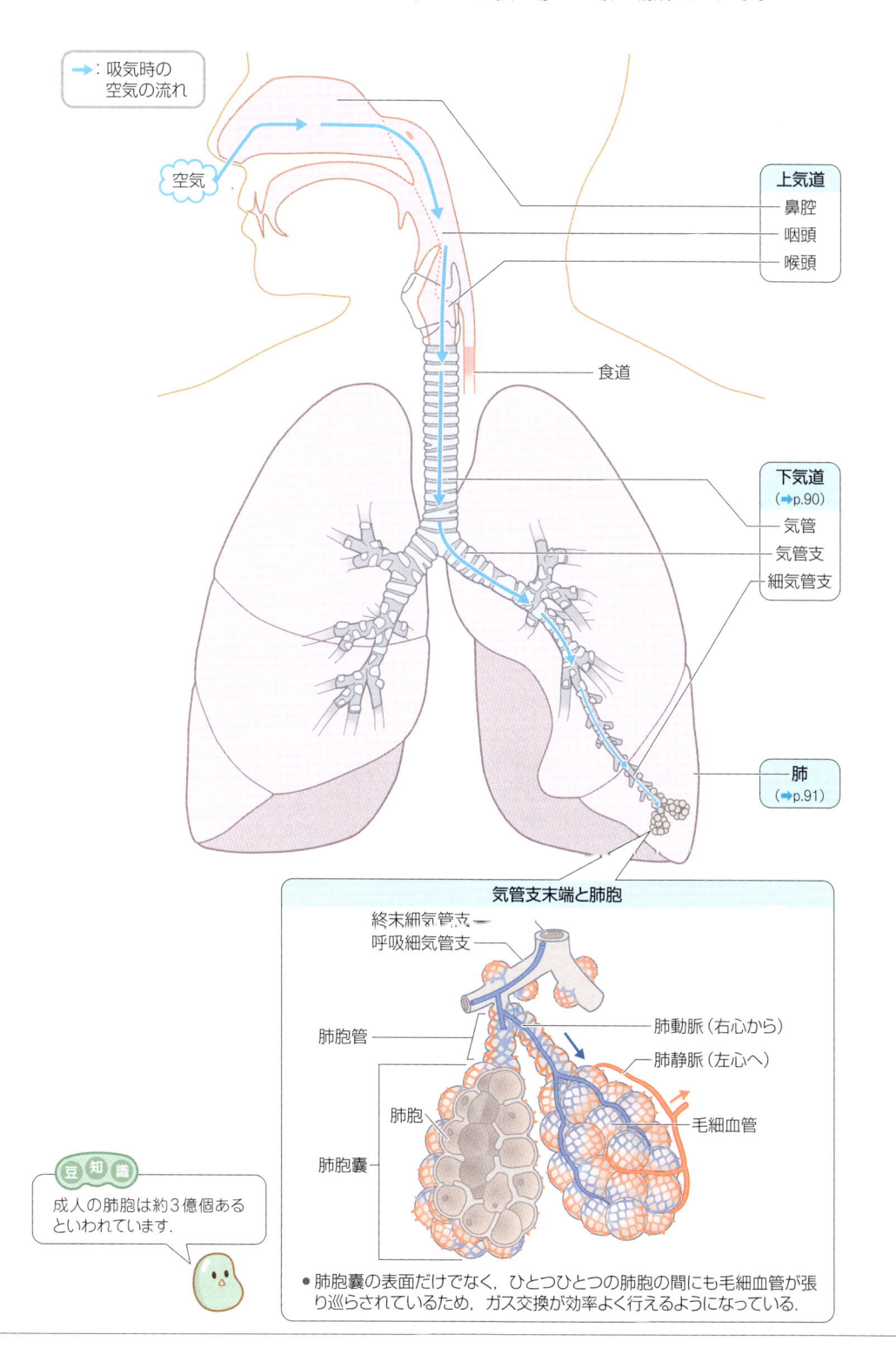

➡：吸気時の空気の流れ

空気

上気道
- 鼻腔
- 咽頭
- 喉頭

食道

下気道（➡p.90）
- 気管
- 気管支
- 細気管支

肺（➡p.91）

気管支末端と肺胞
- 終末細気管支
- 呼吸細気管支
- 肺胞管
- 肺動脈（右心から）
- 肺静脈（左心へ）
- 肺胞
- 毛細血管
- 肺胞嚢

豆知識
成人の肺胞は約3億個あるといわれています．

● 肺胞嚢の表面だけでなく，ひとつひとつの肺胞の間にも毛細血管が張り巡らされているため，ガス交換が効率よく行えるようになっている．

呼吸器系のアセスメント

■ 左右主気管支とその分岐

- 成人の気管の長さは約10cmで，食道の前に位置します（→下項目）．
- 右主気管支は，左主気管支よりも太く短く，また心臓があることで左主気管支の方が分岐角度が大きくなっています．

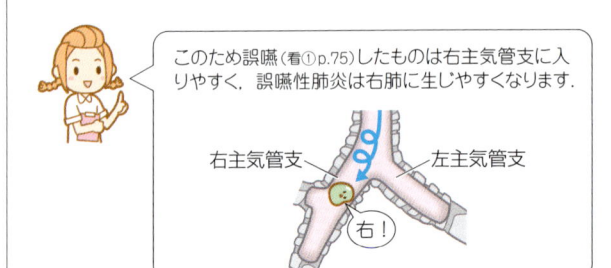

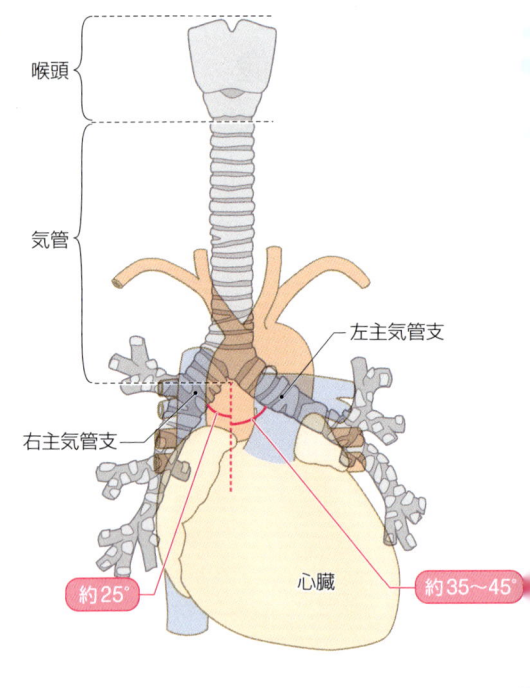

> このため誤嚥（看①p.75）したものは右主気管支に入りやすく，誤嚥性肺炎は右肺に生じやすくなります．

右主気管支　左主気管支
右！

喉頭
気管
左主気管支
右主気管支
約25°
心臓
約35〜45°

■ 下気道の構造と分岐

- 気管は2本の主気管支に分岐し，（その分岐を含め）23回の分岐を繰り返して肺胞に至ります．
- 末梢になるほどひとつひとつの断面積は小さくなりますが，断面積の総和は大きくなります．これによってより大きい面積で効率的にガス交換ができるようになります．

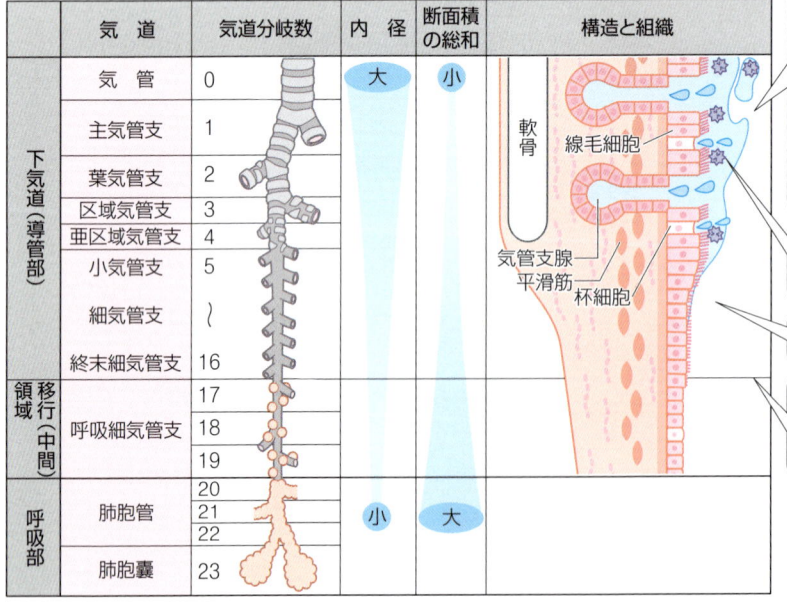

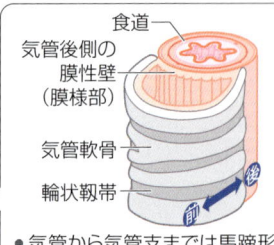

気道		気道分岐数	内径	断面積の総和	構造と組織
下気道（導管部）	気管	0	大	小	
	主気管支	1			
	葉気管支	2			
	区域気管支	3			
	亜区域気管支	4			
	小気管支	5			
	細気管支	〜			
	終末細気管支	16			
移行領域（中間）	呼吸細気管支	17			
		18			
		19			
呼吸部	肺胞管	20	小	大	
		21			
		22			
	肺胞嚢	23			

食道
気管後側の膜性壁（膜様部）
気管軟骨
輪状靭帯
前　後

軟骨
気管支腺
平滑筋
線毛細胞
杯細胞

- 気管から気管支までは馬蹄形の気管軟骨があり，後壁には軟骨が無い．気管の後壁には食道が接している．
- 気管支腺から分泌される粘液や，線毛細胞の線毛運動によって異物を排出する．
- 直径2mm程度の細気管支では，軟骨や気管支腺が無くなる．
- 壁が薄くなり肺胞が出現してくる．線毛細胞が少なく空気も停滞しやすいため，吸入した細菌や微粒子が沈着しやすい．

肺

- 肺は肺葉に分けられ，右肺は3つ，左肺は2つに分けられます．また，心臓があるため左右非対称となります．
- 右肺は，斜裂（大葉間裂；major fissure）によって上葉・中葉と下葉に分かれ，水平裂（小葉間裂；minor fissure）によって上葉と中葉が分かれています．
- 左肺は，斜裂（大葉間裂）によって上葉と下葉が分かれており，右肺の中葉に相当する部分は舌区として上葉の一部になっています．

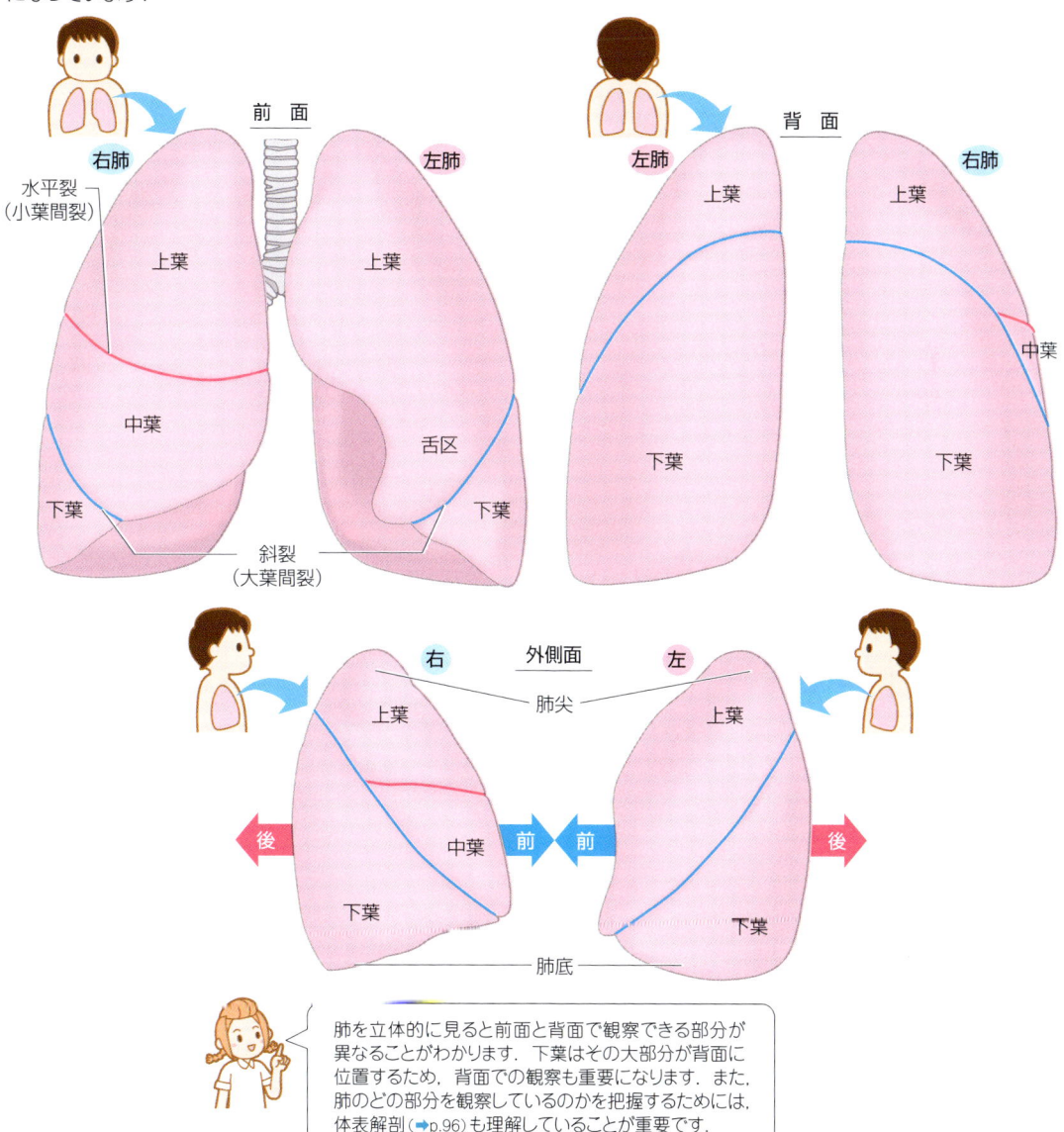

肺を立体的に見ると前面と背面で観察できる部分が異なることがわかります．下葉はその大部分が背面に位置するため，背面での観察も重要になります．また，肺のどの部分を観察しているのかを把握するためには，体表解剖（→p.96）も理解していることが重要です．

肺葉はさらに肺区域（病④p.9）に分けられます．右肺葉は10区域，左肺葉は8区域に分けられます．

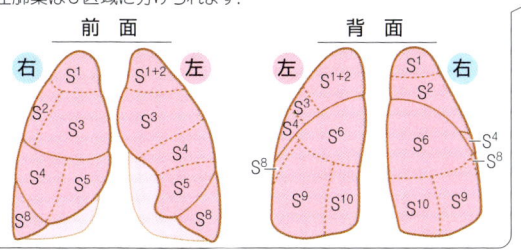

胸郭と胸腔

- 胸郭は，籠状の骨性胸郭とそれに付随する筋からなります．
- 胸郭の壁を胸壁といい，胸壁で囲まれた内部空間を胸腔といいます．
- 胸郭が動き，胸腔の体積が変化することで呼吸運動（→p.94）が行われています．

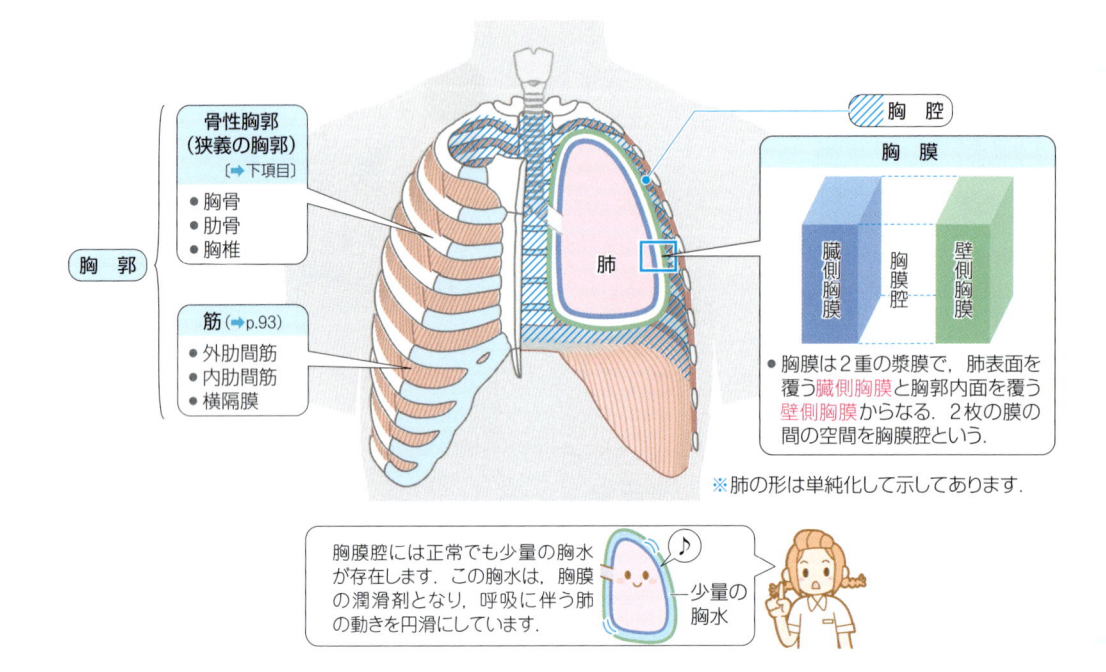

胸郭
- 骨性胸郭（狭義の胸郭）〔→下項目〕
  - 胸骨
  - 肋骨
  - 胸椎
- 筋（→p.93）
  - 外肋間筋
  - 内肋間筋
  - 横隔膜

胸腔 / 胸膜
- 臓側胸膜
- 胸膜腔
- 壁側胸膜

- 胸膜は2重の漿膜で，肺表面を覆う臓側胸膜と胸郭内面を覆う壁側胸膜からなる．2枚の膜の間の空間を胸膜腔という．

※肺の形は単純化して示してあります．

胸膜腔には正常でも少量の胸水が存在します．この胸水は，胸膜の潤滑剤となり，呼吸に伴う肺の動きを円滑にしています．←少量の胸水

胸郭を構成する骨

- 胸郭を構成する骨は，胸骨，肋骨，胸椎です．
- 第1肋骨〜第10肋骨は肋軟骨を介して胸骨と連結しますが，第11・12肋骨は連結しません．
- 肋骨や胸骨は，打診や触診の際に，目印として重要となります．特に第2肋骨・第2肋間は基準となるため重要です（→p.97）．

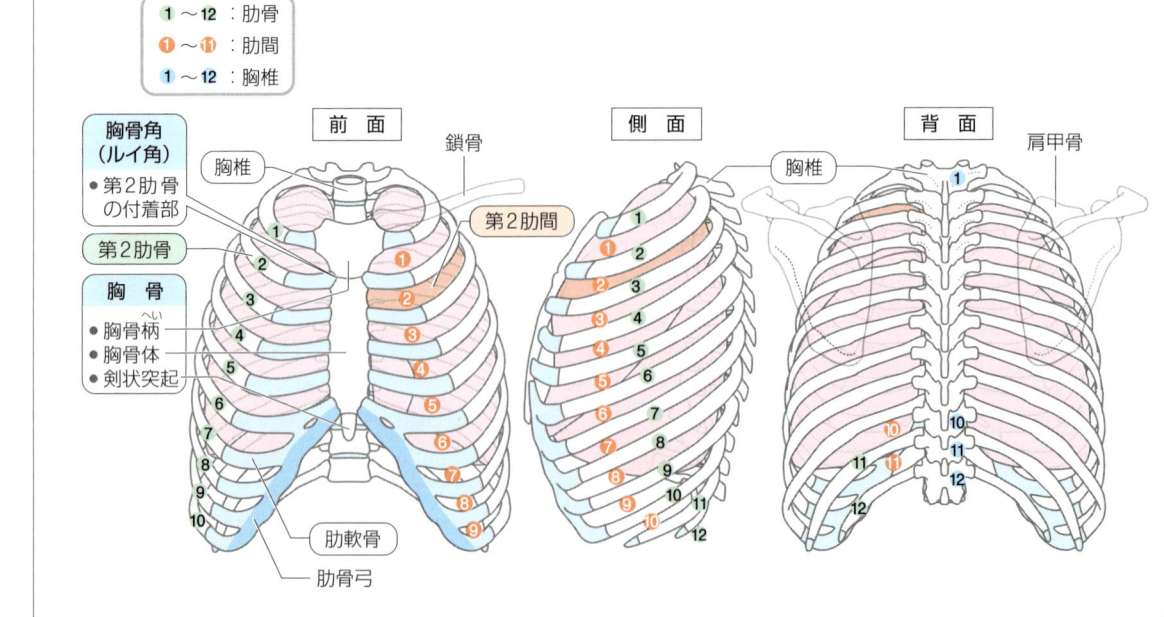

- 1〜12：肋骨
- ①〜⑪：肋間
- 1〜12：胸椎

胸骨角（ルイ角）
- 第2肋骨の付着部

第2肋骨

胸骨
- 胸骨柄
- 胸骨体
- 剣状突起

前面：胸椎，鎖骨，第2肋間，肋軟骨，肋骨弓
側面：胸椎
背面：肩甲骨

呼吸筋

- 呼吸筋は，横隔膜や肋間筋などを総称したものです．
- 呼吸筋を動かすことで胸郭の体積を変化させ（→p.94），間接的に肺を伸展・収縮させています（→p.95）．
- 安静時は，主に横隔膜や外肋間筋が働き，努力呼吸時はこれらの呼吸筋の他に斜角筋や胸鎖乳突筋などの呼吸補助筋が加わります．

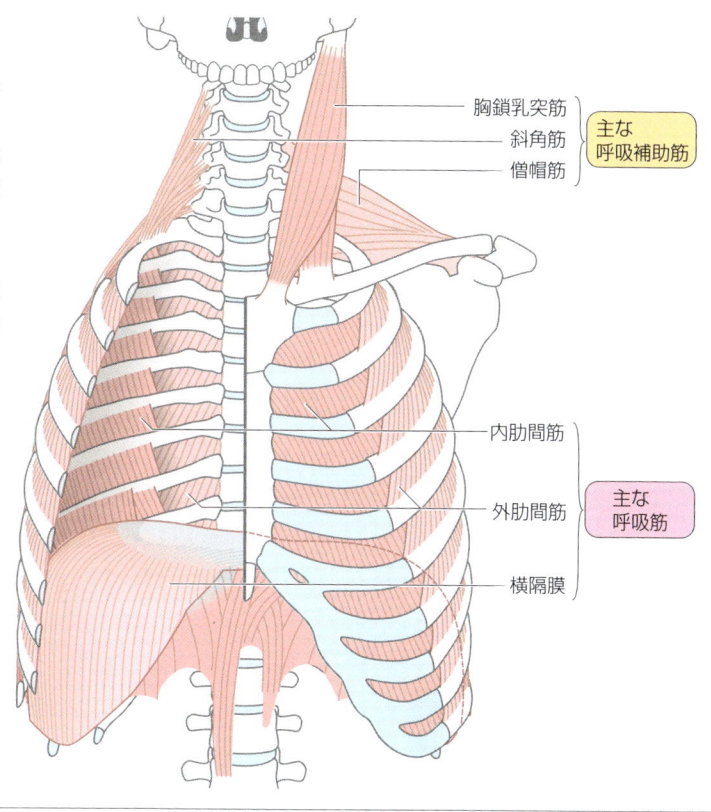

主な呼吸補助筋
- 胸鎖乳突筋
- 斜角筋
- 僧帽筋

主な呼吸筋
- 内肋間筋
- 外肋間筋
- 横隔膜

呼吸運動

腹式呼吸と胸式呼吸

- 呼吸には，腹式呼吸と胸式呼吸があり，2つの呼吸運動が複合して行われています．

腹式呼吸（横隔膜呼吸）
- 主に横隔膜の運動により胸郭を動かす呼吸．
- 安静時の呼吸の大部分を担っている．

胸式呼吸
- 主に肋間筋の運動により胸郭を動かす呼吸．

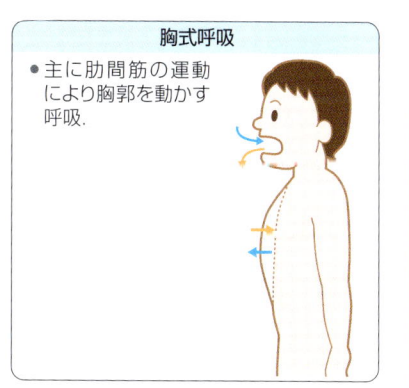

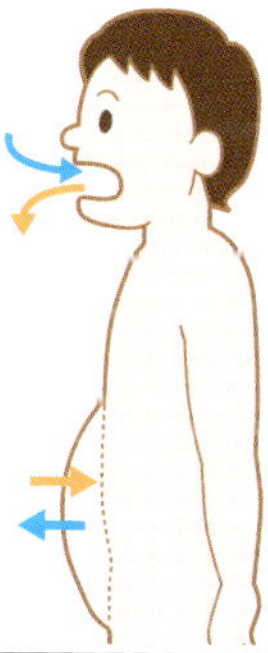

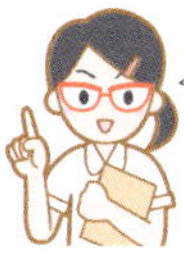

呼吸リハビリテーションにおいて換気効率の改善などを目的に，腹式呼吸*の練習が呼吸訓練として用いられることがあります．

*なぜなら 胸式呼吸よりも腹式呼吸によって横隔膜を動かした方が，胸腔の体積が増えて，1回換気量が多くなるからです．

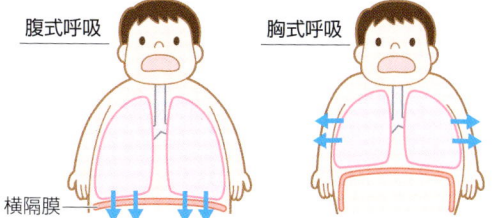

腹式呼吸／胸式呼吸

横隔膜

呼吸器系のアセスメント

■ 呼吸時の横隔膜と肋間筋の動き

- 横隔膜などの呼吸筋の運動は，胸郭を動かし，胸腔の体積を変化させます．
- 横隔膜が動くと，胸郭は上下に動き体積が増減します．
- 肋間筋が動くと，胸郭は前後左右に動き体積が増減します．

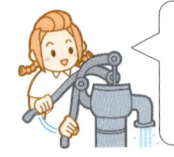

> 胸骨は水をくみ上げるポンプの取っ手のような動き，下位肋骨はバケツの取っ手のような動きと考えるとイメージしやすいでしょう．

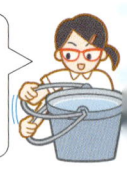

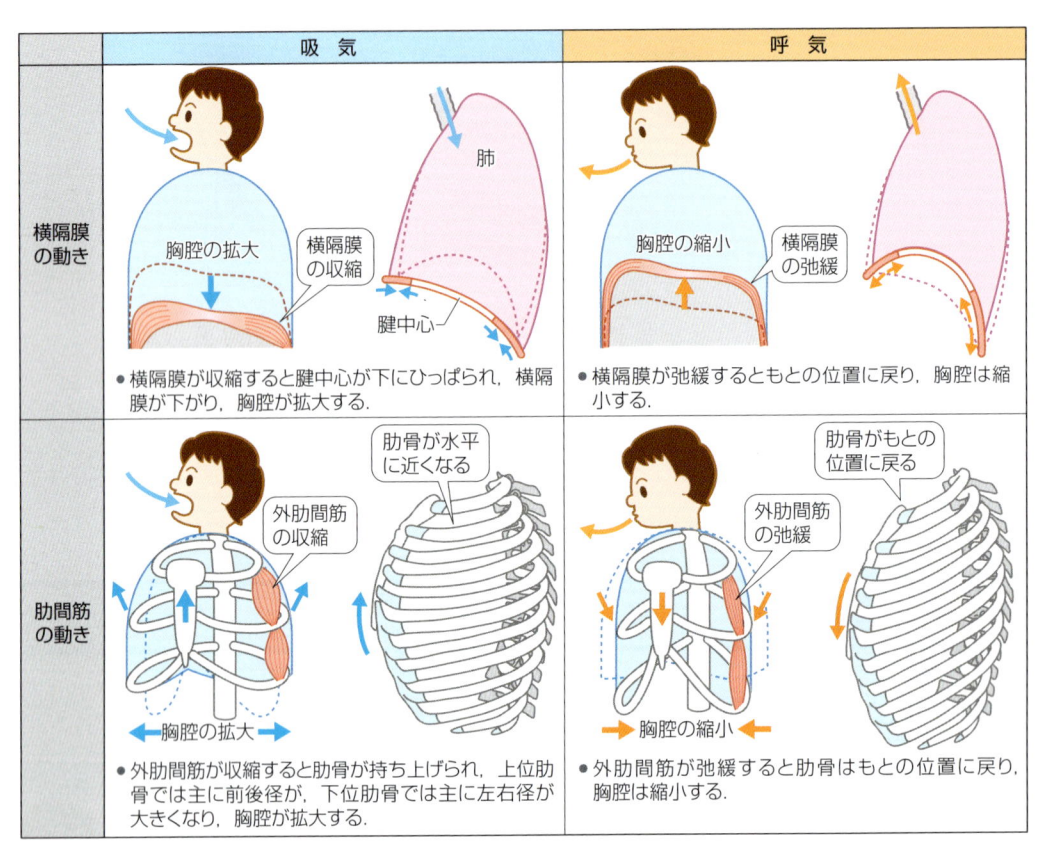

	吸 気	呼 気
横隔膜の動き	胸腔の拡大／横隔膜の収縮／腱中心／肺 ●横隔膜が収縮すると腱中心が下にひっぱられ，横隔膜が下がり，胸腔が拡大する．	胸腔の縮小／横隔膜の弛緩 ●横隔膜が弛緩するともとの位置に戻り，胸腔は縮小する．
肋間筋の動き	肋骨が水平に近くなる／外肋間筋の収縮／胸腔の拡大 ●外肋間筋が収縮すると肋骨が持ち上げられ，上位肋骨では主に前後径が，下位肋骨では主に左右径が大きくなり，胸腔が拡大する．	肋骨がもとの位置に戻る／外肋間筋の弛緩／胸腔の縮小 ●外肋間筋が弛緩すると肋骨はもとの位置に戻り，胸腔は縮小する．

Step Up

■ 努力呼吸

- 重度の低酸素状態や喘息の重積発作のときなどには，呼吸筋に加え呼吸補助筋（→p.93）を用いて呼吸することで（努力呼吸），換気量を増やそうとします．
- 吸気では，斜角筋，胸鎖乳突筋，僧帽筋などが収縮し，胸腔の拡大を助けます．
- 呼気では，内肋間筋や腹筋群（腹直筋，外腹斜筋，内腹斜筋，腹横筋）などが収縮し，胸腔の縮小を助けます．

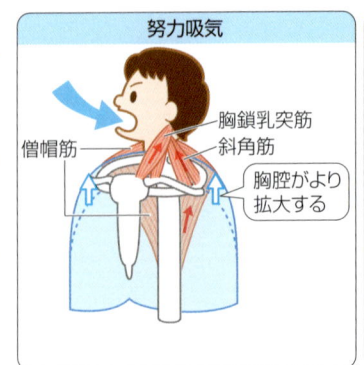

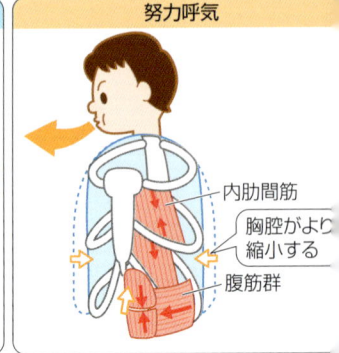

努力吸気：僧帽筋／胸鎖乳突筋／斜角筋／胸腔がより拡大する

努力呼気：内肋間筋／胸腔がより縮小する／腹筋群

呼吸時の胸腔内圧の変化

- 肺はそれ自体が能動的に動くことができず，横隔膜などの呼吸筋の動き（→p.94）と，それに伴う胸腔内圧の変化によって動かされています．これにより，吸気時には肺に空気が流れ込み，呼気時には肺から空気が流れ出るようになっています．
- 胸腔内圧は胸膜腔の内圧を指し，常に陰圧（大気圧より低い圧）です．

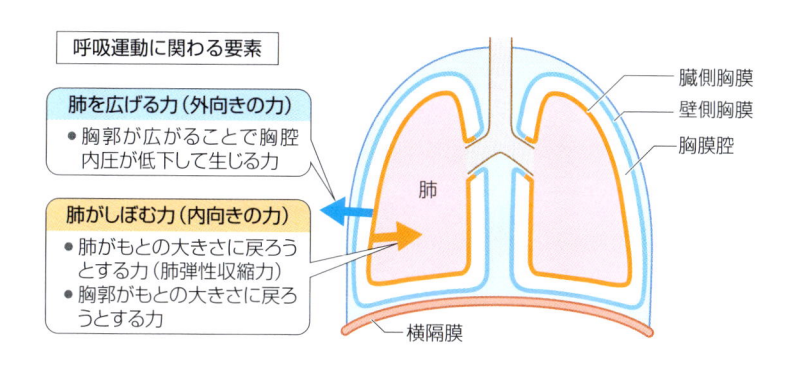

呼吸運動に関わる要素

肺を広げる力（外向きの力）
- 胸郭が広がることで胸腔内圧が低下して生じる力

肺がしぼむ力（内向きの力）
- 肺がもとの大きさに戻ろうとする力（肺弾性収縮力）
- 胸郭がもとの大きさに戻ろうとする力

臓側胸膜／壁側胸膜／胸膜腔／肺／横隔膜

- 吸気時は，胸腔の体積増大に伴って胸腔内圧が低下し（陰圧が高まり），肺がふくらむことで空気が流れ込みます．
- 呼気時は，胸腔の体積減少により胸腔内圧が上昇し（陰圧が下がり），肺がしぼむことで空気が流れ出ます．

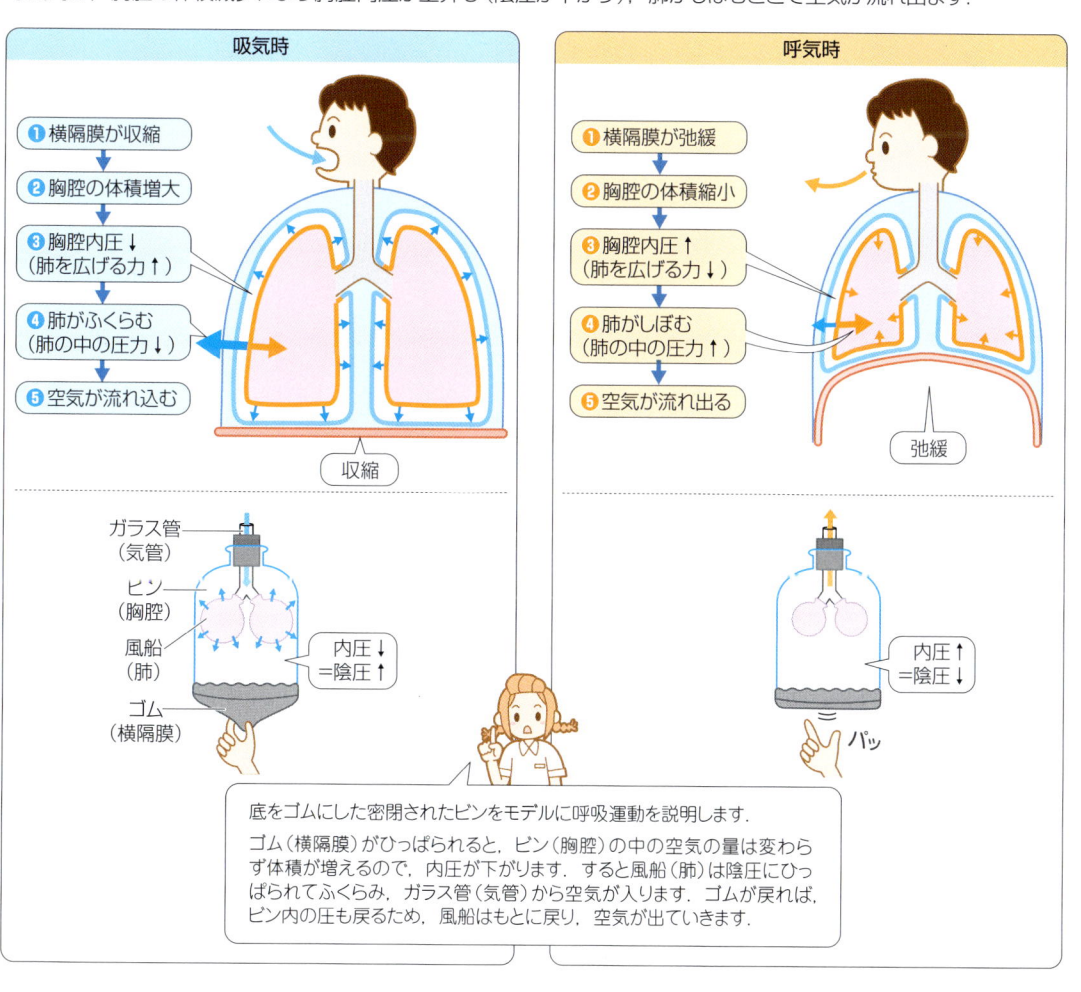

吸気時

1. 横隔膜が収縮
2. 胸腔の体積増大
3. 胸腔内圧↓（肺を広げる力↑）
4. 肺がふくらむ（肺の中の圧力↓）
5. 空気が流れ込む

収縮

呼気時

1. 横隔膜が弛緩
2. 胸腔の体積縮小
3. 胸腔内圧↑（肺を広げる力↓）
4. 肺がしぼむ（肺の中の圧力↑）
5. 空気が流れ出る

弛緩

ガラス管（気管）／ピン（胸腔）／風船（肺）／ゴム（横隔膜）

内圧↓＝陰圧↑

内圧↑＝陰圧↓

パッ

底をゴムにした密閉されたビンをモデルに呼吸運動を説明します．
ゴム（横隔膜）がひっぱられると，ビン（胸腔）の中の空気の量は変わらず体積が増えるので，内圧が下がります．すると風船（肺）は陰圧にひっぱられてふくらみ，ガラス管（気管）から空気が入ります．ゴムが戻れば，ビン内の圧も戻るため，風船はもとに戻り，空気が出ていきます．

呼吸器系のアセスメント

体表解剖

肺・気管の位置

- 呼吸器のフィジカルアセスメントを行うとき，肺のどの部分を観察しているのかを把握するためには，体表解剖を理解していることが重要です．
- 肋骨や脊椎などを目印に（→p.97），体内をイメージできるようにしましょう．

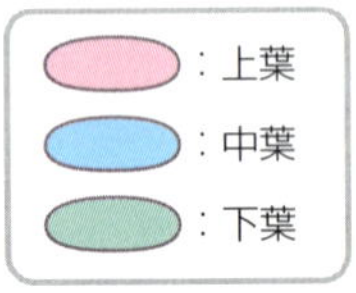

【前面】 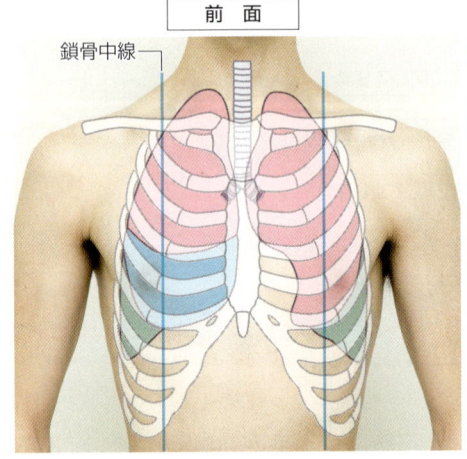
鎖骨中線

肺尖部
● 鎖骨内側1/3より上方約3cm

気管分岐部
● 胸骨角の位置

水平裂
● 右鎖骨中線と第4肋骨の交わる位置

斜　裂
● 鎖骨中線と第6肋骨の交わる位置

肺底部
● 鎖骨中線と第6肋骨の交わる位置

- ピンク：上葉
- 青：中葉
- 緑：下葉

【背面】

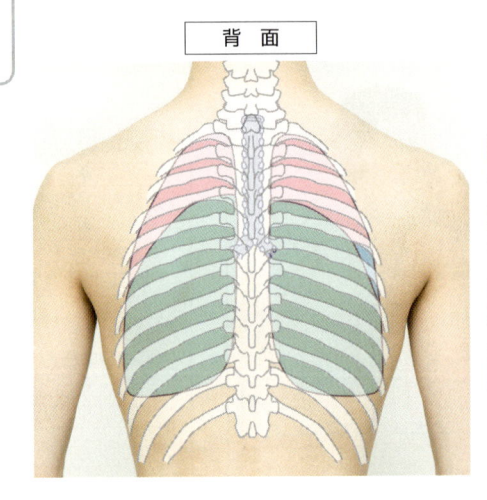

肺尖部
● 第7頸椎棘突起の高さ

斜　裂
● 第3胸椎棘突起の高さ

気管分岐部
● 第4胸椎棘突起

肺底部
● 第10胸椎棘突起の高さ

【右側面】 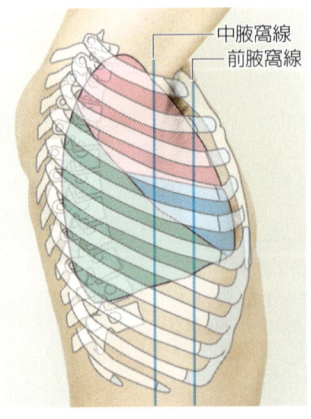
中腋窩線
前腋窩線

水平裂
● 第4肋骨

斜　裂
● 中腋窩線と第5肋骨の交わる位置（第3胸椎棘突起から斜めに下降）

肺底部
● 中腋窩線と第8肋骨の交わる位置

【左側面】
中腋窩線
前腋窩線

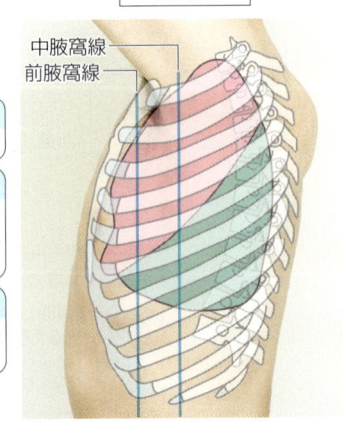

Visual Guide to Physical Assessment

基準線

● 胸部の体表からの目印として以下のような基準線があります．

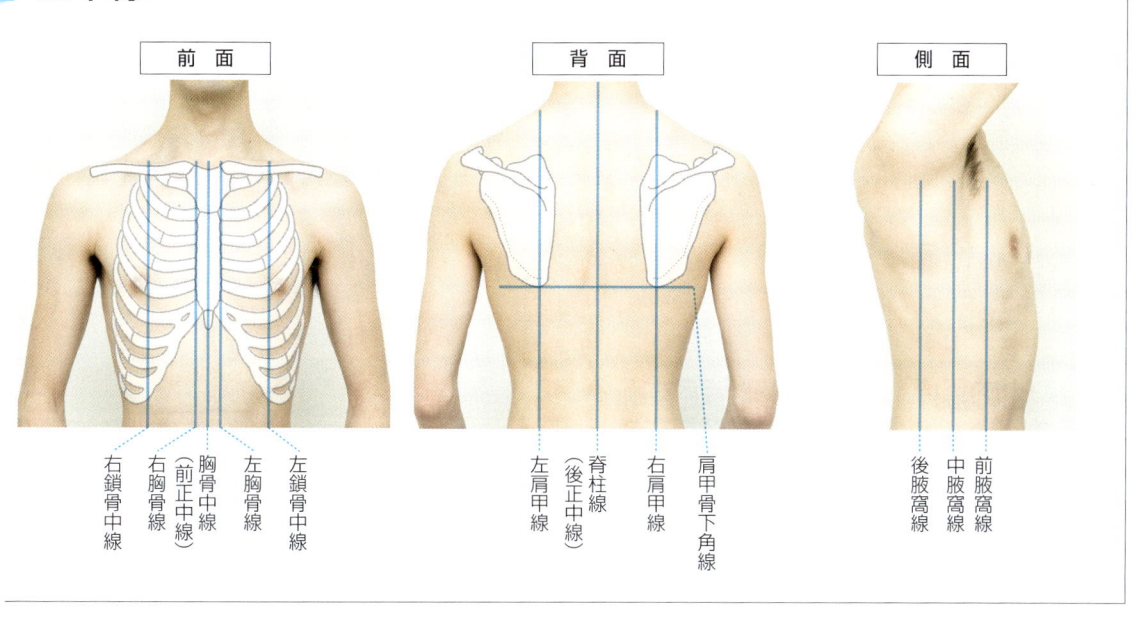

前面：右鎖骨中線／右胸骨線／胸骨中線（前正中線）／左胸骨線／左鎖骨中線

背面：左肩甲線／脊柱線（後正中線）／右肩甲線／肩甲骨下角線

側面：後腋窩線／中腋窩線／前腋窩線

呼吸器系のアセスメント

手順　胸骨角による肋骨の特定

● 肋骨は，打診や聴診の際に目印として重要であり，胸骨角から特定することができます．
● 第1肋骨は鎖骨下にあり，触れることができないため，はじめに第2肋骨・第2肋間を特定し，その他の肋骨・肋間を数える起点としましょう．

1 胸骨角を探す

● 首の下にあるくぼみ（胸骨上切痕）から指を5 cmほど真下に動かすと，隆起した部位に触れる．これが胸骨角である．

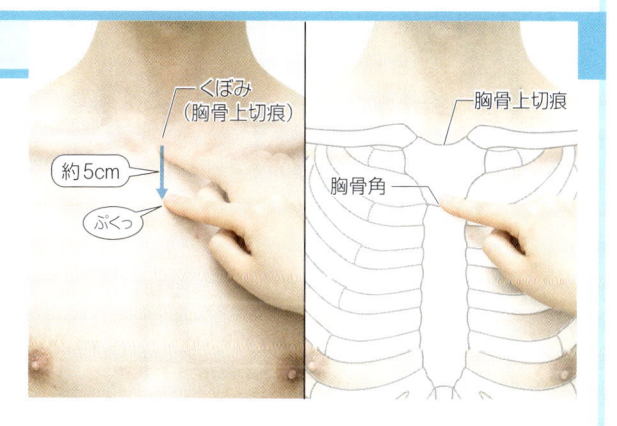

くぼみ（胸骨上切痕）　約5cm　ぷくっ　胸骨上切痕　胸骨角

2 第2肋骨を特定する

● 両手の示指を胸骨角におき，片方の示指を固定させたまま，反対の示指を真横に動かす．
● 胸骨角の真横に隣接している骨を確認する．これが第2肋骨である．

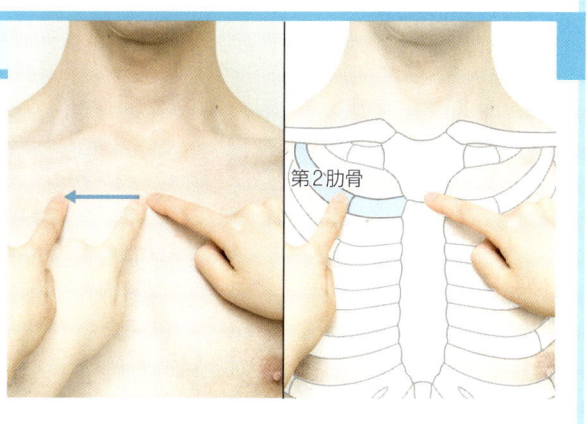

第2肋骨

3 第2肋間を特定する

- そのまま指を下にすべらせ，くぼみを確認する．これが第2肋間である．

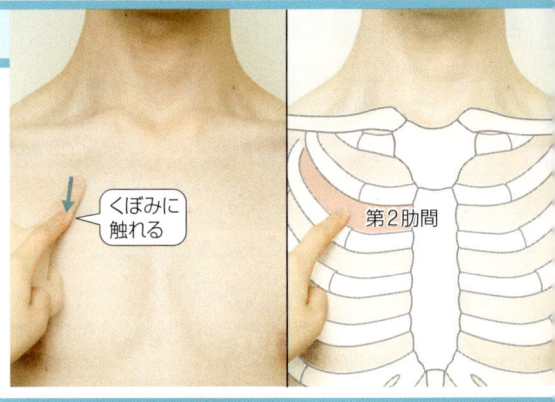

くぼみに触れる

第2肋間

4 他の肋骨・肋間を特定する

- 第2肋間に示指と中指をおく．
- 肋間を基準*にして，上から順番に肋骨・肋間を特定する．
- *なぜなら 指を肋骨におくよりも，肋間においた方が安定するからです．

手技のコツ
指を下にすべらせ肋骨を確認し，その肋骨を示指と中指で挟みこむようにして1つずつ数えていくとよいでしょう．

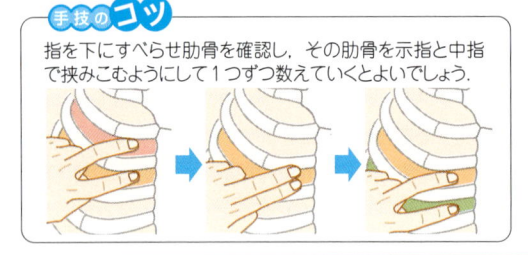

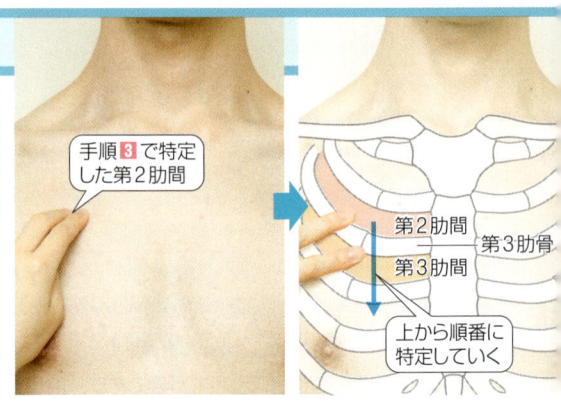

手順3で特定した第2肋間

第2肋間
第3肋骨
第3肋間

上から順番に特定していく

■ 脊椎と肩甲骨下角による肋骨の特定

- 背面では，脊椎と肩甲骨下角による肋骨の特定を行うことができます．

脊椎による肋骨の特定

- 患者さんに頸部を前方に曲げてもらう．
- そのとき，頸部の後ろで最も突出しているのが一般的に第7頸椎棘突起，その下が第1胸椎棘突起である．
- 第1胸椎に隣接しているのが第1肋骨となる．

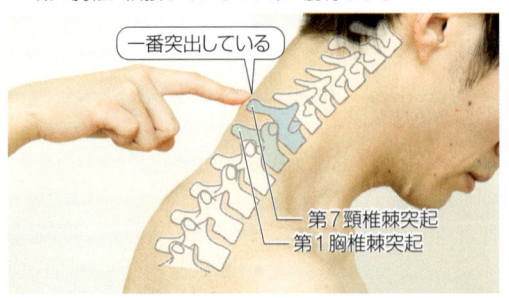

一番突出している
第7頸椎棘突起
第1胸椎棘突起

背中を丸めて前屈してもらうと，下方の脊椎も数えやすくなります．

肩甲骨下角による肋骨の特定

- 肩甲骨の下端部（肩甲骨下角）は，ほぼ第7肋骨または第7肋間に位置する．
- また，左右の肩甲骨下角を結ぶと第7胸椎棘突起と同じ高さを示す．

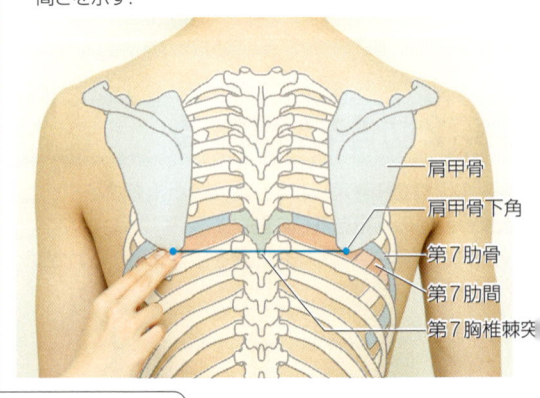

肩甲骨
肩甲骨下角
第7肋骨
第7肋間
第7胸椎棘突起

第7頸椎棘突起と第1胸椎棘突起が同じくらい突出している場合は，突出部をさわったまま頸部を前後左右に曲げてもらい可動性を確認します．胸椎は肋骨とつながっており可動性が小さいため，頸椎と見分けることができます．

● 機能 ●

■ 呼吸とガス交換

- 肺は呼吸を担う臓器であり，ガス交換（O_2の取り込みとCO_2の排出）を行います．

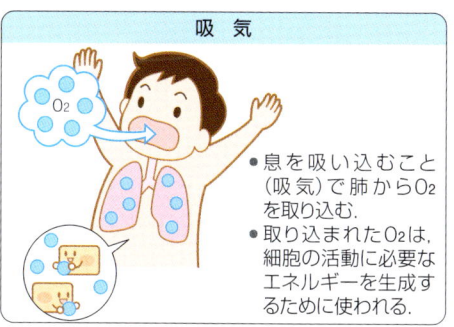

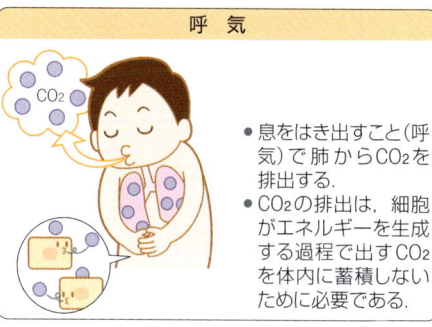

吸気
- 息を吸い込むこと（吸気）で肺からO_2を取り込む．
- 取り込まれたO_2は，細胞の活動に必要なエネルギーを生成するために使われる．

呼気
- 息をはき出すこと（呼気）で肺からCO_2を排出する．
- CO_2の排出は，細胞がエネルギーを生成する過程で出すCO_2を体内に蓄積しないために必要である．

■ 外呼吸と内呼吸

- 呼吸には肺で行う外呼吸と各組織で行う内呼吸があります．
- 外呼吸とは肺胞内の空気（外気）と血液の間で行われるガス交換のことをいい，内呼吸とは血液と細胞との間のガス交換のことをいいます．

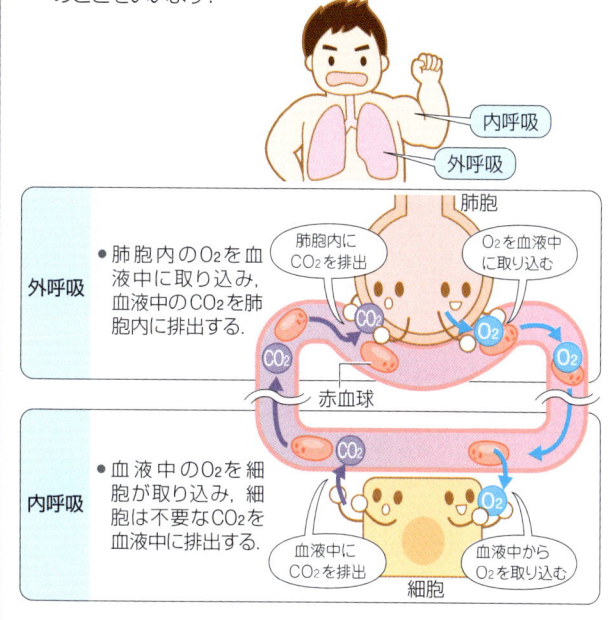

外呼吸
- 肺胞内のO_2を血液中に取り込み，血液中のCO_2を肺胞内に排出する．
  - 肺胞内にCO_2を排出
  - O_2を血液中に取り込む
  - 赤血球

内呼吸
- 血液中のO_2を細胞が取り込み，細胞は不要なCO_2を血液中に排出する．
  - 血液中にCO_2を排出
  - 血液中からO_2を取り込む
  - 細胞

■ 肺における呼吸機能

- 肺における呼吸機能は換気，拡散，肺循環に分けられます．

換気
- 呼吸運動による吸気と呼気（→上項目）の2つの過程．

拡散
- ガスの分圧差によって，肺胞内のO_2を血液中に取り込み，血液中のCO_2を排出する過程（→p.100）．

肺循環
- 右室を出た静脈血が肺動脈を通り，肺胞の毛細血管でO_2を取り込み，CO_2を排出し，動脈血となって肺静脈を通り，左房に達する過程．

肺循環を行うには，血液を送り出す心臓が正常に働いていることが必要です．正常な肺でも心臓のポンプ機能が障害されると呼吸に異常をきたすのは，このためです．したがって，呼吸は循環とあわせてアセスメントすることが重要になります．

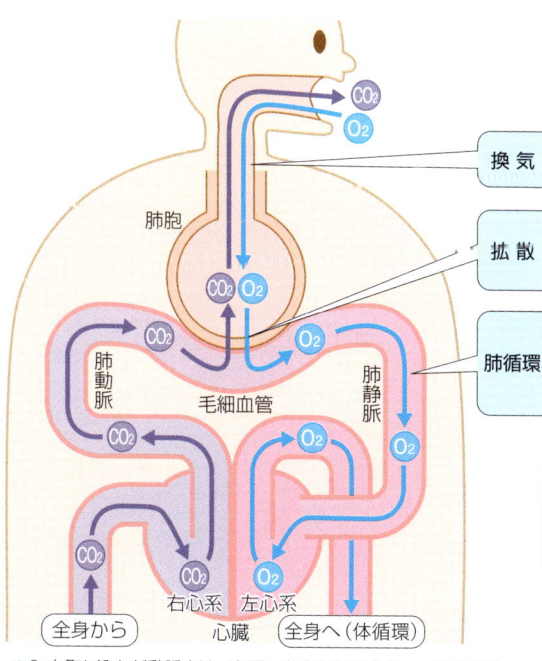

※ O_2を取り込んだ動脈血は，左房→左室を経て全身へと送られて，静脈血として右房へと戻ります（体循環→p.129）．

P_aO_2とP_aCO_2

- ガス交換の状態を知るためには，動脈血液ガス分析を用います．これによって得られる数値のなかに，P_aO_2（動脈血酸素分圧）やP_aCO_2（動脈血二酸化炭素分圧）があります（Pの次に場所を表す英字を入れて表します〔→下記〕）．

	基準値	単位	意義
P_aO_2（動脈血酸素分圧）	80～100（年齢で異なる）	Torr（=mmHg）	●動脈血中に溶けたO_2の分圧
P_aCO_2（動脈血二酸化炭素分圧）	40±5	Torr（=mmHg）	●動脈血中に溶けたCO_2の分圧

※S_aO_2は，動脈血中の赤血球とヘモグロビンが結合している割合を指す（→p.69）．

P_aO_2が基準値範囲内であれば，「肺胞から正しく酸素を取り込めている=ガス交換が正しく行われている」ということを意味し，肺における酸素化の指標とされています．
P_aCO_2は二酸化炭素の排出量に左右されるため，換気が正しく行われているかという指標になります．

用語　分圧
酸素，二酸化炭素，窒素などが混合したガスにおいて，そこに含まれるそれぞれの成分がもつ圧力．

各分圧は，次のようにPの次に場所を表す英字を入れて表します．
- 肺胞内　　　：P_AO_2，P_ACO_2
- 動脈血内　　：P_aO_2，P_aCO_2
- 混合静脈内※：$P_{\bar{v}}O_2$，$P_{\bar{v}}CO_2$

※肺動脈中の静脈血

- 肺胞：alveolus
- 動脈：artery
- 静脈：vein

となるので，肺胞内はA，動脈血はaとして区別しています．

拡散

- 外呼吸と内呼吸における酸素と二酸化炭素のガス交換は，それぞれのガス分圧の差がひき起こす拡散によって行われます．

豆知識
ガスは分圧の高い方から低い方へ移動する性質があり，このように分子が平衡状態になるように移動する現象を拡散といいます．

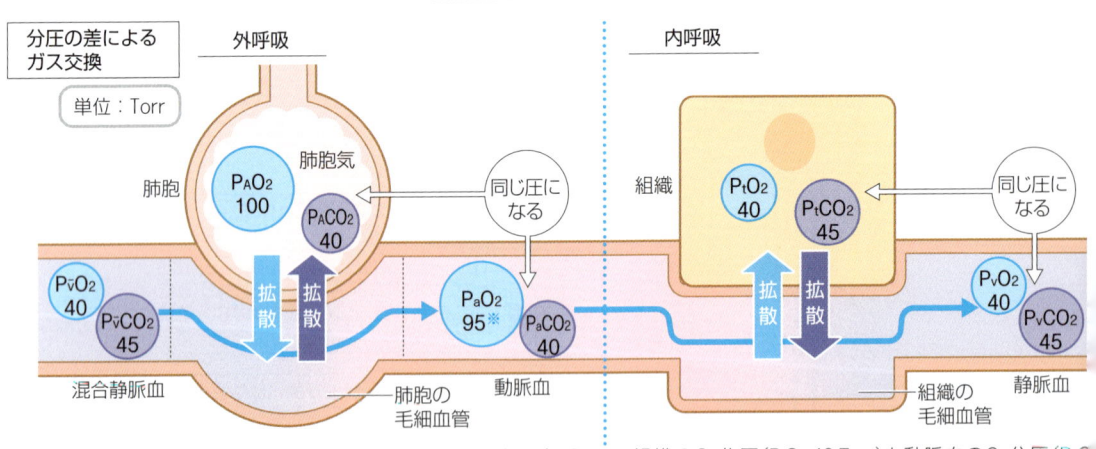

分圧の差によるガス交換
単位：Torr

外呼吸
- 肺胞気：P_AO_2 100，P_ACO_2 40
- 混合静脈血：$P_{\bar{v}}O_2$ 40，$P_{\bar{v}}CO_2$ 45
- 動脈血：P_aO_2 95※，P_aCO_2 40
- 同じ圧になる

内呼吸
- 組織：P_tO_2 40，P_tCO_2 45
- 静脈血：P_vO_2 40，P_vCO_2 45
- 同じ圧になる

- 肺胞のO_2分圧（P_AO_2 100 Torr）と混合静脈血のO_2分圧（$P_{\bar{v}}O_2$ 40 Torr）の分圧差で拡散が生じ，O_2は肺胞→血液へと移動する．
- 肺胞のCO_2分圧（P_ACO_2 40 Torr）と混合静脈血のCO_2分圧（$P_{\bar{v}}CO_2$ 45 Torr）の分圧差で拡散が生じ，CO_2は血液→肺胞へと移動する．
- 十分に拡散するとP_aO_2・P_aCO_2はP_AO_2・P_ACO_2と等しくなる※．

- 組織のO_2分圧（P_tO_2 40 Torr）と動脈血のO_2分圧（P_aO_2 95 Torr）の分圧差で拡散が生じ，O_2は血液→組織へと移動する．
- 組織のCO_2分圧（P_tCO_2 45 Torr）と動脈血のCO_2分圧（P_aCO_2 40 Torr）の分圧差で拡散が生じ，CO_2は組織→血液へと移動する．
- 十分に拡散するとP_vO_2・P_vCO_2はP_tO_2・P_tCO_2と等しくなる（t：tissue，組織）．

※肺毛細血管内のP_aO_2はP_AO_2と等しいが，左心の動脈血のP_aO_2は，生理学的シャントにより正常でもP_AO_2より低くなる（病④p.24）．

この拡散が障害されると，O_2を十分に体内に取り込めず，低酸素血症が起きます．一方で，CO_2はO_2に比べて拡散能力が非常に高いため，拡散の障害で受ける影響は少なく，高二酸化炭素血症は起きにくいです．

●動脈血酸素分圧（P_aO_2）：arterial oxygen partial pressure　●動脈血二酸化炭素分圧／動脈血炭酸ガス分圧（P_aCO_2）：arterial carbon dioxide partial pressure　●動脈血酸素飽和度（S_aO_2）：arterial blood oxygen saturation　●肺胞気酸素分圧（P_AO_2）：alveolar oxygen partial pressure / partial pressure of alveolar oxygen

換気量と死腔

- 換気量とは，呼吸によって気道と肺を出入りする空気の量であり，死腔とよばれるガス交換を行わない領域を通過する分も含まれます．
- 死腔には解剖学的死腔と肺胞死腔があり，あわせて生理学的死腔といいます（解剖学的死腔は成人で150mL程度）．
- 1回の呼吸で出入りする空気の量を1回換気量といい，成人では約500mLです．しかし死腔があるため，実際に肺胞に達してガス交換を行う空気量（肺胞換気量）は，500－150＝350mLとなります．

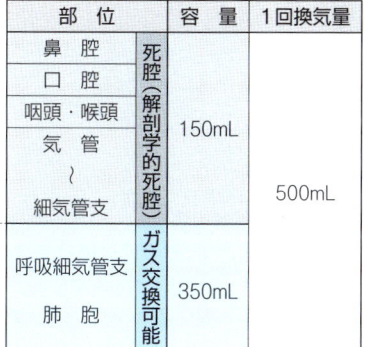

部　位		容　量	1回換気量
鼻腔	死腔（解剖学的死腔）	150mL	500mL
口腔			
咽頭・喉頭			
気管 ～ 細気管支			
呼吸細気管支	ガス交換可能	350mL	
肺胞			

1回換気量は，スパイロメトリーという換気機能の検査によって測定することができます．

※肺胞死腔とは，正常なガス交換が行えなくなった肺胞の領域です．正常では，ほぼ0mLとなります．

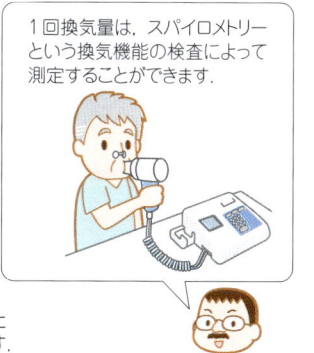

Column　シュノーケルはなぜ短い？

シュノーケルを付けて泳いでみたことがある方は「思ったより短いな．マンガの忍者ならもっと長い竹筒で深く潜れるのに…」と思いませんでしたか？

実は，シュノーケルも忍者の竹筒も長くない方がよいのです．まず息をはいてみましょう．このとき死腔には酸素を消費したガスが残ります．

今度は息を吸ってみましょう．死腔に残ったガスが先に肺に入り，次に新鮮な空気が入ってくるのがわかりますか？

つまりわたしたちは，毎回ある程度は死腔に残ったガスを吸っており，死腔の容積よりも1回の換気量が多いからこそ，新鮮な空気を吸えるのです．

シュノーケルが長くない方がよいのは，シュノーケルを付けると，その分，死腔が増えてしまうからです．シュノーケルの容積が自分の換気量を超えると，毎回自分がはいたガスしか吸えなくなってしまうというわけです．

ここまでくれば，忍者がとても長い竹筒で"忍法水遁の術"をやることにはかなり無理があるということがわかりますね．忍者は新鮮な空気を吸うことができないのです．いや，修行の結果，肺活量がものすごく増えているなら，それでも換気できるのかもしれませんが……．

● 医療情報科学研究所

通常（死腔の容積＜1回換気量）

呼気時 / 吸気時 — 呼気が死腔に残る

- 死腔よりも1回換気量の方が多いため，自分のはいたガスの大部分を外に捨てられる．また，毎回死腔に残ったガスを吸うが，それ以上に新鮮なガスを吸うことができる．

長い竹筒を用いた水遁の術（死腔の容積＞1回換気量）

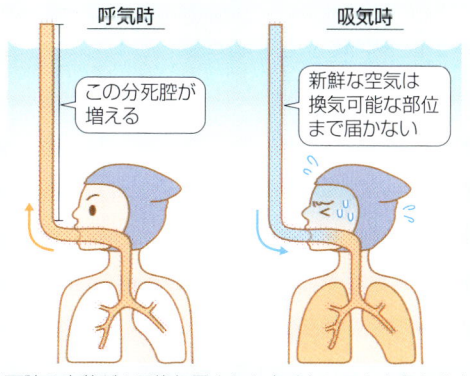

呼気時 / 吸気時 — この分死腔が増える／新鮮な空気は換気可能な部位まで届かない

- 死腔の容積が1回換気量よりも多くなってしまうため自分のはいたガスが竹筒の中に溜まってしまい，呼吸しても毎回自分のはいたガスしか吸えなくなる．

泡気二酸化炭素分圧／肺胞気炭酸ガス分圧（P_ACO_2）：alveolar carbon dioxide partial pressure　●混合静脈血酸素分圧（$P_{\bar{v}}O_2$）／venous oxygen partial pressure　●混合静脈血二酸化炭素分圧／混合静脈血炭酸ガス分圧（$P_{\bar{v}}CO_2$）：mixed venous carbon dioxide partial pressure　●組織酸素分圧（P_tO_2）：tissue oxygen partial pressure　●組織二酸化炭素分圧／組織炭酸ガス分圧（P_tCO_2）：tissue carbon dioxide partial pressure　●静脈血酸素分圧（PvO_2）：venous oxygen partial pressure　●静脈血二酸化炭素分圧／静脈血炭酸ガス分圧（$PvCO_2$）：venous carbon dioxide partial pressure

Step Up

■ 分時換気量と分時肺胞換気量の関係

- 1分間の換気量を分時換気量といい，分時肺胞換気量と分時死腔換気量からなります．

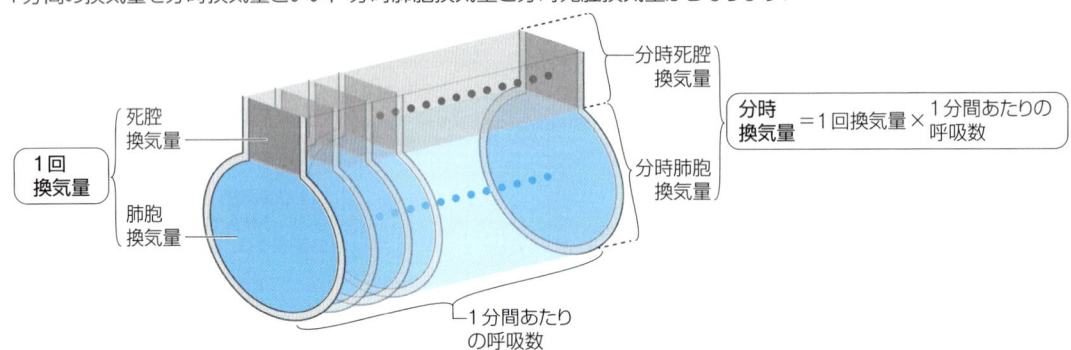

分時換気量 = 1回換気量 × 1分間あたりの呼吸数

- バイタルサイン測定時などには呼吸数を数えて評価しますが，例えば同じ分時換気量でも，「浅く速い呼吸」と「深くゆっくりとした呼吸」では「深くゆっくりとした呼吸」の方がガス交換の効率がよいため，数だけでなく深さを評価することが大切です．以下にその例を示します．

（例）分時換気量はどちらも6,000mL

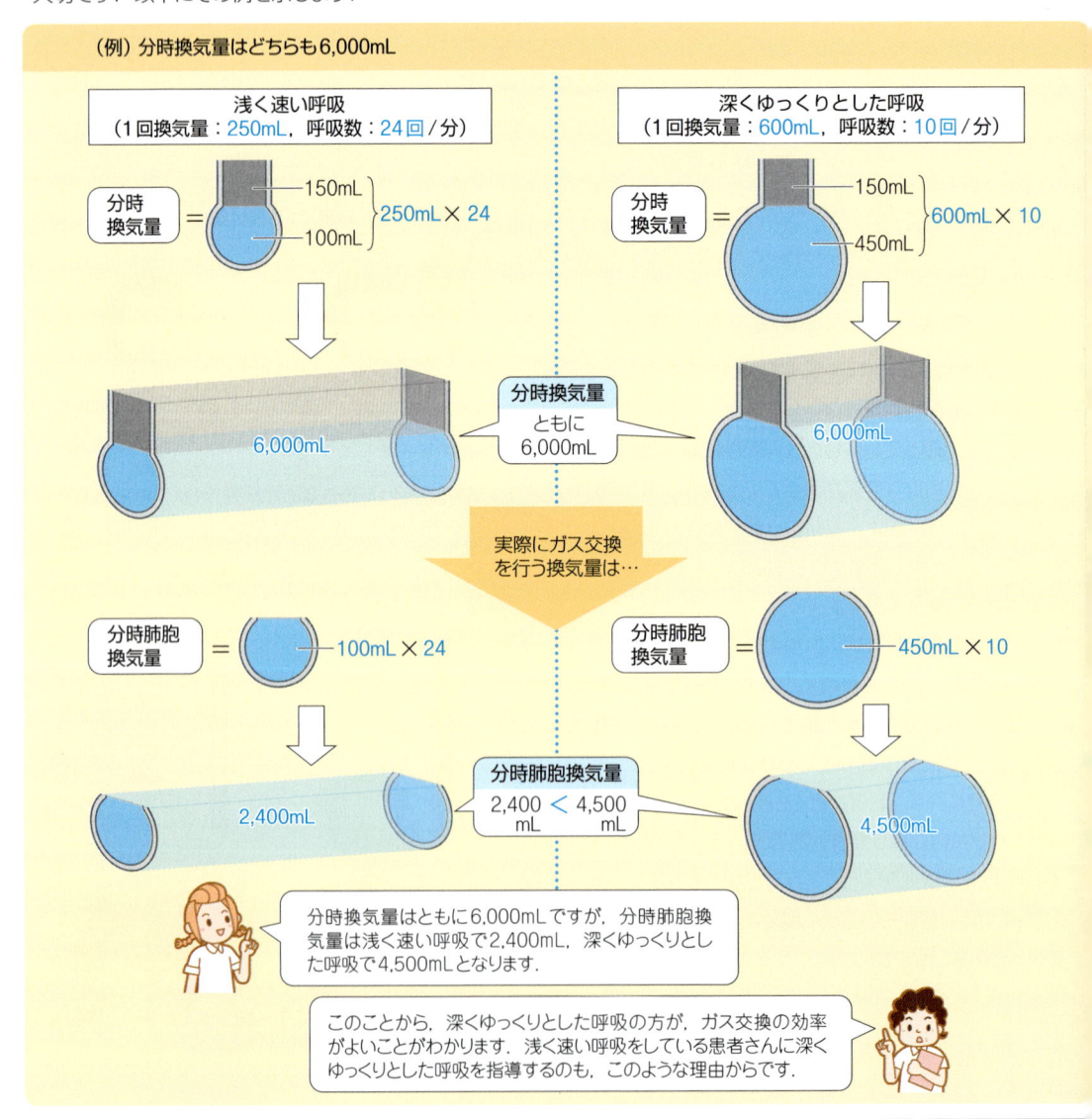

浅く速い呼吸
（1回換気量：250mL，呼吸数：24回/分）

分時換気量 = 250mL × 24（150mL + 100mL）

深くゆっくりとした呼吸
（1回換気量：600mL，呼吸数：10回/分）

分時換気量 = 600mL × 10（150mL + 450mL）

分時換気量 ともに 6,000mL

実際にガス交換を行う換気量は…

分時肺胞換気量 = 100mL × 24

分時肺胞換気量 = 450mL × 10

分時肺胞換気量 2,400mL < 4,500mL

分時換気量はともに6,000mLですが，分時肺胞換気量は浅く速い呼吸で2,400mL，深くゆっくりとした呼吸で4,500mLとなります．

このことから，深くゆっくりとした呼吸の方が，ガス交換の効率がよいことがわかります．浅く速い呼吸をしている患者さんに深くゆっくりとした呼吸を指導するのも，このような理由からです．

● 問診 ●

問診時に気をつけたい症状

● 呼吸器の問診では、主に以下のような症状について、患者さんの主観的な情報を把握していきます。これらの情報をもとに、フィジカルアセスメントを行い、そこで得た客観的な情報とあわせて患者さんを把握し、ケアに役立てていきましょう。

症状		表現例	看護師の質問例
呼吸困難	● 呼吸をするときに生じる努力感や不快感などを総称した主観的な症状である。	● 息苦しい ● 息切れがする ● 息が吸えない ● 胸が圧迫される	呼吸が苦しかったり、息が吸いづらかったりすることはありますか？
喘鳴	● 呼吸に伴って聞こえる「ゼーゼー」「ヒューヒュー」などの音で、気道の狭窄が考えられる。	● ゼーゼーする ● ヒューヒューする ● 息ができない	呼吸をするときに、ヒューヒューというような音はありますか？
咳嗽	● 気道の分泌物や異物を体外に排出する生体の防御反応。ほこりやウイルスなど体外からの刺激と、炎症などによる分泌物の増加やアレルギー反応など体内の刺激で生じる場合がある。	● 咳が出る ● 乾いた咳が出る ● 痰がからんだ咳が出る	咳をしていますか？ 咳嗽がある場合 乾いた咳ですか？痰を伴う咳ですか？ 明け方など咳の出る時間帯はありますか？
喀痰	● 痰は気道内の分泌物であり、炎症などで痰が増えると咳嗽とともに喀出しようとする。性状や色が変化することもある。	● 痰がからむ	痰は出ていますか？ 喀痰がある場合 さらさらした痰ですか？からむ痰ですか？ 黄色や緑などの色はついていますか？
血痰・喀血	● 血痰とは痰に血液が混じるもので、喀血とは血液そのものを喀出することである。呼吸器からの出血が考えられる。	● 痰に血が混じる ● 咳と一緒に血が出る	痰に血が混じることや、咳とともに血が出ることがありますか？
胸痛	● 胸部に起こる疼痛や不快感をいい、循環器や消化器など呼吸器以外の疾患でも起こる。吸気時に増強する痛みは呼吸器系疾患の場合が多い。	● 胸が痛い ● 胸のあたりが何か変 ● 胸が締めつけられる ● 胸が焼けるように痛い ● 胸に耐えられない痛みがある	息を吸うときに痛いですか？押して痛い場所はありますか？

問診で特に気をつけて聞くこと

● 問診で聞く基本項目（→p.8）のなかでも、呼吸器疾患の要因となるようなものや呼吸器に関連する疾患についての問診は重要となります。

生活歴	既往歴、現病歴
● 喫煙 ● 生活環境 ● 職業歴 ● 職場環境 　など	● 呼吸器、循環器、血液疾患＊ ● 呼吸器系のアレルギー ● 胸部の外傷・手術　など ＊ なぜなら 循環器や血液の疾患によって酸素の運搬が滞り、呼吸困難などを起こすこともあるからです。

症状がある場合は、問診の方法（→p.10）に従って、具体的に聞いていきましょう。喀痰では、痰の色や量だけでなく、粘稠度や臭気がないかも確認しましょう。

呼吸困難での質問例
● いつから続いていますか？……………（発症・経過）
● どれくらい苦しいですか？……………（程度）
● どれくらいの間隔でありますか？………（頻度）
● 運動をしたときなど症状が出るきっかけや出やすい時間帯はありますか？………（悪化するとき）
● 発熱や痰はありますか？………………（随伴症状）

呼吸器系のアセスメント

胸郭と肺のアセスメント

胸郭と肺のアセスメントでは，呼吸運動が正常に行えているのか，肺をはじめとする胸郭内部がどのような状態にあるのかなどをみるため，視診，触診，打診を行います．体表解剖を思い出し，胸郭内部をイメージしながら観察していきましょう．

■ 胸郭と肺のアセスメント項目

● 胸郭と肺のアセスメントでは，以下のように分けて説明していきます．

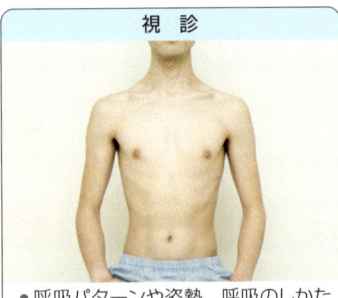

視診
- 呼吸パターンや姿勢，呼吸のしかたをみる（→p.68）．
- 呼吸時の胸郭の動きや呼吸補助筋の肥大・使用の有無をみる（→p.68）．
- 胸郭の形状をみる．

※呼吸器系の視診では，呼吸状態や皮膚の状態もあわせて観察しますが，この章では胸郭の形態の視診について扱います．

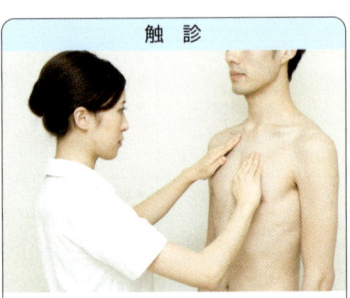

触診
- 胸郭の動きをみる．
- 声音振盪（しんとう）で胸腔内の変化をみる．
- 皮下気腫の有無をみる．

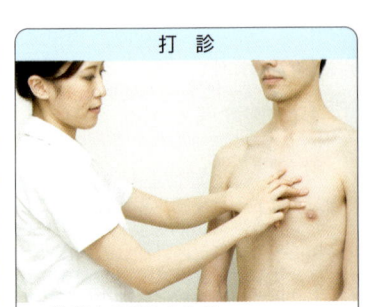

打診
- 胸腔内の変化をみる．
- 横隔膜の位置や動きをみる．

● 視 診 ●

■ 胸郭の視診

● 胸郭の視診では，患者さんに坐位または立位で姿勢を正してもらい，胸部を前胸部，側胸部，背部の3方向から確認し，皮膚の状態（→p.15）や胸郭の形，左右対称性，呼吸に伴う動きを視診します．

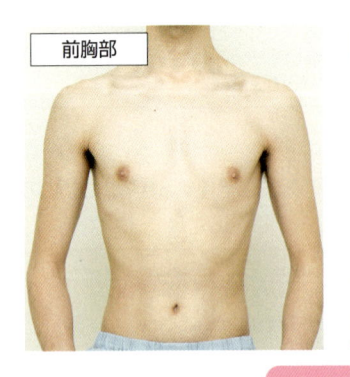

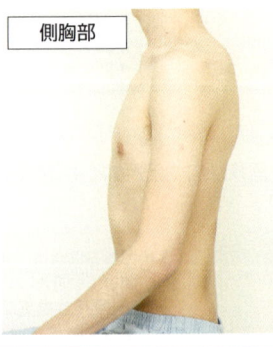

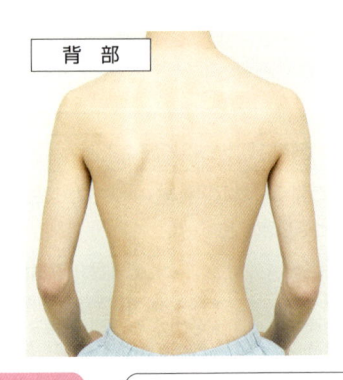

前胸部　側胸部　背部

観察ポイント
- □ 胸郭全体の形，脊柱の変形の有無
- □ 胸郭の前後径と横径の比率
- □ 鎖骨・肋骨・肩甲骨の左右対称性，変形の有無
- □ 呼吸補助筋の肥大の有無（→p.68）

このときに，呼吸状態（→p.68）などもあわせてみましょう．

胸郭形態の評価

- 胸郭の変形には以下のようなものがあります．変形が著しくなり，肺や気管支などを圧迫し呼吸運動が制限される場合では，呼吸機能に影響を与えることがあります．

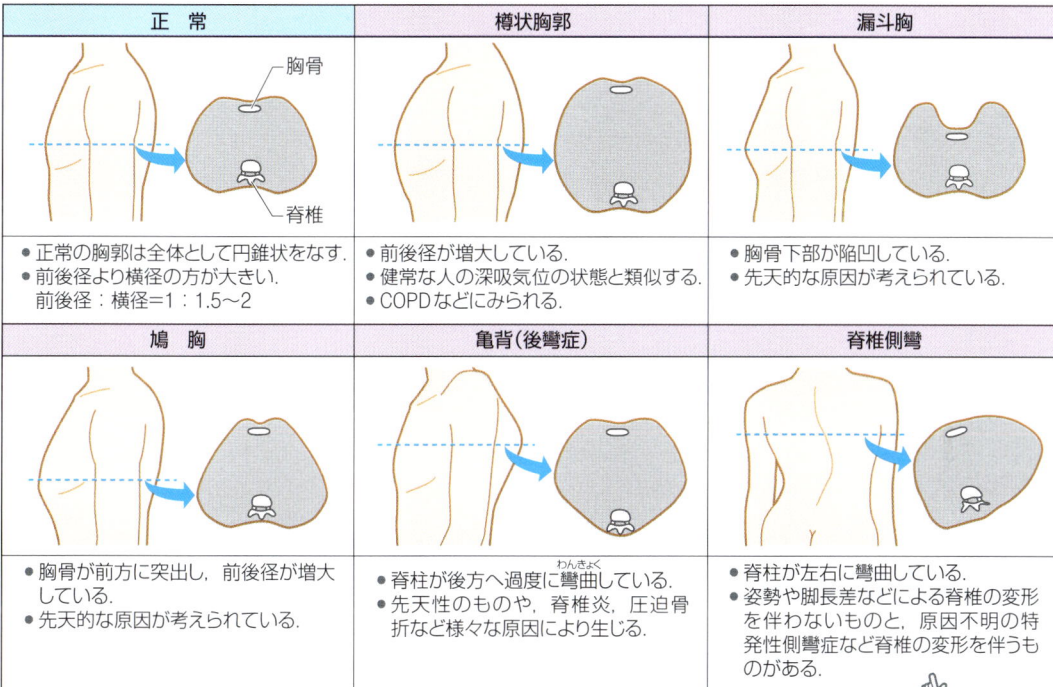

正常	樽状胸郭	漏斗胸
・正常の胸郭は全体として円錐状をなす． ・前後径より横径の方が大きい． 　前後径：横径＝1：1.5〜2	・前後径が増大している． ・健常な人の深吸気位の状態と類似する． ・COPDなどにみられる．	・胸骨下部が陥凹している． ・先天的な原因が考えられている．
鳩胸	亀背（後彎症）	脊椎側彎
・胸骨が前方に突出し，前後径が増大している． ・先天的な原因が考えられている．	・脊柱が後方へ過度に彎曲している． ・先天性のものや，脊椎炎，圧迫骨折など様々な原因により生じる．	・脊柱が左右に彎曲している． ・姿勢や脚長差などによる脊椎の変形を伴わないものと，原因不明の特発性側彎症など脊椎の変形を伴うものがある．

脊椎側彎は，前屈したときに，肩の高さに左右差（肋骨隆起）ができることで確認できます．

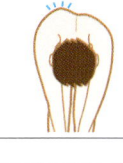

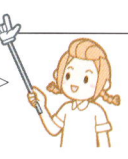

触診

手順　胸郭の可動性の触診

視診で得た情報をもとに，より胸郭の動きを正確に観察することができます．

1 準備をする

- 患者さんに触診の目的・方法を説明し，同意を得る．
- 自分の手を温めておく．
- 患者さんに坐位になってもらい，前胸部を露出してもらう．

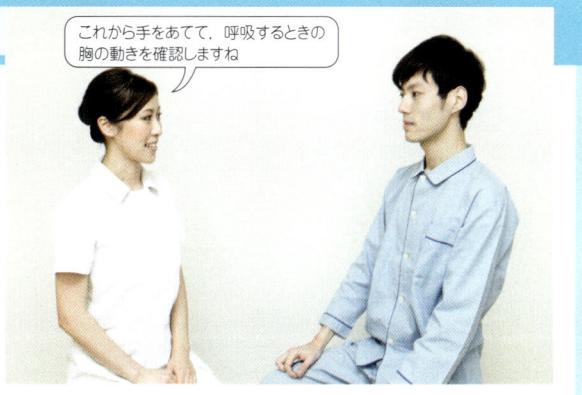

これから手をあてて，呼吸するときの胸の動きを確認しますね

性閉塞性肺疾患（COPD）：chronic obstructive pulmonary disease

2 前胸部に手をあてる

- 鎖骨より上に示指と中指の指尖が出るようにして，手掌全体を胸壁に密着させる．

注意
このとき，手掌が胸壁から浮いていたり圧迫したりしないように手掌全体を密着させましょう．

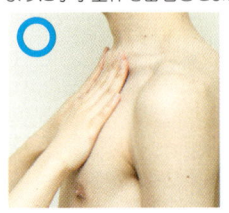

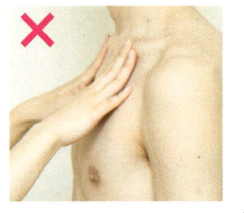

〇　✕

手掌全体を密着させる

ポイント
安静時の肋骨角の角度もあわせて確認しましょう．

正常	90°以下
COPDなど肺の過膨張	90°以上

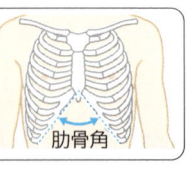

肋骨角

3 上部胸郭の動きを確認する

- 安静時の上部胸郭の動きを確認する．
- 次に患者さんに深呼吸をしてもらい，上部胸郭の動きを確認する．

観察ポイント
☐ 胸郭の前上方への広がりの有無
☐ 胸郭の広がりの大きさとその左右差の有無

痰などの気道内分泌物が貯留している部位では，呼吸に伴い振動（ラトリング）を触知することがあります．

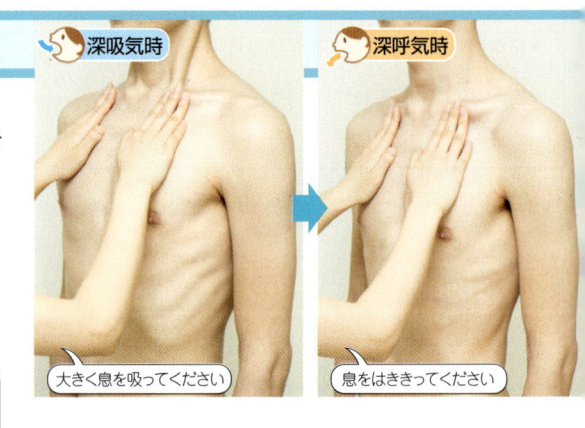

深吸気時　大きく息を吸ってください
深呼気時　息をはききってください

4 背部に手をあてる

- 患者さんの背部を露出し，姿勢を整える．
- 手掌を第10肋骨付近におく．その際，左右の母指を合わせて手掌全体を写真のように胸壁に密着させる．

手技のコツ
第10肋骨は前胸部の一番下に位置する肋骨です．そこから背部へたどっていくと見つけやすくなります．

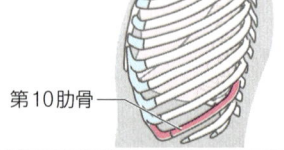

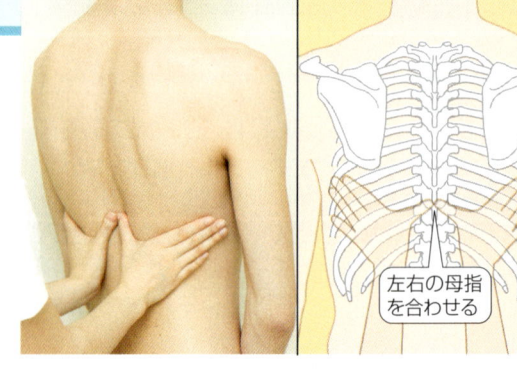

第10肋骨

左右の母指を合わせる

●慢性閉塞性肺疾患（COPD）：chronic obstructive pulmonary disease

5 下部胸郭の動きを確認する

- 安静時の下部胸郭の動きを確認する．
- 次に患者さんに深呼吸をしてもらい，下部胸郭の動きを確認する．

観察ポイント
- □ 胸郭の外方への広がりの有無
- □ 胸郭の広がりの大きさとその左右差の有無

深吸気時：大きく息を吸ってください
深呼気時：息をはききってください

同時に吸気時の脊柱の伸展，呼気時の脊柱の屈曲の動きが低下していないかもあわせて観察しましょう．

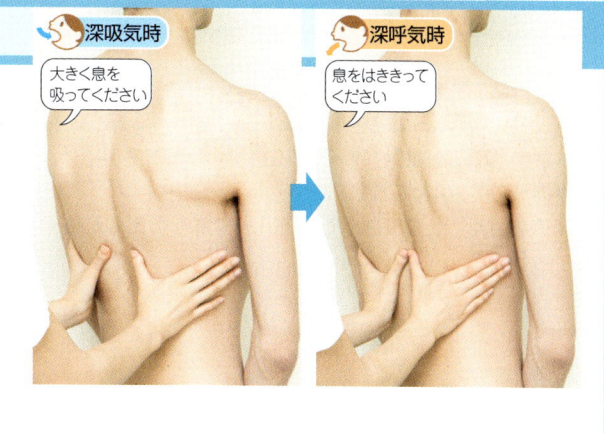

ポイント
仰臥位で行う場合は，次のように手をあて，同様に評価します．仰臥位で行うと体幹が安定し，評価しやすくなります．

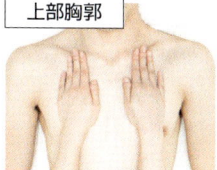

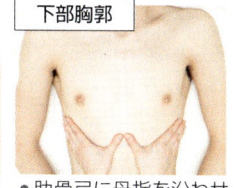

- 上部胸郭：手順2と同様の位置に手掌をおく．
- 下部胸郭：肋骨弓に母指を沿わせるようにして手掌をおく．

- 触診の結果を評価・記録する．

胸郭の可動性の触診の評価

- 胸郭の動きに制限や左右差がある場合は，以下のような疾患や病態が考えられます．

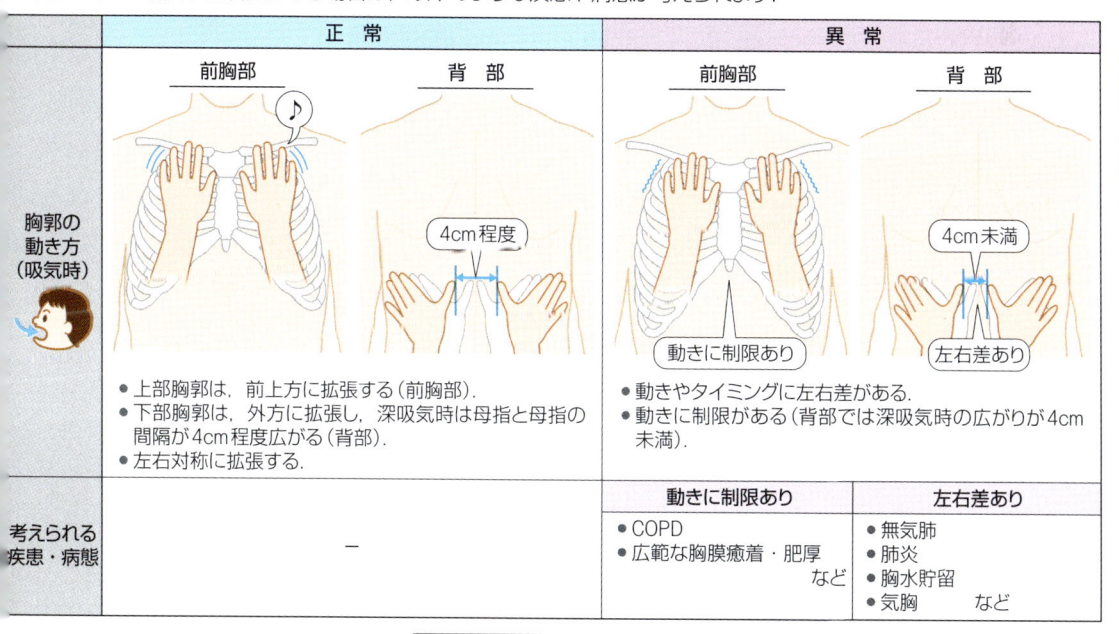

	正常		異常	
	前胸部	背部	前胸部	背部
胸郭の動き方（吸気時）		4cm程度	動きに制限あり	4cm未満／左右差あり
	・上部胸郭は，前上方に拡張する（前胸部）． ・下部胸郭は，外方に拡張し，深吸気時は母指と母指の間隔が4cm程度広がる（背部）． ・左右対称に拡張する．		・動きやタイミングに左右差がある． ・動きに制限がある（背部では深吸気時の広がりが4cm未満）．	
考えられる疾患・病態	—		動きに制限あり ・COPD ・広範な胸膜癒着・肥厚 など	左右差あり ・無気肺 ・肺炎 ・胸水貯留 ・気胸 など

術後や気管挿管中の患者さんに対しては，呼吸状態を観察する際に胸郭の動きとその左右差を確認し，呼吸運動が正常に行われているか確認することも大切です．特に気管挿管直後に胸郭の動きに左右差を認める場合は，片肺挿管の可能性が考えられます．

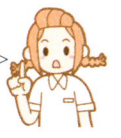

手順 声音振盪の触診

> 声音振盪とは，患者さんの発した声の振動が，気道・肺を経て胸壁に伝わる現象で，これを用いて胸腔内の状態を確認できます．

1 準備をする

- 患者さんに触診の目的・方法を説明し，同意を得る．
- 自分の手を温めておく．
- 患者さんに坐位になってもらい，背部を露出してもらう．

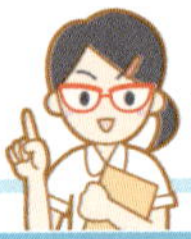

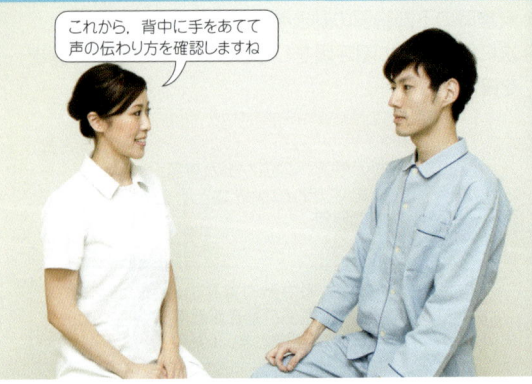

> これから，背中に手をあてて声の伝わり方を確認しますね

2 手を胸壁に密着させる

- 指をそろえて開いた両手の尺側面を胸壁に密着させる．

！注意 密着させないと，振動を正確に確認することができません．

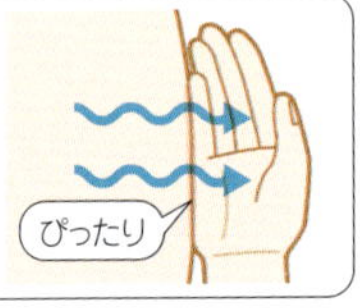

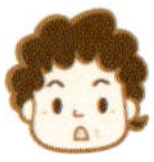

ぴったり

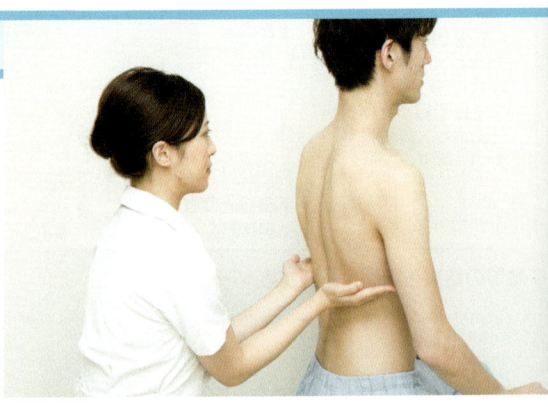

3 胸壁に伝わる振動を確認する

- 患者さんに「ひとーつ，ひとーつ」と，ゆっくり低い声で繰り返し発声してもらい，胸壁に伝わる振動を背部の数カ所で確認する．

観察ポイント
- □ 振動の左右差
- □ 振動の亢進・減弱・消失の有無

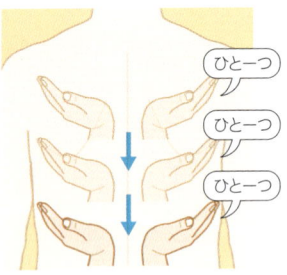

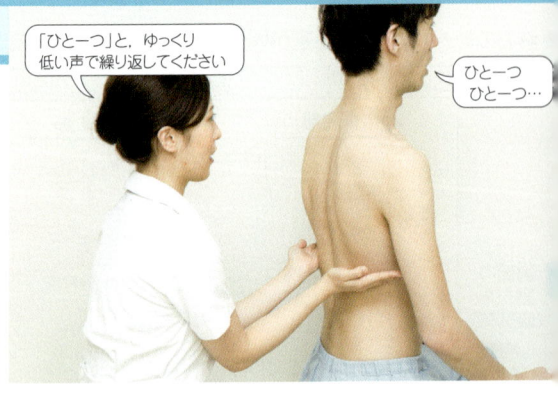

> 「ひとーつ」と，ゆっくり低い声で繰り返してください

> ひとーつ ひとーつ…

■ 触診方法の例

- 声音振盪では，先の方法の他に，次のように両手の指のつけ根や，片手で左右両側を評価する方法もあります．

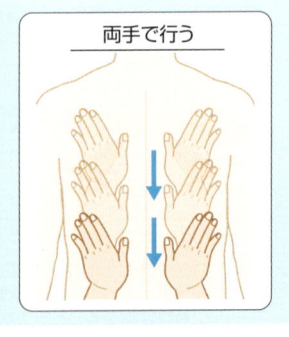

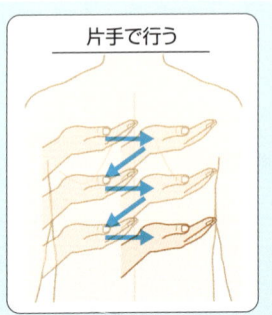

両手で行う / 片手で行う

- 触診の結果を評価・記録する．

■ 声音振盪の触診の評価

- 声音振盪は，肺や胸腔に存在する構造物の含気量などに伴って振動の強さが変化します．
- 振動の伝わり方は，発する声の強さ，高さ，気管支と胸壁との距離，胸壁の厚さ，脂肪や筋肉などの影響を受けます．そのため，主に左右差や患者さんの経時的変化を把握する指標として，相対的に評価していきましょう．

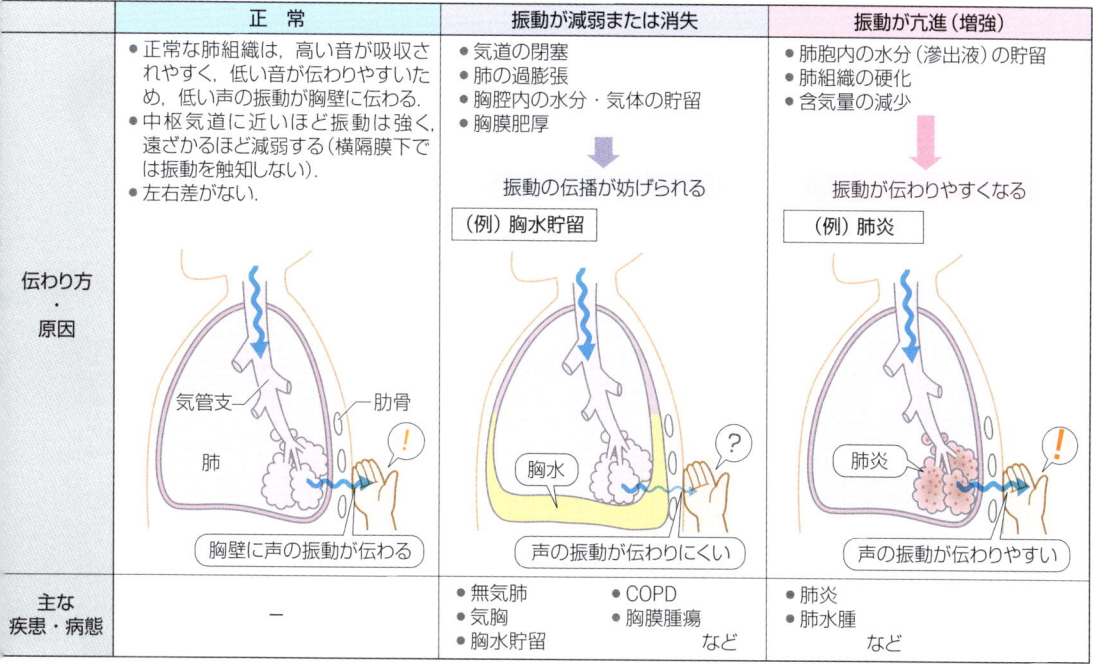

	正常	振動が減弱または消失	振動が亢進（増強）
伝わり方・原因	●正常な肺組織は，高い音が吸収されやすく，低い音が伝わりやすいため，低い声の振動が胸壁に伝わる． ●中枢気道に近いほど振動は強く，遠ざかるほど減弱する（横隔膜下では振動を触知しない）． ●左右差がない．	●気道の閉塞 ●肺の過膨張 ●胸腔内の水分・気体の貯留 ●胸膜肥厚 振動の伝播が妨げられる （例）胸水貯留	●肺胞内の水分（滲出液）の貯留 ●肺組織の硬化 ●含気量の減少 振動が伝わりやすくなる （例）肺炎
主な疾患・病態	ー	●無気肺　●COPD ●気胸　●胸膜腫瘍 ●胸水貯留　　　など	●肺炎 ●肺水腫 など

声音振盪と同様に音の胸壁への伝播の特性を用いて，患者さんの発した声を胸壁で聴取することを声音聴診といいます．聴診しながら患者さんに「イー（EEE）」と発声してもらうと，正常では「イー」と聴こえますが，肺炎などで肺胞に滲出液が貯留している部位では「アー（AH）」と高い音（山羊音）が聴こえます．山羊音は，副雑音を聴取した際に，他の疾患との鑑別に有用です．

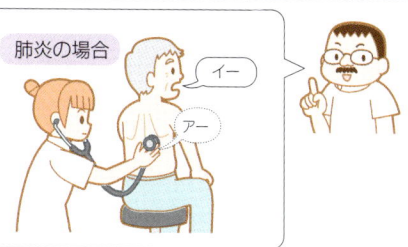

肺炎の場合　イー　アー

■ 皮下気腫

● 皮下気腫は，気胸や縦隔気腫などによって胸腔内にもれた空気が皮下組織に入ることで生じます．胸腔ドレーン挿入後や気管切開術後，肺切除術後の合併症としても生じることがあり，観察が必要です．

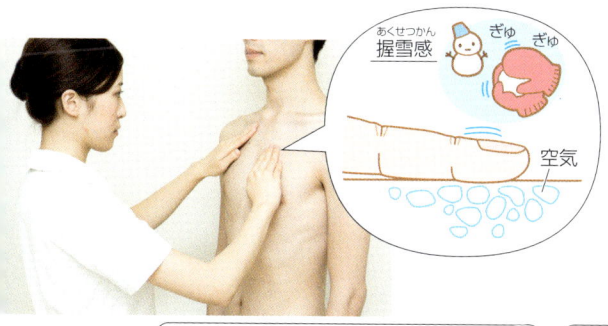

握雪感（あくせつかん）　ぎゅ　ぎゅ　空気

触診方法
- 頸部〜胸部，特に鎖骨上窩や鎖骨下部の皮膚を指腹で軽く圧迫する．

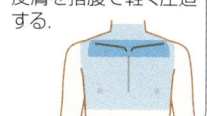

評価
- 皮下気腫の場合，皮下で雪を握るようなぎゅっぎゅっとした感触（握雪感），あるいはプチプチと水泡が潰れるような感触がある．

触知した場合は，範囲をマーキングし皮下気腫が広がっていかないか経過を観察する必要があります．

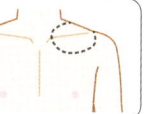

軽度なものは問題となりませんが，増大した場合，呼吸状態にも影響をおよぼす可能性があるため注意が必要です．

慢性閉塞性肺疾患（COPD）：chronic obstructive pulmonary disease

● 打診 ●

手順 胸部の打診

1 準備をする

- 患者さんに打診の目的・方法を説明し，同意を得る．
- 自分の手を温めておく．
- 患者さんに坐位になってもらい，前胸部を露出してもらう（坐位がとれない患者さんは仰臥位または側臥位で打診する）．

> **手技のコツ**
> 患者さんの横に座ると打診しやすくなります．
> ○ / × 足同士が邪魔になる

> これから胸を軽くたたいて音を聞いて，肺の状態などを確認しますね

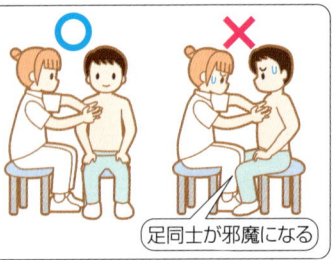

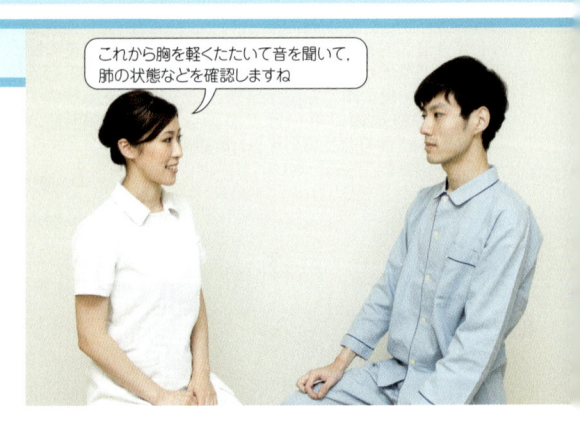

2 打診する

- 前胸部と背部を，それぞれ上から下へ左右差をみながら打診していく（打診部位➡次項目）．

観察ポイント
□ 清音・濁音・鼓音の聞きわけとその部位
□ 打診音の左右差

> **手技のコツ**
> 女性で乳房が邪魔になる場合は，患者さん自身に押えてもらうと打診しやすくなります．

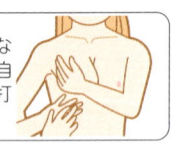

- 打診の結果を評価・記録する．

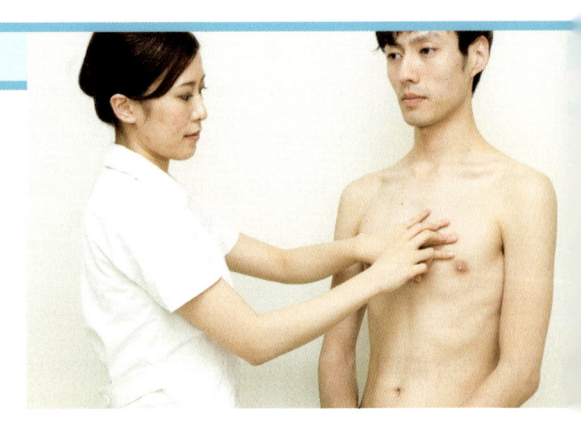

打診部位

- 呼吸器の打診では，以下の場所を中心に肺野全体の打診を行います．骨を避け，肋間を*上方から下方へ，左右交互に打診して左右差を確認しましょう．

*なぜなら 骨を打診すると濁音に変わってしまい，肺野の打診音を確認できないからです．

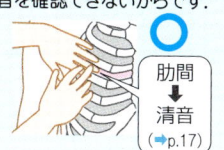

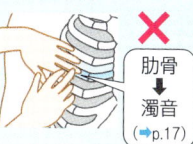

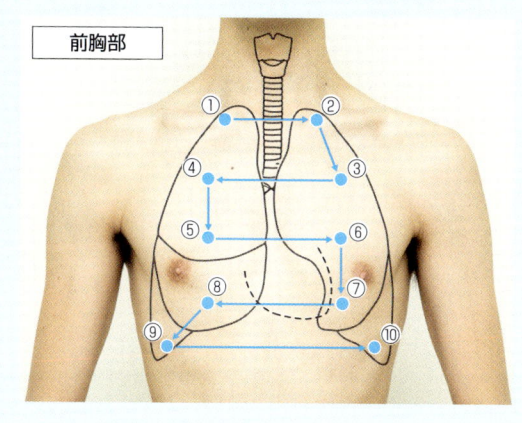

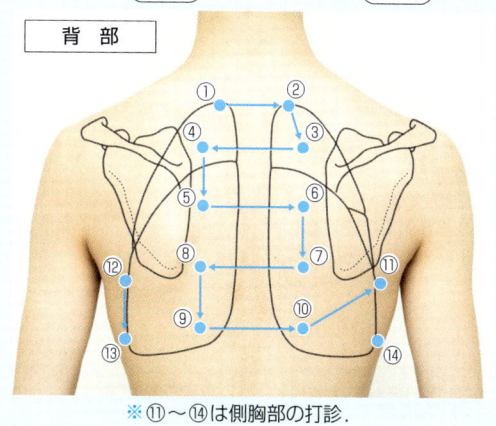

○ 肋間 → 清音（→p.17）
✗ 肋骨 → 濁音（→p.17）

前胸部 / 背部

※⑪〜⑭は側胸部の打診．

呼吸器系のアセスメント　胸郭と肺のアセスメント

胸部の打診の評価

- 肺野のように含気量が多い部位では，音の跳ね返りがよく清音（共鳴音）（→p.17）が聞こえます．また，異常の場合は，以下のような音が聞こえます．

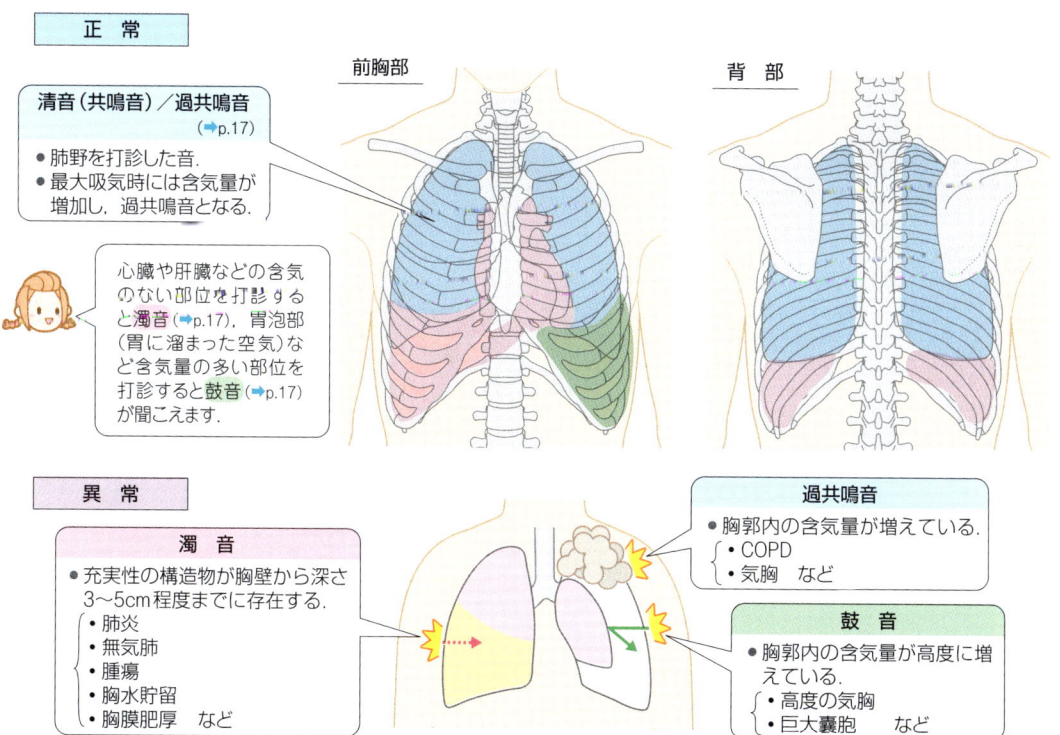

正常

清音（共鳴音）／過共鳴音（→p.17）
- 肺野を打診した音．
- 最大吸気時には含気量が増加し，過共鳴音となる．

心臓や肝臓などの含気のない部位を打診すると濁音（→p.17），胃泡部（胃に溜まった空気）など含気量の多い部位を打診すると鼓音（→p.17）が聞こえます．

前胸部 / 背部

異常

濁音
- 充実性の構造物が胸壁から深さ3〜5cm程度までに存在する．
  - 肺炎
  - 無気肺
  - 腫瘍
  - 胸水貯留
  - 胸膜肥厚　など

過共鳴音
- 胸郭内の含気量が増えている．
  - COPD
  - 気胸　など

鼓音
- 胸郭内の含気量が高度に増えている．
  - 高度の気胸
  - 巨大嚢胞　など

慢性閉塞性肺疾患（COPD）：chronic obstructive pulmonary disease

手順 打診による横隔膜の位置と可動域の測定

- 最大呼気位と最大吸気位の横隔膜の位置を調べることで，横隔膜の動きに制限や左右差がないか確認できます．

1 準備をする

- 患者さんに打診による測定の目的・方法を説明し，同意を得る．
- 自分の手を温めておく．
- 患者さんに坐位になってもらい，背部を露出してもらう．

ポイント
横隔膜の動きと左右差を確認するため，必ず坐位で*行いましょう．
*なぜなら 側臥位では，心臓や腹部臓器の圧迫によって上側の肺と下側の肺で左右差が出てしまうからです．

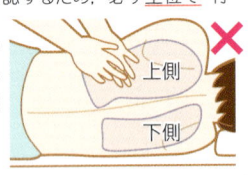

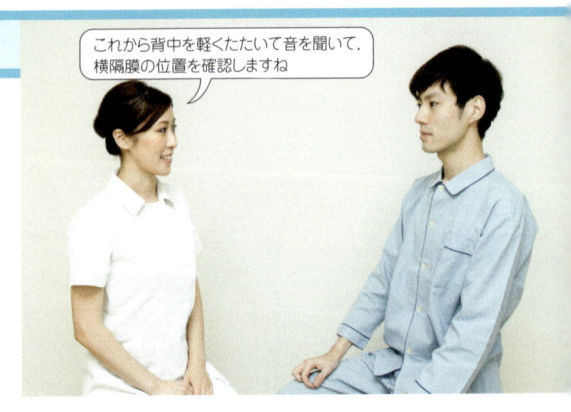

（これから背中を軽くたたいて音を聞いて，横隔膜の位置を確認しますね）

2 横隔膜の位置を確認する

最大呼気位
- 患者さんに息をはききった状態（最大呼気位）で息を止めてもらう．
- 肩甲骨下角（→p.98）から腰部に向かって肩甲線上の肋間を打診する．
- 横隔膜の位置となる清音（共鳴音）から濁音に変わる境界を確認し，印Aを付ける．

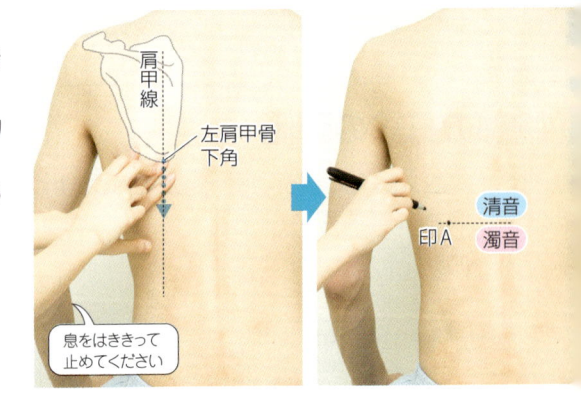

（息をはききって止めてください）

肩甲線／左肩甲骨下角／印A／清音／濁音

最大吸気位
- 患者さんに呼吸を整えてもらったあと，息を吸いきった状態（最大吸気位）で息を止めてもらう．
- 印Aから腰部に向かって同じように打診し，清音（共鳴音）から濁音に変わる境界を確認し，印Bを付ける．

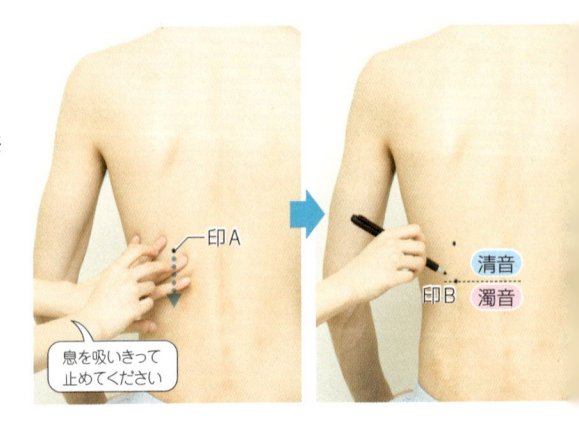

（息を吸いきって止めてください）

印A／印B／清音／濁音

3 横隔膜の可動域を測定する

● 印Aと印Bの距離を測り，横隔膜の可動域を決定する．

● 手順 2 ～ 3 を，左右ともに行う．

観察ポイント
- □ 各々の清音・濁音境界（印A・印B）の位置
- □ 横隔膜の可動域
- □ 横隔膜の位置の左右差

● 測定の結果を評価・記録する．

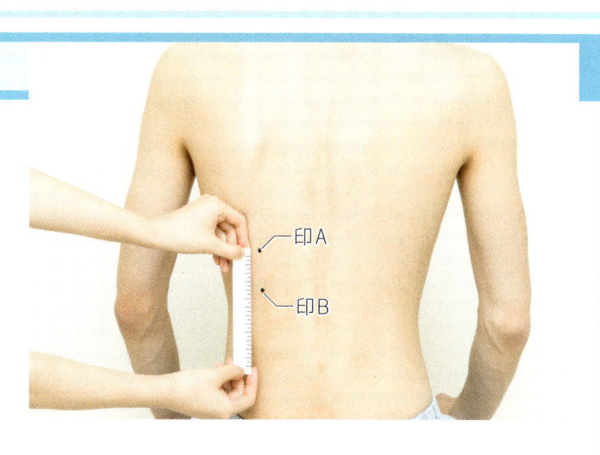

印A
印B

呼吸器系のアセスメント

胸郭と肺のアセスメント

横隔膜の位置と可動域の測定の評価

● 清音・濁音境界の位置の変化や可動域の制限，左右差がみられた場合は，以下のような疾患や病態が考えられます．

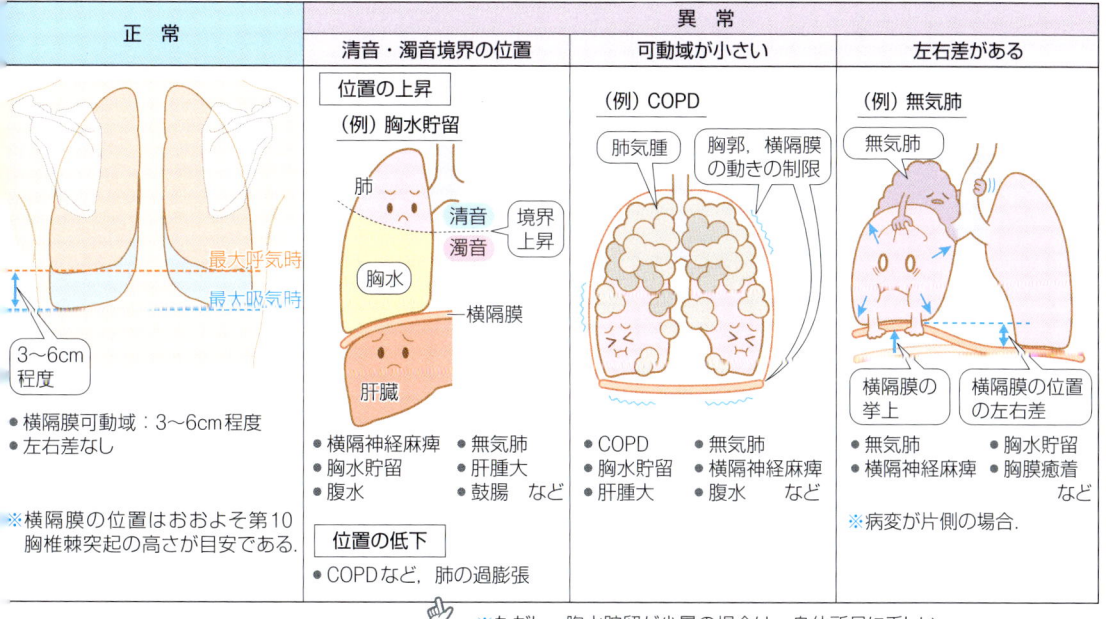

正常	異常		
	清音・濁音境界の位置	可動域が小さい	左右差がある
3～6cm程度 ●横隔膜可動域：3～6cm程度 ●左右差なし ※横隔膜の位置はおおよそ第10胸椎棘突起の高さが目安である．	**位置の上昇** （例）胸水貯留 清音／濁音 境界上昇 肺／胸水／横隔膜／肝臓 ●横隔神経麻痺　●無気肺 ●胸水貯留　●肝腫大 ●腹水　●鼓腸　など **位置の低下** ●COPDなど，肺の過膨張	（例）COPD 肺気腫／胸郭，横隔膜の動きの制限 ●COPD　●無気肺 ●胸水貯留　●横隔神経麻痺 ●肝腫大　●腹水　など	（例）無気肺 無気肺 横隔膜の挙上／横隔膜の位置の左右差 ●無気肺　●胸水貯留 ●横隔神経麻痺　●胸膜癒着　など ※病変が片側の場合．

※ただし，胸水貯留が少量の場合は，身体所見に乏しい．

必ずしも清音・濁音境界が横隔膜の位置を示しているわけではありません．胸水貯留の場合は，横隔膜の位置は胸水の量に応じて低下するにもかかわらず，打診上では清音・濁音境界の位置が正常よりも上昇します．打診で異常を示した場合は，その原因が何かを想定しつつ，超音波検査や胸部X線像なども用いて精査していくことが大切です．

性閉塞性肺疾患（COPD）：chronic obstructive pulmonary disease

■ 肺肝境界の特定

- 肺と肝臓の境界は肺肝境界とよばれ，正常では右鎖骨中線上で第6肋骨～第6肋間に位置します．
- 右鎖骨中線上の肋間を打診することで，清音（共鳴音）から濁音に変わる境界が肺肝境界です．
- この境界は，胸膜炎，肺炎，肝腫大（→p.178）などで上昇し，COPDなどで下降します．

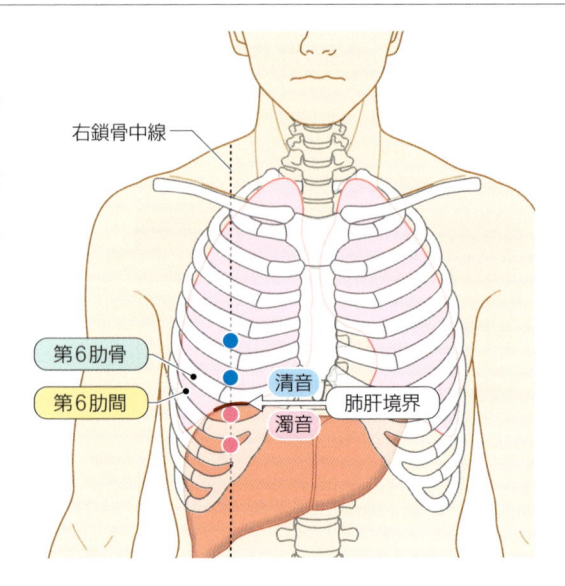

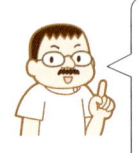

右鎖骨中線を打診する際に，清音から濁音に変わった境界が必ずしも肺肝境界をしめすとは限りません．下図を見てみましょう．

このように様々な原因により，清音と濁音の境界の位置が変わります．
打診では，境界の位置が正常か異常かを判断することが大切であり，聴診や触診，画像診断もあわせて行っていきます．

●慢性閉塞性肺疾患（COPD）：chronic obstructive pulmonary disease

呼吸音のアセスメント

監修　植木 純

呼吸音は，呼吸器を聴診することにより確認できます．呼吸音の聴診は，臨床現場で看護師が行う機会が多い手技であり，簡便で多くの情報が得られる点ですぐれた方法です．呼吸音を聴きわけるためには，正常呼吸音や副雑音がどのような音であるか，また，その音が聴取されるべき部位はどこなのか，正確な知識を身につけましょう．

目的

- 呼吸音を聴診することで，気管・気管支の気流の状態を把握し，狭窄の程度や閉塞の有無，気道内分泌物の貯留，肺組織の状態などを推測します．
- 聴診で得られる情報量は多く，呼吸器のフィジカルアセスメントを行ううえで欠かすことができません．

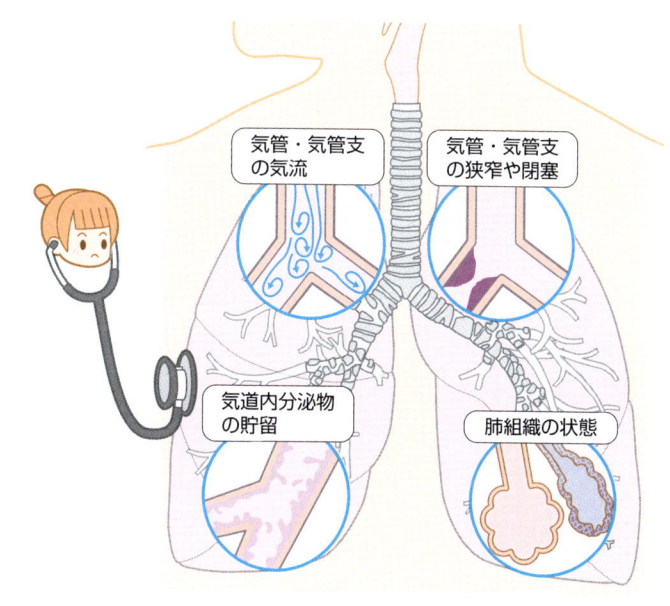

（図：気管・気管支の気流／気管・気管支の狭窄や閉塞／気道内分泌物の貯留／肺組織の状態）

気道の総断面積と気流速度

- 気管→気管支→細気管支→終末細気管支→肺胞と，末梢へ到達するほど気道は細くなりますが，断面積の総和は大きくなります（→p.90）．
- 太い気道は流速が速く乱流，細い気道は流速が遅く層流となります．また，肺胞では気流は起こりません．

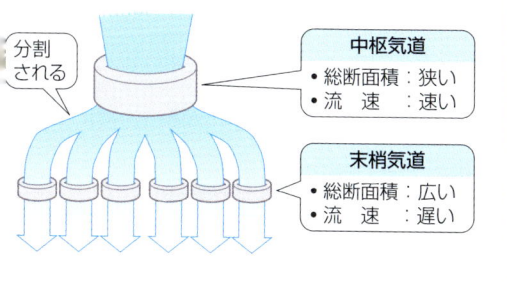

（図：分割される／中枢気道：総断面積：狭い・流速：速い／末梢気道：総断面積：広い・流速：遅い）

呼吸音の発生

- 呼吸音は，空気が気道を流れる際の乱流によって生じると考えられています．
- 太い気道の乱流（あるいは渦流）が呼吸音の発生源となり，中枢気道から気管支第9分岐程度で発生した音が胸壁に伝播していると考えられています．
- 細い気道や肺胞では，呼吸音は発生しません．

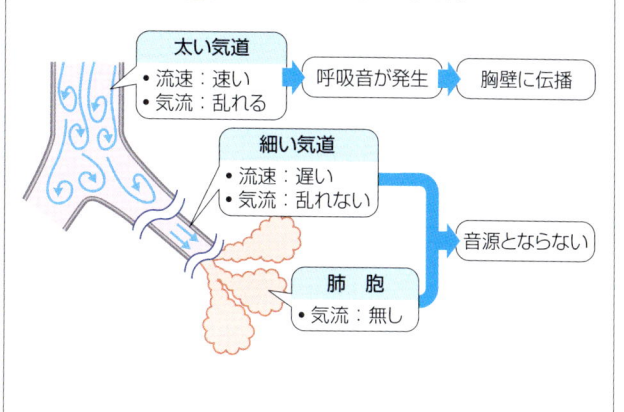

（図：太い気道：流速：速い・気流：乱れる→呼吸音が発生→胸壁に伝播／細い気道：流速：遅い・気流：乱れない／肺胞：気流：無し→音源とならない）

■ 呼吸音の分類

- 呼吸音は，狭義の呼吸音と正常では聴こえない副雑音に分類されます．
- 副雑音のうち，肺内に由来する音は，ラ音ともよばれます．
- それぞれの呼吸音は，聴取部位や，音の長さや大きさ，性質などの特徴によって分けられます．

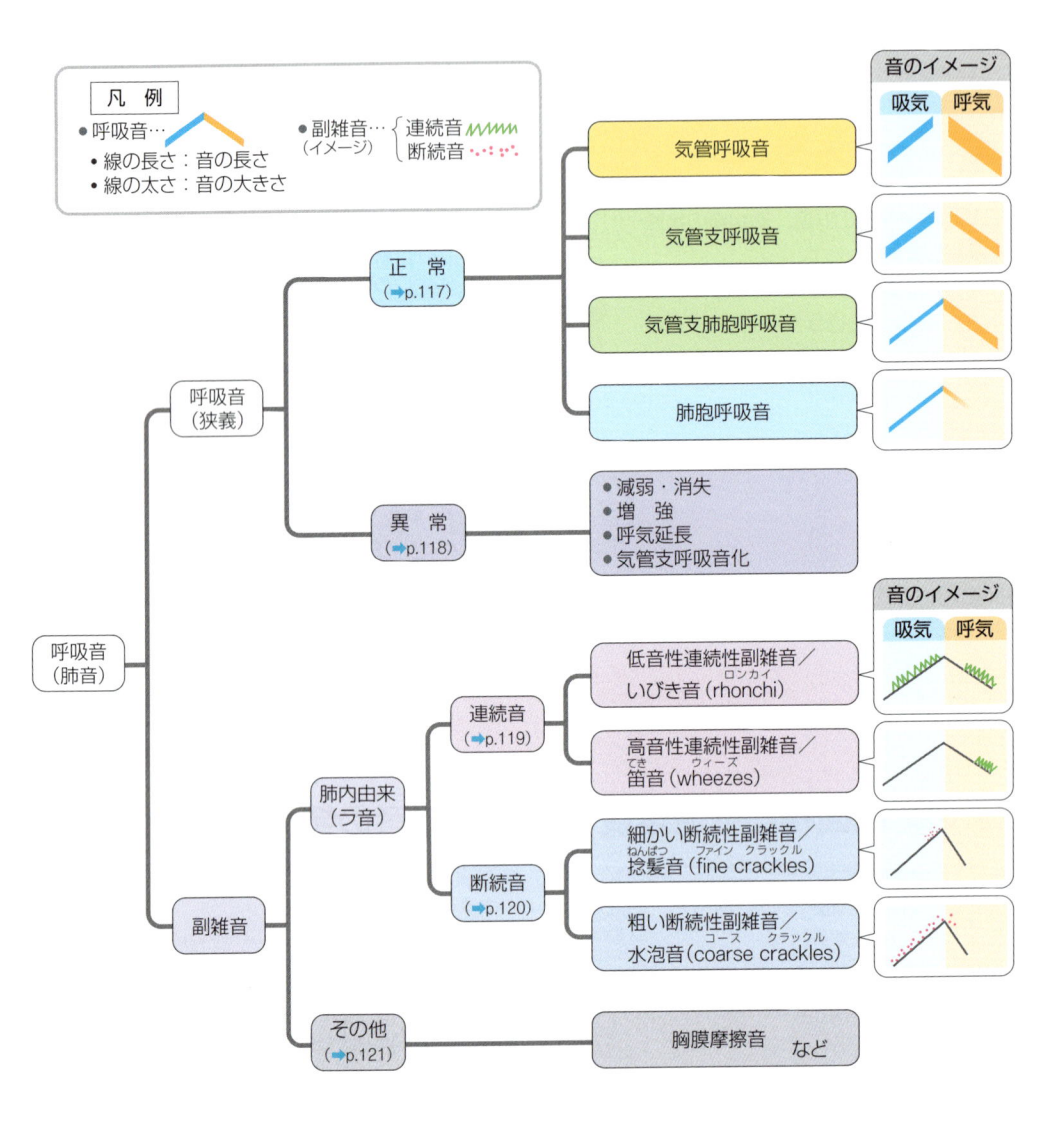

凡 例
- 呼吸音…
  - 線の長さ：音の長さ
  - 線の太さ：音の大きさ
- 副雑音…（イメージ）連続音／断続音

呼吸音（肺音）

- **呼吸音（狭義）**
  - **正常**（→p.117）
    - 気管呼吸音
    - 気管支呼吸音
    - 気管支肺胞呼吸音
    - 肺胞呼吸音
  - **異常**（→p.118）
    - 減弱・消失
    - 増強
    - 呼気延長
    - 気管支呼吸音化

- **副雑音**
  - **肺内由来（ラ音）**
    - **連続音**（→p.119）
      - 低音性連続性副雑音／いびき音（rhonchi　ロンカイ）
      - 高音性連続性副雑音／笛音（wheezes　ウィーズ）
    - **断続音**（→p.120）
      - 細かい断続性副雑音／捻髪音（fine crackles　ファイン クラックル）
      - 粗い断続性副雑音／水泡音（coarse crackles　コース クラックル）
  - **その他**（→p.121）
    - 胸膜摩擦音　など

音のイメージ（吸気・呼気）

聴診するときは，聴診した呼吸音が本来そこで聴こえるべき音であるか，副雑音の場合は，どの場所でどんな音が聴こえているか，吸気・呼気のどのタイミングで聴こえているかを確認することが重要です．

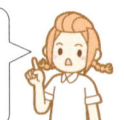

副雑音を"肺雑音"や"ヒュー音"などと表現することがありますが，これらは俗語のようなもので正しい表現ではありません．また，聴取された異常な呼吸音をまとめて"肺雑音あり"などと記録することも適切とはいえません．医療者間で正確な情報共有ができるよう，正しい用語を使いましょう．

正常呼吸音

● 正常呼吸音には以下のようなものがあります.

聴いてみよう!
- 気管呼吸音
- 気管支肺胞呼吸音
- 肺胞呼吸音

詳しい使い方➡p.x

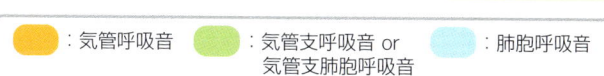

正常な呼吸音領域
- 🟧：気管呼吸音
- 🟩：気管支呼吸音 or 気管支肺胞呼吸音
- 🟦：肺胞呼吸音

前胸部　側胸部　背部

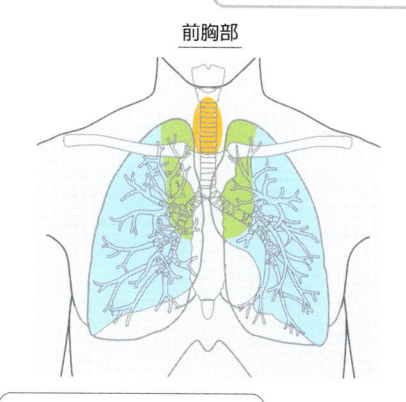

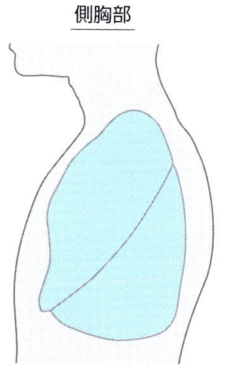

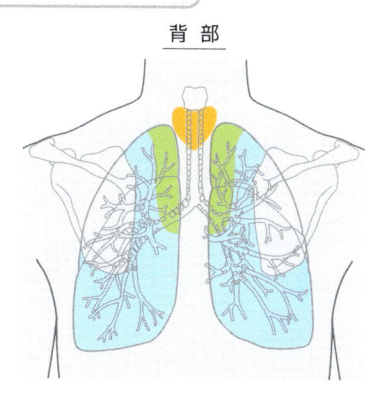

> 以下の4つの呼吸音に明確な違いはなく,相対的なものです.気管呼吸音は高く大きく聴こえますが,呼吸音は気管から離れるにつれて,だんだんと低く小さくなっていきます.

	特徴	音のイメージ 長さ・大きさ	ポーズ
気管呼吸音	● 粗く高く大きい音.吸気と呼気の間にポーズがある. ● 呼気の音の方が大きい.	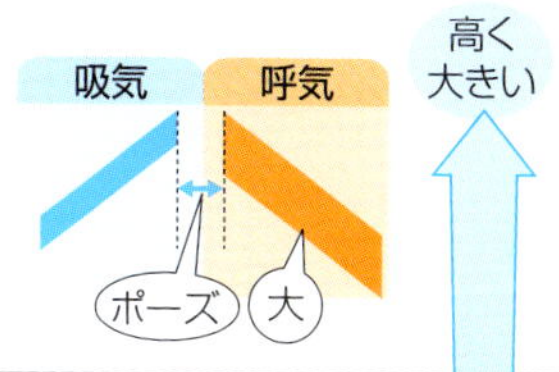 吸気／呼気（ポーズ・大） 高く大きい	明瞭
気管支呼吸音	● 気管呼吸音よりはやや低く小さい音.気管呼吸音同様ポーズがある.	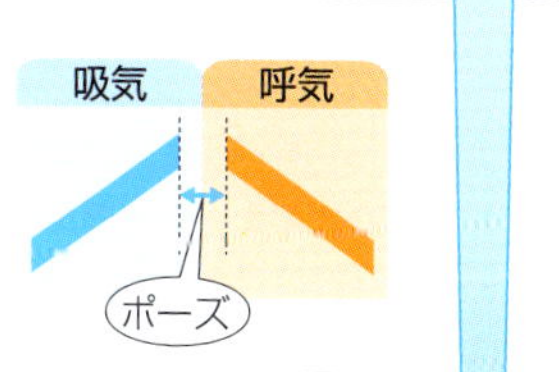 吸気／呼気（ポーズ）	明瞭
気管支肺胞呼吸音	● 気管支呼吸音と肺胞呼吸音の中間的な性質をもつ音.ポーズがなく吸気と呼気が連続して聴こえる.	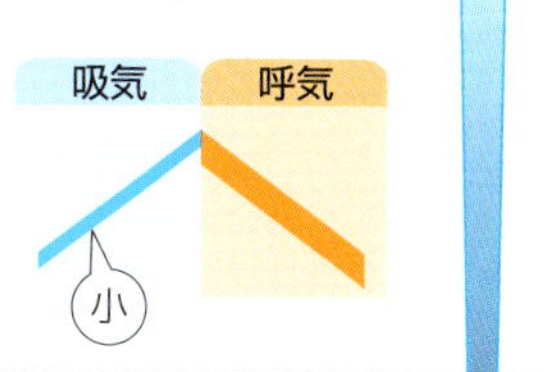 吸気／呼気（小）	明瞭でない
肺胞呼吸音	● やわらかく最も低い小さな音.ポーズがなく,吸気時は全体で聴取できるが,呼気時は初期のみで1/3程度しか聴こえない.	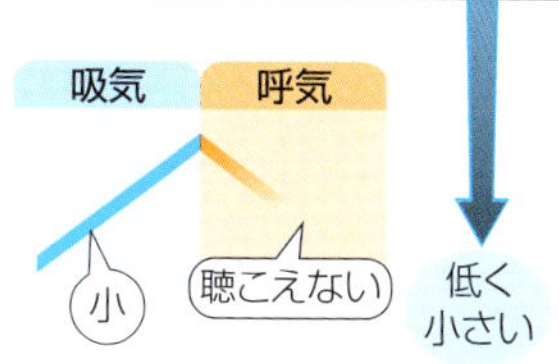 吸気／呼気（小／聴こえない） 低く小さい	明瞭でない

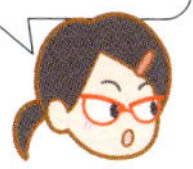

用語　ポーズ
吸気と呼気の間の音の切れ目のこと.

■ 呼吸音の異常

- 呼吸音の異常には，正常呼吸音に異常が生じる場合と，正常では聴こえない副雑音が生じる場合があります．
- 正常呼吸音に異常が生じる場合には，以下のようなものがあります．

	原因		考えられる病態・疾患
呼吸音の減弱・消失	・局所の気流や換気が低下・消失し，空気の流入が妨げられると，乱流が起きにくい． → 呼吸音が発生しづらい ・胸腔内の空気や水分の貯留により，呼吸音の伝播が阻害される． → 呼吸音が伝わりづらい	(例) 換気量の低下／水分の貯留	・COPD ・無気肺 ・気胸 ・胸水貯留 ・呼吸筋麻痺 ・腫瘍や異物による気道の狭窄・閉塞　など
呼吸音の増強	・局所の気流速度や換気量が増大すると，乱流が起きやすくなる． → 呼吸音が発生しやすい	(例) 対側肺の機能障害による代償性の換気量増大	・過換気症候群 ・対側肺の機能障害による代償性の換気量増大　など
呼気延長	・末梢気道の狭窄や閉塞により，空気を呼出しづらくなる． → 呼出するのに時間がかかる	(例) 末梢気道の狭窄・閉塞	・COPD ・気管支喘息　など
気管支呼吸音化	・炎症などによる滲出物の増加や肺組織の硬化などにより，<u>伝播が亢進</u>*する． → 呼吸音が伝わりやすい * なぜなら 正常な肺胞のように空気を含んだやわらかいものより，硬いものの方が音をよく伝えるからです．	(例) 滲出物の増加	・肺炎 ・肺うっ血 ・胸水貯留　など

用語　気管支呼吸音化
肺胞呼吸音が聴取されるべき部位で気管支呼吸音が聴取されること．

呼吸音が聴こえない（消失している）場合，閉塞により空気が通らなくなった場合もあるため（気管支喘息重積発作や異物の誤嚥など），緊急対応が必要になります．

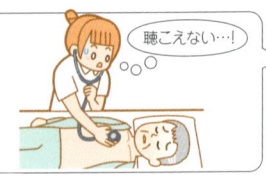

聴こえない…!

- 慢性閉塞性肺疾患（COPD）：chronic obstructive pulmonary disease

連続性副雑音

- 連続性副雑音とは，ある一定時間以上持続する副雑音のことをいい，音の高さによって以下の2つに分けられます．
- いずれの音も気管・気管支の狭窄部位で，気流速度の増大に伴い気道壁が振動することにより生じますが，この2つの分類における臨床的意義はあまりありません．

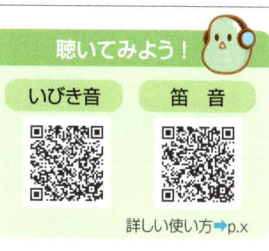

聴いてみよう！ いびき音／笛音

	低音性連続性副雑音 (いびき音／rhonchi)	高音性連続性副雑音 (笛音／wheezes)
性状	・低い ・「グー，グー」	・高い ・「ヒュー，ヒュー」
タイミング	・主に呼気で聴取されるが，吸気でも聴取される．	・主に呼気終末期に聴取される．
機序	・気管や比較的太い気管支の狭窄により生じる．	・比較的細い気管支の狭窄により生じる．
主な疾患・原因	・気管支喘息 ・COPD ・分泌物の貯留，炎症，腫瘍による気道狭窄　　　　など	・気管支喘息 ・COPD ・うっ血性心不全 ・分泌物の貯留，炎症，腫瘍による気道狭窄　　　　など

音の高さ
- 音の高さは狭窄の強さではなく狭窄周囲の気道径の大きさによって変わり，気道径が大きいほど低音，小さいほど高音となります．

口笛を吹くとき，高い音を出そうとするときに口を細くすぼませ，低い音を出そうとするときに口の中を広げることに似ています．

音の数
- 音の数は狭窄領域の数によって変化します．
- 例えば，気管支喘息では，広範囲に気管支が狭窄し，狭窄の程度に応じた様々な音が重なって聴こえます．
- 一方，腫瘍や異物などにより限局した領域で気管支が狭窄している場合は，聴こえる音やタイミングは1つになります．

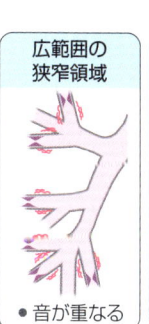

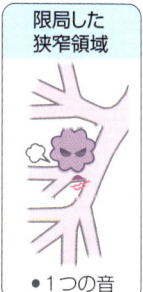

広範囲の狭窄領域：音が重なる
限局した狭窄領域：1つの音

上記の2つの連続性副雑音の他に，過敏性肺炎やびまん性汎細気管支炎（DPB）などで聴かれるsquawks（スクウォーク）があります．笛音に似た，より短く高調な「キュー，クウ」という音がします．吸気終末期に聴取され，断続性副雑音と重なって聴こえることが多いです．吸気時に細気管支壁が振動し発生すると考えられています．

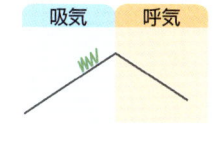

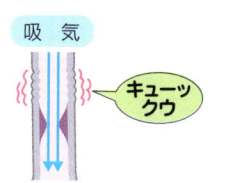

細い気管支は軟骨が存在せず壁も薄いため，呼吸運動に合わせて吸気時に広げられ，呼気時にもとへ戻り狭くなります．そのため，笛音はより気道が狭くなる呼気終末期に聴こえるのです．

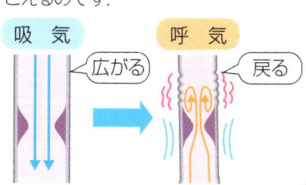

びまん性汎細気管支炎（DPB）：diffuse panbronchiolitis

断続性副雑音

● 断続性副雑音とは，持続時間の短い不連続な副雑音のことを指します．

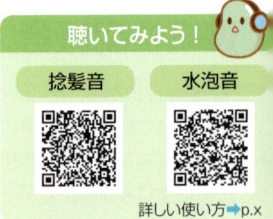

聴いてみよう！ 捻髪音 / 水泡音
詳しい使い方➡p.x

	細かい断続性副雑音 （捻髪音／fine crackles）	粗い断続性副雑音 （水泡音／coarse crackles）
性状	● 細かく高い ● 耳元で髪をねじる音 ●「パリパリ」，「バリバリ」	● 粗く低い ● コップの水にストローをさして空気を吹き込む音 ●「ブクブク」，「パチパチ」
タイミング	吸気終末期に聴取される．	吸気初期から聴取され，ときに呼気初期でも聴取される．
機序	● 呼気時に閉じた末梢気道が，吸気時に急激に再開放するために生じる．	● 分泌物の増加など水分量が多い気道内を空気が通過するときに生じる．
主な疾患・病態	● 過敏性肺炎 ● 特発性肺線維症 ● じん肺 ● 膠原病肺 ● 放射線肺炎　　など	● 肺水腫 ● 急性呼吸窮迫症候群（ARDS） ● 肺炎 ● びまん性汎細気管支炎（DPB） ● 気管支拡張症 ● 慢性気管支炎　　など

少量の気道内分泌物が貯留している場合には，患者さんに咳払いをしてもらうことで，分泌物が動き，聴こえていた副雑音が聴こえにくくなったり消失したりすることもあります．

水泡音の原因となる気道内分泌物は，気管支内腔が狭まる呼気時に気管内に膜のように広がります．それらが吸気時に破裂するため，水泡音は主に吸気時に聴こえます．

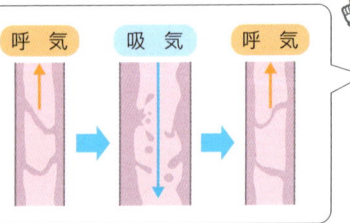

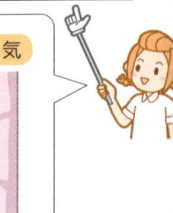

豆知識
捻髪音の原因となる過敏性肺炎や特発性肺線維症，じん肺などは，肺間質に病変をきたす間質性肺疾患の1つです．
肺間質とは，肺実質の間を埋めている結合組織をいい，肺胞中隔を指します．一方，肺実質は実際のガス交換に関わる肺胞上皮細胞と肺胞腔を指します．肺組織は，この肺実質と肺間質からなっています．

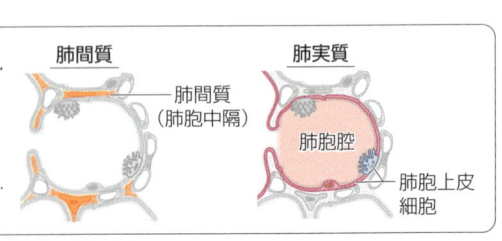

● 急性呼吸窮迫症候群（ARDS）：acute respiratory distress syndrome　　● びまん性汎細気管支炎（DPB）：diffuse panbronchiolitis

肺外に由来する副雑音

● 肺外に由来する副雑音には，胸膜摩擦音，ストライダーなどがあります．

	胸膜摩擦音	ストライダー（stridor）
性状	●「キューキュー」	●「ゼーゼー」
タイミング	● 吸気，呼気ともに均一に聴取される．	● 吸気で聴取される*．音の高さは様々である． *なぜなら 上気道は胸腔外にあり，胸腔の陰圧の影響がないため，吸気時により細くなるからです．
機序	● 胸膜の炎症により粗くざらついた臓側胸膜と壁側胸膜がこすれ合って生じる（ただし胸水貯留がある場合には生じない）．	● 上気道の狭窄により生じる． ● 窒息の恐れを示す緊急所見である．
主な疾患・原因	● 結核性胸膜炎 ● 癌性胸膜炎の癒着過程（癒着術）	● 上気道の腫瘍 ● 喉頭浮腫（急性喉頭蓋炎，アナフィラキシー） ● 気道異物

上気道狭窄の場合には，胸骨上縁や鎖骨上窩の陥凹もみられます（→p.66）．

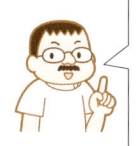

「喘鳴（ぜんめい）」は，呼吸に伴った「ゼーゼー」「ヒューヒュー」という音で，聴診器無しで聴かれる場合をいいます．上気道に由来するものを吸気性喘鳴といい，ストライダーとよぶことが多いです．気管支喘息やCOPDでは呼気時に末梢気道に由来する喘鳴が発症しやすく，これを呼気性喘鳴とよびます．

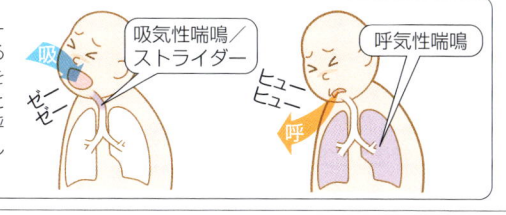

吸気性喘鳴／ストライダー

呼気性喘鳴

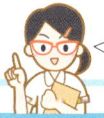

手順 呼吸音の聴診

呼吸音の聴診には高音の聴取に適した膜型聴診器を用います．（膜型／ベル型）

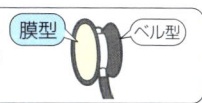

1 準備をする

これから聴診器で胸と背中の音を確認しますね

● 患者さんに聴診の目的・方法を説明し，同意を得る．
● 聴診器は手で温めておく．
● 患者さんに坐位になってもらい，前胸部を露出してもらう．坐位がとれない患者さんは仰臥位または側臥位のまま行う．
● 患者さんの横に座る*．

*なぜなら 咳嗽などによる感染を予防するためです．また患者さんとの距離が近くなるため聴診しやすくなります．

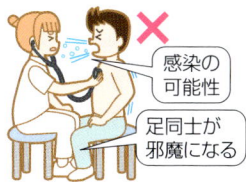

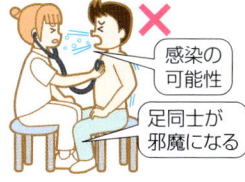

感染の可能性
足同士が邪魔になる

ポイント 聴診する前に，呼吸回数や呼吸パターンなどの呼吸状態（→p.68）についての情報を把握しておくとよいでしょう．

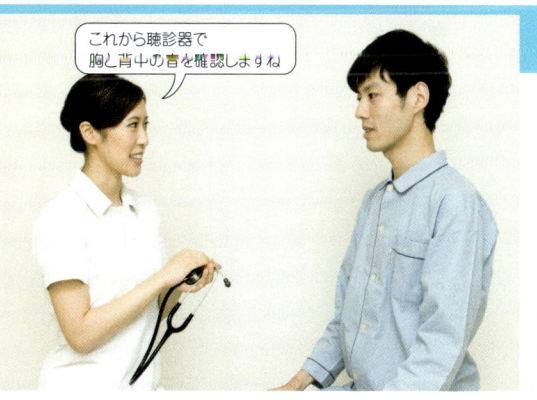

慢性閉塞性肺疾患（COPD）：chronic obstructive pulmonary disease

2 聴診する

- 前胸部と背部を，それぞれ上から下へ<u>左右交互に</u>＊聴診していく（聴診部位➡下項目）．
  - ＊ **なぜなら** 複数の領域の異なる呼吸音を正確に記憶しておくことは難しく，左右差の比較ができないためです．

- 患者さんに口で深呼吸を繰り返してもらいながら，必ず1カ所につき吸気と呼気の両方の呼吸音を聴診する＊＊．
  - ＊＊ **なぜなら** 吸気・呼気両方を聴診して初めて呼吸音を評価することができるからです．

> 呼吸音の大きさは個人差が大きいため，その患者さんの左右差を確認し，相対的に評価することが大切です．

観察ポイント
- □ 吸気・呼気の割合
- □ 音の高さ
- □ 音の大きさ
- □ 音の性質
- □ 聴取部位と本来その部位で聴こえるべき呼吸音が一致するか
- □ 副雑音の有無（➡p.119～121）
- □ 呼吸音や副雑音の左右差

> 雑音が聴取されたら，患者さんに咳嗽をしてもらい，消失するかどうか確認しましょう．少量の分泌物貯留による雑音は咳嗽によって消失します．

- 聴診の結果を評価・記録する．

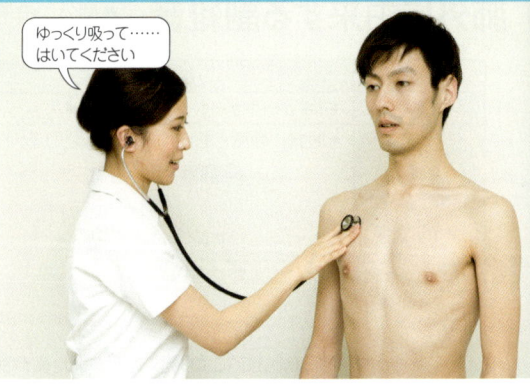

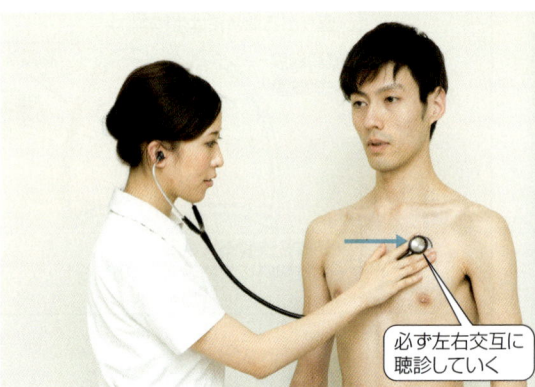

「ゆっくり吸って……はいてください」

必ず左右交互に聴診していく

■ 聴診部位

- 呼吸音の聴診部位は以下の通りです．
- 体表解剖（➡p.96）をもとに，肺野全体を聴診するようにしましょう．

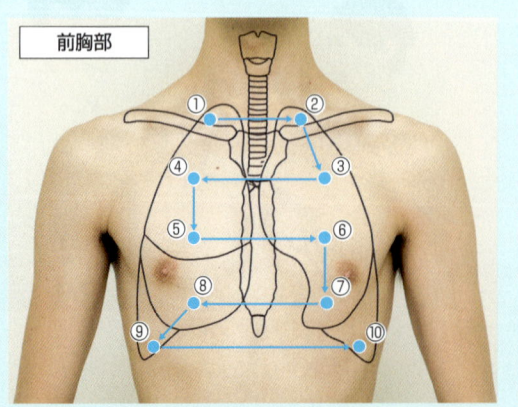

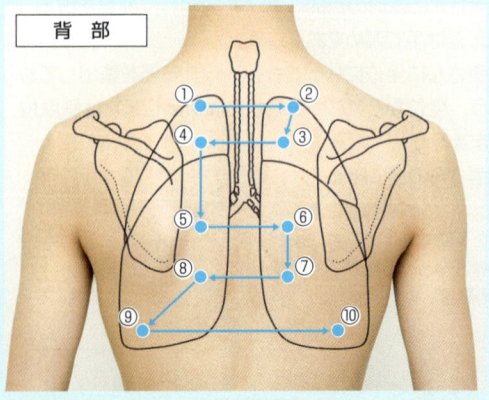

前胸部　　背部

■ 臥床患者さんの背部の聴診

- 痰などの分泌物は重力によって下葉に貯留しやすく，病変は下葉に多く認められます．
- 特に，長期臥床患者さんの場合，体動による分泌物の移動が少ないうえに，仰臥位で過ごすことが多いため，背側の肺の換気状態が悪くなります．そのため，背部での聴診がより重要になります．
- 臥床患者さんの背部の聴診は，可能なら側臥位で行い，難しい場合は仰臥位で行います．

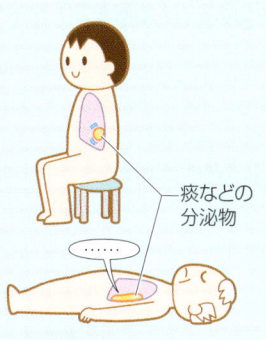

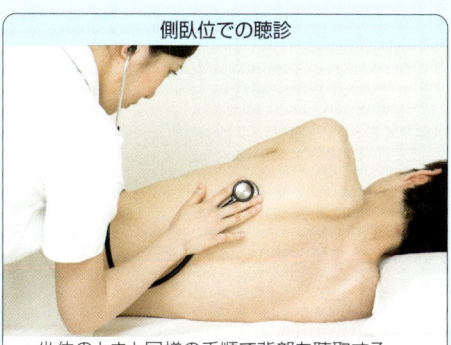

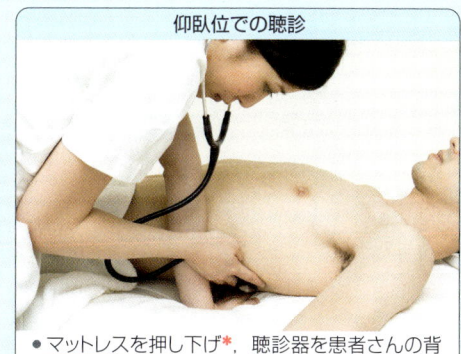

― 痰などの分泌物

側臥位での聴診
- 坐位のときと同様の手順で背部を聴取する．

仰臥位での聴診
- マットレスを押し下げ*，聴診器を患者さんの背中とベッドの間にすべり込ませて背部を聴取する．
- *なぜなら 自分の手がベッドに触れたりすると雑音が混じってしまい，聴診の妨げになるためです．

臥床患者さんだからこそ背部での十分な聴診は必要ですが，患者さんに負担がかからないように1，2カ所程度で行いましょう．

■ 聴診時のその他の注意点

- 呼吸音の聴診をする際，その他に気をつけることを以下に示します．

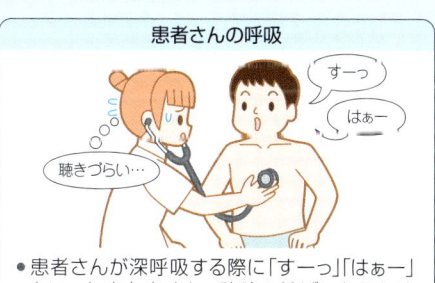

患者さんの呼吸
すーっ
はぁー
聴きづらい…
- 患者さんが深呼吸する際に「すーっ」「はぁー」といった声を出すと，聴診の妨げになるため，口を軽く開いて声を出さずに深呼吸してもらう．

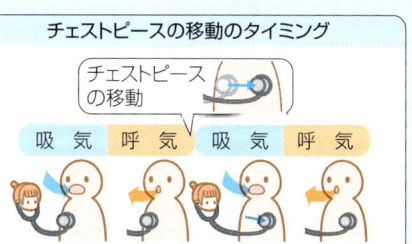

チェストピースの移動のタイミング
チェストピースの移動
吸気　呼気　吸気　呼気
- 1呼吸を1セットとして聴診すると，吸気→呼気の順番で毎回聴取することができるため，呼吸音を評価しやすい．そのため，チェストピースを呼気終末期に動かすことを習慣づけるようにする．

呼吸器系のアセスメント　呼吸音のアセスメント

■ 呼吸音の聴診の評価

- 呼吸音の聴診では，まず正常呼吸音であるかを確認します．呼吸音の異常や副雑音が聴取された場合，それらを評価していくためにさらに重点的に聴診していきます．
- ここでは主な副雑音の聴きわけ方について，どのように考えながら聴診していけばよいか，その流れを示します．
- 副雑音を聴診した際は，音の性状以外にも聴こえるタイミングや左右差を確認しましょう．

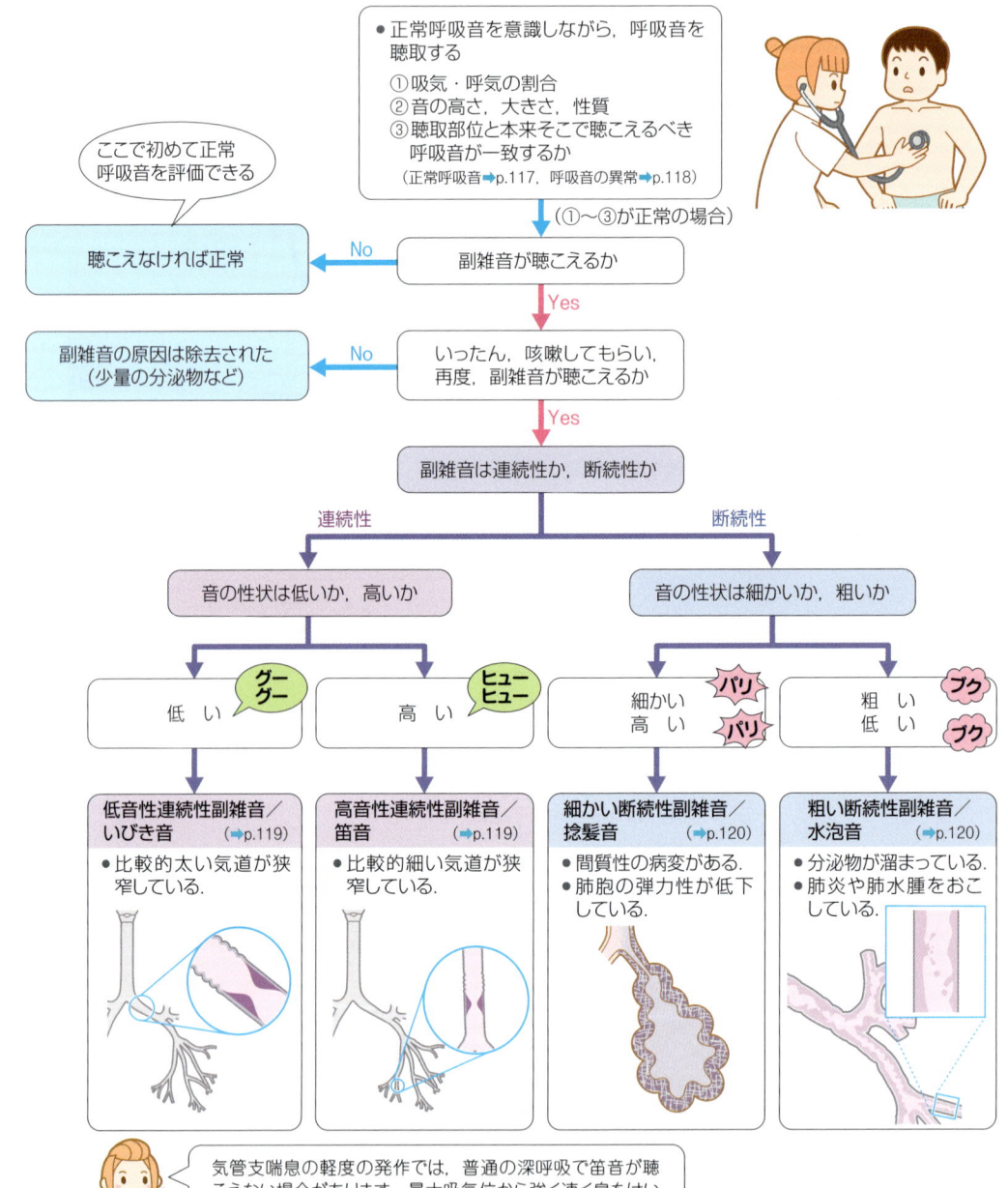

- 正常呼吸音を意識しながら，呼吸音を聴取する
  ① 吸気・呼気の割合
  ② 音の高さ，大きさ，性質
  ③ 聴取部位と本来そこで聴こえるべき呼吸音が一致するか
  （正常呼吸音➡p.117, 呼吸音の異常➡p.118）

ここで初めて正常呼吸音を評価できる

（①〜③が正常の場合）

副雑音が聴こえるか
- No → 聴こえなければ正常
- Yes ↓

いったん，咳嗽してもらい，再度，副雑音が聴こえるか
- No → 副雑音の原因は除去された（少量の分泌物など）
- Yes ↓

副雑音は連続性か，断続性か

連続性
音の性状は低いか，高いか

- 低い（グーグー）→ **低音性連続性副雑音／いびき音** (➡p.119)
  - 比較的太い気道が狭窄している．

- 高い（ヒューヒュー）→ **高音性連続性副雑音／笛音** (➡p.119)
  - 比較的細い気道が狭窄している．

断続性
音の性状は細かいか，粗いか

- 細かい・高い（パリパリ）→ **細かい断続性副雑音／捻髪音** (➡p.120)
  - 間質性の病変がある．
  - 肺胞の弾力性が低下している．

- 粗い・低い（ブクブク）→ **粗い断続性副雑音／水泡音** (➡p.120)
  - 分泌物が溜まっている．
  - 肺炎や肺水腫をおこしている．

> 気管支喘息の軽度の発作では，普通の深呼吸で笛音が聴こえない場合があります．最大吸気位から強く速く息をはいてもらうことで出現しやすくなるので再評価しましょう．

> 例えば，水泡音が聴取される場合は，上記のように聴取部位に痰が貯留している可能性があります．看護師は，痰の貯留による気道閉塞や換気障害の可能性を考え，それらを防ぐために体位ドレナージ（看②p.213）や吸引（看②p.210）など排痰の援助を検討していきます．
> このように，どのような看護ケアを実施するか判断するうえで，フィジカルアセスメントの評価を役立てていくことが重要です．

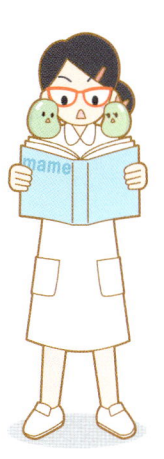

呼吸器系のアセスメント

呼吸音のアセスメント

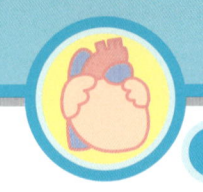

循環器系のアセスメント

監 山勢

　心臓，血管，リンパ管を総称して循環器系とよびます．循環器系は肺が取り込んだ酸素などを全身に運ぶ役割をもっており，生命維持において極めて重要な役割を果たしています．循環器系の異常は生命の危機に直結する場合もあるためアセスメント方法を正しく知っておく必要があります．本章では心臓と血管のアセスメントを中心に解説します．

■ 循環器系のアセスメントの全体像

- 本章では循環器系のアセスメントを，大きく以下の部位に分けて解説します．

頸部
- 中心静脈圧の推定　　（➡p.131）
- 頸動脈の触診　　　　（➡p.134）
- 頸動脈の聴診　　　　（➡p.135）

胸部
- 心尖拍動の観察　　　（➡p.137）
- 心音の聴診　　　　　（➡p.145）
- 振戦（スリル）の触診（➡p.144）

末梢
- アレンテスト　　　　　　　　　　（➡p.150）
- 爪床圧迫テスト（ブランチテスト）
　　　　　　　　　　　　　　　　　〔➡p.150〕
- Homans徴候（ホーマンズ）　　　（➡p.151）
- 脈拍測定　　　　　　　　　　　　（➡p.46）
- 血圧測定　　　　　　　　　　　　（➡p.57）

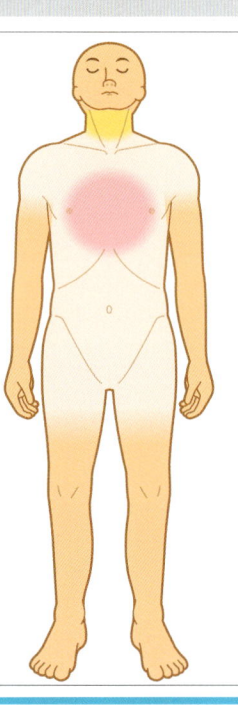

脈拍と血圧は，主にバイタルサイン章（➡p.22）で解説しています．

● 解剖 ●

■ 心臓の解剖

- 循環器系のアセスメントを正しく理解するためには，解剖を学ぶ必要があります．
- 心臓の各部位の名称は以下の通りです．

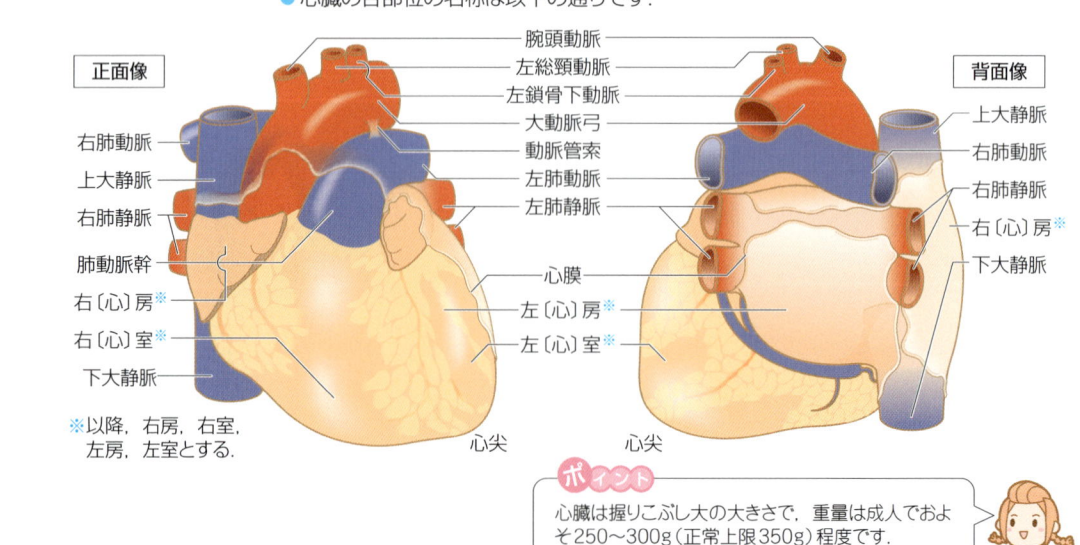

正面像

- 右肺動脈
- 上大静脈
- 右肺静脈
- 肺動脈幹
- 右〔心〕房※
- 右〔心〕室※
- 下大静脈

※以降，右房，右室，左房，左とする．

- 腕頭動脈
- 左総頸動脈
- 左鎖骨下動脈
- 大動脈弓
- 動脈管索
- 左肺動脈
- 左肺静脈
- 心膜
- 左〔心〕房※
- 左〔心〕室※
- 心尖

背面像

- 上大静脈
- 右肺動脈
- 右肺静脈
- 右〔心〕房
- 下大静脈
- 心尖

ポイント
心臓は握りこぶし大の大きさで，重量は成人でおよそ250〜300g（正常上限350g）程度です．

心臓の内腔と弁

- 心臓の中を見てみると、右房、右室、左房、左室という4つの内腔に分かれています．
- 右心、左心いずれにおいても心房と心室の間、また心室と動脈の間に弁があり、血液の逆流を防ぐ働きをしています．
- 弁の働きが障害されると、血液が逆流したり、流れにくくなったりして、心雑音（→p.143）や振戦（スリル）〔→p.144〕を生じます．
- 心房と心室の間の弁（三尖弁と僧帽弁）を「房室弁」、心室と動脈の間の弁（肺動脈弁と大動脈弁）を「動脈弁」とよびます．

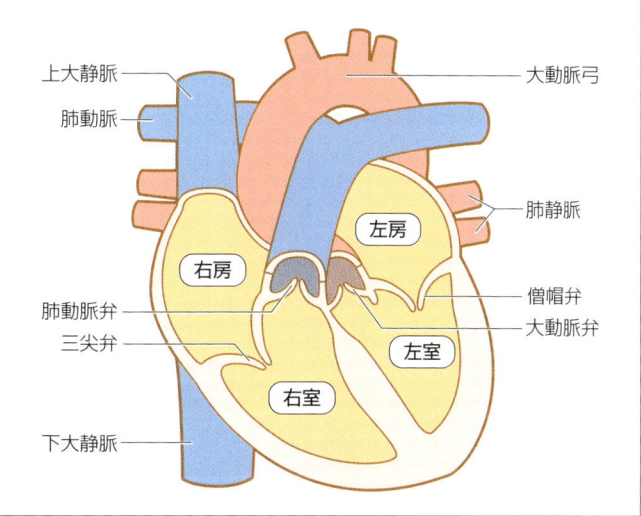

心臓の解剖学的位置

- 心臓は胸骨と第2～第6肋骨の背面に位置しています．
- 心臓の上端で肺動脈と大動脈が出る場所を心基部、下端を心尖部といいます．心基部はほぼ第2肋間の高さであり、心尖部はほぼ第5肋間鎖骨中線上にあります．

ポイント
心臓は皮膚の上から見ることができないため、聴診などのアセスメントをする際には、その位置を正しく理解しておきましょう．

※黒字の数字は肋骨の番号、青字の数字は肋間の番号を示す．

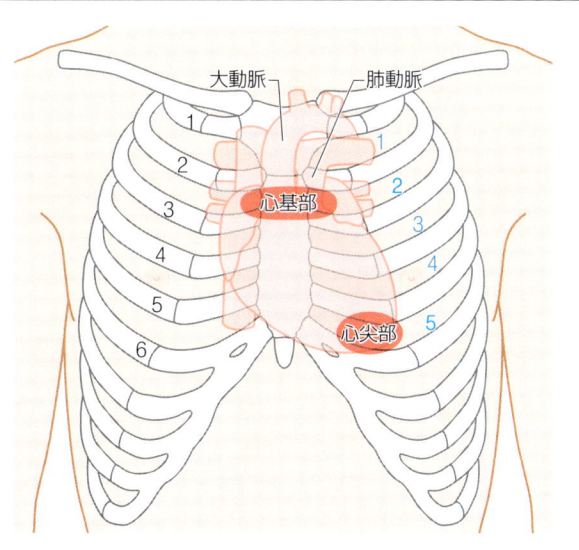

心臓の立体構造

- 心尖は左前下方を向いており、右心系は左心系の前方に位置しています．

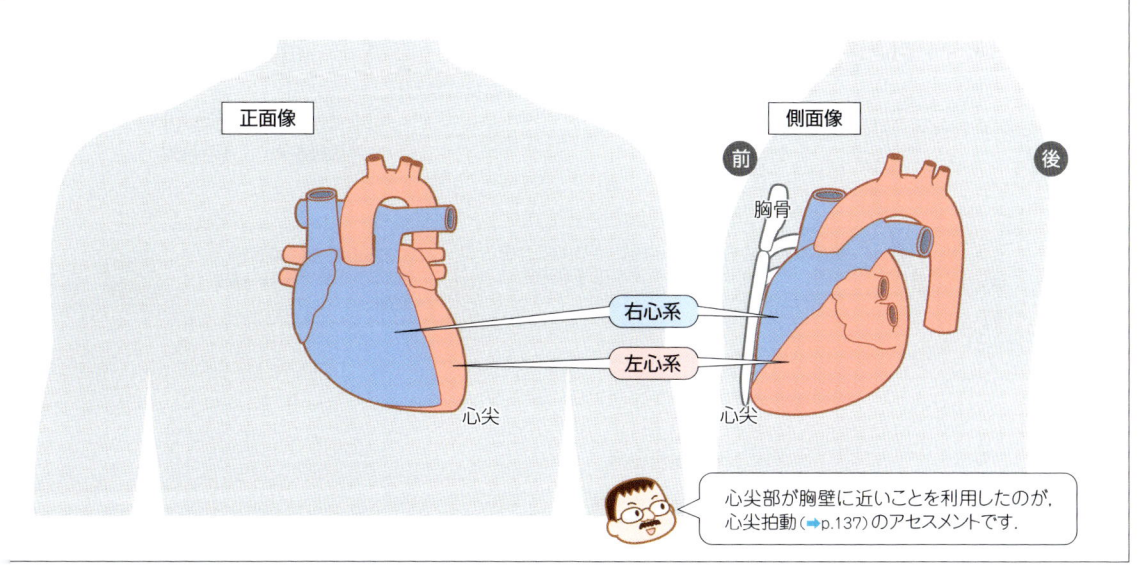

心尖部が胸壁に近いことを利用したのが、心尖拍動（→p.137）のアセスメントです．

■ 動脈系と静脈系

- 血管系は，動脈，静脈，毛細血管からなります．
- 動脈は，心臓が拍出した血液が流れる血管であり，静脈は，各組織から心臓に戻る血液が流れる血管です．

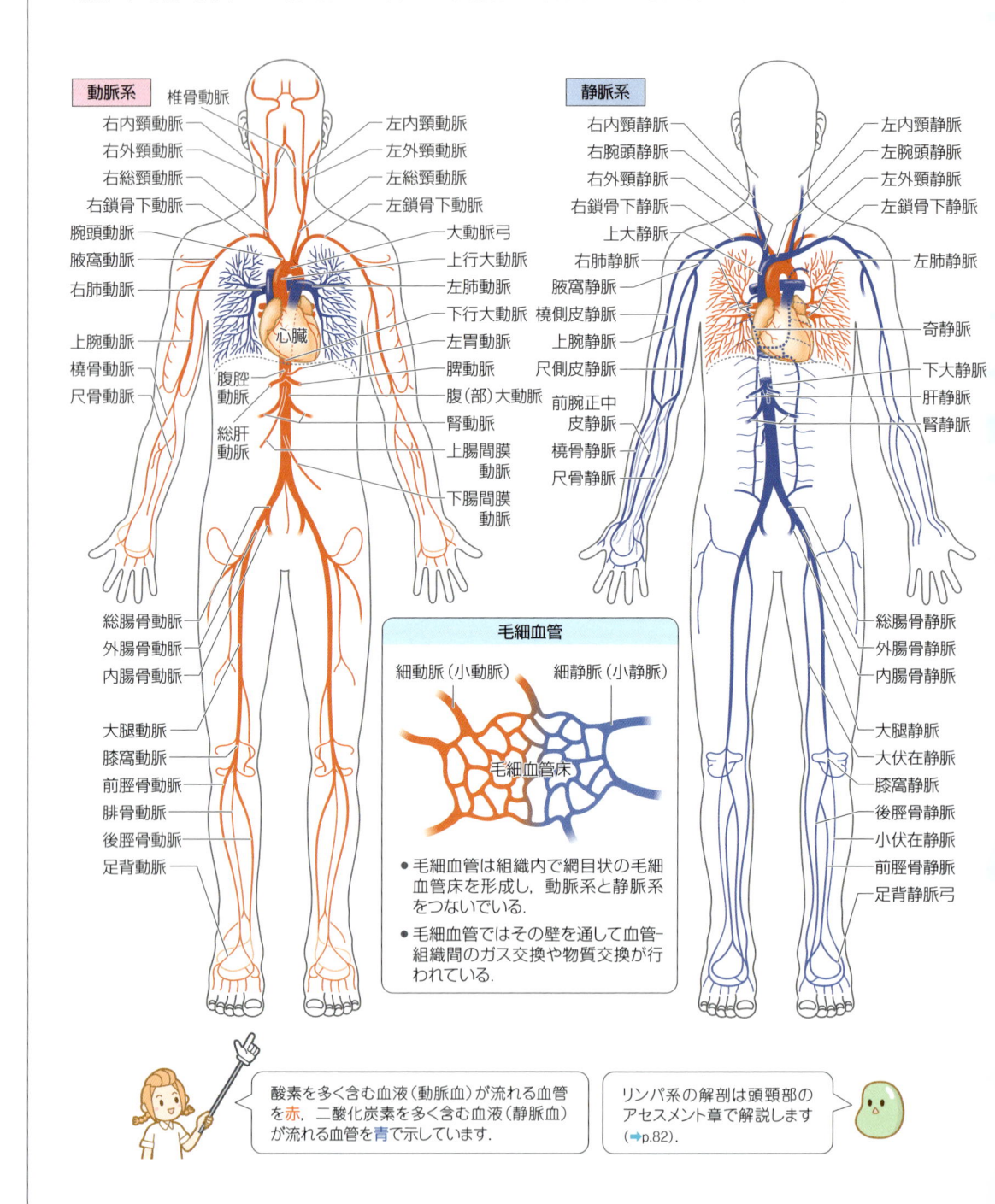

動脈系
- 椎骨動脈
- 右内頸動脈
- 右外頸動脈
- 右総頸動脈
- 右鎖骨下動脈
- 腕頭動脈
- 腋窩動脈
- 右肺動脈
- 上腕動脈
- 橈骨動脈
- 尺骨動脈
- 心臓
- 腹腔動脈
- 総肝動脈
- 左内頸動脈
- 左外頸動脈
- 左総頸動脈
- 左鎖骨下動脈
- 大動脈弓
- 上行大動脈
- 左肺動脈
- 下行大動脈
- 左胃動脈
- 脾動脈
- 腹(部)大動脈
- 腎動脈
- 上腸間膜動脈
- 下腸間膜動脈
- 総腸骨動脈
- 外腸骨動脈
- 内腸骨動脈
- 大腿動脈
- 膝窩動脈
- 前脛骨動脈
- 腓骨動脈
- 後脛骨動脈
- 足背動脈

静脈系
- 右内頸静脈
- 右腕頭静脈
- 右外頸静脈
- 右鎖骨下静脈
- 上大静脈
- 右肺静脈
- 腋窩静脈
- 橈側皮静脈
- 上腕静脈
- 尺側皮静脈
- 前腕正中皮静脈
- 橈骨静脈
- 尺骨静脈
- 左内頸静脈
- 左腕頭静脈
- 左外頸静脈
- 左鎖骨下静脈
- 左肺静脈
- 奇静脈
- 下大静脈
- 肝静脈
- 腎静脈
- 総腸骨静脈
- 外腸骨静脈
- 内腸骨静脈
- 大腿静脈
- 大伏在静脈
- 膝窩静脈
- 後脛骨静脈
- 小伏在静脈
- 前脛骨静脈
- 足背静脈弓

毛細血管
- 細動脈（小動脈）
- 細静脈（小静脈）
- 毛細血管床

- 毛細血管は組織内で網目状の毛細血管床を形成し，動脈系と静脈系をつないでいる．
- 毛細血管ではその壁を通して血管-組織間のガス交換や物質交換が行われている．

酸素を多く含む血液（動脈血）が流れる血管を赤，二酸化炭素を多く含む血液（静脈血）が流れる血管を青で示しています．

リンパ系の解剖は頭頸部のアセスメント章で解説します（→p.82）．

体循環と肺循環

- 血液の循環には体循環と肺循環があります．
- 体循環の大部分では，動脈系に動脈血，静脈系に静脈血が流れますが，肺循環では逆となり，肺動脈では静脈血が，肺静脈では動脈血が流れます．

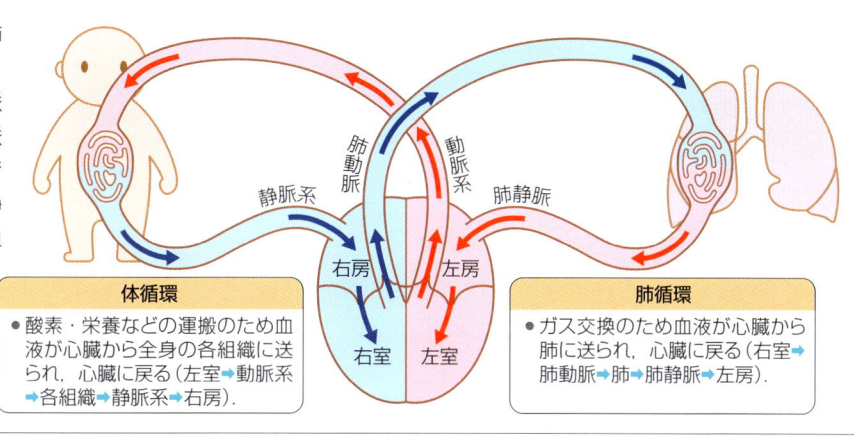

体循環
- 酸素・栄養などの運搬のため血液が心臓から全身の各組織に送られ，心臓に戻る（左室➡動脈系➡各組織➡静脈系➡右房）．

肺循環
- ガス交換のため血液が心臓から肺に送られ，心臓に戻る（右室➡肺動脈➡肺➡肺静脈➡左房）．

問診

問診時に気をつけたい症状

循環器系に疾患・異常があると以下のような症状が出る場合があります．患者さん自身が異常だと思わない場合もあるため，重要な徴候を見逃さないように問診を行う必要があります．

症状		表現例	看護師の質問例
胸痛	心筋の虚血，血管疾患などで生じる．不快感として訴えられる場合もある．	・締めつけられるような感じ ・焼けるような感じ ・引き裂かれるような痛み ・今までに経験したことのない激しい痛み	胸が痛いですか？ 胸にもやもやした感じはないですか？
動悸	心拍数の急激な変化や不整脈などがあると，動悸を訴える場合がある．個人の感受性の違いによるところが大きい．	・脈が抜け落ちる ・胸がドキドキする ・胸がどきんと打つ	心臓の鼓動を感じたことはありますか？ 脈が不規則なことはありますか？
呼吸困難・息切れ	心拍出量の低下により，肺循環で血液がうっ滞し，拡散・換気障害が起こって生じる．	・息が吸えない ・空気が足りない ・息が詰まる	呼吸がしづらいことはないですか？ 息切れすることはありますか？
めまい・失神	心拍出量の低下や不整脈などで，脳血流量が低下すると生じる．	・目の前が暗くなる ・目が回る ・気が遠くなる ・気絶する	意識を失った，または失いそうになったことはありますか？
浮腫（➡p.152）	右心不全などで静脈圧が上昇すると，間質に血漿が過剰に流出して生じる．	・靴下の跡が残る ・顔が腫れぼったい ・足がむくむ・だるい	むくみはありませんか？ 靴や指輪をきつく感じますか？
四肢の疼痛	動脈・静脈の閉塞や高度の狭窄で生じる．	・足がだるい ・歩くと足が痛くなるが少し休むとよくなる	歩いていると足がだるくなったり痛くなったりしませんか？

手技のコツ
どのような動悸かを正しく問診するために，心臓の鼓動を患者さんに指でたたいて表現してもらったり，「トントン…トントントントン」のように言葉で表現してもらったりするとよいでしょう．

頸部のアセスメント

監修
山勢 博彰

　頸部には内頸静脈や外頸静脈，総頸動脈といった血管が走行しています．これらの血管は表在しており観察しやすいということに加え，心臓に近く，心臓の状態を反映しやすいという特徴から，循環器をアセスメントする部位として適しています．ここでは頸静脈と頸動脈に分けてそのアセスメント方法を解説します．

頸部のアセスメント項目

- 循環器における頸部のアセスメントでは頸静脈と頸動脈を観察します．

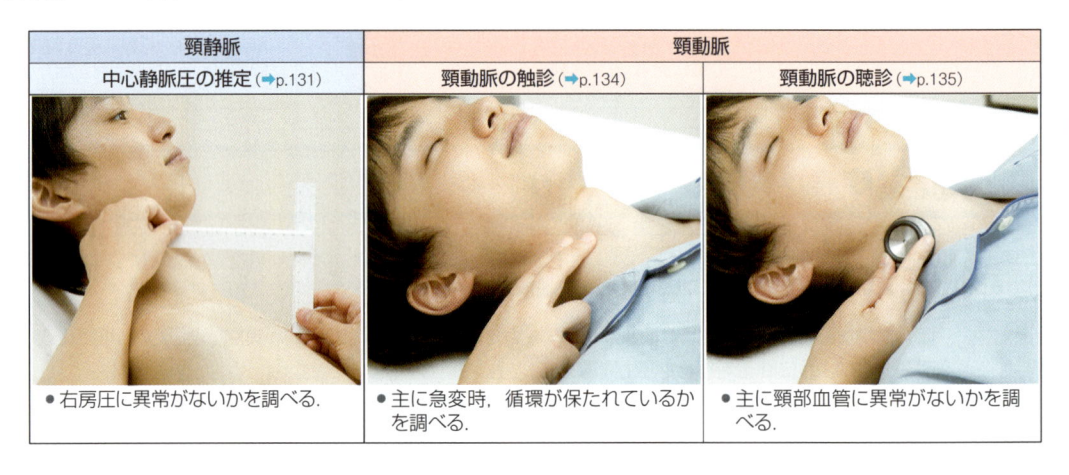

頸静脈	頸動脈	
中心静脈圧の推定（→p.131）	頸動脈の触診（→p.134）	頸動脈の聴診（→p.135）
●右房圧に異常がないかを調べる．	●主に急変時，循環が保たれているかを調べる．	●主に頸部血管に異常がないかを調べる．

頸静脈と頸動脈

- フィジカルアセスメントにおいて重要となるのは，頸静脈では内頸静脈と外頸静脈，頸動脈では総頸動脈です．
- 頸静脈は右心系の，頸動脈は左心系の状態を反映しています．

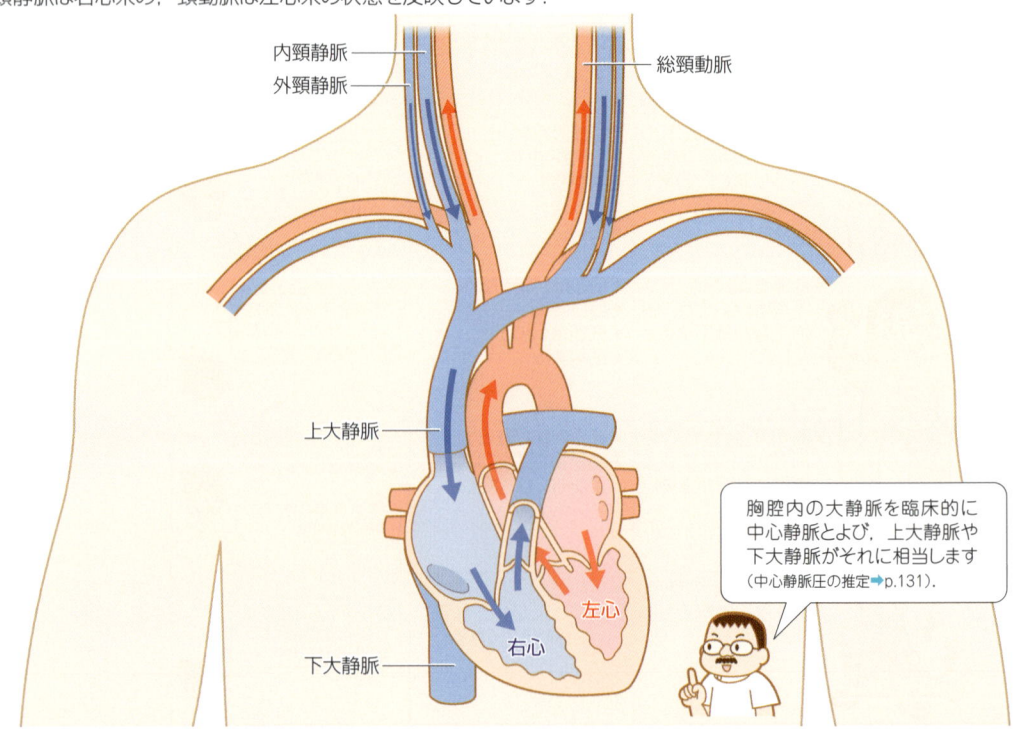

内頸静脈
外頸静脈
総頸動脈
上大静脈
下大静脈
左心
右心

胸腔内の大静脈を臨床的に中心静脈とよび，上大静脈や下大静脈がそれに相当します（中心静脈圧の推定→p.131）．

頸静脈

頸静脈の怒張と拍動

- 頸静脈では「怒張」と「拍動」を観察します．
- 右心系は体循環を経て戻ってきた血液を，再び肺循環に送る役割を担っています．何らかの原因で血液をうまく送り出すことができなくなると，血液が静脈にうっ滞し，怒張（ふくらみ）となって観察されます．
- また右房と内頸静脈の間には弁が無いため，右房の収縮・拡張による波動が直接内頸静脈に伝わり，内頸静脈の拍動となって観察されます．この拍動は溜まっている血液の最上部で一番強くなるため，血液のうっ滞があると拍動点は高くなります．

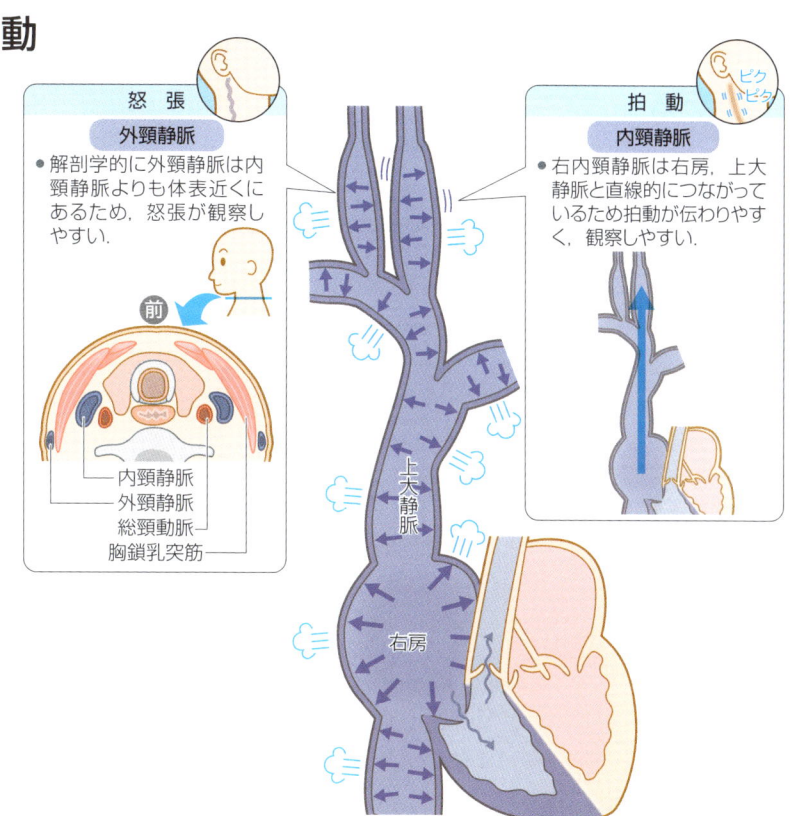

怒張
外頸静脈
- 解剖学的に外頸静脈は内頸静脈よりも体表近くにあるため，怒張が観察しやすい．

内頸静脈
外頸静脈
総頸動脈
胸鎖乳突筋

拍動
内頸静脈
- 右内頸静脈は右房，上大静脈と直線的につながっているため拍動が伝わりやすく，観察しやすい．

上大静脈
右房

循環器系のアセスメント
頸部のアセスメント

手順　中心静脈圧の推定

- 頸静脈の怒張・拍動など右心不全の徴候がみられる場合には，中心静脈圧の推定を行う場合があります．
- 中心静脈圧とは中心静脈にかかる圧力であり，右房にかかる圧力（右房圧）と等しくなっています．

1 説明して体位を整える

- 患者さんに中心静脈圧の推定を行う目的，方法を説明し了承を得る．
- ベッドをギャッジアップし，45°半坐位にする＊．

＊**なぜなら** 正常と異常を評価しやすい体位だからです（→p.133）．

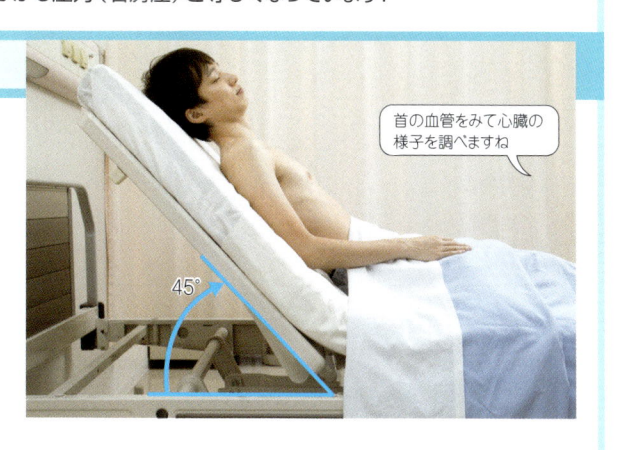

首の血管をみて心臓の様子を調べますね

2 怒張・拍動の高さを確認する

- 怒張・拍動の最高点の高さを確認する．

手技のコツ
確認しづらい場合はペンライトを斜め上から照らし，影をつけると確認しやすくなります．

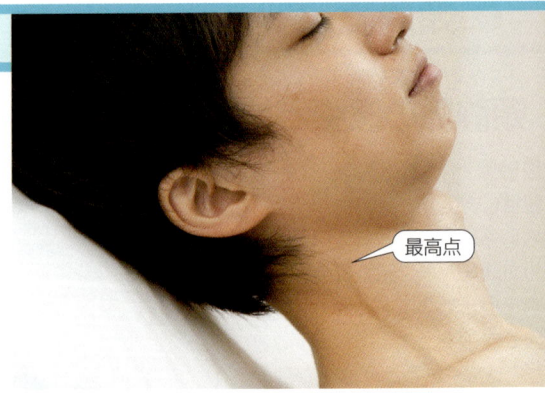

最高点

※わかりやすくするために写真を加工しています．

3 高さを測定する

- 胸骨角に定規を垂直にあてる（胸骨角の探し方➡p.97）．
- もう1本定規を用いて，頸静脈の怒張・拍動のみられる最高点までの高さを測定する．

観察ポイント
☐ 怒張・拍動の最高点の高さ

ポイント
拍動が頸静脈によるものか頸動脈によるものかわからない場合があります．頸静脈は1心拍に対して，2〜3回ピクピク動くため，1拍動で1回動く動脈と区別できます．

- 推定の結果を評価・記録する．

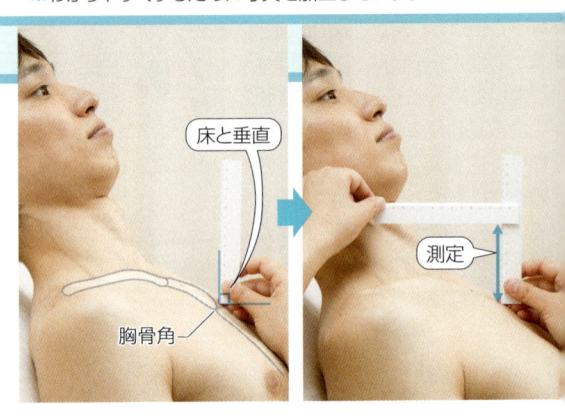

床と垂直
胸骨角
測定

■ 中心静脈圧の評価

- 右房中心から胸骨角までの高さは体位に関係なく常に5cmであるため，そこに測定した高さを加えたもので中心静脈圧を推定します．
- 中心静脈圧は右心不全などで右室からの拍出が正常に行われなくなると上昇します．

●,●：怒張または拍動の最高点

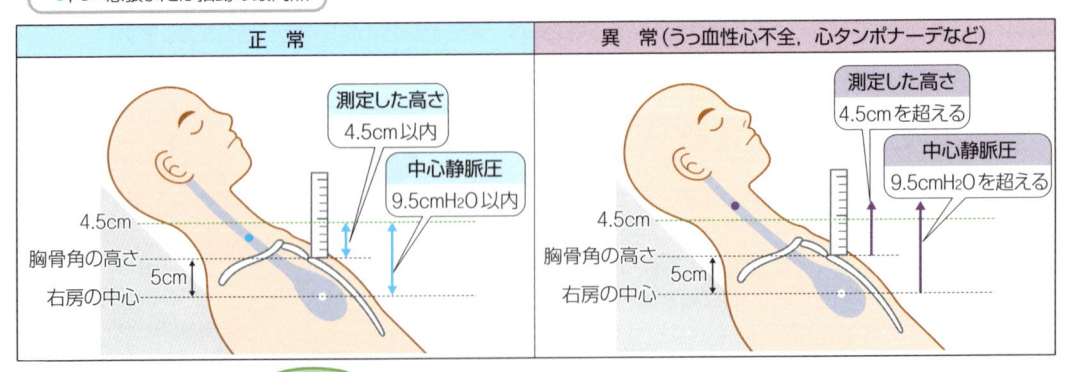

正　常

測定した高さ
4.5cm以内

中心静脈圧
9.5cmH₂O以内

4.5cm
胸骨角の高さ
5cm
右房の中心

異　常（うっ血性心不全，心タンポナーデなど）

測定した高さ
4.5cmを超える

中心静脈圧
9.5cmH₂Oを超える

4.5cm
胸骨角の高さ
5cm
右房の中心

豆知識
中心静脈圧の単位はcmH₂Oであり，これはその圧力が持ち上げることができる水柱の高さを表しています．例えば5cmH₂Oとは，中心静脈圧が持ち上げることができる水柱の高さが5cmということです．ただし集中治療室（ICU）での連続的モニタリングなど，中心静脈にカテーテルを挿入して測定する場合の単位はmmHgとなります．

● 集中治療室（ICU）：intensive care unit

Step Up

様々な体位による怒張・拍動の評価

頸静脈の怒張・拍動は，坐位に近づくほど観察しにくくなり，仰臥位に近づくほど観察しやすくなります．

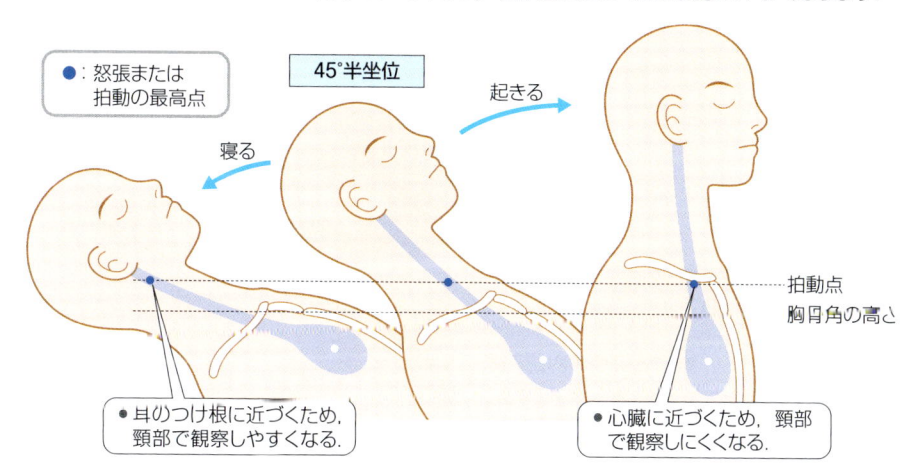

● : 怒張または拍動の最高点
45°半坐位
寝る　起きる

拍動点
胸骨角の高さ

・耳のつけ根に近づくため，頸部で観察しやすくなる．
・心臓に近づくため，頸部で観察しにくくなる．

同じ中心静脈圧でも患者さんの体位によって，怒張・拍動の見え方が異なるため，見え方の違いを利用して以下のような評価ができます．

体位	仰臥位	45°半坐位	坐位
評価	・通常，怒張・拍動が観察される． ・怒張・拍動が見られない場合は，循環血液量の減少（脱水，出血など）が考えられる．	・正常と異常の違いをきちんと数値で評価できるため，中心静脈圧の推定に用いられる（→前項目）．	・通常，怒張・拍動が観察されない． ・怒張・拍動が観察される場合は右房圧の高度上昇が考えられる．

怒張・拍動は仰臥位で観察しやすいですが，中心静脈圧が正常でも耳のつけ根辺りまで観察されるため，正常・異常の区別がつきづらくなります．

● 頸動脈 ●

手順 頸動脈の触診

- 頸動脈には左室から送り出された動脈血が大動脈を経由して流れてきます．このため頸動脈の触診は，左心系や大動脈の異常などを知るうえで重要となります．
- 頸動脈の触診は一次救命処置（BLS）〔看②p.350〕など患者さんが生命の危機にある場合に行うことが多く，ショック状態の見極めなどに役立ちます．

1 説明して体位を整える

- 患者さんに頸動脈の触診を行う目的，方法を説明し了承を得る．
- 患者さんに仰臥位になってもらう．

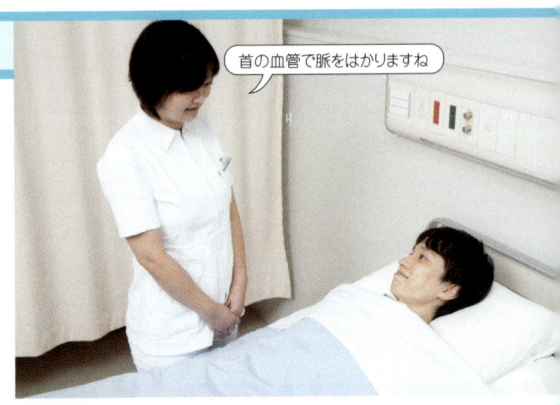

> 首の血管で脈をはかりますね

2 甲状軟骨を探る

- 示指，中指で甲状軟骨（→p.77）を探る．

> **ポイント**
> 甲状軟骨は喉仏（のどぼとけ）として触れることができます．

> のどをさわりますね

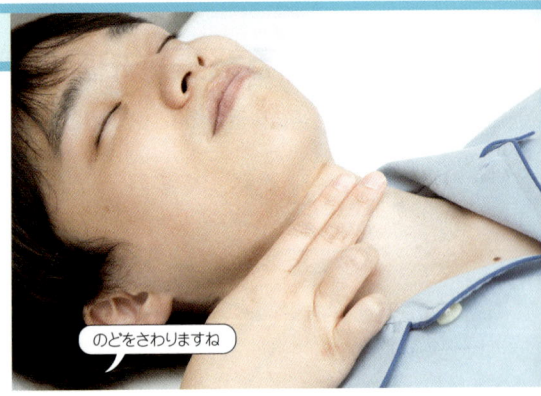

3 脈拍を確認する

- 手を手前に引くようにずらし，胸鎖乳突筋の内側で脈拍を確認する．甲状軟骨よりやや低い位置＊で確認する．
  - ＊**なぜなら** 総頸動脈が外頸動脈と内頸動脈に分岐する部分（甲状軟骨上部）には頸動脈洞とよばれる部位があり，そこには圧受容器があるためです．そこを強く圧迫すると血圧低下や徐脈をひき起こす危険性があります．

> **注意**
> 脳への血流を阻害しないために，左右同時に触診しないようにしましょう．

甲状軟骨
総頸動脈
頸動脈洞
触診部位
胸鎖乳突筋

観察ポイント
目的に応じて以下の項目から選択する．
- □ 数（→p.43）
- □ リズム（→p.45）
- □ 強さ（→p.44）
- □ 左右差（→p.47）

> **ポイント**
> 評価の詳しい説明はバイタルサイン章を参照してください．

- 触診の結果を評価・記録する．

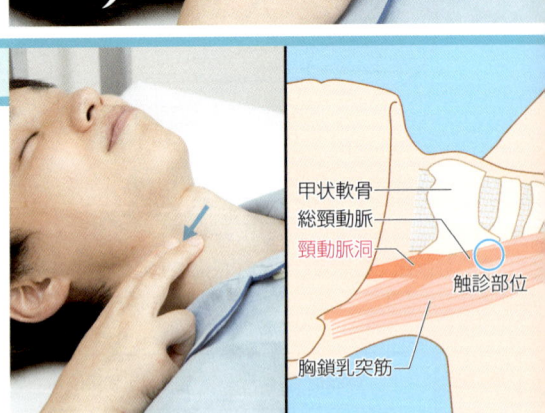

●一次救命処置（BLS）：basic life support

Visual Guide to Physical Assessment

手順 頸動脈の聴診

1 聴診する

- 患者さんに頸動脈の聴診を行う目的，方法を説明し了承を得る．
- 患者さんに仰臥位または坐位をとってもらう．
- <u>下顎角直下約2cmのところ</u>*に聴診器をあて，聴診を行う（ベル型・膜型どちらでもよい）．

* なぜなら 内頸動脈と外頸動脈が分岐する部位であり，最も動脈硬化による狭窄が起こりやすい部位であるためです．

ポイント
聴診器はあらかじめ手で温めておきましょう．

手技のコツ
聴こえにくい場合には少し息を止めてもらうとよいでしょう．聴こえやすくなります．

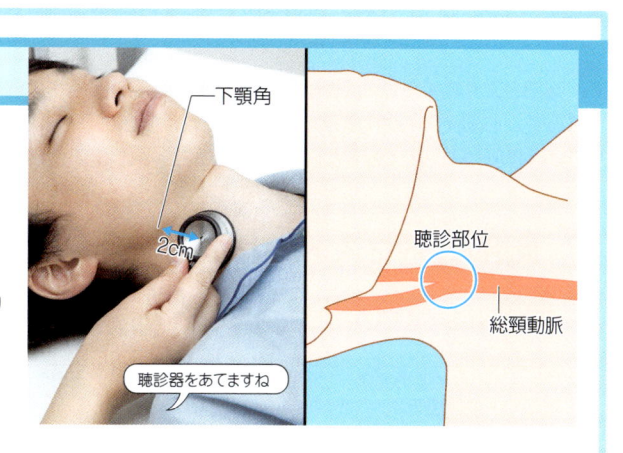

観察ポイント
☐ 雑音の有無

- 聴診の結果を評価・記録する．

下顎角 / 聴診部位 / 総頸動脈 / 聴診器をあてますね

循環器系のアセスメント　頸部のアセスメント

頸動脈の聴診の評価

- 頸動脈に，動脈硬化などによる血管狭窄があると雑音が聴取されます．

正常	異常（雑音あり）
・雑音は聴取されない． ・Ⅰ音，Ⅱ音（→p.139）がかすかに聴こえる．	・ビュイビュイという風が何かに吹きつけるような音が連続して聴取される．（ビュイビュイ）

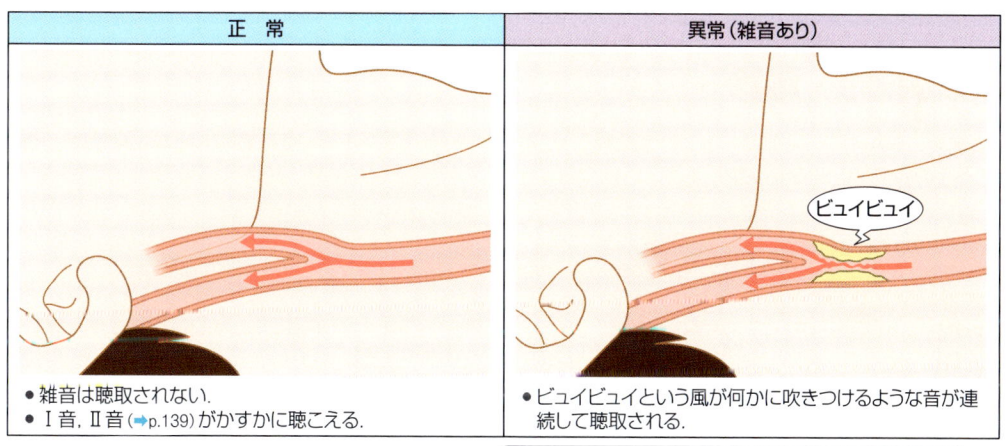

頸部より中枢側の大動脈や，大動脈弁に狭窄がある場合（大動脈弁狭窄症〔病②p.190〕など），そこで発生した雑音が頸部で聴こえることもしばしばあります．（ザー／ザー）

135

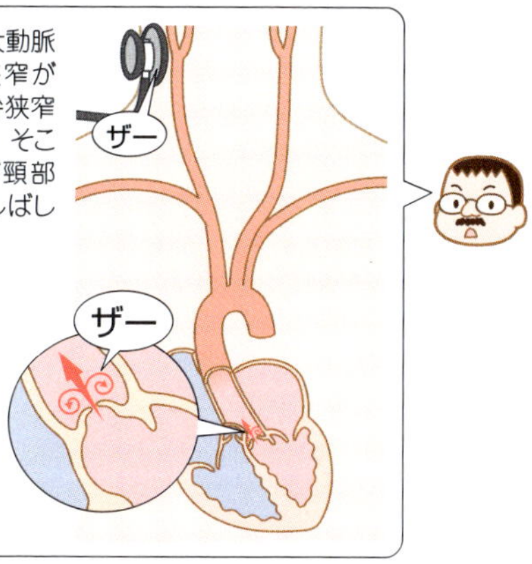

胸部のアセスメント

監修
山勢 博

胸部のアセスメントには視診・触診による心臓の大きさのアセスメントや心音の聴診などがあります．いずれも胸壁を通して，心臓そのものの正常・異常を調べることができます．胸部のアセスメントで得られる情報は膨大ですが，本書では看護師がおさえておきたい項目を中心に解説します．

■ 胸部のアセスメント項目

- 循環器における胸部のアセスメントでは以下の項目を観察します．

心尖拍動の観察（→p.137） 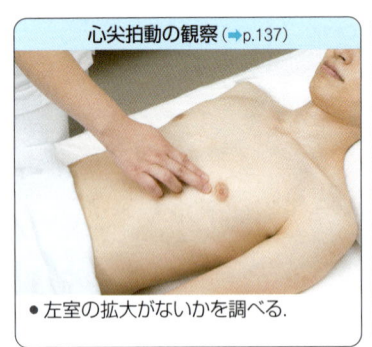
- 左室の拡大がないかを調べる．

心音の聴診（→p.145） 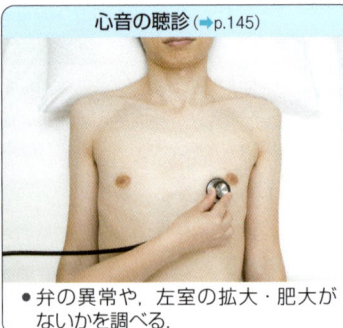
- 弁の異常や，左室の拡大・肥大がないかを調べる．

振戦（スリル）の触診（→p.144） 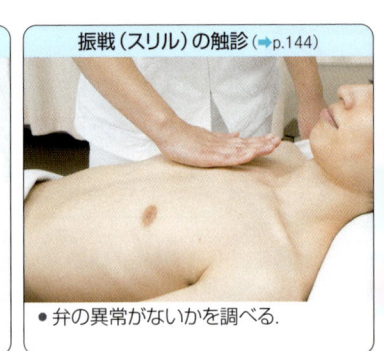
- 弁の異常がないかを調べる．

● 視診・触診 ●

■ 胸部の視診・触診

- 胸部の視診・触診では心尖拍動（→p.137）や振戦（スリル）（→p.144）を調べます．それぞれがみられる部位や，触診の際にあてる手の部位を以下に示します．

胸にあてる手の部位
- 指腹
- 指のつけ根
- 手掌

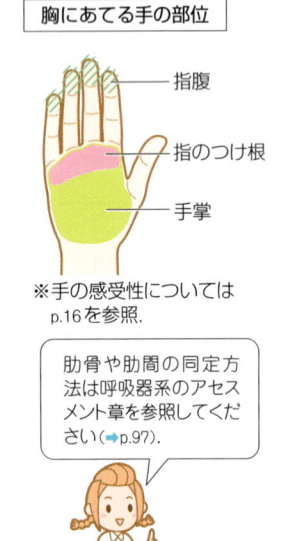

※手の感受性についてはp.16を参照．

肋骨や肋間の同定方法は呼吸器系のアセスメント章を参照してください（→p.97）．

触診部位
- 大動脈弁領域（第2肋間胸骨右縁） 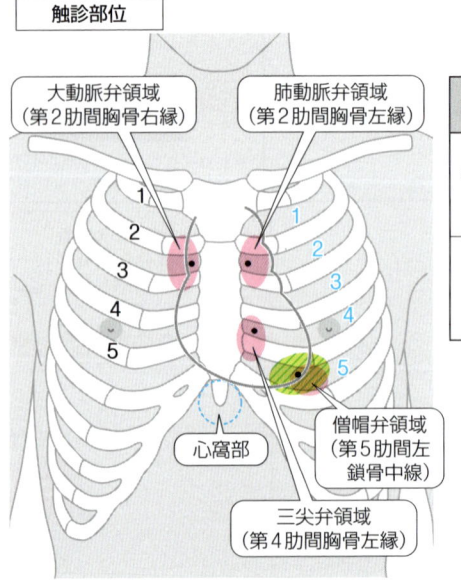
- 肺動脈弁領域（第2肋間胸骨左縁）
- 僧帽弁領域（第5肋間左鎖骨中線）
- 三尖弁領域（第4肋間胸骨左縁）
- 心窩部

触診項目	触診部位	胸にあてる手の部位
心尖拍動	・心尖部	手掌と指腹
振戦（スリル）	・大動脈弁領域 ・肺動脈弁領域 ・三尖弁領域 ・僧帽弁領域	指のつけ根

※黒字の数字（右肋骨）は肋骨の番号，青字の数字（左肋間）は肋間の番号を示す．

振戦（スリル）は心雑音と合わせて解説します（→p.144）．

■ 心尖拍動とは

- 心臓は収縮する際に少し回転します．このとき，主に心尖部が胸壁にあたり胸部に拍動が生じる場合があります．これを心尖拍動といいます．
- 心尖拍動の触れる範囲や位置をアセスメントすることで，左室拡大の有無を調べることができます．

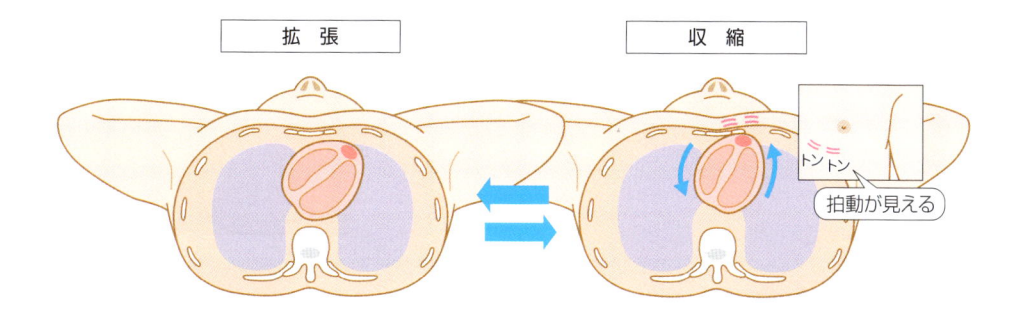

拡　張 　　　　収　縮

トントン
拍動が見える

手順　心尖拍動の観察

1 説明して体位を整える

- 患者さんに心尖拍動の観察を行う目的，方法を説明し了承を得る．
- 患者さんに仰臥位になってもらう．
- 患者さんに胸部を露出してもらう．

ポイント
バスタオルなどを用い患者さんの露出が最小限となるようにしましょう．

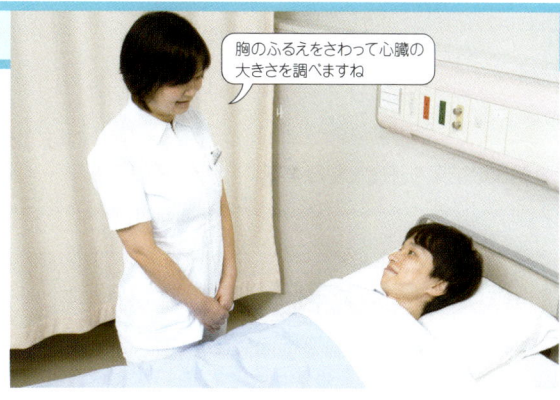

胸のふるえをさわって心臓の大きさを調べますね

2 位置を確認する

- きき手の手掌全体で第4～5肋間左鎖骨中線付近を触診し，拍動が触れたら最大点の位置を確認する．

ポイント
視診で確認できる場合は視診で場所を確認しても構いません．

手技のコツ
心尖拍動は，仰臥位では半数以上で観察できません（成人の場合）．そのような場合には左側臥位で観察します*（左側臥位での触知率は7, 8割）．ただし左側臥位では，心尖拍動の位置が左に動いてしまうため，評価の際にはそれを考慮しましょう．

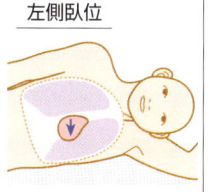

左側臥位

＊**なぜなら** 心臓が胸壁に近くなり観察しやすくなるからです．

ポイント
肥満の患者さんは脂肪の影響で，また女性では乳房の影響で観察しにくいため，最初から左側臥位で確認しましょう．なお女性の場合は乳房を自分でよけてもらうとよいでしょう．

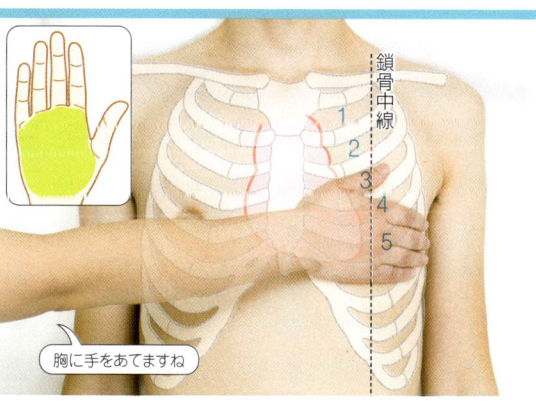

鎖骨中線

胸に手をあてますね

観察ポイント
☐ 拍動の位置

循環器系のアセスメント

胸部のアセスメント

3 触れる範囲を確認する

- 続いて，触知部位に示指～環指の指腹を軽くあて拍動がどれくらいの範囲（指何本分かを目安にするとよい）で触れるかを確認する．

観察ポイント
- ☐ 拍動の触れる範囲

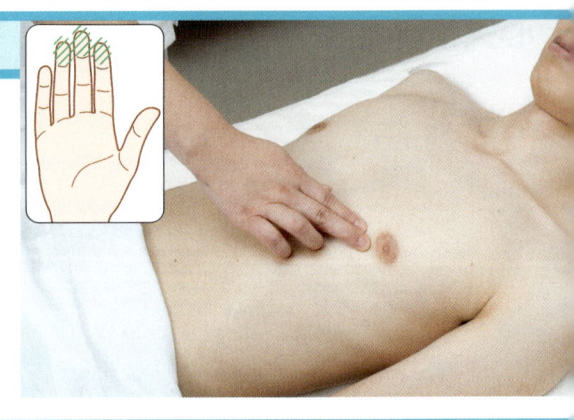

4 距離を測定する

- 胸骨中線（前正中線）から心尖拍動の最大点までの距離を測定する．

観察ポイント
- ☐ 胸骨中線から心尖拍動の最大点までの距離

- 観察の結果を評価・記録する．

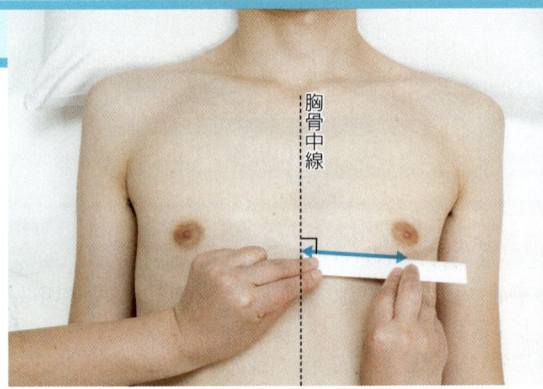

■ 心尖拍動の評価

- 左室拡大があると，心尖部の位置が左方へずれるため，それに伴って，心尖拍動も左方へずれます．

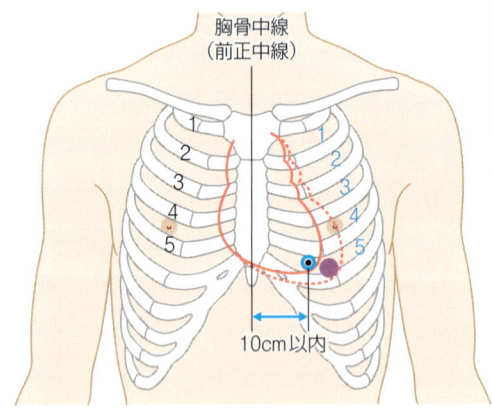

	正常	左室拡大（心不全など）
位置	胸骨中線左側10cm以内	胸骨中線左側10cm以上
範囲	示指先端くらいの大きさ（2cm以内）	範囲が広い（2cm以上）

位置に関しては，左鎖骨中線より外側で拍動を触れると左室拡大としている文献もあります．

手技のコツ
指1本の幅は1.5cmくらいなので，拍動が指2本にわたって触れると異常だとわかります．

Column　心臓の打診

　心臓の大きさを打診で求める方法があり，よく教育現場では教えられています．これは心臓の打診音が濁音，肺の打診音が清音（共鳴音）であることを利用し，打診で心臓と肺の境界を調べるというものです．しかしこの方法では，誤差が平均1～2cm生じるうえに，濁音と共鳴音の境界が胸骨中線から10cm以上離れていてもほとんど左室拡大を肯定する要素にはならないという研究報告があり，臨床ではほとんど用いられません．

●医療情報科学研究所

聴診

心音監修
永井 利幸

I 音と II 音

- 正常な心音には I 音と II 音があります．
- I 音は僧帽弁と三尖弁が閉じる際に，また II 音は大動脈弁と肺動脈弁が閉じる際に生じます．

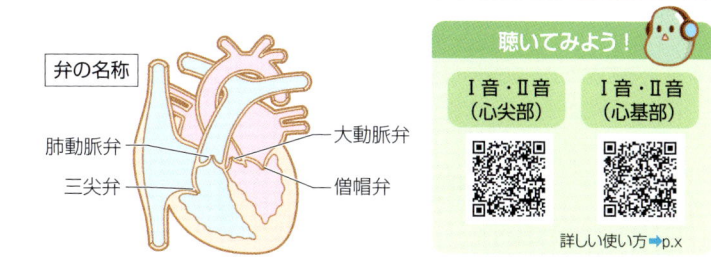

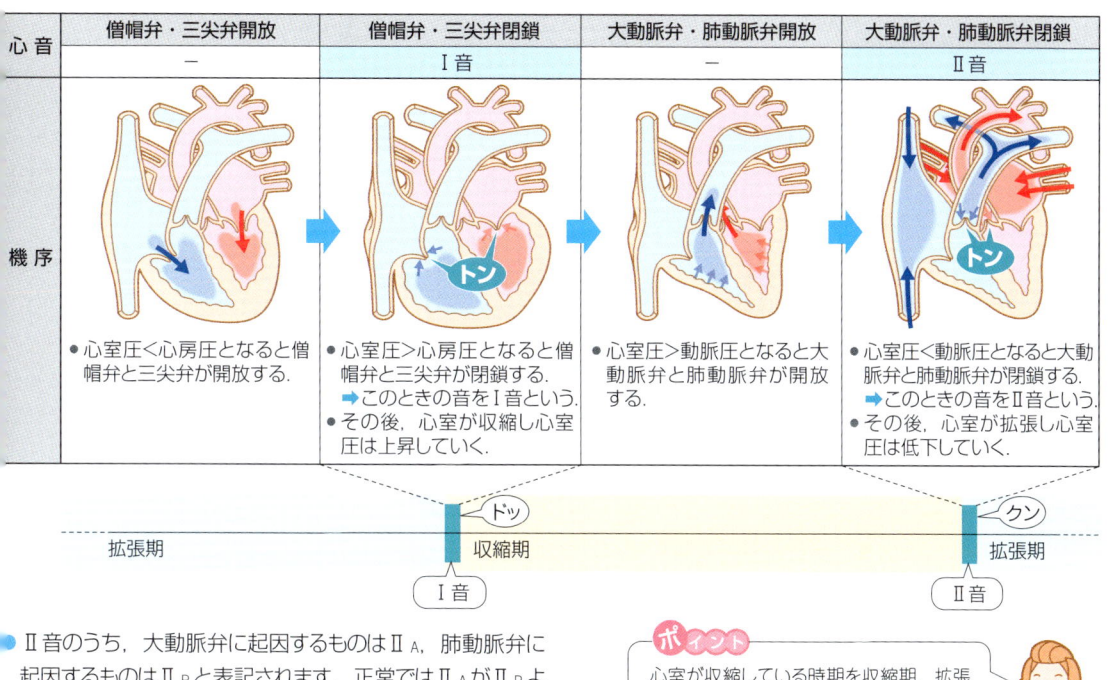

弁の名称
- 肺動脈弁
- 三尖弁
- 大動脈弁
- 僧帽弁

聴いてみよう！
- I 音・II 音（心尖部）
- I 音・II 音（心基部）

詳しい使い方 →p.x

心音	僧帽弁・三尖弁開放	僧帽弁・三尖弁閉鎖	大動脈弁・肺動脈弁開放	大動脈弁・肺動脈弁閉鎖
	－	I 音	－	II 音
機序	● 心室圧＜心房圧となると僧帽弁と三尖弁が開放する．	● 心室圧＞心房圧となると僧帽弁と三尖弁が閉鎖する． →このときの音を I 音という． ● その後，心室が収縮し心室圧は上昇していく．	● 心室圧＞動脈圧となると大動脈弁と肺動脈弁が開放する．	● 心室圧＜動脈圧となると大動脈弁と肺動脈弁が閉鎖する． →このときの音を II 音という． ● その後，心室が拡張し心室圧は低下していく．

拡張期 — 収縮期（ドッ／I 音） — 拡張期（クン／II 音）

- II 音のうち，大動脈弁に起因するものは II A，肺動脈弁に起因するものは II P と表記されます．正常では II A が II P よりわずかに早く発生します．

ポイント
心室が収縮している時期を収縮期，拡張している時期を拡張期といいます．

Supplement

心周期と心音図

- 心臓は収縮と拡張を周期的に繰り返しており，これを心周期といいます．
- 心周期のどのタイミングで，どのくらいの大きさの心音が生じるかを示した図を心音図とよびます．本章では心音図を簡素化したモデルを用い，心音の解説を行います．

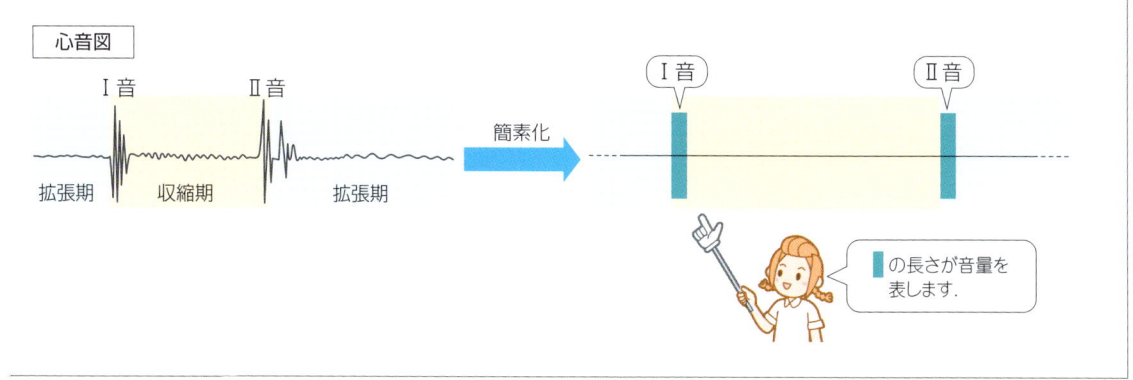

心音図
I 音　II 音
拡張期　収縮期　拡張期
→ 簡素化 → I 音　II 音

■ の長さが音量を表します．

Ⅱ音の生理的分裂

- Ⅱ音の分裂とは，大動脈弁が閉鎖する音（ⅡA）と肺動脈弁が閉鎖する音（ⅡP）とにずれが生じることを指します．
- 健常者であっても吸気時に肺動脈弁の閉鎖が遅延し，Ⅱ音が分裂します．これをⅡ音の生理的分裂とよびます．

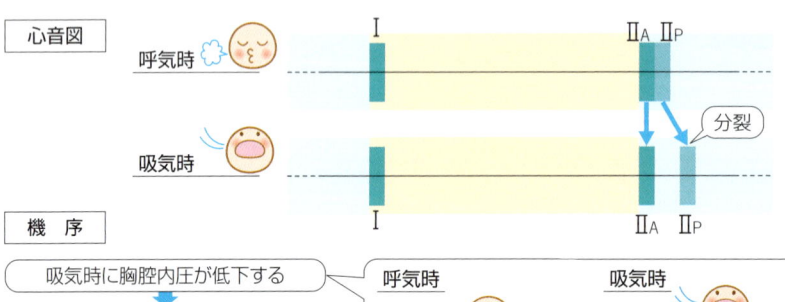

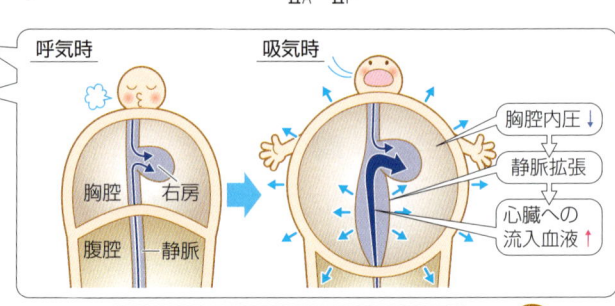

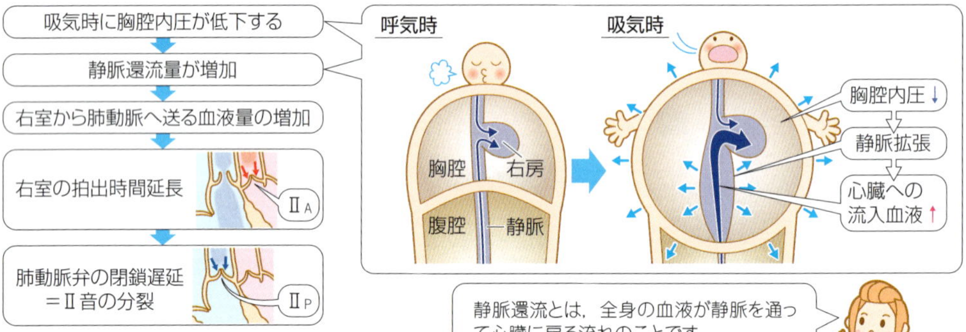

聴いてみよう！
Ⅱ音の生理的分裂
詳しい使い方 →p.x

心音図
- 呼気時：Ⅰ　ⅡA ⅡP
- 吸気時：Ⅰ　ⅡA ⅡP（分裂）

機序
- 吸気時に胸腔内圧が低下する
- 静脈還流量が増加
- 右室から肺動脈へ送る血液量の増加
- 右室の拍出時間延長 → ⅡA
- 肺動脈弁の閉鎖遅延＝Ⅱ音の分裂 → ⅡP

呼気時／吸気時：胸腔内圧↓，静脈拡張，心臓への流入血液↑

静脈還流とは，全身の血液が静脈を通って心臓に戻る流れのことです．

- 疾患による分裂として「病的分裂」，「固定性分裂」，「奇異性分裂」などがあります（病②p.23）．これらは呼気時に分裂するなど，生理的分裂とは異なったふるまいをみせます．

手技のコツ
実際の聴診では生理的分裂をしっかりと判別できるようになることが重要です．そうすればそこから逸脱したものが疾患による分裂だとわかります．それ以上の詳しい鑑別は必要ではありません．

Step Up

Ⅰ音・Ⅱ音の亢進・減弱

- 通常よりも弁が強く閉じるとⅠ音・Ⅱ音は亢進し，逆に弁が弱く閉じるとⅠ音・Ⅱ音は減弱します．右にその病態生理と，代表的な疾患・症候を示します．

- その他，刺激伝導系の異常や，心収縮力の強弱などによっても，Ⅰ音やⅡ音は亢進・減弱します（病②p.22）．

			代表的な疾患・症候	
Ⅰ音	亢進	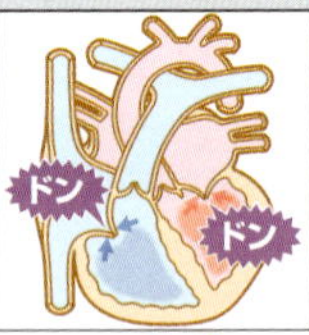	・僧帽弁狭窄症 ・三尖弁狭窄症	➡弁の開口面積が小さいため，心房中の血液が心室に移動している途中（弁が最大に開放している状態）で心室の収縮が始まり，音が大きくなる．
	減弱	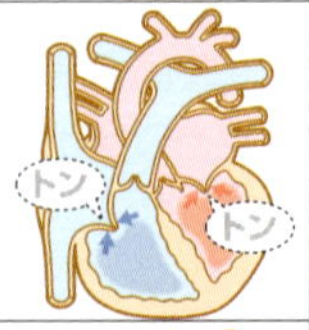	・僧帽弁閉鎖不全症 ・三尖弁閉鎖不全症	➡弁の閉鎖が不完全であり，音が小さくなる．
Ⅱ音	亢進	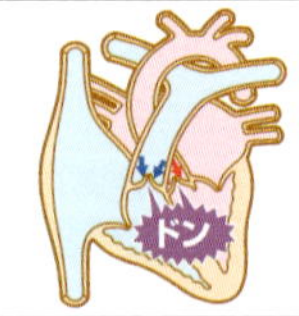	・高血圧 ・肺高血圧	➡動脈側から弁を押す力が強くなると音は大きくなる．
	減弱	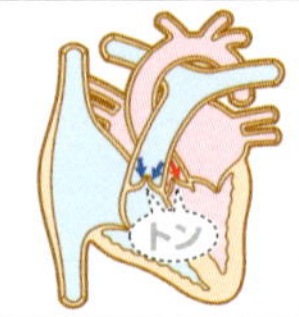	・大動脈弁狭窄症 ・肺動脈弁狭窄症	➡弁の肥厚，硬化などにより可動性が悪くなると弁が閉鎖するときの音が小さくなる．

聴診部位

- 心臓の4つの弁に対応した心音・心雑音を聴取しやすい領域として以下の4領域があります．
- 聴診では，各領域の中で特に心音を聴取しやすい代表部位に聴診器をあてます（下記参照）．

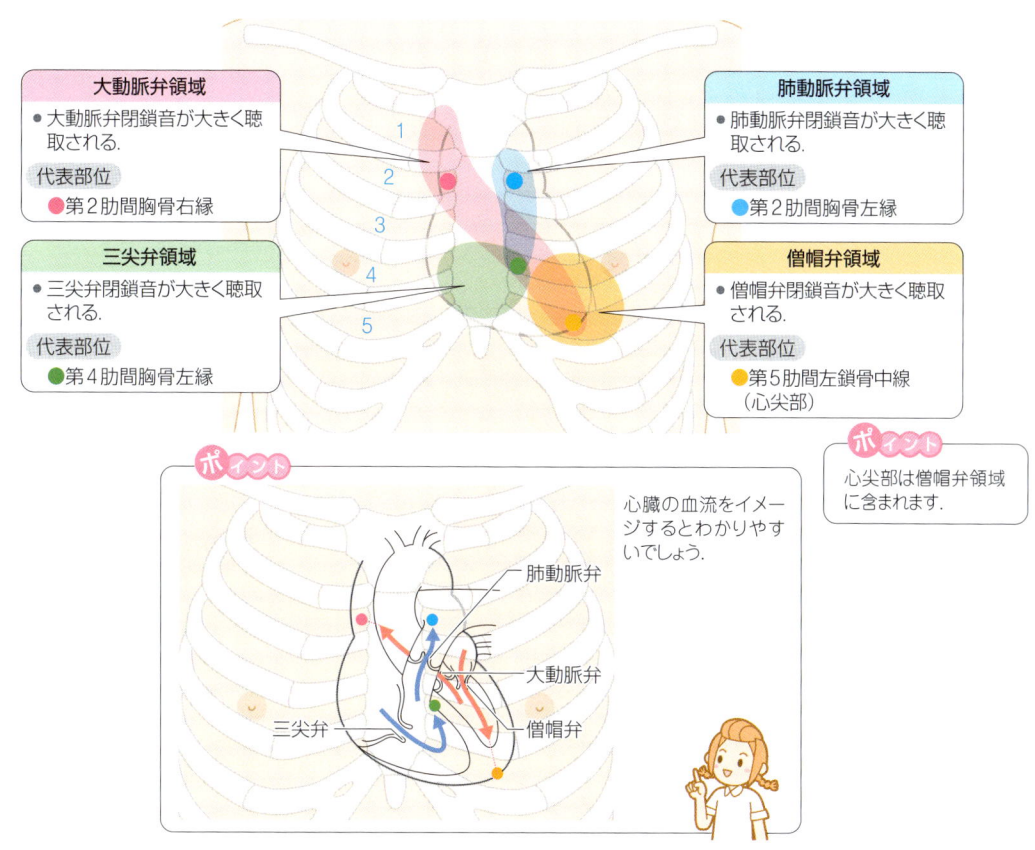

大動脈弁領域
- 大動脈弁閉鎖音が大きく聴取される．

代表部位
- 🔴 第2肋間胸骨右縁

肺動脈弁領域
- 肺動脈弁閉鎖音が大きく聴取される．

代表部位
- 🔵 第2肋間胸骨左縁

三尖弁領域
- 三尖弁閉鎖音が大きく聴取される．

代表部位
- 🟢 第4肋間胸骨左縁

僧帽弁領域
- 僧帽弁閉鎖音が大きく聴取される．

代表部位
- 🟡 第5肋間左鎖骨中線（心尖部）

ポイント
心臓の血流をイメージするとわかりやすいでしょう．

ポイント
心尖部は僧帽弁領域に含まれます．

- 心拡大などの心疾患があると聴診領域がずれます．また心臓の位置にも個人差があるため，上記の領域はあくまでも目安と考えておきましょう．

エルブ領域

- 大動脈弁領域と肺動脈弁領域が重なる領域をエルブ領域といいます．
- エルブ領域では，大動脈弁閉鎖不全症（病②p.194）での心雑音（→p.143）が鮮明に聴取できます．

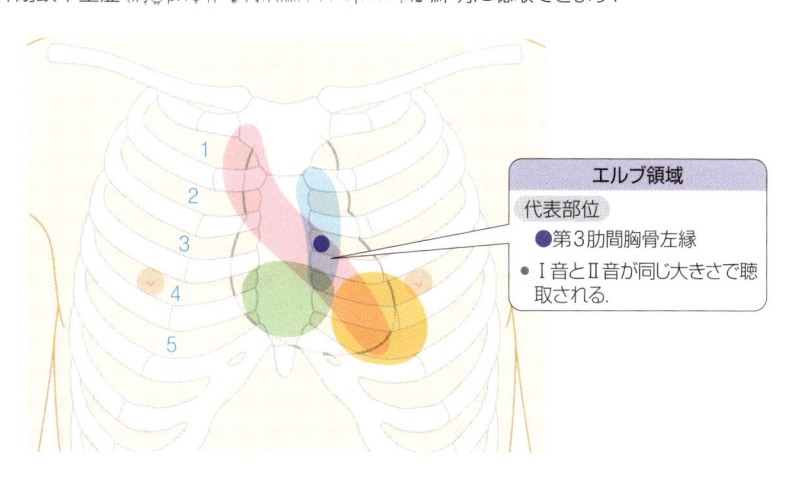

エルブ領域

代表部位
- 🟣 第3肋間胸骨左縁
- Ⅰ音とⅡ音が同じ大きさで聴取される．

■ Ⅲ音とⅣ音

- Ⅲ音やⅣ音は心尖部でよく聴取される非常に小さく低調な過剰心音です．低調なため，ベル型聴診器で聴取されやすい特徴があります．

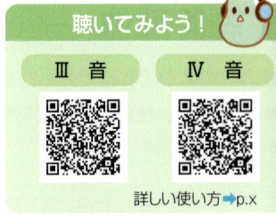

聴いてみよう！
Ⅲ音　Ⅳ音
詳しい使い方➡p.x

Ⅲ音

- Ⅲ音はⅡ音の直後に生じる過剰心音です．
- 健康な若年者でもしばしば聴取されますが（生理的Ⅲ音），40歳以上で聴取された場合は病的だと考え精査します．

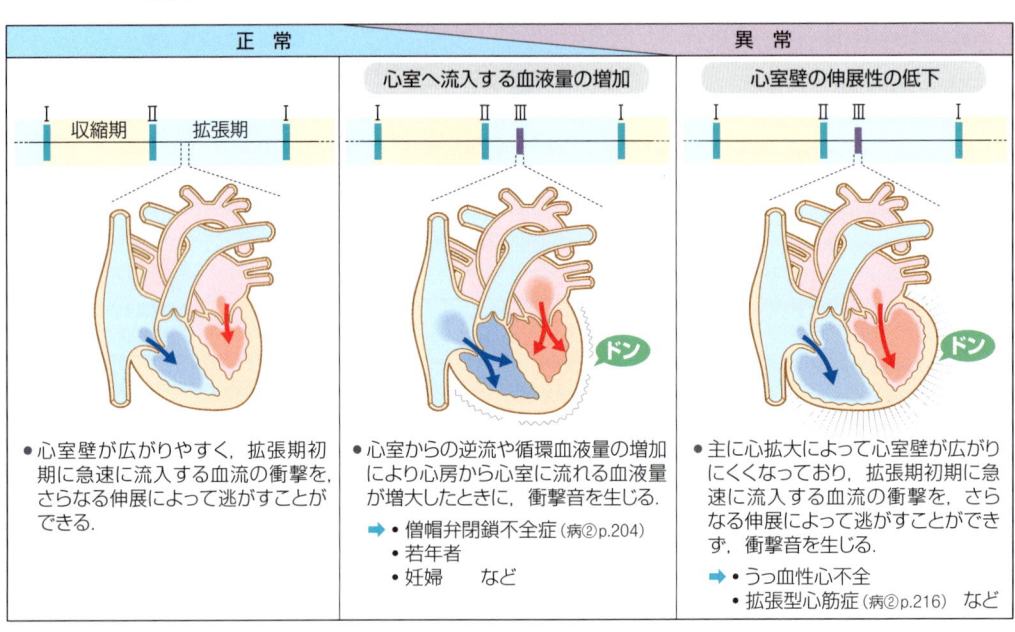

正 常	異 常	
	心室へ流入する血液量の増加	心室壁の伸展性の低下
I 収縮期 Ⅱ 拡張期 I	I Ⅱ Ⅲ I	I Ⅱ Ⅲ I
・心室壁が広がりやすく，拡張期初期に急速に流入する血流の衝撃を，さらなる伸展によって逃がすことができる．	・心室からの逆流や循環血液量の増加により心房から心室に流れる血液量が増大したときに，衝撃音を生じる． ➡・僧帽弁閉鎖不全症（病②p.204） ・若年者 ・妊婦　など	・主に心拡大によって心室壁が広がりにくくなっており，拡張期初期に急速に流入する血流の衝撃を，さらなる伸展によって逃がすことができず，衝撃音を生じる． ➡・うっ血性心不全 ・拡張型心筋症（病②p.216）　など

Ⅳ音

- Ⅳ音はⅠ音の直前に生じる過剰心音です．
- Ⅳ音が聴取された場合は，必ず病的となります．

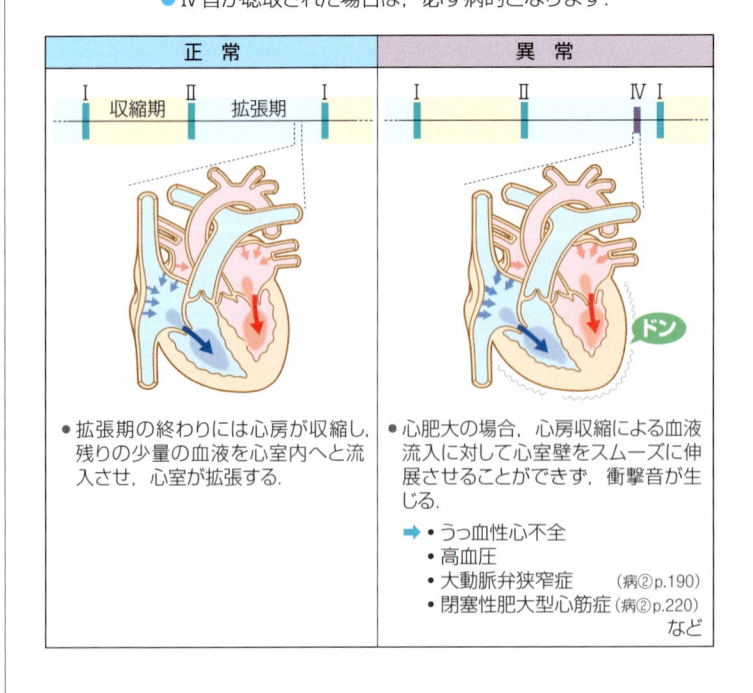

正 常	異 常
I 収縮期 Ⅱ 拡張期 I	I Ⅱ Ⅳ I
・拡張期の終わりには心房が収縮し，残りの少量の血液を心室内へと流入させ，心室が拡張する．	・心肥大の場合，心房収縮による血液流入に対して心室壁をスムーズに伸展させることができず，衝撃音が生じる． ➡・うっ血性心不全 ・高血圧 ・大動脈弁狭窄症（病②p.190） ・閉塞性肥大型心筋症（病②p.220） 　など

心雑音

- 心雑音とは，心音と心音の間，もしくは心音にまたがって聴こえる，比較的持続時間が長い音です．
- 主に弁の狭窄や閉鎖不全で血流に乱れ（乱流）が生じると，その乱れが血管壁を振動させ，心雑音が発生します．

聴いてみよう！
- 収縮期雑音（動脈弁の狭窄）
- 収縮期雑音（房室弁の閉鎖不全）

詳しい使い方→p.x

収縮期雑音

- 収縮期雑音はⅠ音とⅡ音の間で聴こえる心雑音です．

正常（収縮期）	異常	
	動脈弁の狭窄（大動脈弁，肺動脈弁）	房室弁の閉鎖不全（僧帽弁，三尖弁）
心室から動脈へ，血液が妨げられることなく駆出され，心室から心房への逆流もない．	（例）大動脈弁狭窄症　大動脈弁や肺動脈弁が狭窄し，血液が心室から動脈へ駆出される際に，血流に乱れが生じる．	（例）僧帽弁閉鎖不全症　僧帽弁や三尖弁の閉鎖が不完全であり，血液が心室から心房へ逆流する．

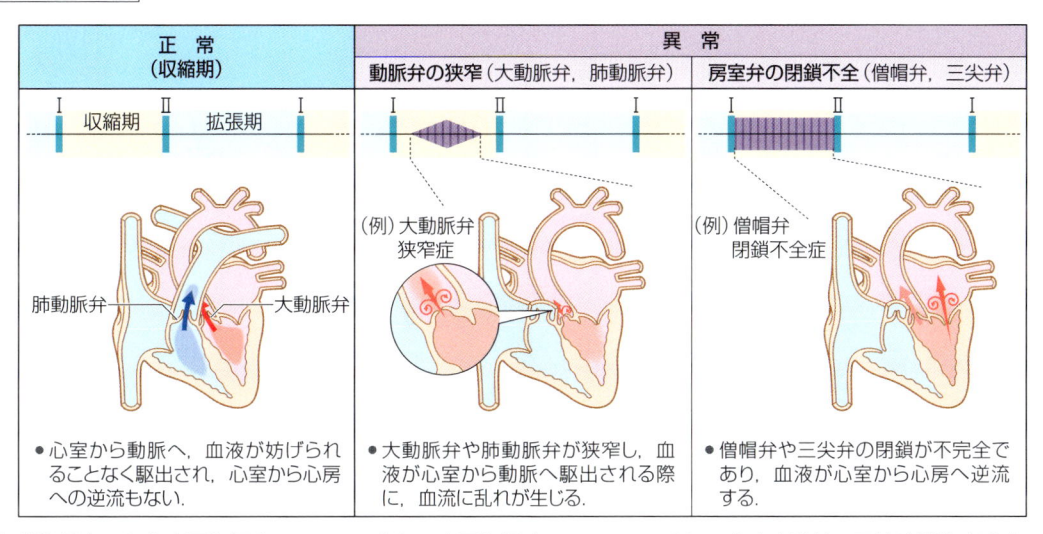

- 収縮期雑音は心室中隔欠損症（病②p.148）や心房中隔欠損症（病②p.144），また，貧血や発熱，甲状腺機能亢進症（病③p.216），妊娠，運動時など心拍出量が増加したときにも生じます．
- 心臓に器質的異常や生理的変化がないのにもかかわらず，生じる収縮期雑音もあります（無害性雑音）．

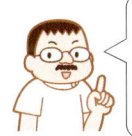

図中の ◀▶ や |||||| は心雑音の聴こえ方のイメージです．心雑音はその原因により様々な聴こえ方になります．例えば ◀▶ は徐々に大きくなり，その後徐々に小さくなることを示しています．

聴いてみよう！
- 拡張期雑音（房室弁の狭窄）
- 拡張期雑音（動脈弁の閉鎖不全）

詳しい使い方→p.x

拡張期雑音

- 拡張期雑音はⅡ音とⅠ音の間で聴こえる心雑音です．
- 拡張期雑音が生じている場合は異常と考えます．

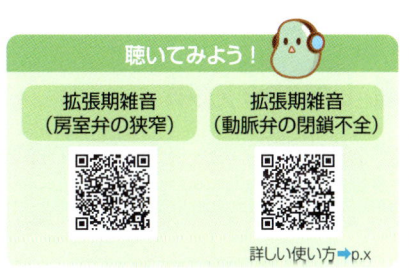

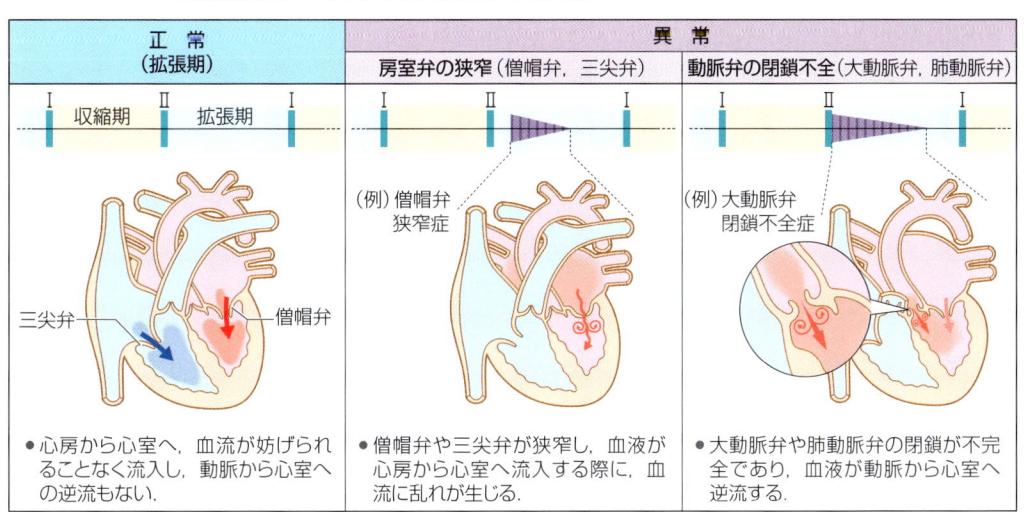

正常（拡張期）	異常	
	房室弁の狭窄（僧帽弁，三尖弁）	動脈弁の閉鎖不全（大動脈弁，肺動脈弁）
心房から心室へ，血液が妨げられることなく流入し，動脈から心室への逆流もない．	（例）僧帽弁狭窄症　僧帽弁や三尖弁が狭窄し，血液が心房から心室へ流入する際に，血流に乱れが生じる．	（例）大動脈弁閉鎖不全症　大動脈弁や肺動脈弁の閉鎖が不完全であり，血液が動脈から心室へ逆流する．

循環器系のアセスメント　胸部のアセスメント

■ 振戦（スリル）

- 心雑音による血管壁の振動が一定以上の強さ（Levine分類〔➡下項目〕でⅣ度以上）に達すると，胸壁の振動として手で触知できるようになります．これを振戦（スリル）といいます．
- 振戦を触知する部位・タイミングは，その原因となる心雑音と一致します．

触れ方

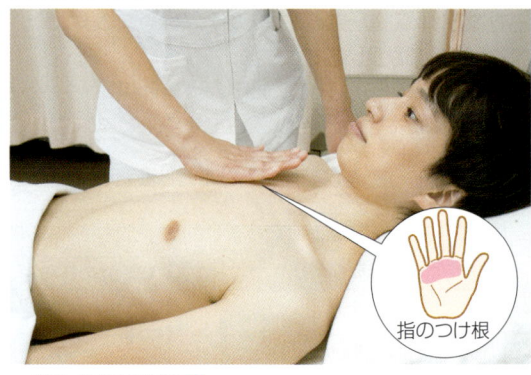

- 指のつけ根で触れる*.
- *なぜなら 振動を触知しやすいためです（➡p.16）.

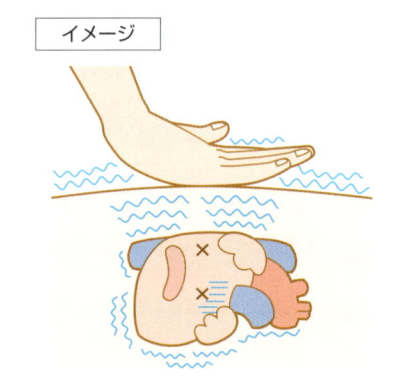

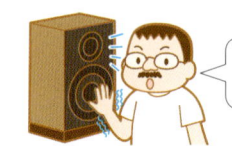

イメージ

音の出ているスピーカーをさわると振動しているのも同じ原理です．

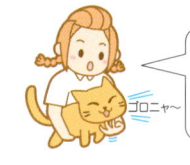

ポイント
振戦は，ゴロゴロ鳴っている猫ののどをさわったような感触のため，猫喘（びょうぜん）ともいいます．

■ Levine（レバイン）分類

- 心雑音の大きさは，以下に示すLevine分類によって表されます．
- 個人の聴取能力によって多少のばらつきは出ますが，心雑音の程度を記録する際によく用いられています．

Levine Ⅰ度	Levine Ⅱ度	Levine Ⅲ度	Levine Ⅳ度	Levine Ⅴ度	Levine Ⅵ度
● 極めて微弱で，注意深い聴診で聴取できる雑音．	● 弱いが，聴診器をあてるとすぐに聴取できる雑音．	● 振戦を伴わない容易に聴取できる雑音．	● 振戦を伴う高度の雑音．	● 非常に強いが聴診器を胸壁から離すと聴取できない． ● 振戦を伴う．	● 聴診器を胸壁から離しても聴取できる． ● 振戦を伴う．

過剰心音・心雑音の聴取部位

● 以下にⅢ音，Ⅳ音，心雑音が生じるタイミングと部位をまとめます．

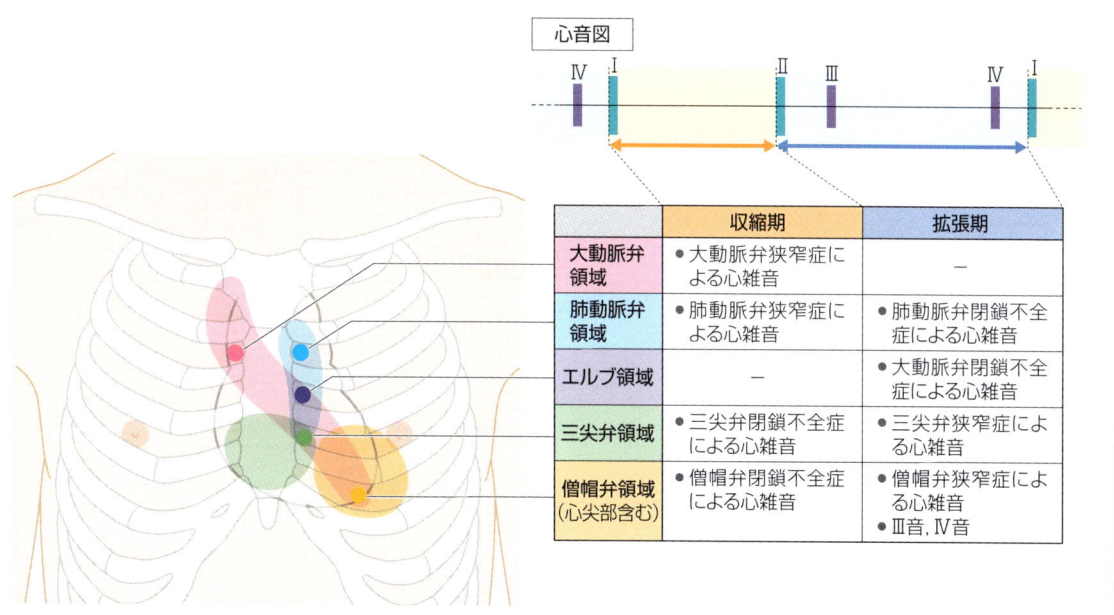

心音図

	収縮期	拡張期
大動脈弁領域	●大動脈弁狭窄症による心雑音	―
肺動脈弁領域	●肺動脈弁狭窄症による心雑音	●肺動脈弁閉鎖不全症による心雑音
エルブ領域	―	●大動脈弁閉鎖不全症による心雑音
三尖弁領域	●三尖弁閉鎖不全症による心雑音	●三尖弁狭窄症による心雑音
僧帽弁領域（心尖部含む）	●僧帽弁閉鎖不全症による心雑音	●僧帽弁狭窄症による心雑音 ●Ⅲ音，Ⅳ音

心雑音が振戦の原因であるため，各疾患において，心雑音を聴取できる部位・タイミングと振戦を触知できる部位・タイミングは一致します．

ポイント
大動脈弁閉鎖不全症は，大動脈弁領域でなくエルブ領域で一番よく聴こえます．

循環器系のアセスメント　胸部のアセスメント

手順　心音の聴診

1 説明して体位を整える

● 患者さんに心音の聴診を行う目的，方法を説明し了承を得る．
● 患者さんに臥位もしくは坐位になってもらい，胸部を十分に露出してもらう．

注意
衣服の上からだと，心音に衣服の擦れる音が混じり，適切な聴診所見を得られにくい場合があります．女性の患者さんの場合でも，羞恥心に配慮しながら，なるべく胸部を露出してもらうようにしましょう．

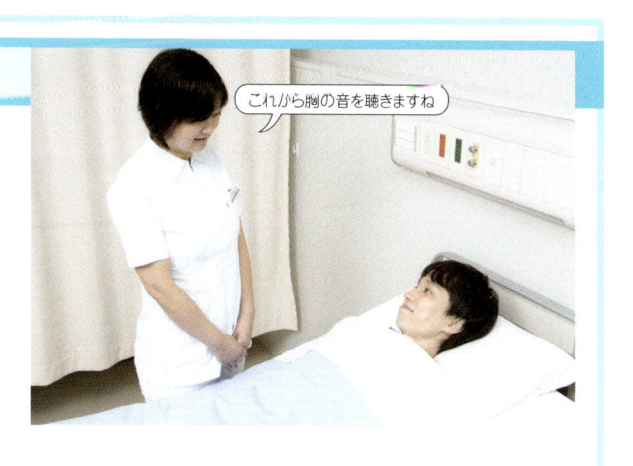

「これから胸の音を聴きますね」

2 聴診する

- 聴診器の膜型を，身体に強くあてて，大動脈弁，肺動脈弁，僧帽弁，三尖弁の各領域（→p.141）を聴診する．代表的な聴診順を右に示す．

> **ポイント**
> 聴診順に特に決まりはありません．抜けがないようにすることが重要です．またエルブ領域（→p.141）を一連の手順に加えても構いません．

例1　例2

観察ポイント	
心音	心雑音
□ リズム □ Ⅰ音，Ⅱ音の区別 □ 疾患によるⅡ音の分裂の有無 □ Ⅲ音，Ⅳ音の有無	□ 有無 □ タイミング □ 部位 □ 強さ・大きさ

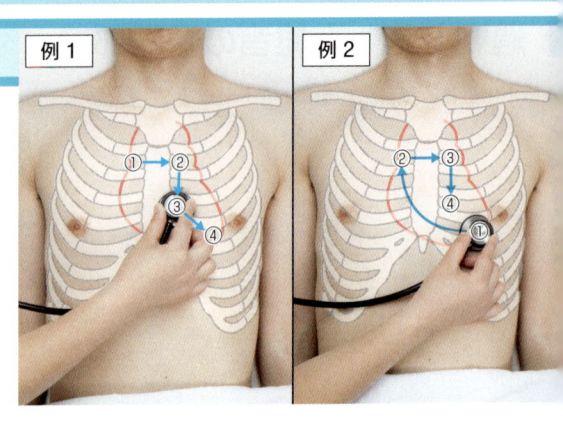

> **手技のコツ**
> 患者さんに呼吸を止めてもらうことで，聴診が行いやすくなります*．
> *　**なぜなら**　呼吸音が混じらなくなるためです．

- 聴診器をベル型に切りかえ，身体に軽くあてて，心尖部（僧帽弁領域内）を再び聴診する*．

*　**なぜなら**　低音の過剰心音であるⅢ音，Ⅳ音は心尖部で聴取されるためです．

> **手技のコツ**
> 心尖部は，患者さんに左側臥位，または前かがみの坐位になってもらうと，心臓が胸壁に近づくため，より聴取しやすくなります．

- 聴診の結果を評価・記録する．

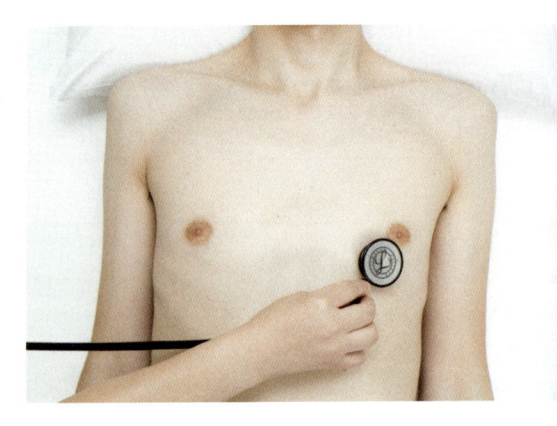

Ⅰ音・Ⅱ音の聴きわけ

- Ⅰ音とⅡ音の聴診は心音聴診の基本であり、これを聴きわけることで、拡張期と収縮期を区別できます。
- 過剰心音や心雑音が、どのタイミングで聴こえるかを正しく判別できるように、基準となるⅠ音とⅡ音の聴きわけができるようになりましょう。

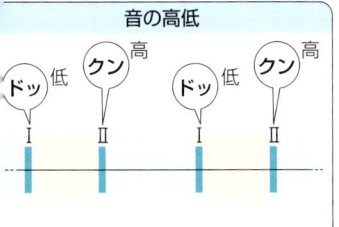

音の高低
ドッ(低) クン(高) ドッ(低) クン(高)
Ⅰ Ⅱ Ⅰ Ⅱ

- Ⅰ音の方が低く、Ⅱ音の方が高い。

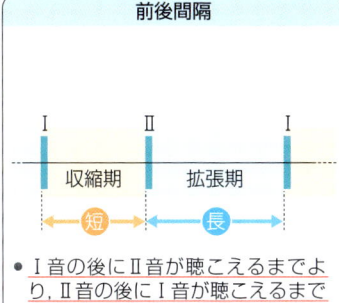

前後間隔
Ⅰ Ⅱ Ⅰ
収縮期(短) 拡張期(長)

- Ⅰ音の後にⅡ音が聴こえるまでより、Ⅱ音の後にⅠ音が聴こえるまでの方が長い*。
- *なぜなら 収縮期より拡張期の方が長いためです。

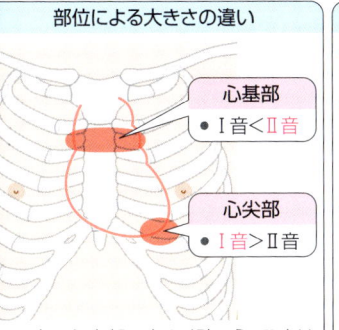

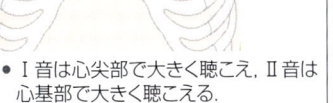

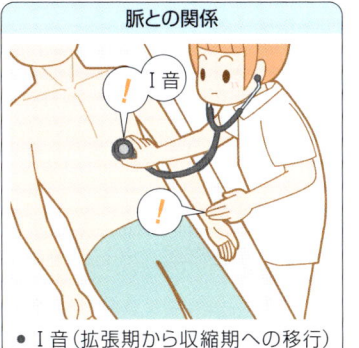

部位による大きさの違い
- 心基部 ●Ⅰ音＜Ⅱ音
- 心尖部 ●Ⅰ音＞Ⅱ音
- Ⅰ音は心尖部で大きく聴こえ、Ⅱ音は心基部で大きく聴こえる。

脈との関係
- Ⅰ音（拡張期から収縮期への移行）の直後に脈が触れる。

Ⅲ音，Ⅳ音聴診のコツ

- Ⅲ音，Ⅳ音のタイミングは以下のように覚えるといいでしょう。

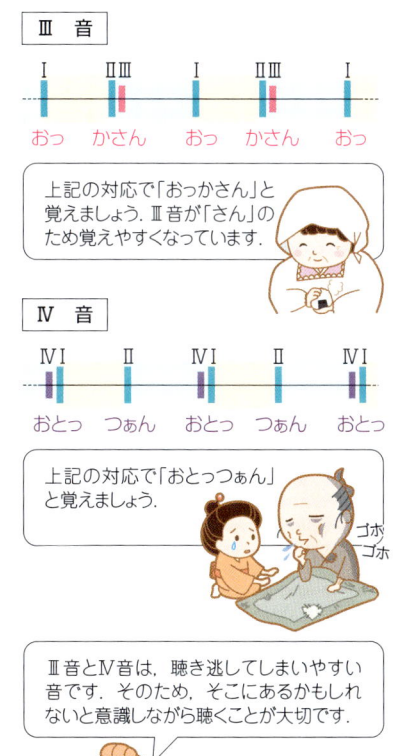

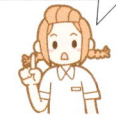

Ⅲ音
Ⅰ ⅡⅢ Ⅰ ⅡⅢ Ⅰ
おっ かさん おっ かさん おっ

上記の対応で「おっかさん」と覚えましょう。Ⅲ音が「さん」のため覚えやすくなっています。

Ⅳ音
ⅣⅠ Ⅱ ⅣⅠ Ⅱ ⅣⅠ
おとっ つぁん おとっ つぁん おとっ

上記の対応で「おとっつぁん」と覚えましょう。

Ⅲ音とⅣ音は、聴き逃してしまいやすい音です。そのため、そこにあるかもしれないと意識しながら聴くことが大切です。

音を聴きわけるコツ

- 胸部の聴診は　Ⅰ音とⅡ音の聴き分けや、過剰心音、心雑音の確認など、多くの要素で構成されています。全ての音をまとめて確認しようとするのではなく、ひとつひとつの要素を順序よく、確実に確認しながら聴取していきましょう。

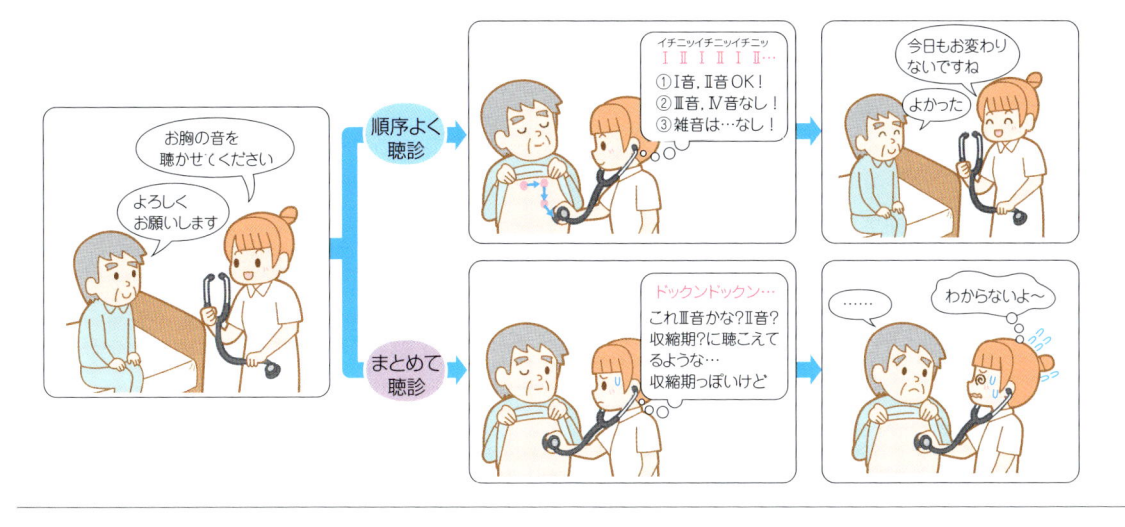

お胸の音を聴かせください／よろしくお願いします

→ 順序よく聴診 → イチニッイチニッイチニッ　ⅠⅡⅠⅡⅠⅡ…
①Ⅰ音、Ⅱ音OK！
②Ⅲ音、Ⅳ音なし！
③雑音は…なし！
→ 今日もお変わりないですね／よかった

→ まとめて聴診 → ドックンドックン…　これⅢ音かな？Ⅱ音？収縮期？に聴こえてるような…収縮期っぽいけど
→ ……／わからないよ～

循環器系のアセスメント　胸部のアセスメント

末梢循環系のアセスメント

たとえ心臓から血液が問題なく拍出されたとしても，末梢循環系に障害があると，血液はスムーズに全身をめぐることができません．そこで正常に動脈血が末梢に届き，静脈血が心臓に戻ってきているかを確認するために，末梢循環系に障害が生じた場合の症状，アセスメント方法を学びましょう．

■ 末梢循環系のアセスメント項目

● 末梢循環系のアセスメントでは以下の項目を観察します．

末梢動脈系	末梢静脈系
● チアノーゼの観察 （→p.149） ● 皮膚温の確認 （→p.150） ● アレンテスト （→p.150） ● 爪床圧迫テスト （→p.150） ● 血圧の左右差の測定 ● 脈拍の左右差の確認 （→p.47） 　動脈血が末梢まで正常に届いているかどうかを調べる．	● Homans徴候の確認（→p.151） 　・腓腹部（ふくらはぎ）に血栓が生じていないかを調べる． ● 浮腫の観察（→p.154） 　・心不全などで静脈還流が障害されていないかを調べる．

■ 末梢循環の正常と異常

● 四肢末端まで血液が行き届いているかどうかを確認するためには，循環障害で生じる症状・徴候を理解する必要があります．
● 動脈に障害がある場合と，静脈に障害がある場合で，症状やアセスメント方法は異なります．その違いを理解したうえで，ケアを行うようにしましょう．

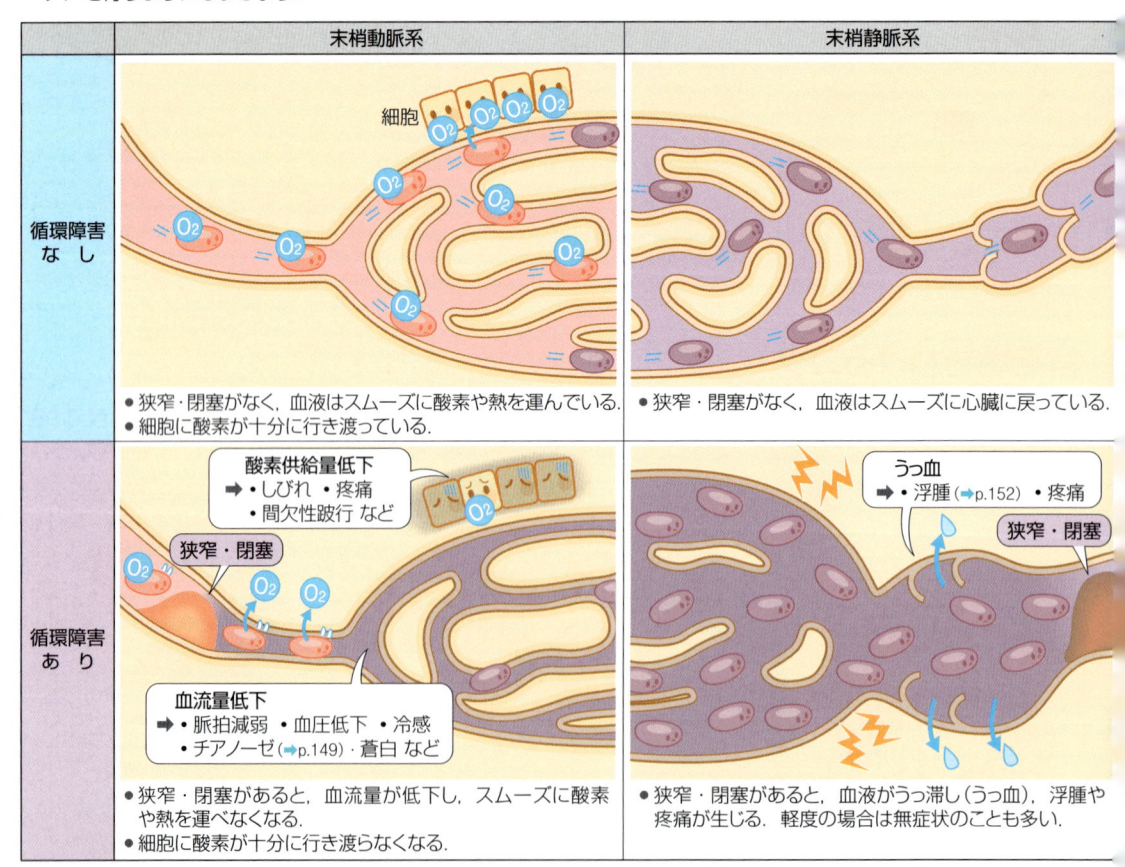

	末梢動脈系	末梢静脈系
循環障害 なし	● 狭窄・閉塞がなく，血液はスムーズに酸素や熱を運んでいる． ● 細胞に酸素が十分に行き渡っている．	● 狭窄・閉塞がなく，血液はスムーズに心臓に戻っている．
循環障害 あり	酸素供給量低下 ➡・しびれ ・疼痛 　・間欠性跛行 など 狭窄・閉塞 血流量低下 ➡・脈拍減弱 ・血圧低下 ・冷感 　・チアノーゼ（→p.149）・蒼白 など ● 狭窄・閉塞があると，血流量が低下し，スムーズに酸素や熱を運べなくなる． ● 細胞に酸素が十分に行き渡らなくなる．	うっ血 ➡・浮腫（→p.152）・疼痛 狭窄・閉塞 ● 狭窄・閉塞があると，血液がうっ滞し（うっ血），浮腫や疼痛が生じる．軽度の場合は無症状のことも多い．

用語　間欠性跛行
しばらく歩くと，下肢にだるさや疼痛が生じ歩行困難となり，しばらく休息すると，再び歩行可能となることを繰り返す症状．歩行による筋肉の酸素消費量の増加に，供給が追いつかないことで生じる．

末梢動脈のアセスメント

チアノーゼの観察

- 酸素と結合しているヘモグロビン（酸化ヘモグロビン）は赤色ですが，酸素と結合していないヘモグロビン（還元ヘモグロビン）は暗赤色です．血液に含まれる還元ヘモグロビンが増加し，皮膚，粘膜が紫青色〜暗赤色を呈した状態をチアノーゼとよびます．
- チアノーゼの観察しやすい場所として，皮膚の薄い口唇，鼻尖，耳朶，爪床などがあります．
- また口腔粘膜にチアノーゼが生じているかどうかを確かめることは，チアノーゼの評価の際に重要となります（→下項目）．

例
口腔粘膜のチアノーゼ

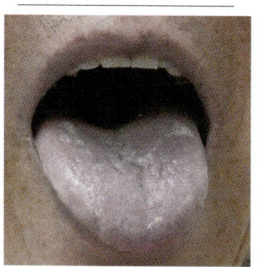

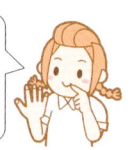

医療情報科学研究所 編，長尾 大志：病気がみえるvol.4
呼吸器 第2版：メディックメディア：p.44，2013

観察ポイント
□ 口腔粘膜でのチアノーゼの有無

ポイント
口唇や爪床など，普段から血液の色が透けてピンクに見えるところは，チアノーゼも観察しやすいです．

手技のコツ
チアノーゼが生じていないかは，日頃のケアを通じて常に観察しておきましょう．

チアノーゼの評価

- チアノーゼは出現部位によって，大きく2つの病態に分かれます．

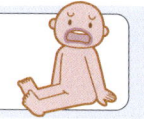

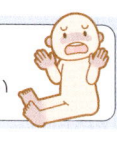

	中心性チアノーゼ	末梢性チアノーゼ
出現部位	・全身の皮膚・粘膜 ・口腔粘膜にも生じている	・四肢末端や顔面 ・口腔粘膜には生じていない
病態	左心系から大動脈に送り出される時点で還元ヘモグロビンが多い（動脈血酸素飽和度[SaO_2]の低下）．	心臓から出た時点ではSaO_2は正常だが，末梢循環に障害があり，血液の流れが滞っている．そのため酸素が末梢に届くまでに消費されてしまい，酸素不足が生じる．
原因	・肺の異常（肺胞での酸素取り込み障害など） ・先天性の心疾患 　（右→左シャントで静脈血が動脈血に混じる） ・メトヘモグロビン血症 　（メトヘモグロビンは酸素運搬能力がない）	・動脈閉塞，静脈閉塞による血液のうっ滞 ・寒冷曝露による末梢血管の収縮 ・心不全など心拍出量の低下 　（重要な臓器への血流を保つため，末梢血管が代償的に収縮する） ・レイノー現象による末梢血管の収縮
特徴	・酸素投与でSaO_2が上昇し，症状が改善する． ・慢性的にSaO_2の低下がある場合，ばち指（→p.67）を認める．	・マッサージしたり，温めたりすると血流が改善し，症状が改善する． ・通常ばち指は認めない．

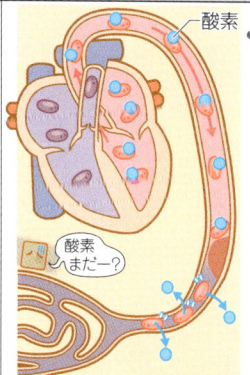

- 中心性と末梢性は同時に生じる場合もあります．

用語
レイノー現象（病⑥ p.81）
寒冷刺激やストレスにより四肢末端（特に手指）に循環障害が発生し，皮膚が蒼白，続いて紫（チアノーゼ），さらに紅潮してもとに戻る現象．冷感や痛みを伴う場合もある．

動脈血酸素飽和度（SaO_2）：arterial blood oxygen saturation

■ 皮膚温の確認

- 血流が障害されると熱が運ばれなくなるため，皮膚に冷感が生じます．
- 皮膚温の確認は触診で次のように行います．

触診法

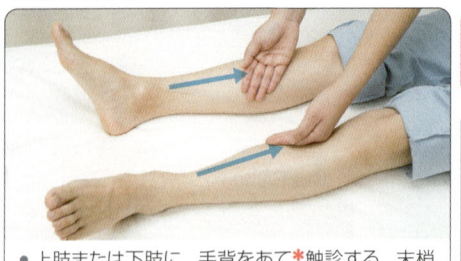

- 上肢または下肢に，手背をあて*触診する．末梢から中枢に，また左右同時に行う．
- *なぜなら 手背は温度感覚にすぐれているためです．

観察ポイント
□ 冷感の有無　□ 左右差

評価
- 冷感がある場合，循環障害を疑う．

左右差
- あり → 冷感がある側の動脈閉塞・狭窄の疑い
- なし → 心不全，ショックなどの疑い

■ アレンテスト

- 橈骨動脈と尺骨動脈に血流障害があるかどうかを調べるための検査に，アレンテストがあります．
- 両手で患者さんの橈骨動脈，尺骨動脈を圧迫し，どちらか一方の動脈の圧迫を解除した後，手のひらに赤みが戻るまでの時間を計測します．

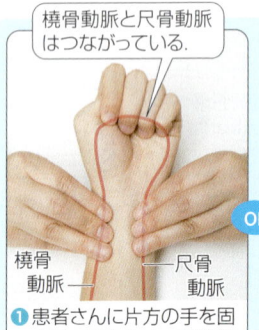

橈骨動脈と尺骨動脈はつながっている．

橈骨動脈 — 尺骨動脈

❶ 患者さんに片方の手を固く握ってもらい，看護師は両手で橈骨動脈，尺骨動脈の両方を圧迫する．

or

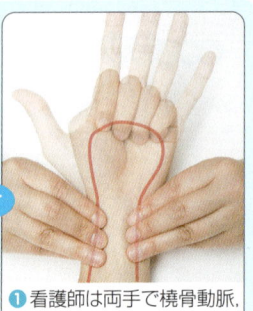

❶ 看護師は両手で橈骨動脈，尺骨動脈の両方を圧迫する．グーパーを10回ほど繰り返してもらう．

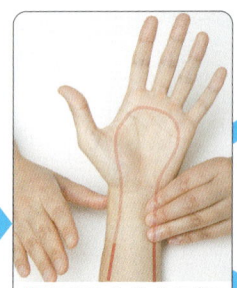

❷ 手のひらが虚血（局所的な貧血）で蒼白になっているのを確認し，片方の動脈の圧迫を解除する．

正常（目安） 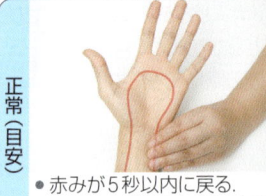
- 赤みが5秒以内に戻る．
  → 圧迫を解除した側に血流障害はない．

異常（目安） 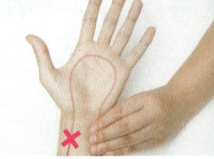
- 赤みが戻るまでに5秒以上かかる，もしくは戻らない．
  → 圧迫を解除した側に血流障害がある．

- アレンテストは橈骨動脈穿刺やカテーテル検査が行えるかどうかを調べるために行います．これらは血流障害がある動脈には行ってはいけません．

■ 爪床圧迫テスト（ブランチテスト）

- 爪床圧迫テスト（ブランチテスト）とは，爪床を白くなるまで圧迫した後に，圧迫を解除して色がもとに戻るまでの時間を調べる検査です．
- この検査は，末梢まで十分に血流量が維持できているかどうかを判断する目安となり，ショックの評価などで行われます．

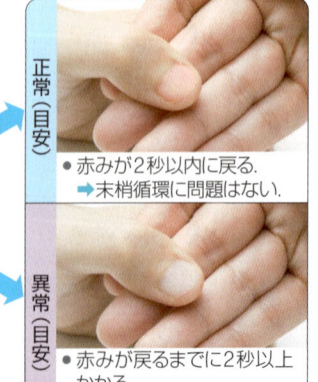

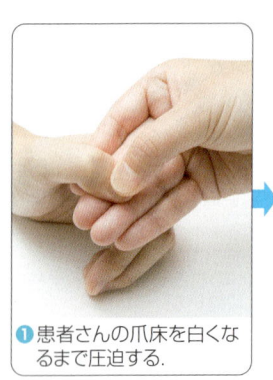

❶ 患者さんの爪床を白くなるまで圧迫する．

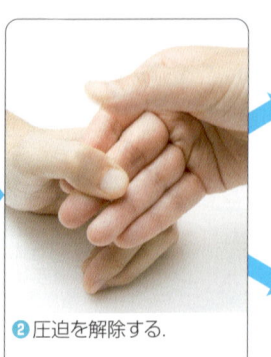

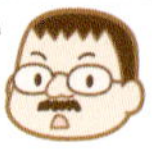

❷ 圧迫を解除する．

正常（目安）
- 赤みが2秒以内に戻る．
  → 末梢循環に問題はない．

異常（目安）
- 赤みが戻るまでに2秒以上かかる．
  → ショック・脱水など末梢循環不全を疑う．

ポイント
爪床圧迫後，爪に赤みが戻るまでの時間を毛細血管再充満時間（CRT）とよびます．

CRTは年齢や温度によってばらつきがあるという研究報告があります（Pickard A et al. 2011）．2秒はあくまでも目安として覚えておくくらいでよいでしょう．

●毛細血管再充満時間（CRT）：capillary refill time

末梢静脈のアセスメント

Homans徴候（ホーマンズ）

- 足部を背屈させることにより、腓腹部（ふくらはぎ）に疼痛が出現することをHomans徴候といいます。
- 下肢の深部静脈血栓症（DVT）〔病②p.274〕の検査で行われます。

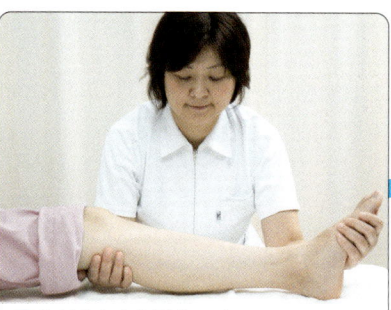

❶ 患者さんを仰臥位にする。膝を少し屈曲させ、足先部分を把持する。

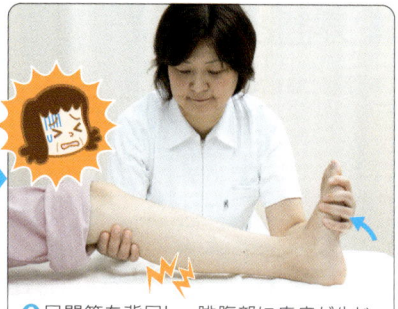

❷ 足関節を背屈し、腓腹部に疼痛が生じれば陽性となる。

> 深部静脈血栓症であっても必ずしもHomans徴候がみられるわけではありません。逆に深部静脈血栓症がなくともHomans徴候がみられることもあります（ハイヒールを履いている女性など）。このようにHomans徴候は深部静脈血栓症を判断するひとつの手がかり程度だと思っておくのがよいでしょう。

Supplement

深部静脈血栓症（DVT）

- 深部静脈血栓症とは、深部静脈内に血栓が生じることをいい、静脈血が心臓へ戻りにくくなるために以下に示す症状が現れます。発生部位は下腿部が大部分を占めます。
- この血栓が遊離して肺血管を閉塞してしまうと、肺塞栓症を起こし、重症な場合は死亡することもあります。
- このため、深部静脈血栓症は日頃からの予防がとても重要となります。

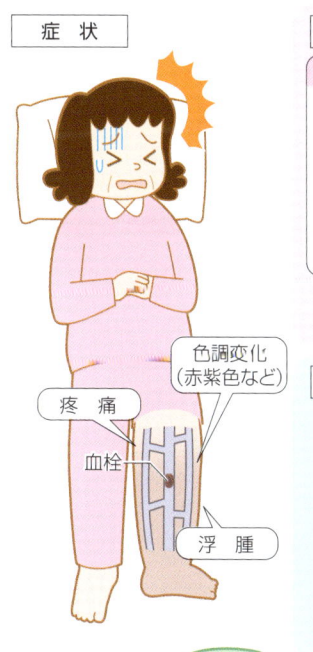

症状
- 疼痛
- 血栓
- 色調変化（赤紫色など）
- 浮腫

原因

① 血流の停滞
- 術後などの長期臥床
- 妊娠（子宮が増大するため、下大静脈を圧迫する）
- 長時間の同一体位

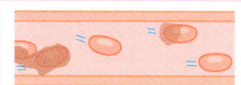

② 血液凝固能の亢進
- 経口避妊薬
- 脱水
- 凝固能が亢進する疾患（抗リン脂質抗体症候群など）

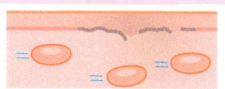

③ 血管壁の損傷
- 手術による損傷
- カテーテル検査
- 骨折などの外傷

- ①～③を合わせて、Virchow（ウィルヒョウ）の三徴とよぶ。これらの要因が複雑に絡み合うことで血栓が形成されると考えられている

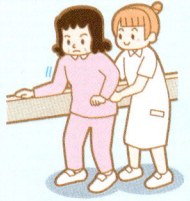

予防法
- 早期離床・積極的な運動
- 弾性ストッキング
- 間欠的空気圧迫法
- ヘパリンなどの抗凝固療法

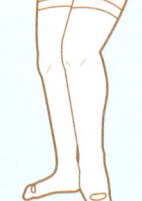

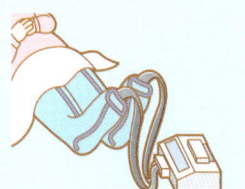

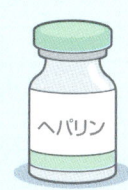

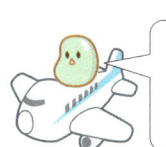

豆知識 飛行機などの長時間の移動で発症するものは旅行者血栓症（エコノミークラス症候群、ロングフライト症候群）として知られています。

注意 血栓の存在が疑われる場合、それが否定されるまでは運動や弾性ストッキングの使用、また間欠的空気圧迫法の使用は控えましょう*。
*なぜなら 血栓を遊離させてしまう危険性があるためです。

深部静脈血栓症（DVT）：deep venous〔vein〕thrombosis

浮腫のアセスメント

浮腫とは

- 浮腫とは組織間液（間質液）が過剰に増加した状態をいい，一般的にはむくみとして知られています．

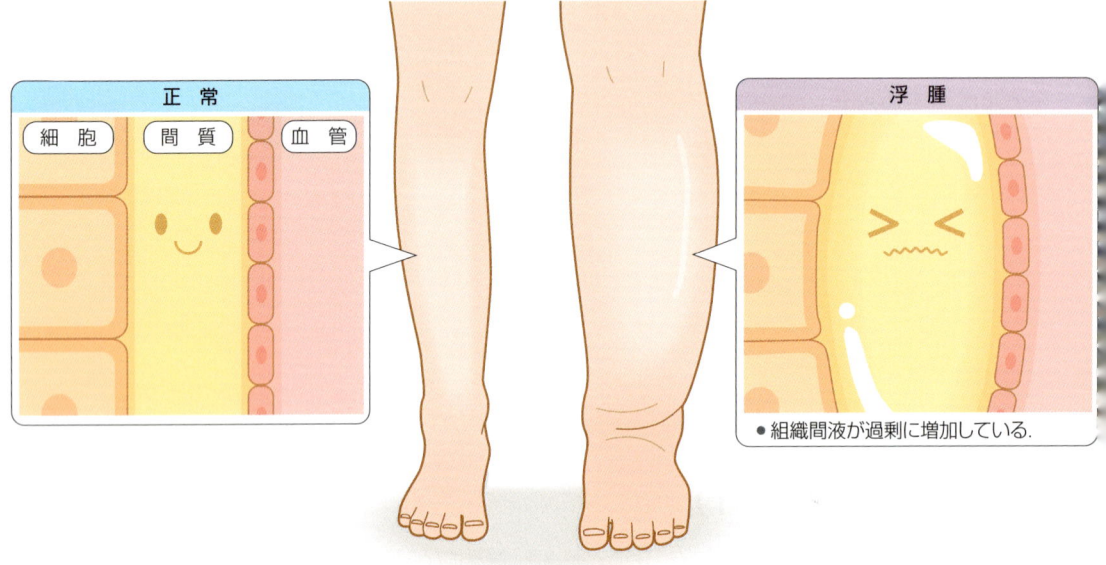

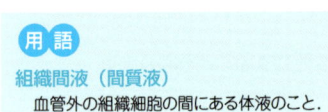

正常　細胞　間質　血管

浮腫
- 組織間液が過剰に増加している．

用語
組織間液（間質液）
血管外の組織細胞の間にある体液のこと．

- 出現する範囲によって全身性浮腫，局所性浮腫に分けられます．

循環不全による浮腫

- 循環器において浮腫の原因となるのは，静脈圧の上昇です．何らかの原因で静脈の還流が障害され静脈圧が上昇すると，血漿成分が間質に過剰に押し出され，浮腫が生じます．

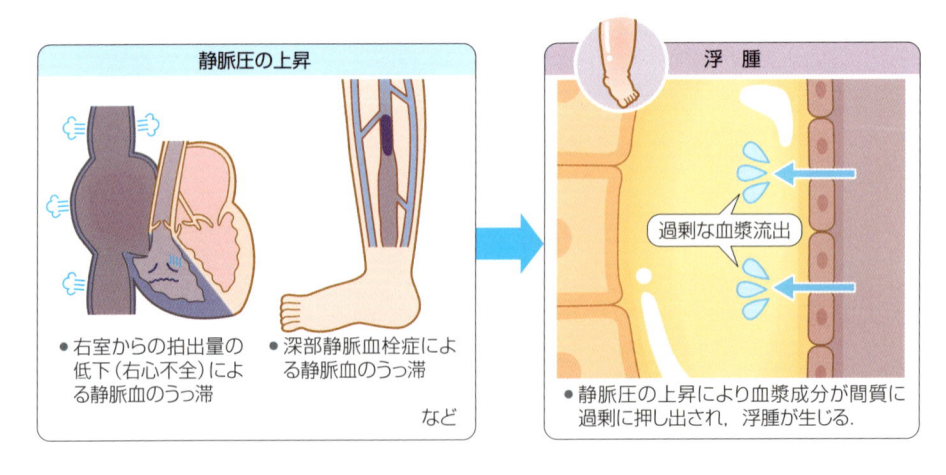

静脈圧の上昇
- 右室からの拍出量の低下（右心不全）による静脈血のうっ滞
- 深部静脈血栓症による静脈血のうっ滞

など

浮腫
過剰な血漿流出
- 静脈圧の上昇により血漿成分が間質に過剰に押し出され，浮腫が生じる．

Step Up

浮腫の成因別分類

浮腫の成因は静脈圧の上昇によるものだけではありません．以下で，まず組織間液の移動について理解し，そのうえで浮腫の成因別分類を学びましょう．

組織間液の移動

組織間液の移動には次の4つの因子が関わっています．

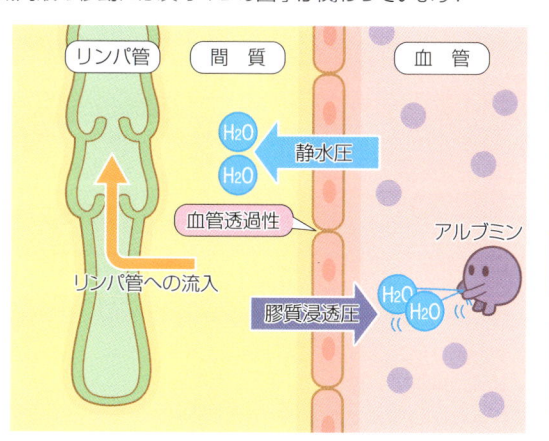

静水圧	毛細血管内の血圧のことで，静水圧により血漿が間質に押し出される．
膠質浸透圧	血管壁をほとんど通過できないアルブミンなどの蛋白質は，水を血漿中にひっぱり込む．
リンパ管への流入	組織間液の一部はリンパ管の中に入りリンパ液となる．
血管透過性	静水圧によって押し出される血漿量は血管透過性によって変化する．また血管透過性が亢進するとアルブミンなども間質に流出する．

ポイント　静脈圧が上昇すると，毛細血管内圧（静水圧）も上昇します．

浮腫の成因別分類

4つの因子のいずれかに異常をきたすと浮腫が生じます．以下にそれぞれの場合を示します．

		静水圧の上昇	膠質浸透圧の低下	血管透過性の亢進	リンパ流の障害
イメージ		静脈圧の上昇などで静水圧が上昇すると，血漿の流出量が増加する．	アルブミンの減少などで膠質浸透圧が低下すると，血漿の流出量が増加する．	炎症などで血管の透過性が亢進すると，血漿の流出量が増加する．アルブミンなどが間質に流出すると，浮腫を増強させる．	リンパ流の障害などでリンパ管への流入が低下すると，組織間液が増加する（リンパ浮腫）．
原因となる病態・疾患	全身性浮腫	・心不全 ・腎不全　など	・ネフローゼ症候群（病⑧p.121） ・肝硬変（病①p.202） ・低栄養　など	・アナフィラキシー（病⑥p.39）　など	―
	局所性浮腫	・深部静脈血栓症（病②p.274） ・麻痺　など	―	・局所炎症（蜂窩織炎，虫さされなど） ・局所性のアレルギー ・熱傷	・悪性腫瘍 ・リンパ節郭清後　など

循環器系のアセスメント　末梢循環系のアセスメント

手順 浮腫の観察

1 視診する

- 患者さんに浮腫の観察を行う目的，方法を説明し了承を得る．
- 全身を視診し，浮腫のある場所を確認する．

観察ポイント
- □ 場所
- □ 左右差

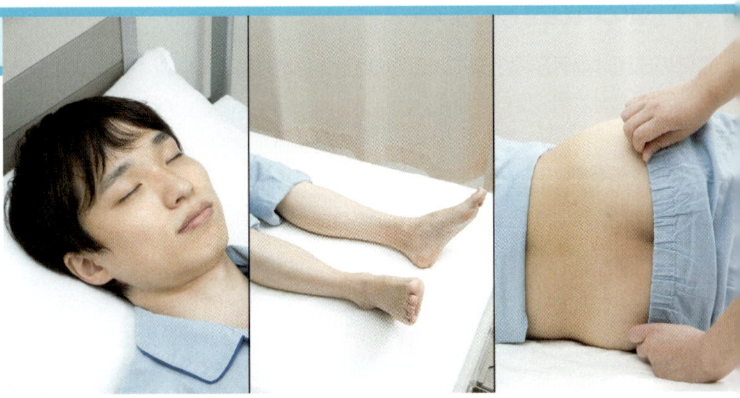

ポイント
水分は低いところに溜まりやすいため，臥床患者さんでは背部や仙骨部などに浮腫が生じる場合があります．普段見えない場所ですが，見落とさないようにしましょう．

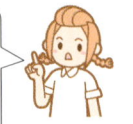

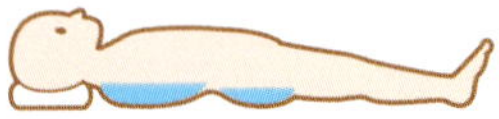

2 圧迫する

脛骨前面　足背　内果

- 浮腫のある場所を母指または示指〜環指で5秒以上しっかりと圧迫する．

注意
浮腫がある部位は皮膚が脆弱化しており，傷つきやすくなっているため，触診時には注意しましょう．

豆知識
脛骨前面は浮腫ができやすい場所です．また皮下脂肪もつきにくく，肥満と区別しやすいという点でも浮腫の診察部位として適しています．

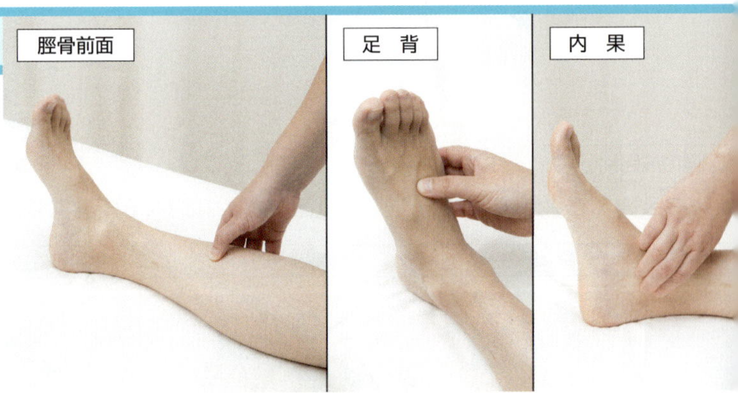

3 圧迫を解除する

- 圧迫を解除し，圧痕の有無を確認する．

観察ポイント
- □ 圧痕の深さ
- □ もとに戻るまでの時間

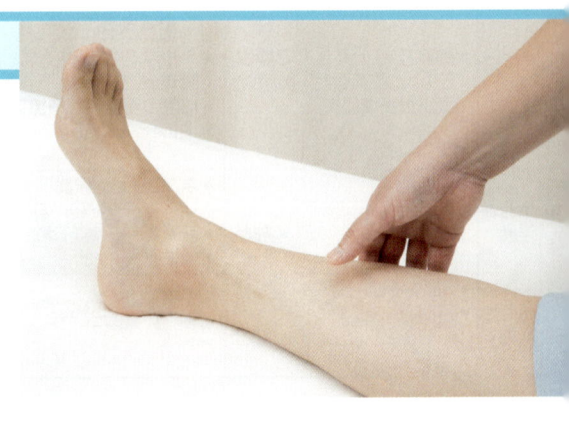

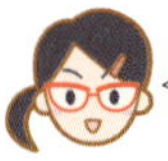

手技のコツ
浮腫のアセスメントでは他にも，メジャーによる手足の周囲長の計測，体重測定などが行われます．

- 観察の結果を評価・記録する．

浮腫の評価

- 視診で浮腫に左右差を認めた場合は局所性浮腫だと考えるのがよいでしょう．深部静脈血栓症など静脈の閉塞が主な原因となります．左右差がない場合は全身性浮腫と考えます．心不全，腎不全，肝硬変などが原因となります．
- 浮腫の重症度分類には様々なものがあります．以下にその代表例を示します．

重症度分類				
スケール	1+	2+	3+	4+
圧痕の深さ	2mm	4mm	6mm	8mm
もとに戻るまでの時間	すぐ	10〜15秒	1分以上	2〜5分

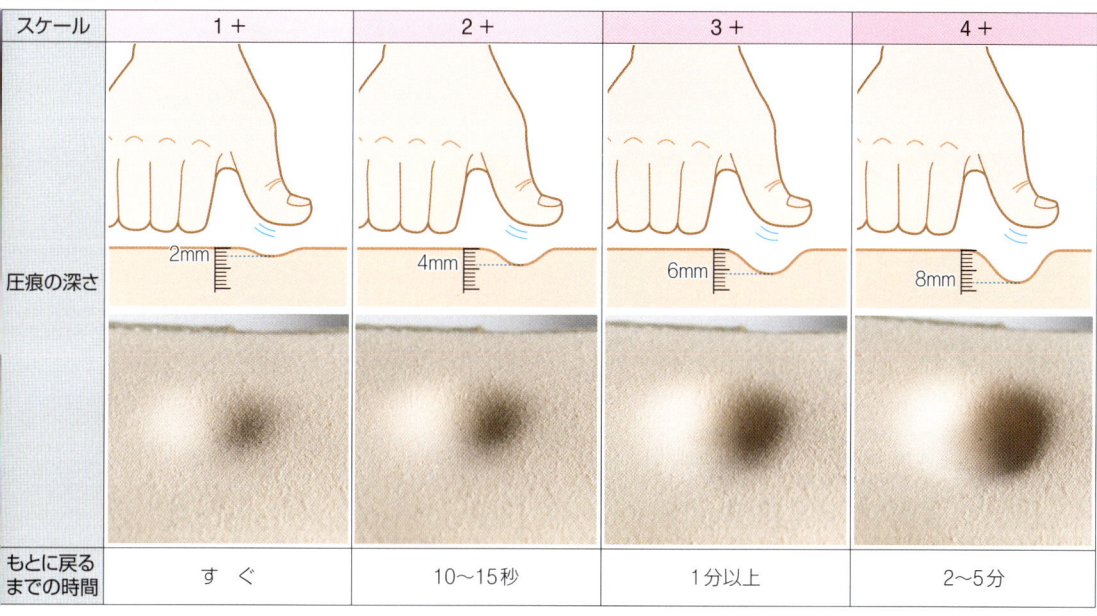

（参考：Mosby's Guide to Physical Examination 7th edition）

- 圧痕を生じない浮腫もあります（非圧痕性浮腫）．これは間質に蛋白成分が増加しているときなどにみられます．

手技のコツ

浮腫がみられた場合，その原因となる疾患を想起し，原因疾患の徴候が他にないかということをアセスメントすることが重要です．

（例）
- 心不全 ……頸静脈の怒張・拍動など（→p.131）
- 肝硬変 ……肝臓の萎縮など（→p.179）
- 深部静脈血栓症 ……色調変化，疼痛など（→p.151）

リンパ流の障害による浮腫（リンパ浮腫）は，軽度の場合は圧痕性ですが，重度になると非圧痕性となります．

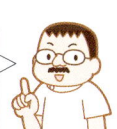

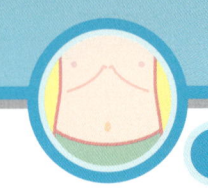

腹部のアセスメント

監
川島

　腹部には，消化器系をはじめ，泌尿器系，生殖器系などの多くの臓器が位置しています．ここでは，腹部の大部分を占める消化器系の臓器を中心にとりあげます．消化器系はエネルギーを生み出すために栄養素を食物から取り込み，生命維持活動や身体の成長を支えています．腹部は患者さんから症状を訴えることも多く，アセスメントを行う機会が多い場所でもあるため，適切に観察できるようにしていきましょう．

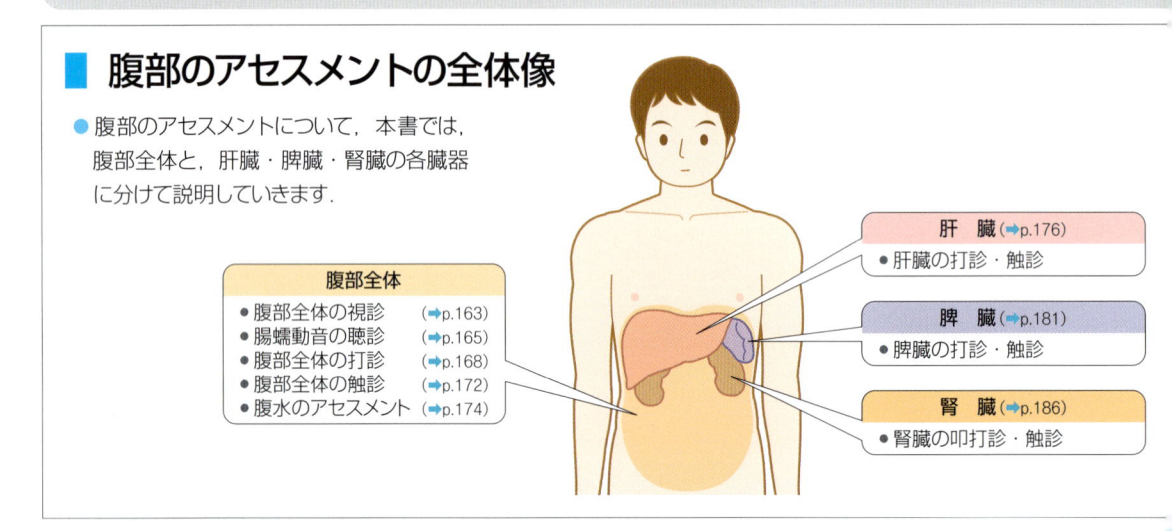

■ 腹部のアセスメントの全体像

- 腹部のアセスメントについて，本書では，腹部全体と，肝臓・脾臓・腎臓の各臓器に分けて説明していきます．

腹部全体
- 腹部全体の視診　（➡p.163）
- 腸蠕動音の聴診　（➡p.165）
- 腹部全体の打診　（➡p.168）
- 腹部全体の触診　（➡p.172）
- 腹水のアセスメント　（➡p.174）

肝臓（➡p.176）
- 肝臓の打診・触診

脾臓（➡p.181）
- 脾臓の打診・触診

腎臓（➡p.186）
- 腎臓の叩打診・触診

● 解剖と機能 ●

■ 腹部の構造

- 腹部は，横隔膜から恥骨結合上部までの体部を指します．そこには，下図のように様々な臓器が位置しています．

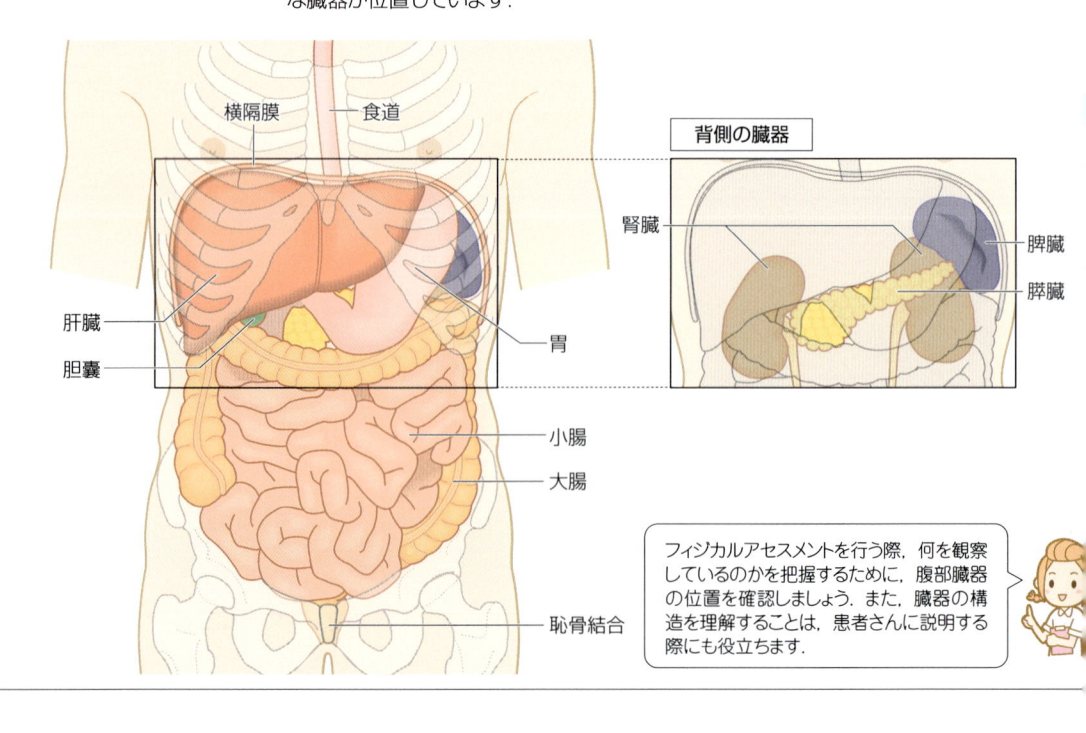

横隔膜　食道　肝臓　胆嚢　胃　小腸　大腸　恥骨結合

背側の臓器
腎臓　脾臓　膵臓

フィジカルアセスメントを行う際，何を観察しているのかを把握するために，腹部臓器の位置を確認しましょう．また，臓器の構造を理解することは，患者さんに説明する際にも役立ちます．

消化管の位置と機能

- 消化管とは，口から食道，胃，小腸，大腸，肛門までの1本の管をいい，腹部においては，このうちの胃，小腸，大腸が含まれます．以下に，これらの臓器の位置と機能を示します．

胃

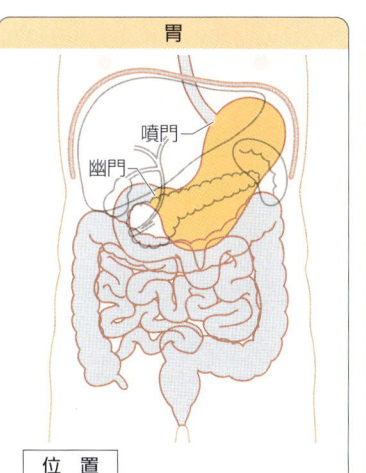

噴門
幽門

位置
- 横隔膜の下にあり，左上腹部の大部分を占めている．
- 食道との境界を噴門，十二指腸との境界を幽門という．

機能
- 食物を胃壁の運動によって粉砕し，胃液と混和させる．胃液の消化酵素によって食物を消化し，徐々に十二指腸へ送る．

小腸

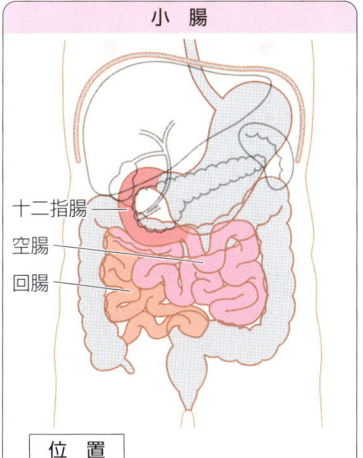

十二指腸
空腸
回腸

位置
- 腹部の大部分を占める全長6〜7mの臓器で，十二指腸・空腸・回腸に分けられる．

機能
- 十二指腸では，肝臓で生成された胆汁が胆嚢から，膵液が膵臓から分泌され消化を行い，内容物を送る．
- 小腸では，消化管運動により胆汁，膵液，腸液を内容物と混和させ，さらに消化を進める．大部分の水分・栄養素を腸管壁より吸収し，内容物を大腸へ送る．

大腸

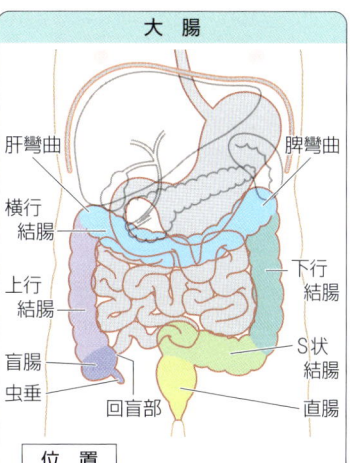

肝彎曲
横行結腸
上行結腸
盲腸
虫垂
脾彎曲
下行結腸
S状結腸
回盲部
直腸

位置
- 小腸を取り囲むように位置し，盲腸・結腸・直腸に分けられる．さらに結腸は，上行結腸・横行結腸・下行結腸・S状結腸に分けられる．

機能
- 主に，小腸で吸収されなかった水分や電解質を吸収し，糞便の形成，輸送を行う．

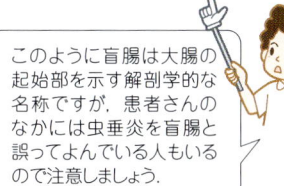

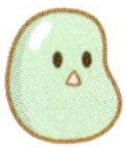

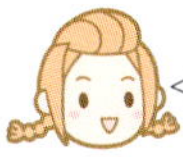

> このように盲腸は大腸の起始部を示す解剖学的な名称ですが，患者さんのなかには虫垂炎を盲腸と誤ってよんでいる人もいるので注意しましょう．

> **豆知識** 食物の各臓器の通過時間は，胃では3〜6時間，小腸では1〜2時間，大腸では24〜72時間ほどです．

> その他の腹部臓器である肝臓，脾臓，腎臓の位置については，各臓器のアセスメントにて説明します（肝臓➡p.176，脾臓➡p.181，腎臓➡p.186）．

腹部体表区分

- 腹部は，体表を4つまたは9つに分けて表現します．
- 疼痛や腫瘤などがある場合に，それらの位置の情報を共有する際に用います．

> 4区分は腹部を大まかに把握するにはわかりやすいですが，痛みや違和感が限局している場合には，詳細に示すために9区分を用いるのがよいでしょう．

4区分

- 臍を中心に4つに分ける．

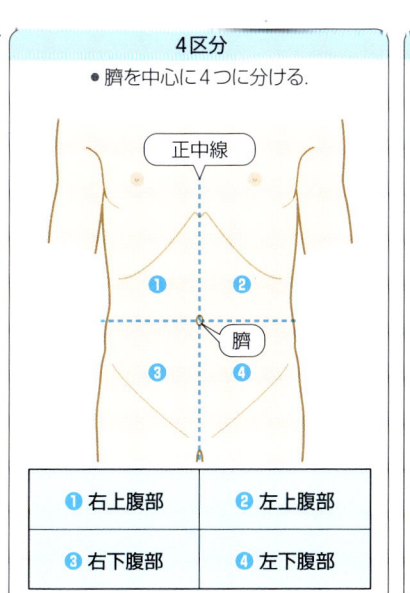

正中線
臍

❶ 右上腹部	❷ 左上腹部
❸ 右下腹部	❹ 左下腹部

9区分

- 左右の第10肋軟骨の下縁と上前腸骨棘を結ぶ線，左右の鎖骨中線で9つに分ける．

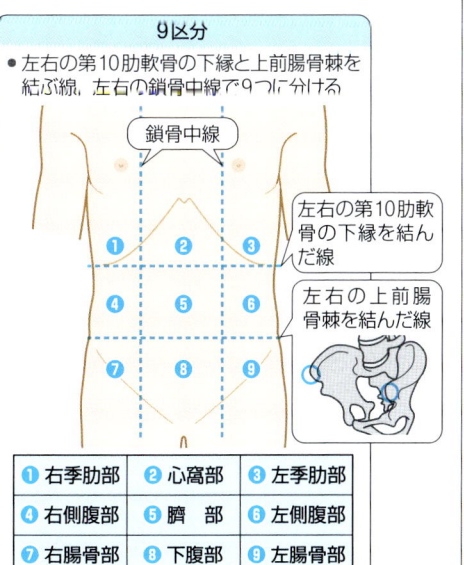

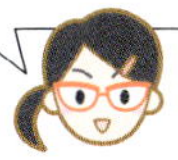

鎖骨中線
左右の第10肋軟骨の下縁を結んだ線
左右の上前腸骨棘を結んだ線

❶ 右季肋部	❷ 心窩部	❸ 左季肋部
❹ 右側腹部	❺ 臍部	❻ 左側腹部
❼ 右腸骨部	❽ 下腹部	❾ 左腸骨部

■ 腹膜

- 腹膜は，腹壁の内面と腹部臓器を覆う薄い漿膜で，全体が一続きの膜になっていて，腹膜で囲まれた空間を腹膜腔といいます．
- 腹壁の内面を覆う腹膜を壁側腹膜（❶），腹部臓器を覆う腹膜を臓側腹膜（❷）といい，その移行している2層の部分を間膜（❸）といいます．

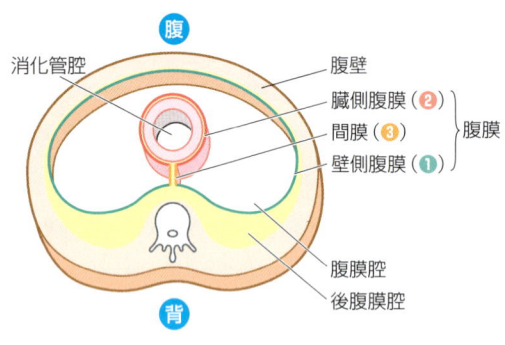

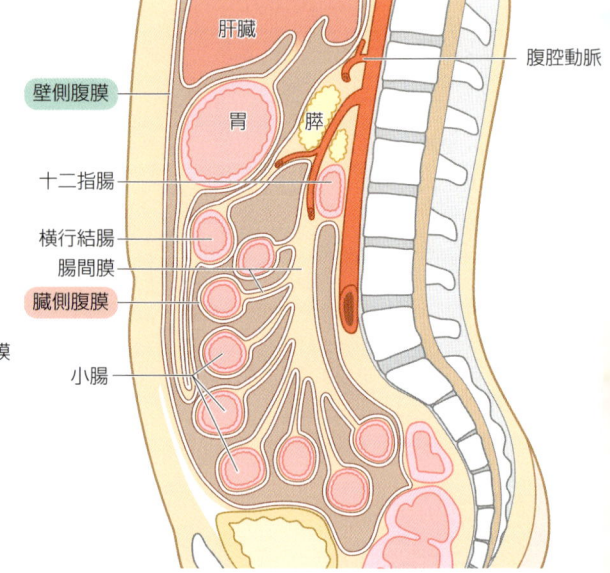

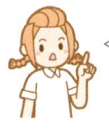

腹膜に覆われている臓器は，腹腔臓器といいます．一方で，腹膜で全体が覆われていない臓器には，膵臓や腎臓，十二指腸，上行結腸・下行結腸などがあり，これらは後腹膜腔に位置します．

内：腹腔臓器
内：後腹膜臓器

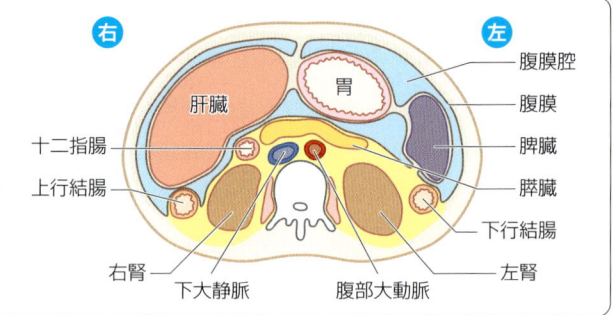

腹部に特徴的な症状・徴候

腹痛の分類

- 腹痛は腹部に自覚される疼痛を意味し，最も訴えの多い症状の1つです．
- 発生機序により，内臓痛，体性痛，関連痛の3つに分類されます．
- 腹痛が出現した際に，疼痛の特徴は原因を推測する1つの指標となります．

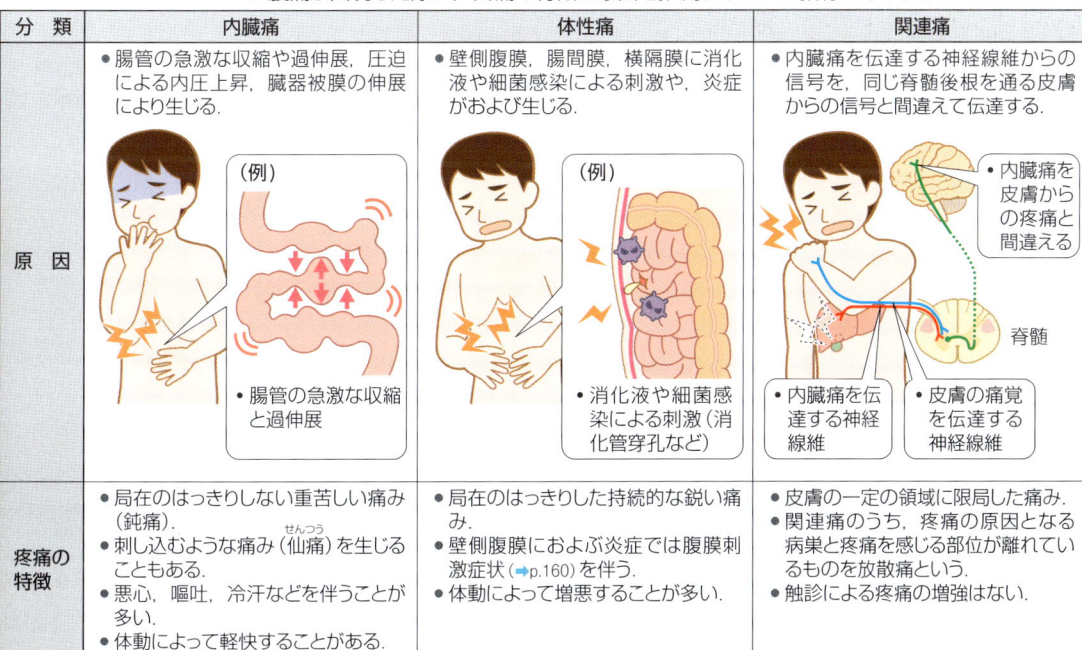

分類	内臓痛	体性痛	関連痛
原因	・腸管の急激な収縮や過伸展，圧迫による内圧上昇，臓器被膜の伸展により生じる． （例）腸管の急激な収縮と過伸展	・壁側腹膜，腸間膜，横隔膜に消化液や細菌感染による刺激や，炎症がおよび生じる． （例）消化液や細菌感染による刺激（消化管穿孔など）	・内臓痛を伝達する神経線維からの信号を，同じ脊髄後根を通る皮膚からの信号と間違えて伝達する． ・内臓痛を皮膚からの疼痛と間違える ・脊髄 ・内臓痛を伝達する神経線維 ・皮膚の痛覚を伝達する神経線維
疼痛の特徴	・局在のはっきりしない重苦しい痛み（鈍痛）． ・刺し込むような痛み（仙痛）を生じることもある． ・悪心，嘔吐，冷汗などを伴うことが多い． ・体動によって軽快することがある．	・局在のはっきりした持続的な鋭い痛み． ・壁側腹膜におよぶ炎症では腹膜刺激症状（⇒p.160）を伴う． ・体動によって増悪することが多い．	・皮膚の一定の領域に限局した痛み． ・関連痛のうち，疼痛の原因となる病巣と疼痛を感じる部位が離れているものを放散痛という． ・触診による疼痛の増強はない．

一般的には，内臓痛が最初に起こり，進行するに従って体性痛や関連痛を訴えるようになります．例えば急性虫垂炎の典型例では，最初に内臓痛として心窩部痛が生じ，周囲への炎症が広がるにつれて体性痛として右下腹部痛が生じるようになります．

（例）急性虫垂炎
初期　→　進行期
心窩部（内臓痛）　右下腹部（体性痛）

ポイント
腹痛は，腹部臓器以外によってももちろん生じます．
例えば，心窩部では，心筋梗塞や大動脈瘤破裂といった循環器系の疾患，下腹部では生殖器系の疾患などがあります．他にも，呼吸器系疾患や心理的な要因など様々な原因が考えられることを覚えておきましょう．

関連痛が生じる部位

- 腹部臓器の関連痛は，おおよそ以下のような場所に生じます．

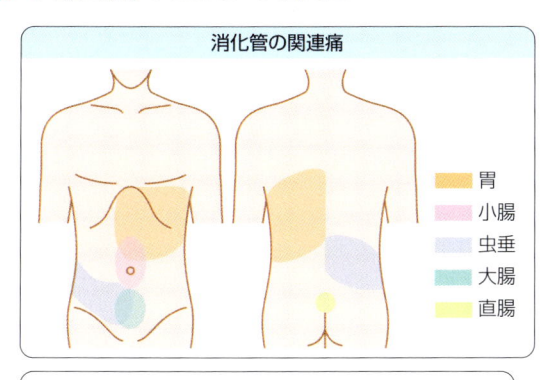

消化管の関連痛
- 胃
- 小腸
- 虫垂
- 大腸
- 直腸

肝臓・胆嚢・膵臓・泌尿器の関連痛
- 肝臓・胆嚢
- 膵臓
- 腎臓
- 尿管

腹部臓器の炎症や腫瘍によってその臓器周囲に疼痛が生じることはもちろん，このように病巣と離れた場所にも疼痛を訴える場合があることを念頭におき，痛みの原因はどこにあるのか注意して，問診や観察を行いましょう．

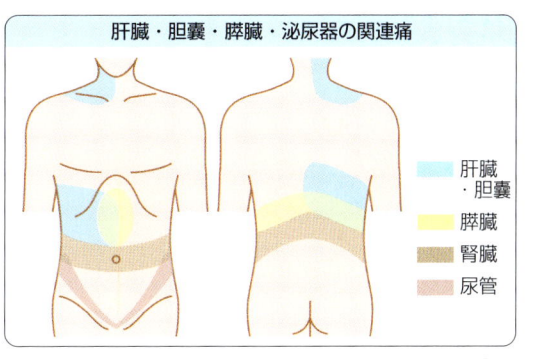

関連痛が生じる部位は書籍によってばらつきがありますが，それだけ痛みの訴えが様々であることを示しています．患者さんの訴えをよく聞き，痛みを適切に把握しましょう．

■ 腹膜刺激症状

- 腹膜刺激症状とは，腹腔臓器の炎症や穿孔が原因で壁側腹膜（→p.158）に炎症がおよんで腹膜炎となった場合に起こる症状のことで，代表的なものに筋性防御や反跳痛（Blumberg徴候）などがあります．
- 炎症に伴い消化管運動が低下すると，悪心や嘔吐などの随伴症状も出現します．
- 腹膜刺激症状が急激に広がった場合は，緊急手術が必要となることもあり，判断が遅れると命に関わります．

ポイント
特に高齢者や糖尿病の患者さんでは，痛みを訴えることが少なく，腹膜刺激症状がはっきり認められないこともあり注意が必要です．

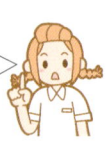

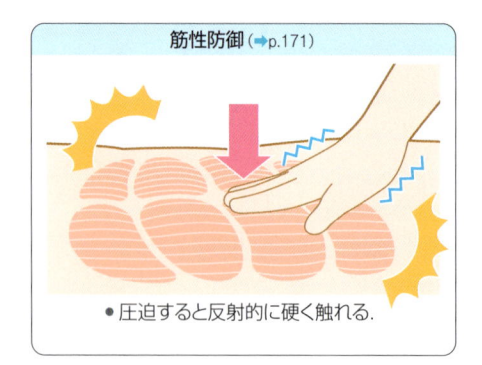

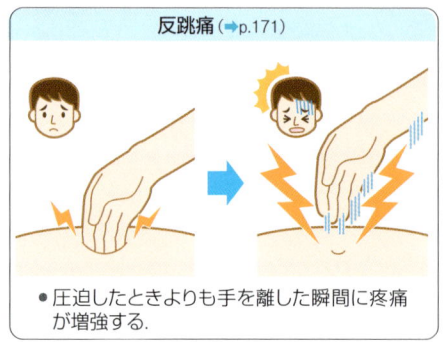

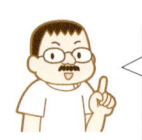

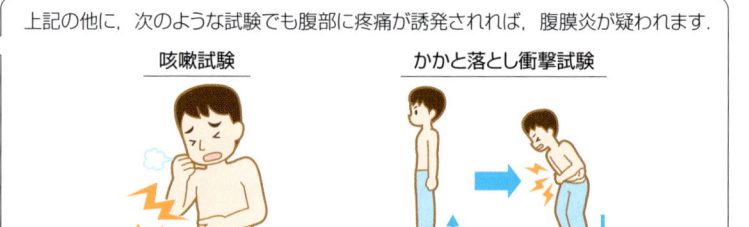

筋性防御（→p.171）
- 圧迫すると反射的に硬く触れる．

反跳痛（→p.171）
- 圧迫したときよりも手を離した瞬間に疼痛が増強する．

上記の他に，次のような試験でも腹部に疼痛が誘発されれば，腹膜炎が疑われます．

咳嗽試験
- 咳をする．

かかと落とし衝撃試験
- つま先立ちから急にかかとをおろす．

- 上記だけでなく，「歩くとおなかが痛い」という患者さんの訴えや，ベッド上で痛みにより動かなくなっているときは要注意です．

用語 腹膜炎
何らかの原因によって腹腔内に細菌感染などが生じて起こる，腹膜の炎症性疾患．

● 問診 ●

問診時に気をつけたい症状

● 腹部にみられる症状は，消化器疾患が考えられることが多いですが，泌尿器疾患や生殖器疾患，または心理的な要因が関係することもあります．女性では妊娠の可能性を考えましょう．

症状			訴えの例	看護師の質問例
腹痛	● 腹部に自覚する痛みのことで，痛みの感じ方には個人差があり，症状が軽くても緊急を要する場合があるため注意する（→p.159）．		● おなかが痛い ● 胃が痛い	おなかは，痛いですか？
腹部膨満感	● おなかの張りを自覚すること．ガスや腹水，腫瘍，妊娠，または精神的要因などが考えられる．		● おなかが張る ● おなかが苦しい ● おなかが重い ● おなかが邪魔で動きづらい	おなかが張っている感じはありますか？
悪心・嘔吐	● 悪心とは，吐きそうな不快な感覚で，嘔吐に先行することが多い．嘔吐は消化管内容物が逆流して口腔外に吐き出されることである．消化器疾患だけでなく，脳腫瘍や脳血管障害などの脳疾患，精神的ストレスなど様々な要因によって生じる．		● 気持ちが悪い ● 吐き気がする ● 胃がむかむかする ● 吐いた	吐き気はありますか？吐いたりしましたか？ 嘔吐がある場合 何回吐きましたか？
食欲不振	● ものを食べたいという意欲が湧かない状態で，非特異的な症状の1つであり，消化器疾患だけでなくあらゆる疾患の症状としてみられる．		● ご飯が食べられない ● ご飯を食べたくない ● 食べる気にならない ● 胃がもたれる	食事はいつも通りとれていますか？食欲はありますか？
吐血	● 消化管出血による血液成分の嘔吐で，下血を伴うこともある．胃酸にさらされる時間が長いほど，鮮血→黒褐色→コーヒー残渣様と変化する．		● 血を吐いた ● 吐いたら血が混じっていた ● 何か黒っぽいものを吐いた	吐いたものに血や黒いものが混じっていますか？
下血・血便	● 下血とは，上部消化管の出血によって黒色・タール様の便が排出されることをいい，血便とは，下部消化管や肛門の出血によって新鮮血が付着・混入している便，あるいはそのまま新鮮血が排出されることをいう．		● 便と一緒に血が出た ● 黒い便が出た ● おしりを拭いたら血が付いていた	お通じに血や黒いものが混じっていますか？
下痢	● 糞便中の水分が吸収されずに排出される状態である．		● 水っぽい便が出る ● 下痢をしている ● おなかの調子が悪い ● おなかがごろごろしている ● トイレの回数が多い	お通じがゆるくなっていますか？
便秘	● 何らかの原因で便の排泄が困難になっている状態である．排便習慣には個人差があり，排便回数には関係ない．		● 便が出ない ● おなかが張って苦しい ● 便が硬くて出づらい	お通じが硬かったり，出にくかったりしていますか？

● これらの他に発熱や悪寒戦慄がないか，また冷汗がみられないかを確認することも大切です．

問診で特に気をつけて聞くこと

● 問診で聞く基本項目（→p.8）のなかでも，消化器疾患の要因となるようなものや消化器に関連する疾患についての問診は重要となります．

生活歴
- 喫煙
- 飲酒
- 食事
- 生活環境
- 職場環境
- 海外渡航歴

既往歴・現病歴
- 消化器疾患
- 服薬状況
- 腹部の外傷・手術

症状がある場合は，問診の7項目（→p.10）にある質問例のように，具体的に聞いていきましょう．

腹部全体のアセスメント

監修
川島篤

腹部全体のフィジカルアセスメントでは，視診，聴診，打診，触診により腹部の内部がどのような状態かを把握していきます．腹部には複数の臓器が位置するため，体表区分を目安に各臓器の位置を常にイメージして観察しましょう．また，腹部の場合，触診が最も侵襲の大きい手技であり患者さんが痛みを伴う可能性があるため，正確に情報を得るためにも観察を行う順序を守ることが重要です．

■ 腹部全体のアセスメントの進め方

● 腹部全体を観察する際のながれとそれぞれの観察する項目を以下に示します．

腹部は，呼吸器や循環器など他の部位のアセスメントと異なり（フィジカルアセスメントのながれ ➡ p.4），視診→聴診→打診→触診の順*で観察を進めていきます．

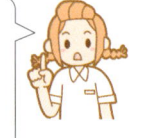

* **なぜなら** 聴診の前に打診や触診を行うと，打診や触診の刺激が腸蠕動に影響してしまうからです．また，触診は患者さんに苦痛をもたらす可能性があるため最後に行います．

		観察する項目
視診（➡p.163）	● まず，視診を行い腹部全体の外観に異常がないかを確認する．	● 輪郭・形状 ● 皮膚 ● 腹壁の動き
聴診（➡p.165）	● 打診と触診の前に聴診で，腸管の動きや腹部の主要な動脈に異常がないかを確認する．	● 腸蠕動音 ● 血管雑音の有無
打診（➡p.168）	● 次に打診で，腸管内の内容物や腫瘤の有無など腹部内部に異常がないかを確認する．	● 腸管内のガスや便の貯留の程度 ● 腹水や腫瘤の有無
触診（➡p.170）	● さらに触診で，これまで得られた情報をもとに，腹部内部に異常がないかを詳しく確認する．	**浅い触診** ● 腹壁の状態 ● 腫瘤や圧痛の有無 **深い触診** ● 腫瘤や圧痛の有無

● 視診や打診で腹水が考えられる場合は，腹水のアセスメント（➡p.174）を行います．

Visual Guide to Physical Assessment

● 視診 ●

手順 腹部全体の視診

1 準備をする

- 患者さんに視診の目的・方法を説明し，同意を得る．
- 患者さんに仰臥位になってもらい，両膝を伸展してもらう．
- 剣状突起から恥骨結合までを十分に露出してもらう．

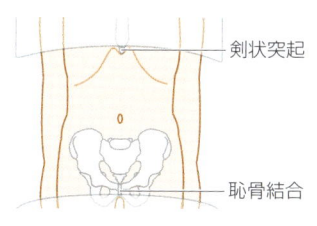

剣状突起
恥骨結合

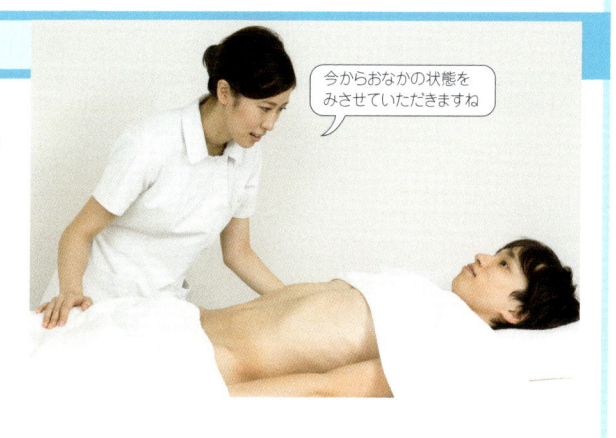

今からおなかの状態を
みさせていただきますね

ポイント
腹部以外の部分は，バスタオルをかけるなどして患者さんの羞恥心には十分に配慮しましょう．

2 視診する

- 患者さんの右側に立ち＊，腹部を上から視診して，全体の輪郭や形状，皮膚を観察する．
- ＊**なぜなら** 右側に立って手技を行うと患者さんの表情を確認しやすいからです．
- 目線を腹壁の高さに下げるなどして角度を変え，腹部の膨隆や陥凹，腹壁の動きを観察する．

ポイント
みる角度によって形状や色調のみえ方が異なることもあるため，いろいろな角度から観察するようにしましょう．

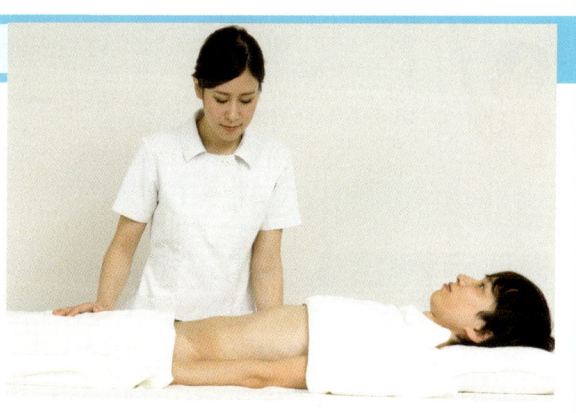

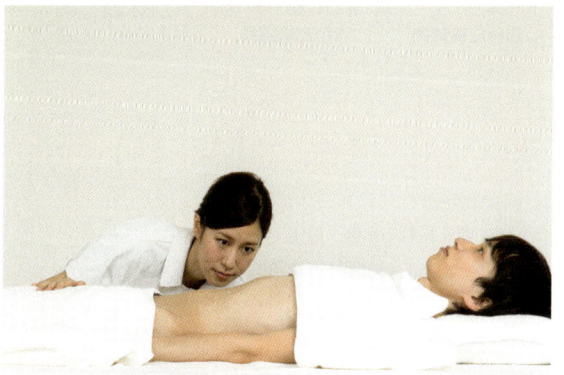

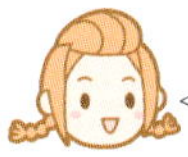

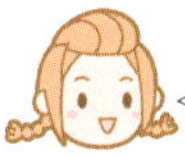

観察ポイント

輪郭・形状
☐ 全体的な膨隆・陥凹の有無
☐ 局所的な隆起の有無

皮膚
☐ 色調の変化の有無　（➡p.15）
☐ 発疹の有無　（➡p.15）
☐ 皮膚線条の有無　（➡p.164）
☐ 静脈怒張の有無　（➡p.164）
☐ 帯状疱疹の有無　（➡p.164）

腹壁の動き
☐ 腹部大動脈瘤の拍動の有無

ポイント
視診をしながら，患者さんが痛みを感じている場所がないかを聞き，注意して観察するようにしましょう．

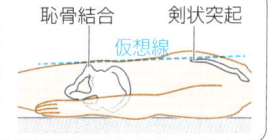

- 視診の結果を評価・記録する．

手技のコツ
腹部の膨隆や陥凹をみるときは，剣状突起と恥骨結合を結ぶ仮想線を基準に腹部側面から観察するとよいでしょう．

恥骨結合　　剣状突起
仮想線

腹部のアセスメント

腹部全体のアセスメント

163

■ 腹部全体の視診での異常所見

- 正常な人の腹部は，左右対称，平坦でなめらか，他の部位の皮膚と同じ色調です．
- ここでは腹部にみられる代表的な異常所見と，そこから考えられる病態・原因を説明します．

輪郭・形状の異常

膨隆
- 剣状突起と恥骨結合を結ぶ仮想線よりも腹壁が高い．

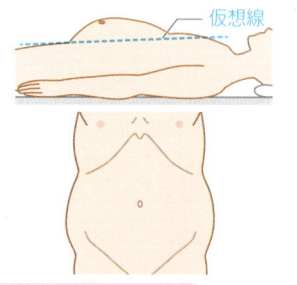

仮想線

考えられる病態・原因
- 肥満
- 鼓腸
- 妊娠
- 腹水
- 宿便
- 充満した膀胱　など

陥凹
- 剣状突起と恥骨結合を結ぶ仮想線よりも腹壁が低い．剣状突起が目立つこともある．

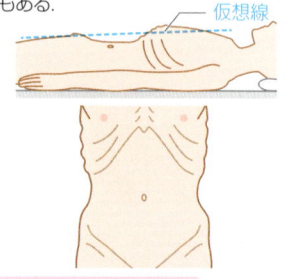

仮想線

考えられる病態・原因
- やせ
- 栄養失調　など

局所的な隆起
- 局所的な腹壁の盛り上がりがある．

鼠径ヘルニア　　脂肪腫

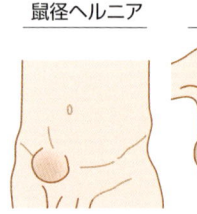

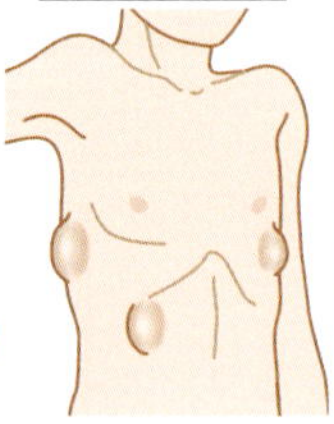

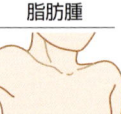

考えられる病態・原因
- ヘルニア
- 脂肪腫などの皮下腫瘍
- その下部にある臓器の腫瘍　　・大動脈瘤　など

手技のコツ
膨隆の原因は視診だけで見分けることは難しいため，打診や触診による次のような特徴的な所見がないかも含めて判断しましょう．

肥　満	腹部全体の膨隆，皮膚のたるみ，正常な打診音
腹　水	仰臥位で側腹部突出，体位変換現象（→p.175），波動の触知（→p.175）
鼓　腸	より高く響く鼓音あるいは腹部の全体的な鼓音
宿　便	左下腹部の膨隆，便の貯留部に限局した濁音
妊　娠	（女性の）下腹部膨隆や妊娠線の有無，下腹部の濁音，子宮の触知
充満した膀胱	下腹部膨隆，下腹部正中の濁音

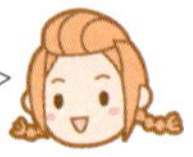

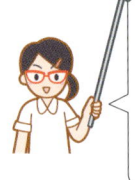

皮膚の異常

皮膚の異常は，これらに限りません．全身に現れる皮膚病変（→p.15）もあわせて観察しましょう．

皮膚線条
- 真皮が線条に断裂し，萎縮，瘢痕化して生じたもの．皮膚が伸展された場合，表皮は伸びやすいが真皮は伸びにくいために生じる．色調によって分けられる．

白色皮膚線条　　赤色皮膚線条

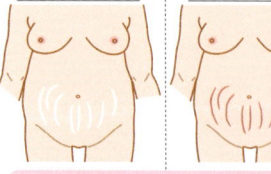

考えられる病態・原因
- 腹水貯留
- 腹部腫瘤
- 肥満
- 妊娠（妊娠線※）
- クッシング症候群（病③p.256）
- ステロイド内服中
　など

静脈怒張
- 静脈血がうっ滞し，血管が拡張している状態．上・下大静脈や門脈の狭窄・閉塞により皮下静脈が拡張することで起こる．

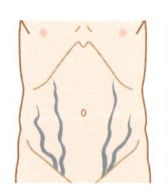

- 鼠径部から頭側に向かって皮下静脈が拡張する．
- 臍部から放射状に皮下静脈が拡張する． 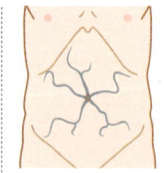

考えられる病態・原因
- 下大静脈閉塞症　など
- 肝硬変（病①p.202）　など

帯状疱疹
- 水痘・帯状疱疹ウイルスの再活性化によって生じ，浮腫性の紅斑や小水疱が帯状に片側性に出現する．
- 発疹部位にピリピリとした疼痛を伴い，発疹出現前にも疼痛を伴うことがある．

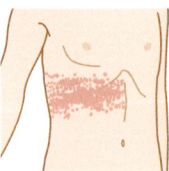

その他（手術瘢痕，外傷，熱傷など）
- いずれも外部からの侵襲で生じたものである．
- 腹部の手術瘢痕は，手術の既往がわかるだけでなく，イレウスの原因となりうるため，腹痛を訴える場合は重要な所見となる．
- 腹部外傷では，外表出血はなくても，腹腔内の大量出血に注意する．

※妊娠線は，妊娠初期では赤紫色を呈するが，分娩後は白く退色する．

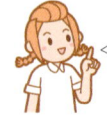

これらの他に，腹部大動脈の体表で拍動がみられた場合は腹部大動脈瘤が疑われます．やせている人では，正常所見として腹部大動脈の拍動や腸蠕動がみられる場合があります．

豆知識
肝硬変などでみられる腹壁の静脈怒張は，無数の蛇の髪をもつメデューサというギリシャ神話の登場人物に似ていることから「メデューサの頭」ともよばれます．

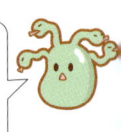

● 聴診 ●

■ 腸蠕動音（グル音）

- 腸蠕動音は，腸管内のガスや液体が移動するときの音であり，腸の動きを把握する指標となり，看護師がアセスメントする機会も多いです．
- 腸蠕動音は音の間隔が不規則で，内容物によって音の性状も異なり，食事・排泄・ストレスなども影響するため，個人差があります．
- 聴診する際，聴診器は膜型を用います．

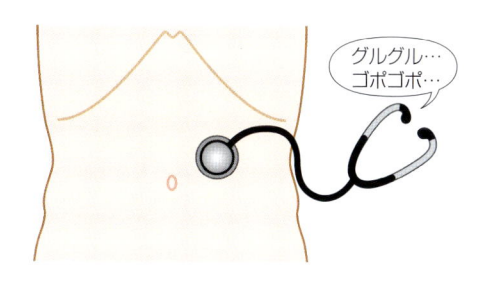

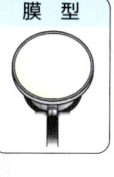

> グルグル…
> ゴポゴポ…

手順 腸蠕動音の聴診

1 準備をする

- 患者さんに聴診の目的・方法を説明し，同意を得る．
- 聴診器を手で温めておく．
- 患者さんに仰臥位になってもらい両膝を伸展してもらう．
- 腹部を露出し，手は身体の横か胸の上においてもらう．

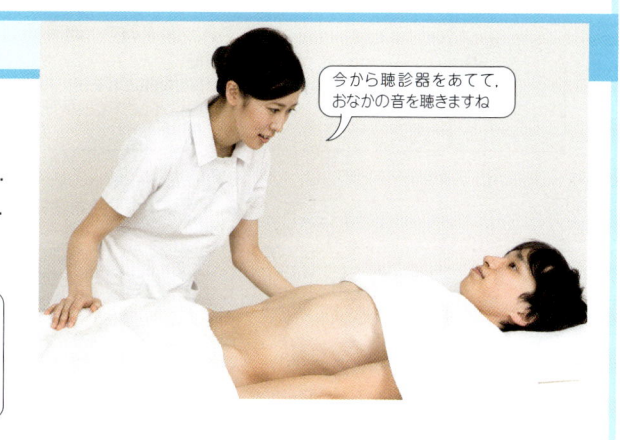

ポイント
立位から仰臥位をとると，一時的に腸蠕動音が減弱するため，可能であれば15分以上安静臥床した後に実施するのが望ましいです．

> 今から聴診器をあてて，おなかの音を聴きますね

2 腸蠕動音を聴診する

- 看護師は患者さんの右側に立つ．
- 腹壁の1カ所＊に聴診器（膜型）をあて，腸蠕動音を1分間聴診する．
- ＊ **なぜなら** 通常，腸蠕動音は腹部全体に伝播するため，複数カ所で聴診する必要がないからです．
- 腸蠕動音が1分間聴こえない場合は，5分間聴診する．

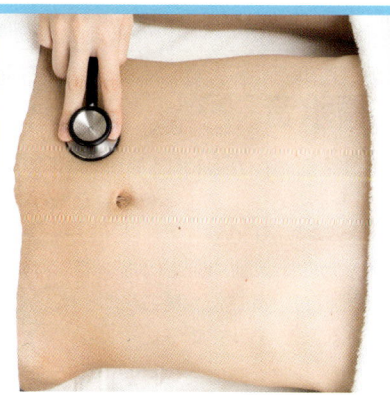

観察ポイント
- □ 腸蠕動音の頻度
- □ 腸蠕動音の性状

膜型

ポイント
多くの書籍で"5分間聴診して消失を判断する"との記載が見受けられますが，臨床現場では実際に5分間聴診を行うのは難しく，2，3分程度聴いて腸蠕動音が聴こえなければ消失と判断することも多いです．

- 聴診の結果を評価・記録する．

腹部のアセスメント　腹部全体のアセスメント

■ 腸蠕動音の聴診の評価

- 腸蠕動音の評価には，聴取される頻度と音の性状が重要です．

> 腸蠕動音は，食事や排泄，精神状態により変化し，個人差もあるため，減弱や亢進が必ずしも異常であるとは限りません．患者さんの状態により総合的に評価しましょう．

	正常 （グルグル…ゴボゴボ…）	頻度の異常		性状の異常
		減弱・消失	亢進 （グルグル…ゴポゴポ…グルグル）	金属音 （キンキン……ピチン…）
聴こえ方	・1分間に5回以上聴取できる．	・1分間聴取されない場合は減弱，5分間聴取されない場合は消失と考える．	・大きな音が持続して聴取される．	・金属同士がぶつかり合ったような高い音が聴取される．
腸管の状態とその原因	・腸管運動が正常な状態．	・腸管運動が低下または停止している状態． ・絞扼性イレウスでは，病初期には腸管運動はむしろ亢進するが，病態の進行とともに腸管壊死が進み，腸管運動は停止する． **考えられる病態・原因** ・便秘 ・麻痺性イレウス ・絞扼性イレウスの後期　など	・腸管運動が活発な状態． ・閉塞性イレウスでは，内容物を通過させようと腸管が過剰に運動する． **考えられる病態・原因** ・食事後 ・下痢 ・胃腸炎 ・閉塞性イレウス　など	・腸管が狭窄・閉塞し，腸管運動が活発な状態． ・閉塞性イレウスや絞扼性イレウスでは，狭くなった腸管を内容物が通過することで聴取されることがある． **考えられる病態・原因** ・閉塞性イレウス ・絞扼性イレウスの初期　など

> 例えば，腹部手術後の場合は腹部への直接的な侵襲により，しばらく麻痺性イレウスの状態が続きます．術後，麻痺性イレウスからの回復が食事摂取の目安となるため，聴診によって経過を観察していきます．

用語

麻痺性イレウス（病①p.121）
腸管が腹部手術直後や腹膜炎，腸管運動を低下させる薬剤などにより麻痺したもの．

閉塞性イレウス（病①p.114）
腸管が腫瘍や腹部手術後の癒着などにより物理的に閉塞され，通過障害が起こったもので，血行障害は伴わないもの．進行すると絞扼性イレウスとなることがある．

絞扼性イレウス（病①p.115）
腸管が腫瘍や腹部手術後の癒着などにより物理的に閉塞され，通過障害が起こり，さらにこれにより血行障害を伴ったもの．

■ 振水音

- 聴診でイレウスが疑われる場合には，腹部に聴診器（膜型）をあてて，腹部全体を両手で強めに揺すりながら，振水音を確認します．
- 振水音は，水がはねるような音で，胃幽門部狭窄やイレウスで消化管内に大量の液体とガスがある場合に聴取できることがあります．

> 少しおなかを揺すりますね

> 両手で左右に腹部全体を揺する

> **ポイント**
> コーラやサイダーをたくさん飲んでおなかを揺すると，チャプン，チャプンという音がします．これが振水音です．

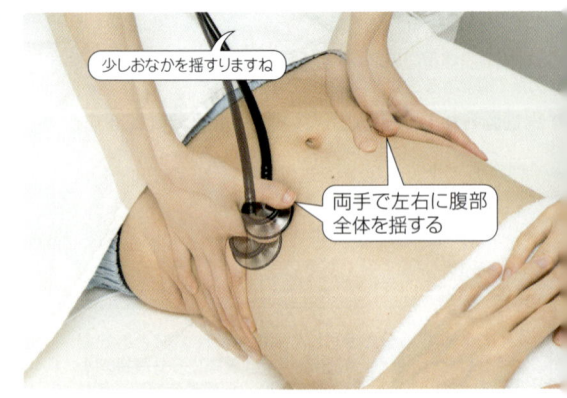

Step Up

■ 血管雑音の聴診

- 血管雑音は血管の狭窄などがある場合に聴こえ，正常では聴取されません（やせている人では心拍と同じリズムで血流音が聴こえることがあります）．
- 血管雑音は，拍動に伴った「ザッザッ」「ビュイビュイ」といった風の吹くような音です．
- 右の7カ所で聴診を行います．

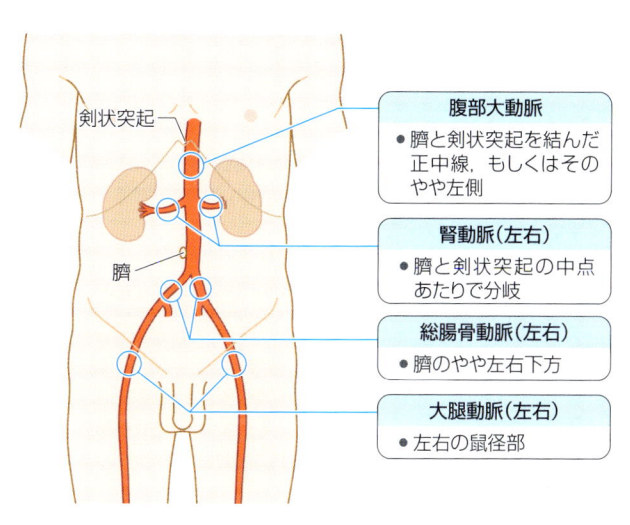

剣状突起／臍

腹部大動脈
- 臍と剣状突起を結んだ正中線，もしくはそのやや左側

腎動脈（左右）
- 臍と剣状突起の中点あたりで分岐

総腸骨動脈（左右）
- 臍のやや左右下方

大腿動脈（左右）
- 左右の鼠径部

手 順

- 患者さんに仰臥位になってもらい，腹部を露出してもらう．
- 聴診部位の7カ所に聴診器（ベル型）＊をあて，血管雑音が聴こえないか聴診する．

＊ なぜなら 血管雑音は低調性のためです．

> **ポイント**
> 腹部大動脈，腎動脈は体表から深い位置にあるため，やや強めに聴診器を押し付けますが，大腿動脈は体表近くにあるため，圧迫による雑音を防ぐためにも強く押し付けすぎないようにしましょう．

※膜型を用いても構いません．

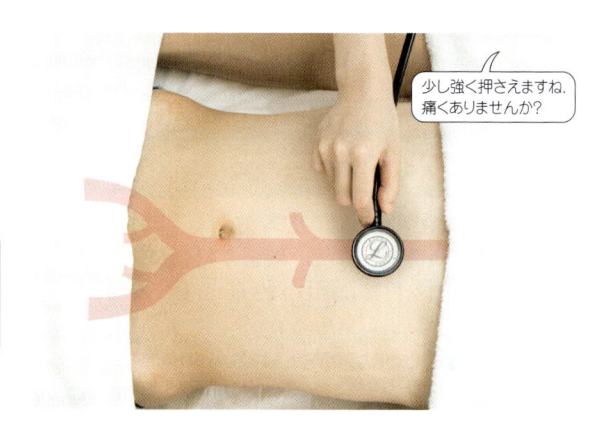

（少し強く押さえますね．痛くありませんか？）

評 価

- 血管雑音が聴こえた場合は，以下のような原因が考えられます．

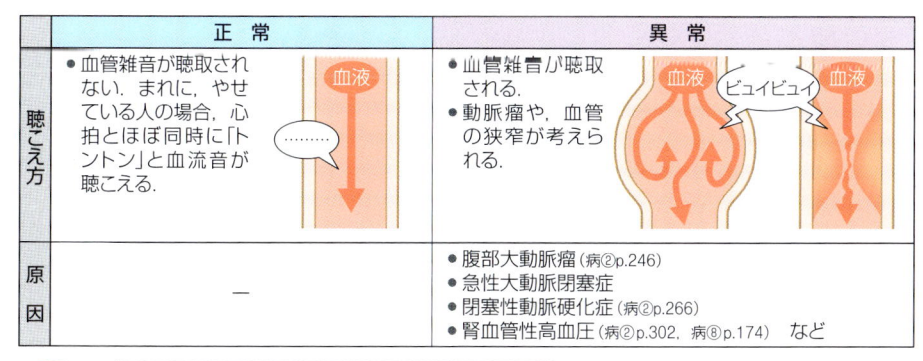

	正 常	異 常
聴こえ方	血管雑音が聴取されない．まれに，やせている人の場合，心拍とほぼ同時に「トントン」と血流音が聴こえる．	・血管雑音が聴取される． ・動脈瘤や，血管の狭窄が考えられる．
原因	—	・腹部大動脈瘤（病②p.246） ・急性大動脈閉塞症 ・閉塞性動脈硬化症（病②p.266） ・腎血管性高血圧（病②p.302，病⑧p.174） など

> 聴取できることはあまりありませんが，臍周囲に聴診器をあてたときに，比較的やわらかい連続性の音（ブーンという音）が聴こえることがあります．これは静脈性雑音（venous hum）といって，肝硬変などによる門脈圧亢進が考えられます．

● 打診 ●

手順 腹部全体の打診

> 問診などであらかじめ患者さんが痛みを感じている場所がないか把握しておきましょう（触診も同様）.

1 準備をする

- 患者さんに打診の目的・方法を説明し，同意を得る．
- 手を温めておく．
- 患者さんに仰臥位になってもらう．
- <u>上肢を身体の横におき，膝を軽く曲げて腹部の力を抜いてもらう</u>＊．
  - ＊ なぜなら 上肢が挙上していたり膝が伸展していたりすると腹壁が緊張しやすく，その下にある腹部臓器の観察を正確に行えなくなるからです．
- 剣状突起から恥骨結合までを十分に露出してもらう．

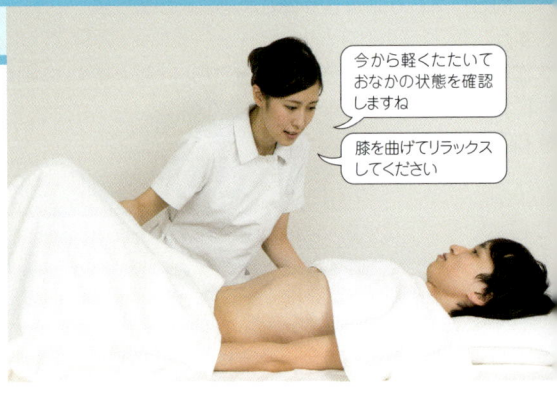

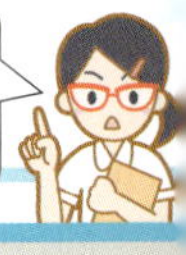

> 今から軽くたたいておなかの状態を確認しますね
> 膝を曲げてリラックスしてください

手技のコツ
膝を曲げるのが困難な患者さんには枕などを使うとよいでしょう．

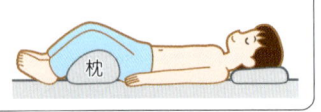

2 打診する

- 看護師は患者さんの右側に立つ．
- 患者さんの表情を見ながら＊腹部の4区分あるいは9区分（➡p.157）を打診（間接打診法➡p.18）し，鼓音と濁音を聞きわける（鼓音・濁音➡p.17）．
  - ＊ なぜなら 顔をしかめるなど患者さんの苦痛が表情に出ている場合があり，患者さんが苦痛を感じていないか確認するためです．

> 痛みや違和感があればおっしゃってくださいね

観察ポイント
- □ 鼓音・濁音の聞きわけとその部位
- □ 疼痛の有無

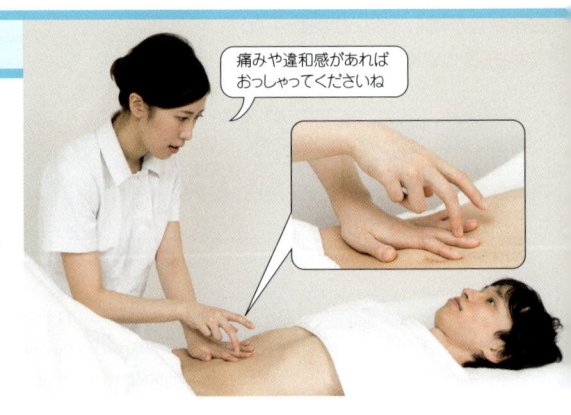

ポイント
痛みのある場所がわかっている場合は，その場所から遠い部位から打診を始め，痛みのある部位は最後に打診しましょう．

注意
聴診などで腹部大動脈瘤の存在が疑われる場合（➡p.167）は破裂の危険があるため打診してはいけません（触診も同様）．

手技のコツ
打診する順番を自分なりに決めて毎回同じ手順で行うと，見落としなく進めることができます（触診も同様）．（例）

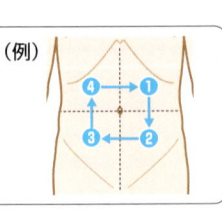

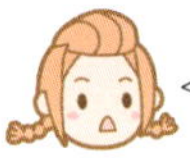

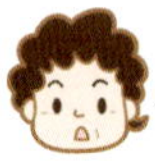

- 打診の結果を評価・記録する．

腹部全体の打診の評価

- 打診では鼓音（→p.17）と濁音（→p.17）が聞かれ，以下のようなことが推測されます．

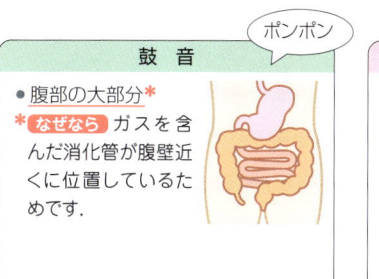

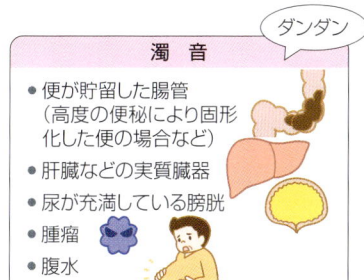

鼓音 ポンポン
- 腹部の大部分*
- *なぜなら ガスを含んだ消化管が腹壁近くに位置しているためです．

濁音 ダンダン
- 便が貯留した腸管（高度の便秘により固形化した便の場合など）
- 肝臓などの実質臓器
- 尿が充満している膀胱
- 腫瘤
- 腹水

このように打診によって鼓音と濁音を聞きわけるだけでは，腹部の状態が正常か異常かを正確に判断することはできません．視診，聴診，触診もあわせて必ず行い，それらで得た情報を統合してアセスメントに活かしましょう．

- 打診により疼痛を生じる場合は，腹腔内に炎症がある可能性があります．

ポイント
仰臥位で臍周辺に鼓音，側部に濁音を呈する場合は腹水の可能性があります．また高度な腹水貯留では全体的に濁音を呈します．視診で腹部膨隆がみられ，かつこのような所見がみられたら波動や体位変換現象を利用した腹水の観察を行いましょう（腹水のアセスメント→p.175）．

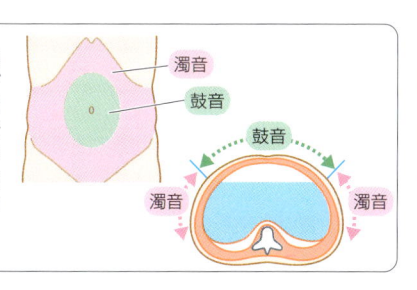

極端に高調な鼓音を呈すれば腸管内ガスや腹腔内ガスの貯留が顕著であると考えられます．
この場合，イレウスや高度の便秘，消化管穿孔などの可能性があります．

● 触診 ●

浅い触診と深い触診

- 腹部全体の触診は，「浅い触診」と「深い触診」を行います．
- まずは浅い触診で腹部表面の状態を確認していき，激しい疼痛がなければ，続けて深い触診により腹部深部の状態を確認していきます．

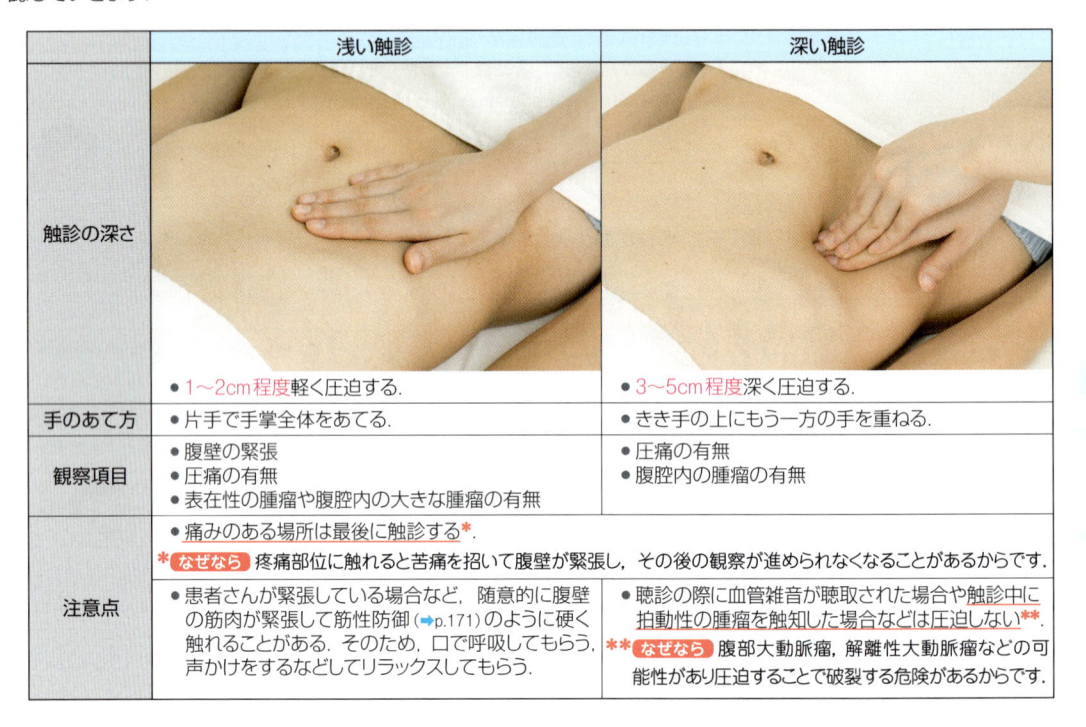

	浅い触診	深い触診
触診の深さ	● 1〜2cm程度軽く圧迫する．	● 3〜5cm程度深く圧迫する．
手のあて方	● 片手で手掌全体をあてる．	● きき手の上にもう一方の手を重ねる．
観察項目	● 腹壁の緊張 ● 圧痛の有無 ● 表在性の腫瘤や腹腔内の大きな腫瘤の有無	● 圧痛の有無 ● 腹腔内の腫瘤の有無
注意点	● 痛みのある場所は最後に触診する*． *なぜなら 疼痛部位に触れると苦痛を招いて腹壁が緊張し，その後の観察が進められなくなることがあるからです． ● 患者さんが緊張している場合など，随意的に腹壁の筋肉が緊張して筋性防御(→p.171)のように硬く触れることがある．そのため，口で呼吸してもらう，声かけをするなどしてリラックスしてもらう．	● 聴診の際に血管雑音が聴取された場合や触診中に拍動性の腫瘤を触知した場合などは圧迫しない**． **なぜなら 腹部大動脈瘤，解離性大動脈瘤などの可能性があり圧迫することで破裂する危険があるからです．

圧痛点

- 圧痛点とは，触診で圧迫した際に痛みが限局している点をいいます．代表的な圧痛点には下記のようなものがあります．

急性虫垂炎の圧痛点

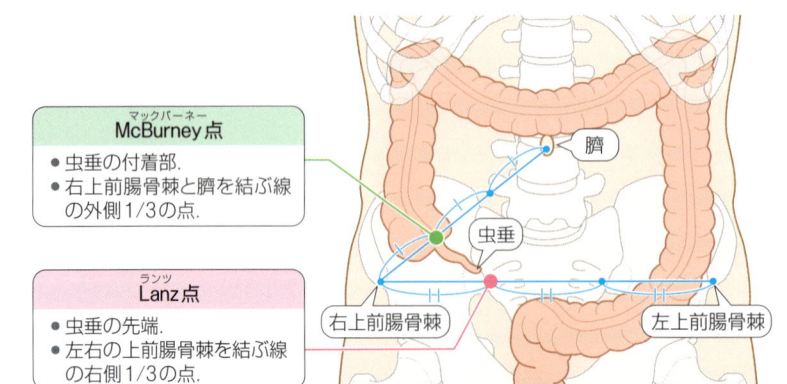

McBurney点（マックバーネー）
- 虫垂の付着部．
- 右上前腸骨棘と臍を結ぶ線の外側1/3の点．

Lanz点（ランツ）
- 虫垂の先端．
- 左右の上前腸骨棘を結ぶ線の右側1/3の点．

これらの圧痛点を認めた場合，急性虫垂炎(病①p.154)を疑うことができますが，診断する際は病歴や身体所見，血液検査，画像所見などを組み合わせて判断します．

Step Up

Rovsing徴候とRosenstein徴候
（ロブシング）（ローゼンシュタイン）

- マックバーネー点とランツ点の他に，触診によってわかる急性虫垂炎を疑う所見として，下記のようなものもあります．

ロブシング徴候
- 仰臥位で，下行結腸を下方から上方に押し上げるように圧迫すると回盲部（小腸と大腸の境目）に疼痛が誘発されることをロブシング徴候といい，急性虫垂炎が疑われる．
- 腸内のガスが回盲部に移動して回盲部の圧が上昇することが原因と考えられている．

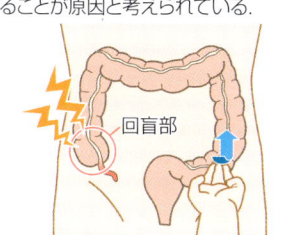

ローゼンシュタイン徴候
- 左側臥位で軽く膝を曲げ，マックバーネー点を圧迫すると仰臥位のときより圧痛が増強することをローゼンシュタイン徴候といい，急性虫垂炎が疑われる．
- 重力により虫垂間膜が伸展するために起こるといわれている．

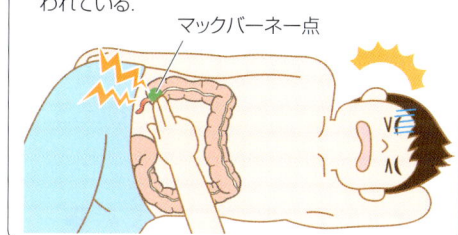

筋性防御

- 筋性防御とは，触診で圧痛のある部分を静かに圧迫していくと，反射的に筋肉が収縮し，指を下から突き上げるように硬く触れる現象のことです．
- 筋性防御がみられた場合，腹腔内の炎症が壁側腹膜まで波及しており，腹膜炎が考えられます．

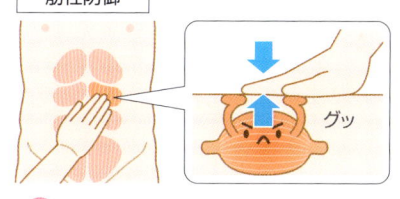

> さらに高度な炎症では，筋肉が強く持続的に収縮して硬く触れるようになり，この状態を**筋硬直**といいます．この高度な炎症が腹部全体に波及し，腹部全体が板のように硬直した状態を**板状硬**（ばんじょうこう）といいます．

板状硬

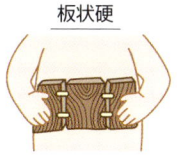

ポイント　患者さんが緊張しているときなども随意的に筋肉が収縮して筋性防御のように硬く触れることがあるので膝を曲げるなどしてリラックスしてもらうよう心がけましょう．また，急に触診を始めたり，触診の手技が稚拙だと，腹壁を緊張させ，誤った観察につながってしまいます．

反跳痛（Blumberg徴候）
（ブルンベルグ）

- 反跳痛とは，圧痛を認める場所を手で圧迫し，急に手を離して圧迫を解除したときに疼痛が増強する現象のことをいいます．
- 筋性防御と同じく，腹腔内の炎症が壁側腹膜まで波及した場合にみられます．
- 手を離した瞬間に筋肉の緊張により壁側腹膜が牽引され，その刺激で痛みが生じます．

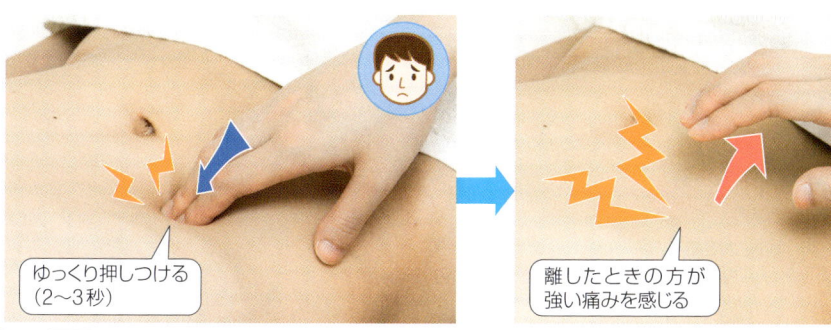

ゆっくり押しつける（2〜3秒）　→　離したときの方が強い痛みを感じる

> 技量に左右されるため医師の診察を見るなどして，やり方のコツをつかみましょう．また，患者さんに疼痛を誘発させる手技のため慎重に行う必要がありますが，実際は行わない場合も多いです．

> このとき圧迫した部位から離れた場所に疼痛が生じた場合，その疼痛を感じた場所が原因病巣である可能性があります．

腹部のアセスメント　腹部全体のアセスメント

手順 腹部全体の触診

1 準備をする

- 患者さんに触診の目的・方法を説明し，同意を得る．
- 手を温めておく．
- 患者さんに仰臥位になってもらう．
- 上肢を身体の横におき，膝を軽く曲げて腹部の力を抜いてもらう＊．
  - ＊**なぜなら** 上肢が挙上していたり膝が伸展していたりすると腹壁が緊張しやすく，その下にある腹部臓器の観察を正確に行えなくなるからです．
- 剣状突起から恥骨結合までを十分に露出してもらう．

> **手技のコツ**
> 膝を曲げるのが困難な患者さんには枕などを使うとよいでしょう．

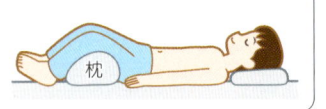

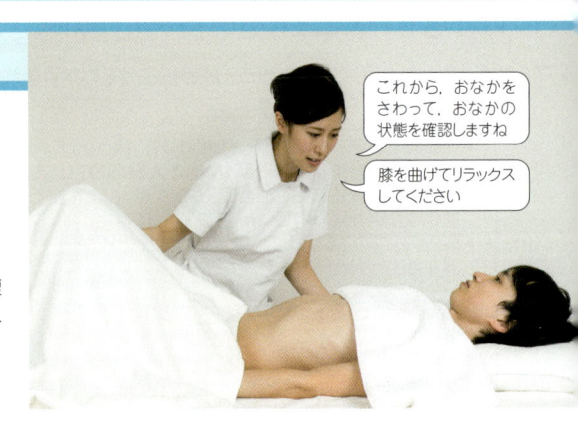

（これから，おなかをさわって，おなかの状態を確認しますね）
（膝を曲げてリラックスしてください）

2 浅い触診を行う

- 看護師は，患者さんの右側に立つ．
- きき手の示指，中指，環指をそろえて腹壁におき，指の腹からつけ根全体で腹壁を1～2cm程度静かに圧迫する．
- 患者さんの表情を見ながら腹部の4区分あるいは9区分（→p.157）を順に触診していく．

> **ポイント**
> 痛みのある場所がわかっている場合は，その場所から遠い部位から触診を始め，痛みのある部位は最後に触診しましょう（深い触診も同様）．

> **手技のコツ**
> 中央にある心窩部，臍部，下腹部に痛みを訴える患者さんには，部位をより詳細に示すことのできる9区分を用いるとよいでしょう．

（痛みや違和感があればおっしゃってくださいね）

観察ポイント
- □ 筋性防御（→p.171）の有無
- □ 圧痛の有無
- □ 腫瘤の有無

腫瘤を触知した場合
- □ 位置
- □ 大きさ
- □ 形状
- □ 可動性
- □ 硬さ

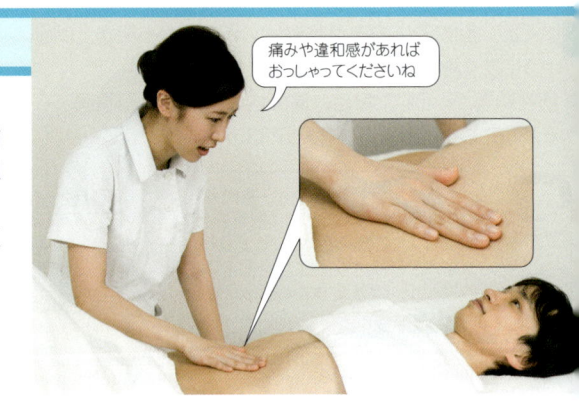

3 深い触診を行う

- 浅い触診で激しい痛みがない場合は深い触診を行う．
- きき手の示指，中指，環指をそろえて腹壁におき，もう一方の手で3～5cm程度沈み込むように圧迫する．
- 指腹全体で小さく円を描くように腹部の内部を探るようにして，患者さんの表情を見ながら腹部の4区分あるいは9区分（→p.157）を順に触診していく．

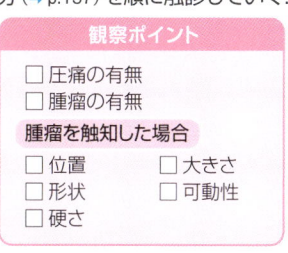

観察ポイント
- □ 圧痛の有無
- □ 腫瘤の有無

腫瘤を触知した場合
- □ 位置　　□ 大きさ
- □ 形状　　□ 可動性
- □ 硬さ

- 触診した結果を評価・記録する．

各臓器を触診する場合：
肝臓（→p.179），脾臓（→p.184），腎臓（→p.187）

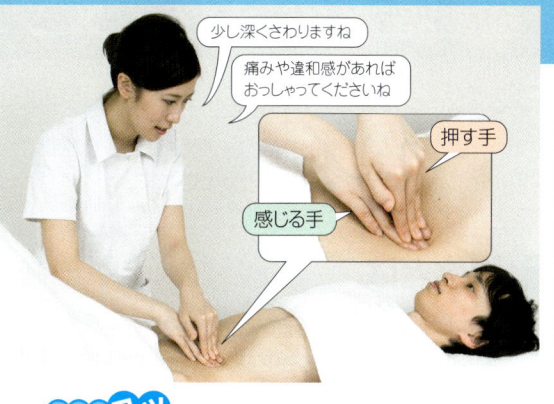

少し深くさわりますね
痛みや違和感があればおっしゃってくださいね

押す手
感じる手

手技のコツ
上に重ねている手（押す手）で圧迫するようにし，腹壁においた手（感じる手）は力を抜くと，触知に集中できます．

ポイント
正常でも剣状突起，盲腸，S状結腸では，ときに軽度の圧痛を感じることがあります．

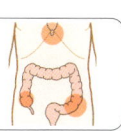

腹部全体の触診の評価

- 腹部全体の触診では「浅い触診」と「深い触診」で，それぞれ所見を評価します．
- 正常では浅い触診・深い触診ともに，腹壁はなめらかでやわらかく，筋性防御はみられず，圧痛や腫瘤もありません．

浅い触診の評価

筋性防御がみられる

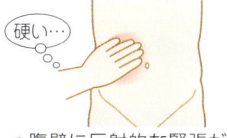

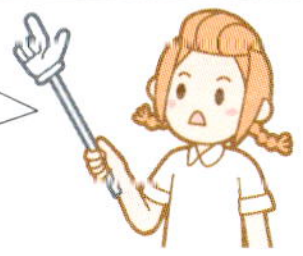

硬い…

- 腹壁に反射的な緊張があり筋性防御がみられた場合，腹膜炎が疑われる．
- 圧痛を伴うことが多い．

圧痛がみられる

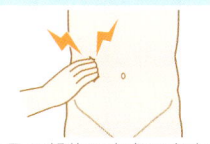

- その部位の皮膚の炎症や，腹部臓器の腫瘤や炎症，イレウスが起きていると考えられる．
- 熱感を伴うことがある．
- 圧痛がみられた場合，反跳痛（→p.171）も確認する．

腫瘤を触知する

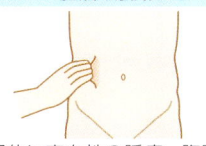

- その部位に表在性の腫瘤，腹腔内の大きな腫瘤，臓器の腫大などがあると考えられる．
- 炎症性の場合は圧痛を伴う．
- 拍動性の場合は大動脈瘤が考えられる．

良性の場合	悪性の場合
・表面平滑でやわらかい ・境界明瞭	・表面不整で硬い ・境界不明瞭

この他に，腹壁が全体的に盛り上がって張りがある場合は，腹水や，便秘によってガスが大量に溜まっている場合があります．また，腹部全体に強い圧痛や筋性防御がみられた場合は，汎発性腹膜炎が疑われます．

深い触診の評価

圧痛がみられる

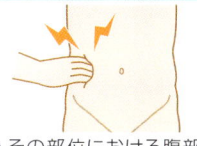

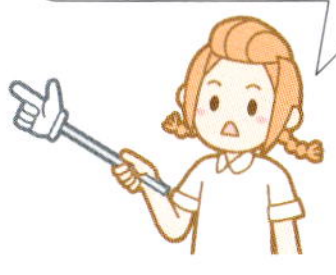

- その部位における腹部臓器の腫瘤，炎症，便秘などが考えられる．
- 熱感を伴うことがある．

腫瘤を触知する

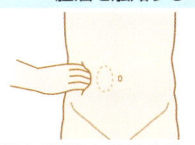

- その部位に腹腔内の腫瘤や，臓器の腫大，便塊などがあると考えられる．
- 炎症性の場合は圧痛を伴う．
- 拍動性の場合は大動脈瘤が考えられる．

良性の場合	悪性の場合
・表面平滑でやわらかい ・境界明瞭	・表面不整で硬い ・境界不明瞭

圧痛，腫瘤の位置と腹部臓器の解剖学的位置を照らし合わせて，どの臓器で異常所見が現れているのか常に考えましょう．便塊の場合は，左下腹部でみられることが多く，圧迫によって変形や位置が変わることがあります．

腹水のアセスメント

監修
川島篤...

肝硬変や，悪性腫瘍などの随伴症状として腹水を呈する場合があります．視診によって腹部膨隆がみられたり，仰臥位での打診によって臍周辺で鼓音，側腹部で濁音が聞かれたりするなどして腹水が疑われたら，波動や体位変換現象を利用して腹水の有無を調べることができます．

■ 腹水とは

- 腹腔内には，もともと生理的に少量（30〜40 mL）の体液が存在しますが，様々な原因によって体液が生理的範囲を超えて貯留した場合，それを腹水といいます．
- 腹水の貯留量が増えると，腹部全体の膨隆といった明らかな身体所見がみられます．

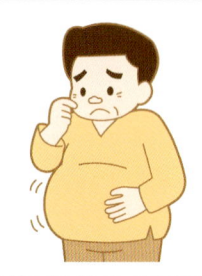

Step Up

■ 腹水の主な発生機序

- 腹水は，腹腔穿刺による検査で性状を調べることができます．腹水は，漏出性と滲出性に分けられ，漏出性腹水は，蛋白や細胞成分が少なく，色は黄褐色で透明です．滲出性腹水は，蛋白や細胞成分を多く含み，色は淡黄色で混濁しており，ときに血性，膿性，乳び性です．
- 腹水の主な発生機序には以下のようなものがあります．
- 原因疾患としては肝硬変が最も多くみられます．

漏出性

門脈圧の亢進

- 門脈圧が亢進することで，腹腔内の毛細血管圧が上昇し，腹水として漏出する．

原因
- 肝硬変（病①p.202）
- 右心不全（病②p.58）
- 門脈圧亢進症（病①p.207） など

低アルブミン血症

- 血中のアルブミンが低下し，膠質浸透圧（病⑧p.74）が低下することで血管内の水分を保つことができなくなり，腹腔内に漏出する．

原因
- 肝硬変
- ネフローゼ症候群（病⑧p.121）
- 低栄養 など

滲出性

血管透過性の亢進

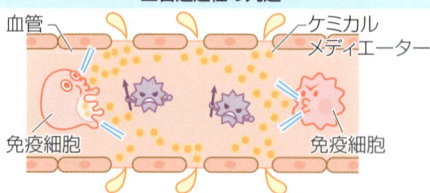

- 細菌感染や悪性腫瘍などによる炎症が原因となり，ケミカルメディエーター（サイトカインなど）が活性化され，毛細血管の透過性が亢進することで滲出液が貯留する．

原因
- 腹膜炎（病①p.160）
- 急性膵炎（病①p.276） など

リンパ流のうっ滞

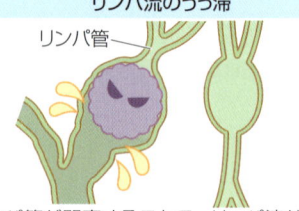

- リンパ管が閉塞することで，リンパ流がうっ滞し滲出液が腹腔内に貯留する．

原因
- 悪性腫瘍（リンパ節転移）
- 悪性リンパ腫（病⑤p.118） など

波動を利用した腹水の観察

- 腹水の有無を観察する方法の1つに，波動が伝わるかを確認する方法があります．
- 腹水があると，側腹部をたたいた衝撃が対側の側腹部に伝わり波動を触知します．
- 皮下脂肪の多い患者さんでは正確な評価ができないことがあります．

❶ 患者さんに仰臥位になってもらい，両膝を伸展してもらう．
❷ 介助者に手の尺骨側を腹部正中線上においてもらう＊．

＊**なぜなら** 手をおくことで，側腹部をたたいた衝撃が腹壁（皮下脂肪）を介して対側に伝わるのを防ぐためです．特に皮下脂肪の多い患者さんでは，より正確に観察することができます．

可能であれば，患者さん本人に手をおいてもらってもよいでしょう．

❸ 患者さんの側腹部に一方の手掌をあて，対側の側腹部をもう一方の手指で軽くたたいて衝撃を加え，波動を触知するか確認する．

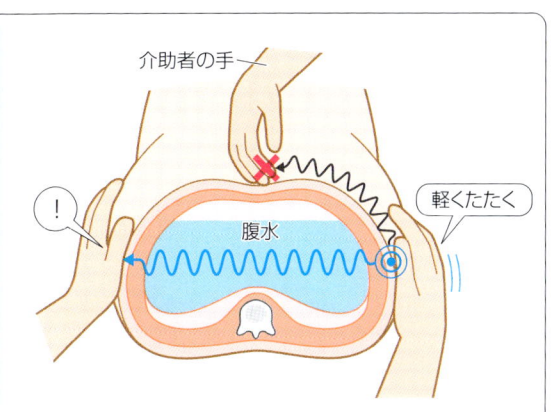

介助者の手／軽くたたく／腹水

体位変換現象を利用した腹水の観察

- 体位変換現象（シフティング ダルネス shifting dullness）とは，体位変換により鼓音と濁音の境界の位置が移動することです．
- 腹水は，重力に従って腹腔内を移動するため体位変換すると位置が変わります．そのため体位変換現象がみられた場合は，腹水貯留が疑われます．
- 便やガスの貯留により鼓音と濁音を呈する場合などでは，体位変換をしてもその位置が変わることはありません．

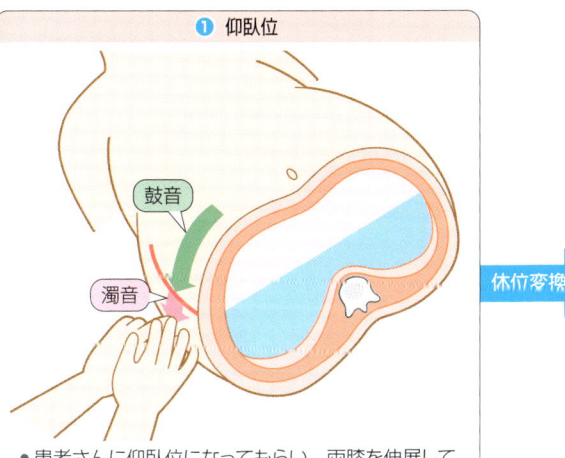

❶ 仰臥位
鼓音／濁音

❷ 側臥位
仰臥位での境界

体位変換

- 患者さんに仰臥位になってもらい，両膝を伸展してもらう．
- 正中から側腹部にかけて腹部を打診していき，鼓音から濁音になる境界をマーキングする．

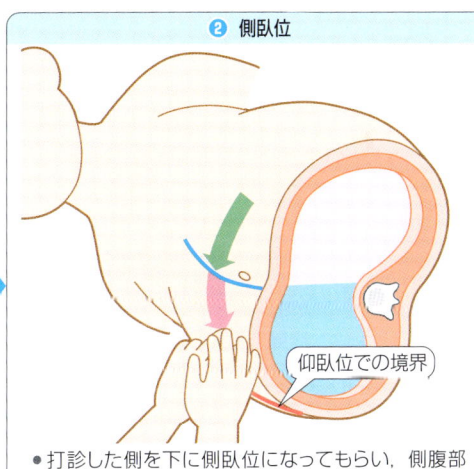

- 打診した側を下に側臥位になってもらい，側腹部（上方）から正中（下方）にかけて腹部を打診する．
- 鼓音から濁音になる境界をマーキングし，2つのマーキングの位置を比較する．

これらの波動，体位変換現象を利用した観察は，少量の腹水の場合，所見がみられることはあまりありません．少量の腹水は，腹部超音波検査や腹部CT検査で確認することができます．

腹部のアセスメント／腹水のアセスメント

ンピュータ断層撮影（CT）：computed tomography

肝臓のアセスメント

監修
川島 篤

肝臓は，身体の中で最大の臓器です．その機能は，糖・脂質・蛋白質などの代謝，胆汁生成，有害物質の解毒，栄養分の貯蔵など多岐にわたります．肝臓に異常をきたすと，黄疸や腹水などの特徴的な症状もみられます．ここでは肝臓の大きさや疼痛などの観察について学びましょう．

■ 肝臓のアセスメント項目

- 肝臓のアセスメントでは，打診と触診によって，肝臓の大きさや形，炎症，腫瘍の有無などを評価します．

> これらの項目は，腹部超音波検査や腹部CT検査によってみるのが一般的ですが，ここでは打診と触診によるみかたを紹介します．実際に行う機会は少ないかもしれませんが，手順を覚えておきましょう．

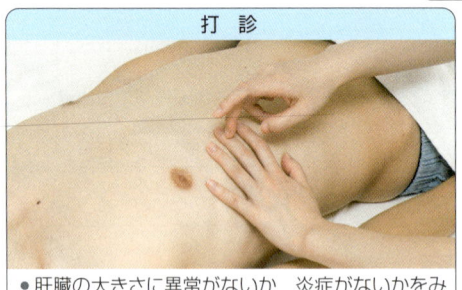

打診
- 肝臓の大きさに異常がないか，炎症がないかをみる．

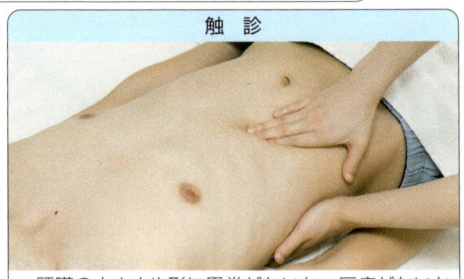

触診
- 肝臓の大きさや形に異常がないか，圧痛がないかをみる．

■ 肝臓の位置

- 肝臓は横隔膜のすぐ下に接し，右肋骨弓に隠れるように位置しており，右上腹部の大部分を占めています．
- 息を吸い込み横隔膜が下降すると，肝臓も下方に移動します．

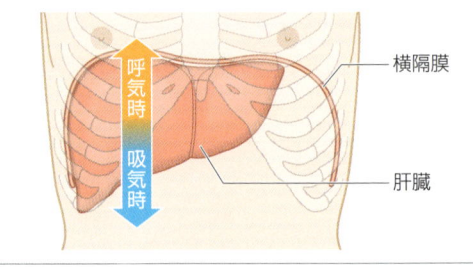

呼気時／吸気時　横隔膜　肝臓

● 打診 ●

手順　肝臓の打診

- 肝臓の打診では，肝臓の大きさを確認することの他に，肝臓のおおよその位置を把握し，触診の際の目安とします．

1 準備をする

- 患者さんに打診の目的・方法を説明し，同意を得る．
- 手を温めておく．
- 患者さんに仰臥位になってもらい，両膝を軽く曲げてもらう．
- 前胸部から腹部を露出してもらう．

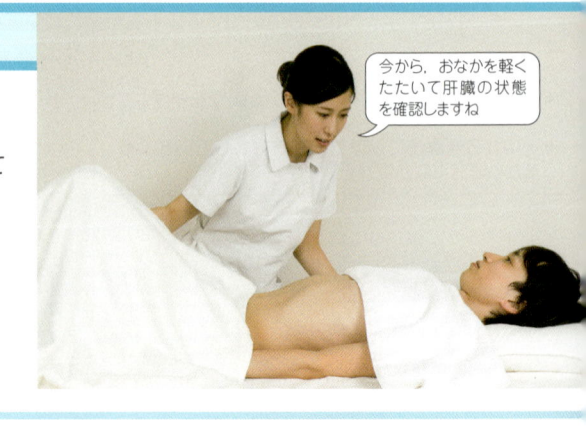

> 今から，おなかを軽くたたいて肝臓の状態を確認しますね

- コンピュータ断層撮影（CT）：computed tomography

2 肺肝境界を特定する

- 患者さんの右側に立つ．
- 患者さんに腹式呼吸（→p.93）をしてもらい，息を吸いきった状態で止めてもらう＊．
- ＊ なぜなら 呼吸による横隔膜の変動で，肝臓が動くのを防ぐためです．
- 右鎖骨中線上（→p.97）の肋間を乳頭付近から下方に打診していく．
- 打診音が清音から濁音（比較的濁音）に変わるところ（肺肝境界→p.114）にマジックで印Aを付ける．

> 胸水貯留によって濁音を呈する場合は，肺肝境界の同定が難しいことがあります（→p.113）．

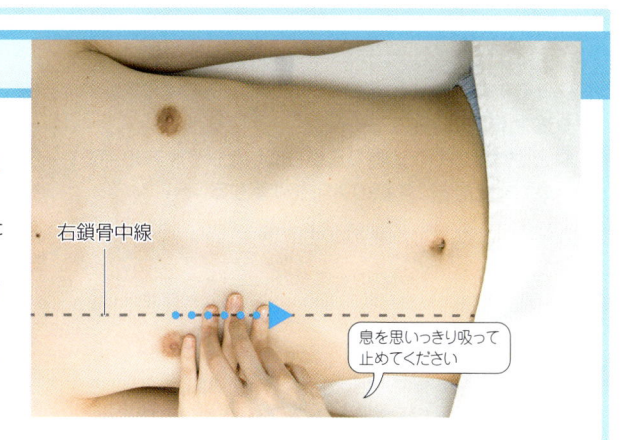

右鎖骨中線

息を思いっきり吸って止めてください

3 肝下縁を特定する

- 何度か楽に呼吸をしてもらった後，もう一度息を吸いきった状態で止めてもらう．
- 右鎖骨中線上を臍の高さあたりから上方に打診していく．
- 打診音が鼓音から濁音に変わるところ（肝下縁）にマジックで印Bを付ける．
- 呼吸を楽にしてもらう．

> 肝下縁が肋骨とちょうど重なる場合や，周囲の腸管に糞便などが存在し濁音を呈する場合は，肝下縁の特定が難しいことがあります．

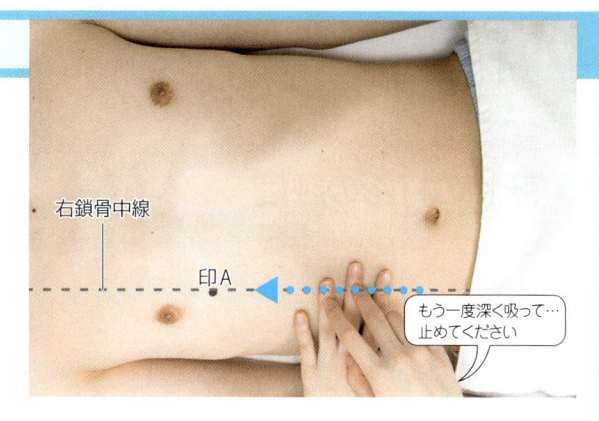

右鎖骨中線

印A

もう一度深く吸って…止めてください

4 測定する

- 手順 2・3 で印を付けた2点間の距離を測定する．

観察ポイント
☐ 肺肝境界と肝下縁の距離

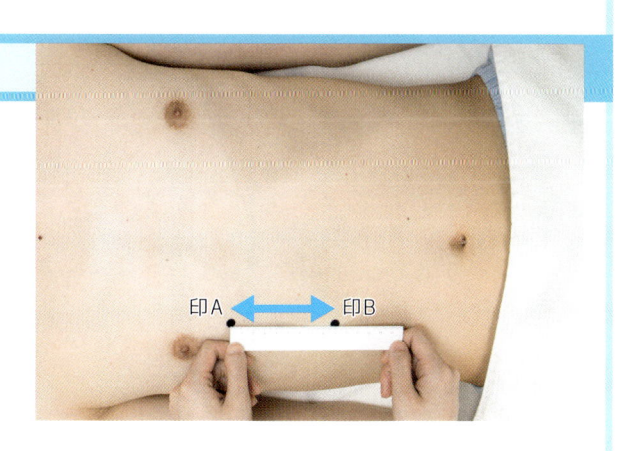

印A　印B

腹部のアセスメント／肝臓のアセスメント

Visual Guide to Physical Assessment

177

5 叩打診を行う

- 右肋骨弓に手掌をおく．
- おいた手の甲を，握りこぶしにしたもう片方の手でやさしくたたき，疼痛の有無を確認する．

観察ポイント
□ 叩打痛の有無

> **ポイント**
> 叩打診は手掌を添えて叩打し，直接叩打しないようにします．脾臓，腎臓の叩打診でも同様です．

「軽くたたきますね」

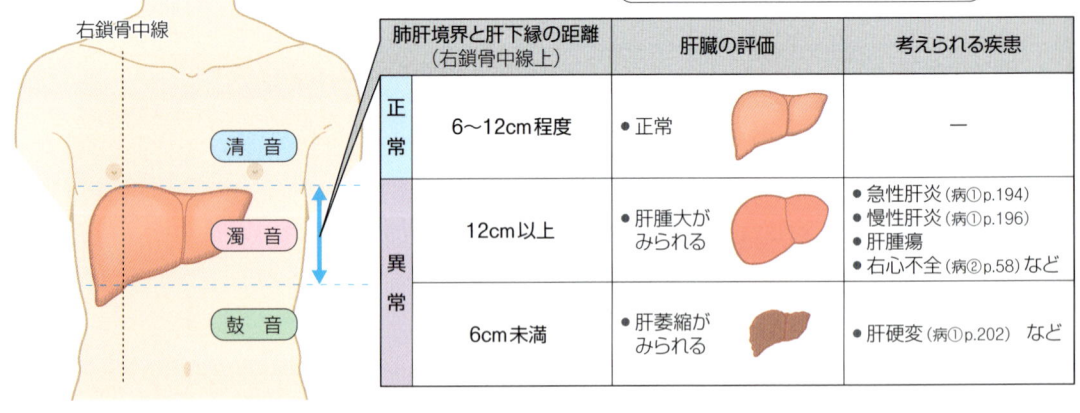

- 反対側も同様に行う．

> **ポイント**
> 比較のために，臓器がない反対側も叩打して疼痛の有無を確認しましょう．脾臓の叩打診でも同様です．

- 打診による測定と叩打診の結果を評価・記録する．

■ 肝臓の打診の評価

- 肝臓の打診，叩打診では以下のように評価を行います．

打診

- 肝臓の大きさには個人差はありますが，主に以下のように評価します．

> 打診のみで，肝臓の大きさを評価することはないため，この評価は目安としてとらえるとよいでしょう．

右鎖骨中線
清音
濁音
鼓音

	肺肝境界と肝下縁の距離 （右鎖骨中線上）	肝臓の評価	考えられる疾患
正常	6〜12cm程度	●正常	―
異常	12cm以上	●肝腫大がみられる	●急性肝炎（病①p.194） ●慢性肝炎（病①p.196） ●肝腫瘍 ●右心不全（病②p.58）など
異常	6cm未満	●肝萎縮がみられる	●肝硬変（病①p.202）など

叩打診

- 叩打診にて疼痛を認める場合は，肝臓の腫大や炎症が考えられ，原因疾患には急性ウイルス性肝炎（病①p.194）や急性アルコール性肝炎（病①p.218），肝膿瘍（病①p.229），肝周囲炎などがあります．

● 触診 ●

手順 肝臓の触診

1 準備をする

- 患者さんに触診の目的・方法を説明し，同意を得る．
- 手を温めておく．
- 患者さんに仰臥位になってもらう．
- <u>上肢を身体の横におき，膝を軽く曲げて腹部の力を抜いてもらう</u>＊．
  - ＊ **なぜなら** 上肢が挙上していたり膝が伸展していたりすると腹壁が緊張しやすく，その下にある腹部臓器の観察を正確に行えなくなるからです．

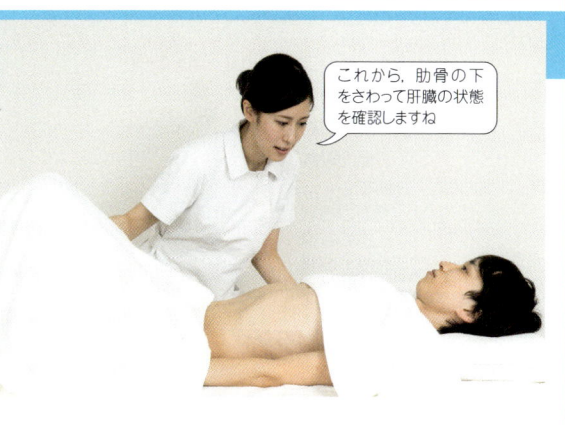

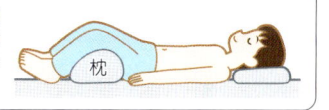

- 腹部を十分に露出してもらう．

これから，肋骨の下をさわって肝臓の状態を確認しますね

手技のコツ
膝を曲げるのが困難な患者さんには枕などを使うとよいでしょう．

2 手をおき，指先を押し込む

- 患者さんの右側に立つ．
- 左手は患者さんの肝臓のおおよその位置（右背部，第11，12肋骨付近）で背部を支える．
- 右手は指先をそろえて腹直筋の右側におく．
- 患者さんに腹式呼吸（→p.93）をしてもらい，呼気に合わせて肋骨の下に指の腹をくぐらせるように押し込む．

注意
肝下縁よりも足側から触知しないと肝下縁を触知できないため，打診で肝腫大が疑われる場合は，打診時の肝下縁の位置を目安に手をおいて触診しましょう．

ポイント
上記の他に，示指を右肋骨弓下に平行におき，示指の内側で触診する方法があります．

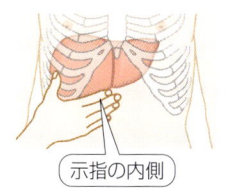

示指の内側

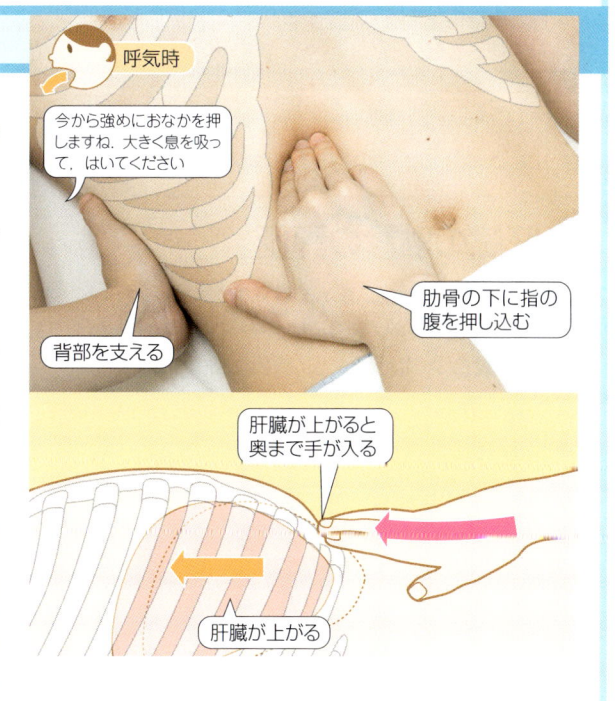

呼気時
今から強めにおなかを押しますね．大きく息を吸って，はいてください

背部を支える
肋骨の下に指の腹を押し込む
肝臓が上がると奥まで手が入る
肝臓が上がる

腹部のアセスメント
肝臓のアセスメント

3 触診する

- 患者さんに大きく息を吸ってもらい，足側に移動する肝臓を，指先をすり上げるようにして触知する．
- このとき肝臓を挟みこむようにして左手を持ち上げる．

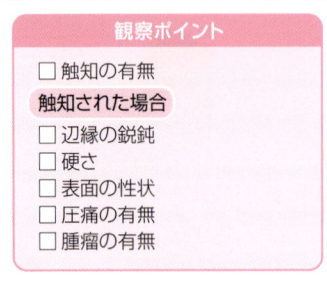

観察ポイント
- □ 触知の有無

触知された場合
- □ 辺縁の鋭鈍
- □ 硬さ
- □ 表面の性状
- □ 圧痛の有無
- □ 腫瘤の有無

- 心窩部に向かって移動しながら上記を繰り返し，肝下縁を触知していく．

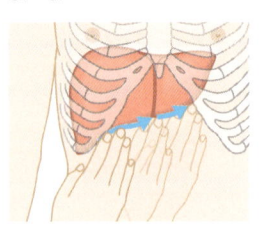

- 触診の結果を評価・記録する．

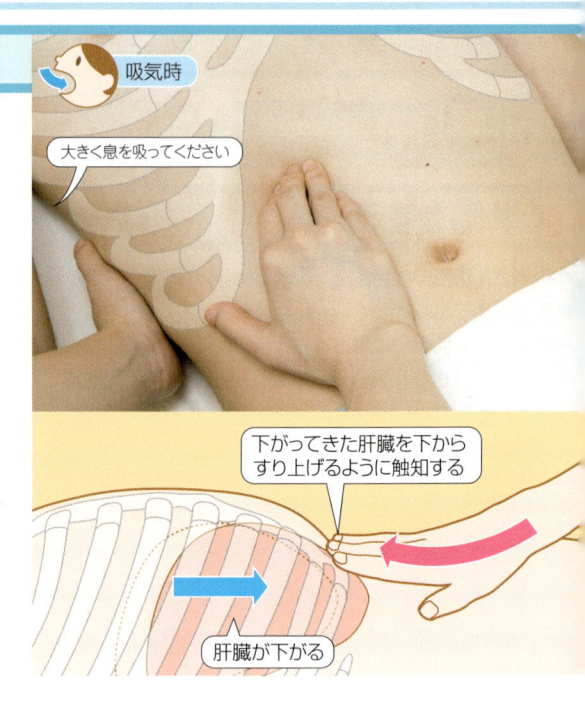

吸気時
大きく息を吸ってください
下がってきた肝臓を下からすり上げるように触知する
肝臓が下がる

■ 肝臓の触診の評価

- 肝臓は肋骨の下にあるため大部分を触知できませんが，吸気時や，やせている人の場合に触知できることがあります．
- 正常の場合，表面は平滑，やわらかで弾力性があり，下縁が鋭角になっているのを触知できます．
- 異常の場合は，以下のように評価します．

> 異常所見には下記のようなものがありますが，肝硬変や慢性肝炎は肝臓が萎縮しているため，ほとんど触知することはありません．また，これらの評価も打診と同様，肝臓の状態を確認するうえでの目安ととらえましょう．

	触知できる	辺縁が鈍化している・硬くなっている	表面が不整である	圧痛がある
異常所見	●肝臓が腫大していると考えられる．	●肝組織の線維化が考えられる．	●結節や腫瘤などがあると考えられる．	●炎症や腫瘤などがあると考えられる．
考えられる疾患	●急性肝炎(病①p.194) ●脂肪肝(病①p.214) ●肝癌(病①p.232) など	●慢性肝炎(病①p.196) ●肝硬変(病①p.202) ●肝癌 など	●慢性肝炎 ●肝硬変 ●肝癌 など	●急性肝炎 ●肝癌 ●肝膿瘍(病①p.229) など

脾臓のアセスメント

監修
川島 篤志

脾臓は，最も大きなリンパ性器官で，生体防御に関わっています．その機能には，老化した赤血球の破壊，リンパ球の産生，血小板の貯蔵などがあります．肝疾患や血液疾患，全身の炎症などが原因で腫大した脾臓は，打診や触診で確認することができます．

■ 脾臓のアセスメント項目

- 脾臓のアセスメントでは，打診と触診ともに脾臓が腫大しているかどうかをみます．

> 脾臓の腫大は，肝臓と同様に腹部超音波検査や腹部CT検査によってみるのが一般的ですが，ここでは打診と触診によるみかたを紹介します．実際に行う機会は少ないかもしれませんが，手順を覚えておきましょう．

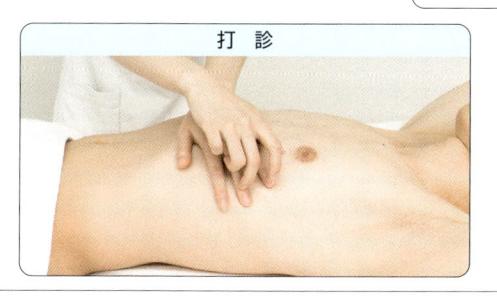

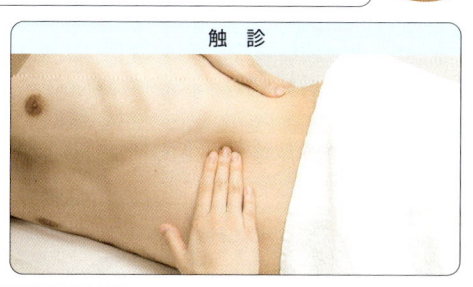

打診　　　　　　　　触診

■ 脾臓の位置

- 脾臓は横隔膜の直下にあり，胃の左上背側に位置しています．

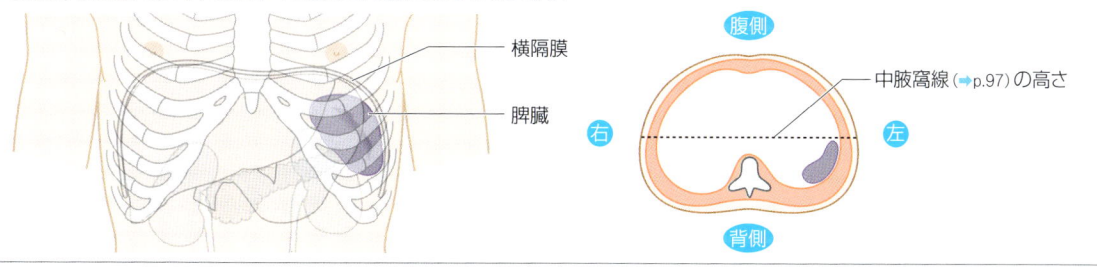

横隔膜
脾臓
腹側
中腋窩線（→p.97）の高さ
右　左
背側

● 打診

手順　脾臓の打診

1 準備をする

- 患者さんに打診の目的・方法を説明し，同意を得る．
- 手を温めておく．
- 患者さんに仰臥位になってもらい，両膝を軽く曲げてもらう．
- 腹部を十分に露出してもらう．

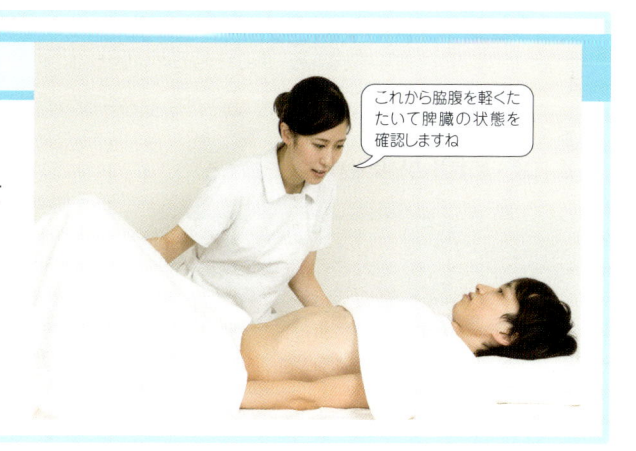

> これから脇腹を軽くたたいて脾臓の状態を確認しますね

コンピュータ断層撮影（CT）：computed tomography

2 打診する

- 患者さんの右側に立つ．
- トラウベ三角（→下項目）から左中腋窩線（→p.97）までの肋間を矢印のように打診し，鼓音と濁音を聞きわける．

観察ポイント
- □ トラウベ三角での鼓音と濁音の聞きわけ

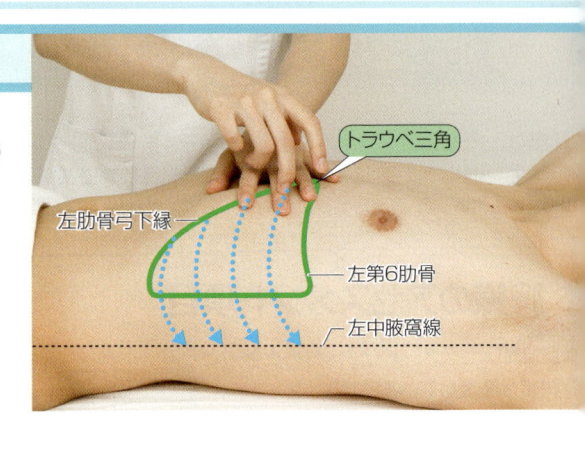

（図中ラベル：トラウベ三角／左肋骨弓下縁／左第6肋骨／左中腋窩線）

■ トラウベ三角

- トラウベ三角は，脾臓を観察する際の目安となる領域です．
- 左第6肋骨，左前腋窩線※，左肋骨弓下縁の3辺で構成される三角形を指します．

※トラウベ三角の範囲を左中腋窩線までとすることもありますが，本書では左前腋窩線までの範囲を採用しています．

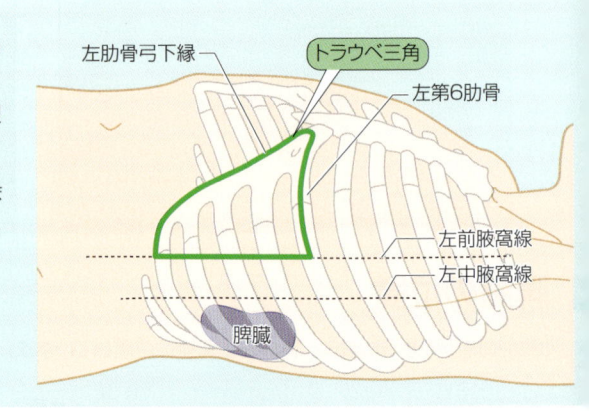

（図中ラベル：左肋骨弓下縁／トラウベ三角／左第6肋骨／左前腋窩線／左中腋窩線／脾臓）

3 叩打診を行う

- トラウベ三角の背側，左中腋窩線上付近に手掌をおく．
- おいた手の甲を，握りこぶしにしたもう片方の手でやさしくたたき疼痛の有無を確認する．

観察ポイント
- □ 叩打痛の有無

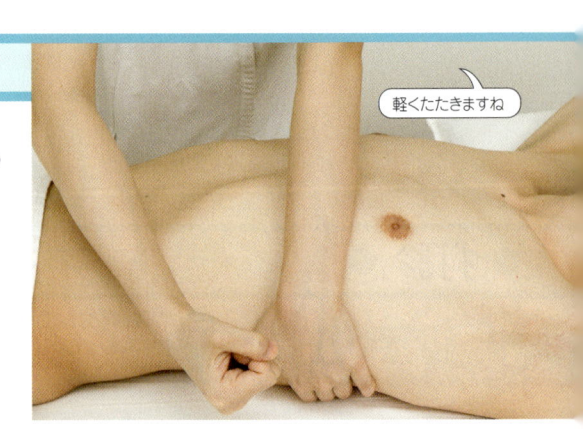

！注意
伝染性単核（球）症（病⑤p.56，病⑥p.238）が疑われている場合には，脾破裂の可能性があるため，叩打診を行ってはいけません．

（吹き出し：軽くたたきますね）

- 反対側も同様に行う．
- 打診・叩打診の結果を評価・記録する．

脾臓の打診の評価

● 脾臓の打診・叩打診は，以下のように評価します．

打診

正常
- トラウベ三角
- 鼓音または清音
- 腸
- 胃
- 脾臓

- トラウベ三角の範囲には胃泡や腸管ガス，肺野が存在し鼓音または清音を呈する．
※ただし，食物や便の貯留があると，濁音を呈する．

異常
- 濁音
- 腫大した脾臓

- トラウベ三角の範囲で濁音を呈する場合は，脾腫などが考えられる．

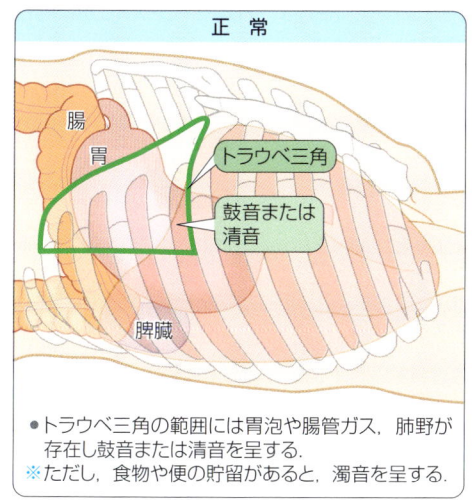

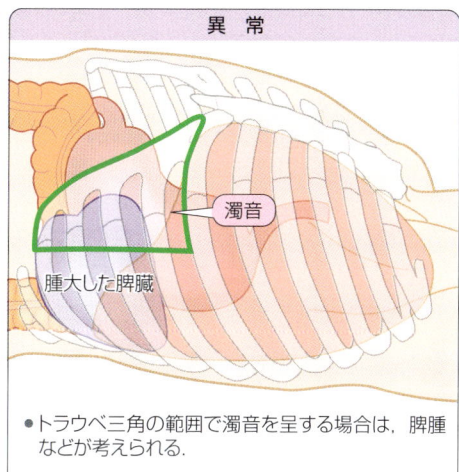

叩打診

● 疼痛を認める場合は，脾臓の腫大，炎症などが考えられる．

触診

手順　脾臓の触診

- 脾臓は肋骨の下，かつ背側に位置するため，正常では触知できません．触診は，打診でトラウベ三角に濁音が認められたときに行い，高度な脾腫が疑われる場合は特に注意して触診を行います．

1 準備をする

- 患者さんに触診の目的・方法を説明し，同意を得る．
- 手を温めておく．
- 患者さんに右側臥位になってもらい，膝を軽く曲げてもらう．

> **ポイント**
> 仰臥位でもよいですが，右側臥位にすると脾臓が重力によって右側に寄るため触知しやすくなります．

- 腹部を十分に露出してもらう．

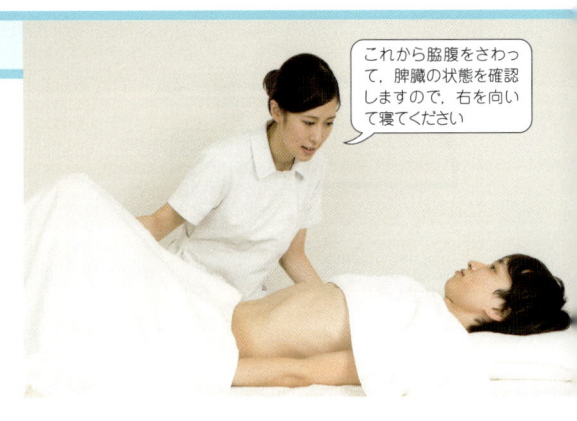

> これから脇腹をさわって，脾臓の状態を確認しますので，右を向いて寝てください

2 手をおき，指先を押し込む

- 患者さんの右側に立つ．
- 左手で脾臓の背部（第11, 12肋骨付近）を支え，右手の指先をそろえて左肋骨弓の下方におく．
- 患者さんに腹式呼吸（→ p.93）をしてもらい，呼気に合わせて肋骨の下に右手の指の腹をくぐらせるように押し込む．

> **ポイント**
> 打診などで高度な脾腫が疑われる場合はより下方から触知するようにしましょう．

> 呼気時
> 背部を支える
> 肋骨の下に指の腹を押し込む
> 今から強めにおなかを押しますね．大きく息を吸って，はいてください
> 脾臓が上がる

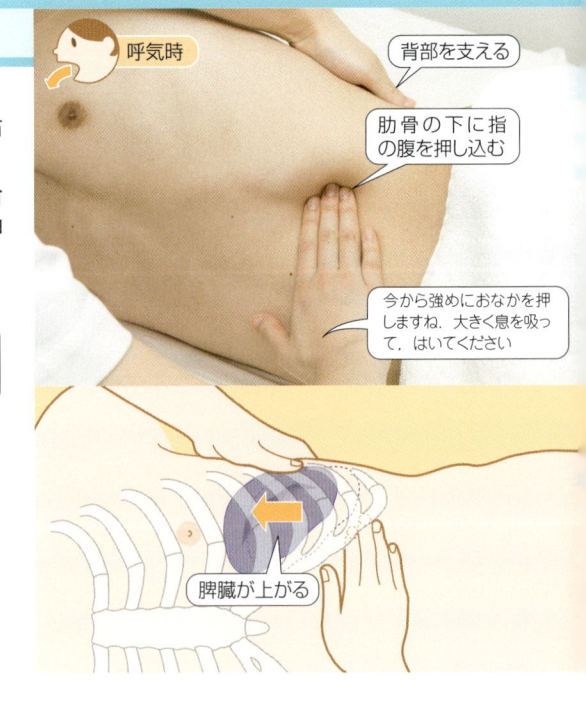

3 触診する

- 患者さんに大きく息を吸ってもらい，足側に移動する脾臓を，指先をすり上げるようにして触知する．
- このとき脾臓を両手で挟みこむようにする．

観察ポイント
☐ 触知の有無

吸気時

大きく息を吸ってください

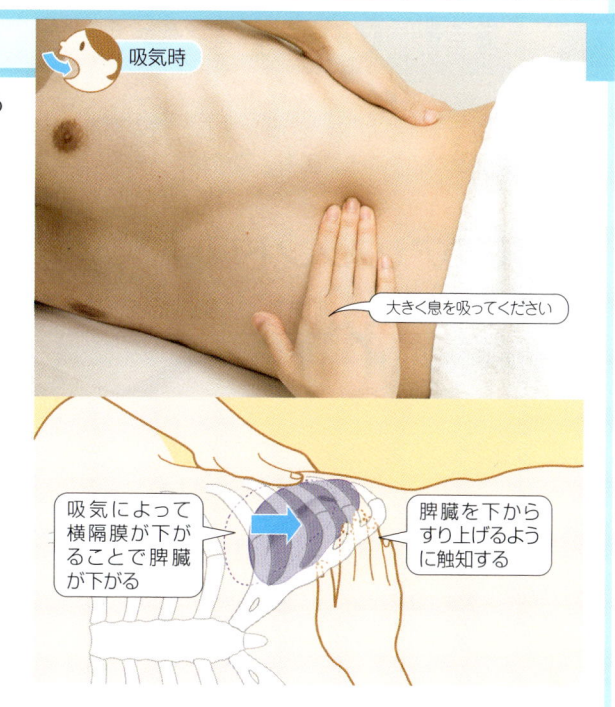

吸気によって横隔膜が下がることで脾臓が下がる

脾臓を下からすり上げるように触知する

- 触診の結果を評価・記録する．

脾臓の触診の評価

- 正常では脾臓は触知できません．
- 触知可能な脾臓は，高度に腫大したもののみです（巨脾）．

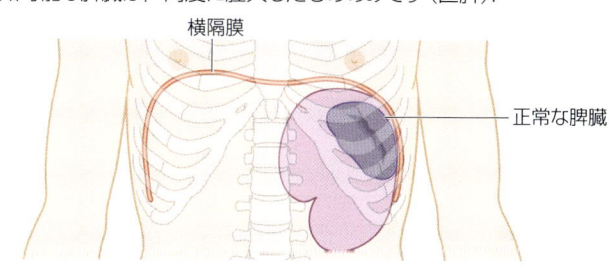

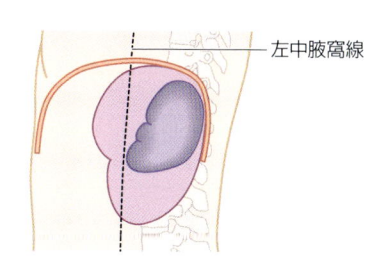

横隔膜　　正常な脾臓　　左中腋窩線

- 脾腫の原因としては，血液疾患（慢性骨髄性白血病〔病⑤p.104〕，骨髄線維症〔病⑤p.113〕，悪性リンパ腫〔病⑤p.118〕など），感染症（マラリア〔病⑥p.279〕など），門脈圧亢進（肝硬変〔病①p.202〕など）などが考えられます．

腹部のアセスメント

脾臓のアセスメント

腎臓のアセスメント

監修
川島篤志

腎臓は，ソラマメのような形をした左右一対の臓器です．その機能には，代謝産物の排泄，水分・電解質の調節，酸塩基平衡の調節，ホルモン産生・調節があります．叩打診と触診の方法について確認しておきましょう．

■ 腎臓のアセスメント項目

- 腎臓のアセスメントでは，叩打診と触診によって，腎臓の炎症や腫大などを評価します．

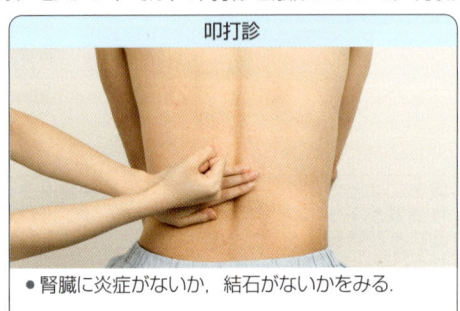

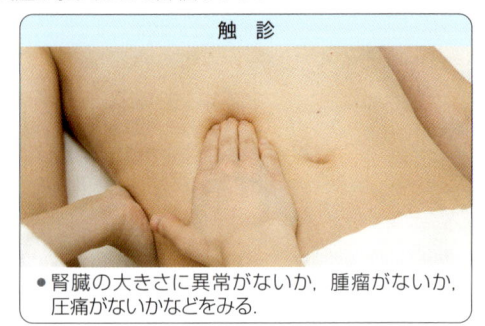

叩打診
- 腎臓に炎症がないか，結石がないかをみる．

触診
- 腎臓の大きさに異常がないか，腫瘤がないか，圧痛がないかなどをみる．

■ 腎臓の位置

- 腎臓は第11，12胸椎から第3腰椎の間にあり，後腹膜腔（→p.158）に位置します．
- 右腎は肝臓の直下にあるため，左腎より2～3cm程度低くなります．

> 第12肋骨と脊椎がつくる三角形は，肋骨脊柱角（CVA）とよばれ，腎臓の叩打診の打診部位として知られています．

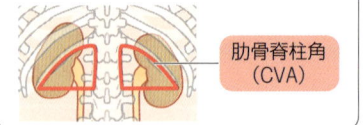

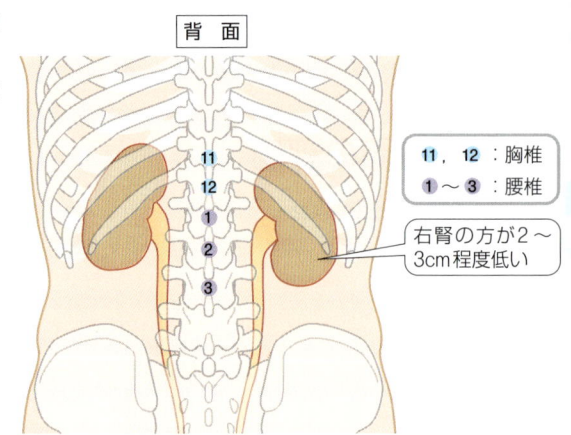

肋骨脊柱角（CVA）

背面

11，12：胸椎
1～3：腰椎

右腎の方が2～3cm程度低い

手順　腎臓の叩打診

> 腎臓の叩打診は，側腹部から背部の疼痛や血尿，膿尿，発熱などの症状がみられ，尿路感染症，尿路結石が疑われた場合に行います．

1 準備をする

- 患者さんに叩打診の目的・方法を説明し，同意を得る．
- 手を温めておく．
- 患者さんに坐位または側臥位になってもらう．
- 腰背部を十分に露出してもらう．

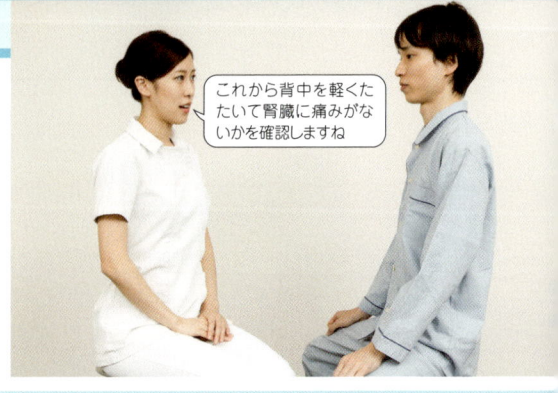

> これから背中を軽くたたいて腎臓に痛みがないかを確認しますね

● 肋骨脊柱角（CVA）：costovertebral angle

2 叩打診を行う

- 肋骨脊柱角（CVA）に手掌をおく．
- おいた手の甲を，握りこぶしにしたもう片方の手でやさしくたたく．

観察ポイント
□ 叩打痛の有無

注意
疼痛を伴う手技であり，なかには激痛を生じさせる可能性もあるため，慎重に行いましょう．

「軽くたたきますね」

- 反対側も同様に行う．
- 叩打診の結果を評価・記録する．

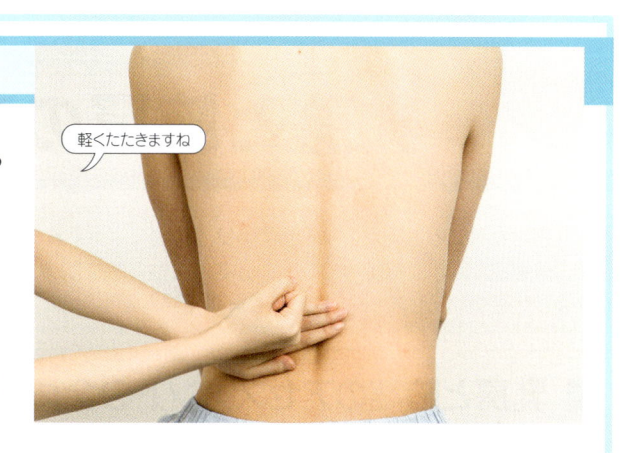

■ 腎臓の叩打診の評価

- 正常では，叩打痛はありません．
- 叩打痛がある場合は，炎症や結石が疑われ，腎盂腎炎（病⑧p.248），腎結石（病⑧p.241），尿管結石（病⑧p.241），水腎症（病⑧p.243）などが考えられます．

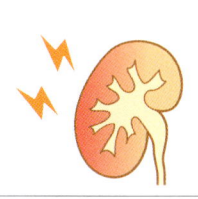

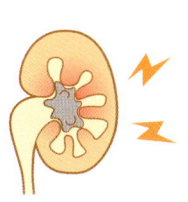

■ 腎臓の触診

- 腎臓の大きさや腫瘤を調べるには，腹部超音波検査や腹部CT検査を行うことが多いですが，触診で行う際は，以下のような手順で行います．
- 右腎は左腎よりやや下方に位置するため，やせている人はまれに触知できることがありますが，通常ほぼ触れることはなく，異常があっても触れることはあまりありません．

手順

1. 患者さんは仰臥位で，看護師は患者さんの右側に立つ．
2. 左手は右の肋骨脊柱角（CVA），右手は腹直筋の右外側におく．
3. 患者さんに息を大きく吸ってもらったあと，呼気時に頭側に移動する右腎の下方を両手で挟みこむように触診する．
4. 患者さんの左側で，左右の手をかえ左腎も触診する．

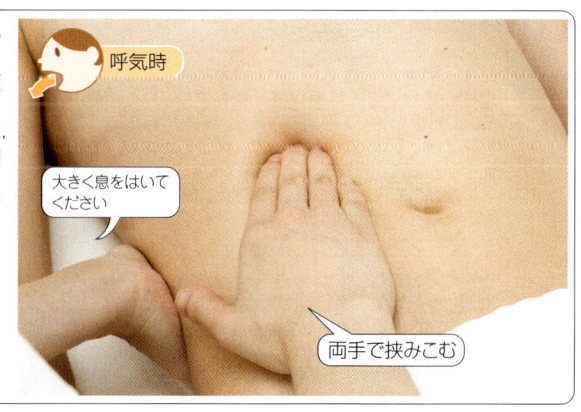

「呼気時」
「大きく息をはいてください」
「両手で挟みこむ」

- 触知できる場合は，腎臓の腫大が疑われ，水腎症（病⑧p.243），嚢胞腎，腫瘍などが考えられます．
- 圧痛がある場合は，炎症性腎疾患，腎結石（病⑧p.241）などが考えられます．

コンピュータ断層撮影（CT）：computed tomography

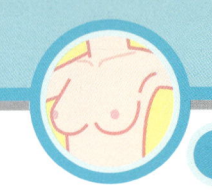

乳房と腋窩のアセスメント

監 熊谷た

　乳房は女性にとって大切な臓器であり，乳癌によって乳房を失うことは精神的にも非常に負担の大きいことです．乳癌の患者さんは年々増加しており，日本人女性の悪性新生物における罹患率では1位となっています．問診や触診などを通じた適切なアセスメントによって早期発見・早期治療につなげられるようにしましょう．

■ 乳房と腋窩のアセスメントの全体像

- 乳房と腋窩をアセスメントする際は，乳房と腋窩周囲のリンパ節をあわせて視診・触診します．

> 乳房のリンパの大部分は，腋窩リンパ節に流れ込んでいます．そのため，乳房を観察する場合は，腋窩リンパ節も必ず触診します．特に乳癌ではリンパ節転移が起こりやすいことを覚えておきましょう．

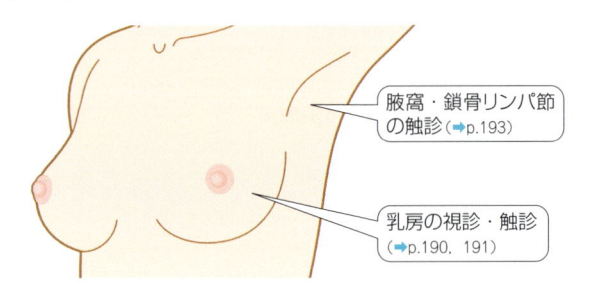

- 腋窩・鎖骨リンパ節の触診（➡p.193）
- 乳房の視診・触診（➡p.190，191）

■ 乳房の解剖

- 乳房は乳腺組織と脂肪，そしてそれらを支える結合組織からなっています．
- 乳腺組織は，乳頭を中心に放射状に伸びる15〜20ほどの乳腺葉に分かれています．それぞれの乳腺葉は，乳管の分岐に従いさらに乳腺小葉に分かれています．
- 乳腺小葉では乳汁が産生され，乳管を通じて乳頭へ分泌されます．
- 女性の乳房の大きさや形は，個人差が大きく加齢によっても変化します．また，多少の左右差がみられることも多いですが，ほぼ左右対称です．

> 女性の乳房は，思春期以降，女性ホルモンの影響を受けて発達し，妊娠や月経周期によって変化します．一方，男性の乳房は，主に小さい乳頭と乳輪からなり，乳房組織が未発達のため，ほぼ平坦で周囲の組織と区別できません．

> クーパー靱帯は，乳房の皮下組織から筋膜に走行しており，乳腺組織を固定・支持しています．腫瘍ができると，クーパー靱帯の皮膚付着部がひっぱられ，皮膚表面に陥凹ができることがあります．

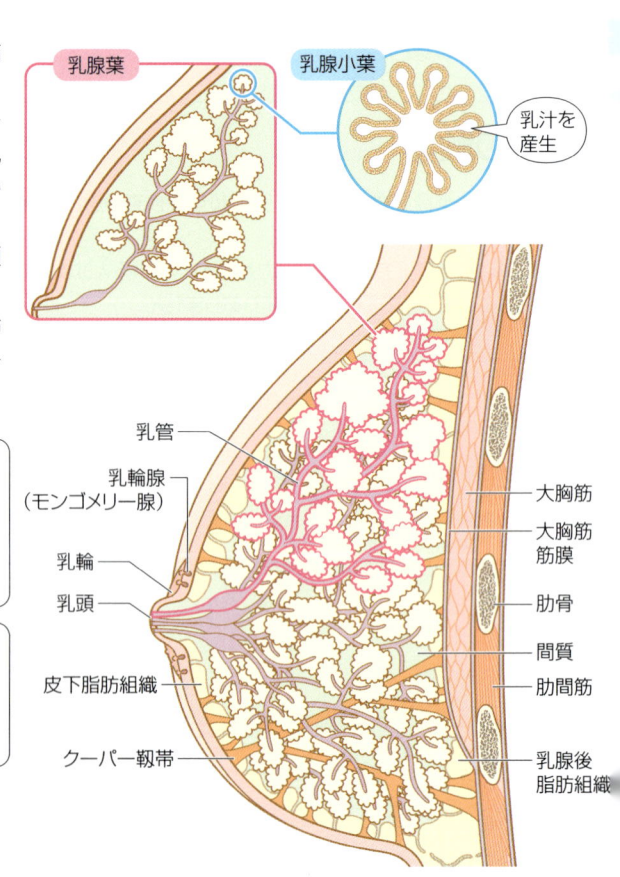

乳腺葉／乳腺小葉／乳汁を産生

乳管／乳輪腺（モンゴメリー腺）／乳輪／乳頭／皮下脂肪組織／クーパー靱帯／大胸筋／大胸筋筋膜／肋骨／間質／肋間筋／乳腺後脂肪組織

Visual Guide to Physical Assessment

■ 乳房の領域

- 乳房は次のように分けられます．これを念頭において観察を行いましょう．
- それぞれの領域名をA～E'のアルファベットで示すこともあります．

> 特に外上部（C領域）と，リンパ節がある腋窩部（C'領域）は，乳癌発生率の50％を占める好発部位となっています．

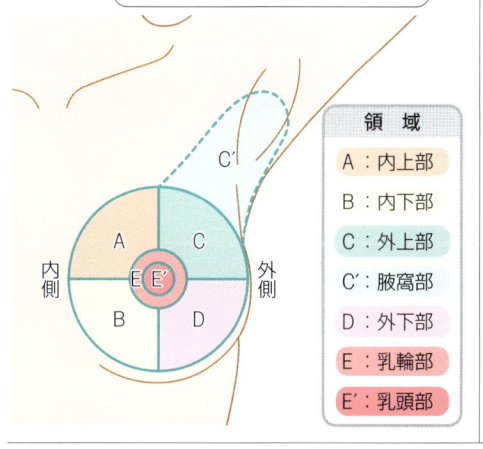

領域	
A	内上部
B	内下部
C	外上部
C'	腋窩部
D	外下部
E	乳輪部
E'	乳頭部

■ 乳房周辺のリンパ節

- 乳房周辺のリンパ節には以下のようなものがあり，最も触診しやすいのは中心腋窩リンパ節です．
- 鎖骨下，胸骨傍リンパ節は，骨や筋より深層に存在するため，通常触知できません．

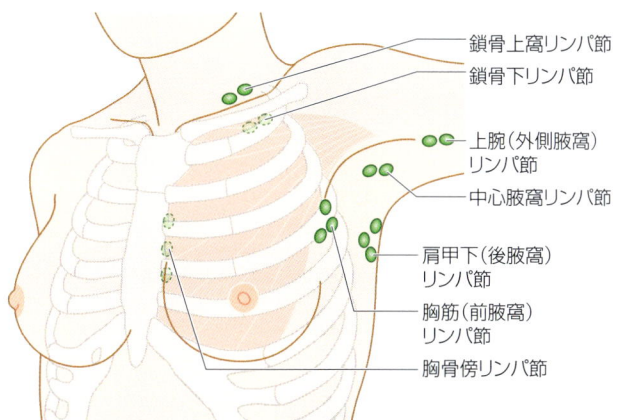

鎖骨上窩リンパ節
鎖骨下リンパ節
上腕（外側腋窩）リンパ節
中心腋窩リンパ節
肩甲下（後腋窩）リンパ節
胸筋（前腋窩）リンパ節
胸骨傍リンパ節

■ 乳房の問診

- 乳房に関する問診で，重要となる項目は以下のとおりです．症状がある場合は，性状などをさらに詳しく聞きます（→p.10）．

問診項目	看護師の質問例	問診の根拠
腫瘤	しこりや腫れはありますか？	● 腫瘤は，乳腺症，線維腺腫，乳癌などの可能性がある．
乳頭分泌物	乳首から分泌物が出ることはありますか？ ブラジャーに分泌物や血が付いていることがありますか？	● 妊娠後期～授乳期以外でみられる乳頭分泌物は炎症性疾患や腫瘍性疾患の可能性がある．
疼痛や圧痛	お胸に痛みはありますか？ さわって痛みを感じることはありますか？	● 痛みがある場合，月経や妊娠に伴う生理的なものか，乳腺炎や乳腺症などの疾患の可能性がある．
皮膚の異常	赤くなったり腫れたりすることはありますか？ 皮膚にへこみやひきつれはありますか？	● 皮膚に異常がある場合，炎症性疾患や腫瘍性疾患の可能性がある．

> 上記以外に，問診で聞く基本項目についても聞いていきます（→p.8）．なかでも，乳癌のリスク因子として以下のものがあるため，注意して問診しましょう．
>
> **乳癌のリスク因子**
> ☐ 月経歴 ……… 初経が早い，閉経が遅い
> ☐ 妊娠歴 ……… 妊娠したことがない
> ☐ 出産歴 ……… 初産が30歳以降
> ☐ 既往歴 ……… 乳癌や子宮癌にかかったことがある
> ☐ 家族歴 ……… 血縁者に乳癌患者がいる
> ☐ 服薬状況 …… ホルモン補充療法や経口避妊薬を使っている
>
> 他に喫煙歴や飲酒歴のある人や肥満（閉経後）の人は乳癌のリスクが上昇するといわれています．

乳房と腋窩のアセスメント

乳房と腋窩のアセスメント

監修 熊谷たま

乳房疾患の早期発見のため，視診や触診によって異常を見逃さないよう努め，患者さん自身による自己検診のための触診方法も指導できるとよいでしょう．また，男性も乳癌にかかる可能性があることも覚えておきましょう．

手順 乳房の視診

1 準備をする

- 患者さんに視診の目的・方法を説明し，同意を得る．
- 患者さんに坐位になってもらい，衣服を脱いで上半身を露出してもらう．

「これからお胸をみせていただきます．姿勢を変えながら行うので，ご協力ください」

ポイント
他の部位以上に羞恥心や不快感を伴うため，特にプライバシーに留意し，リラックスできるよう声をかけながら観察を進めましょう．

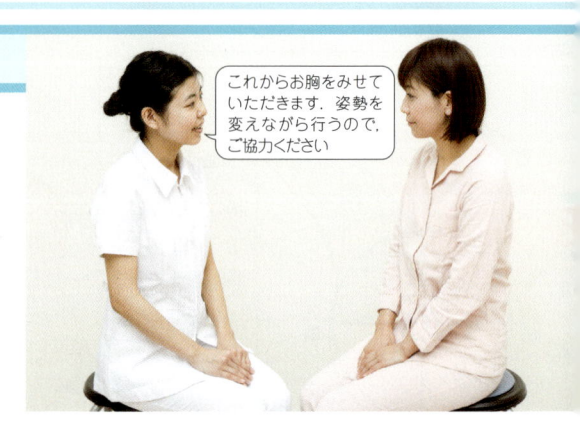

2 乳房を視診する

- 以下のような姿勢になってもらい，乳房を視診する．

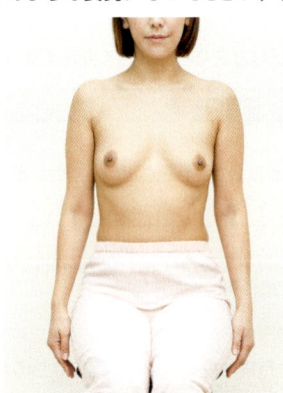

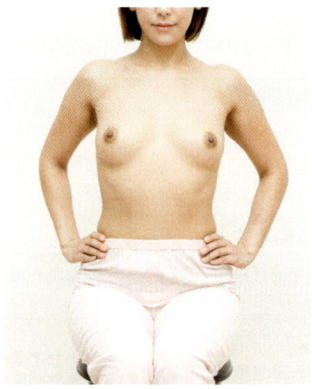

- 自然に両腕を下げてもらう．
- 両手を腰にあてて胸を張ってもらう．
- 両腕を挙上してもらう．

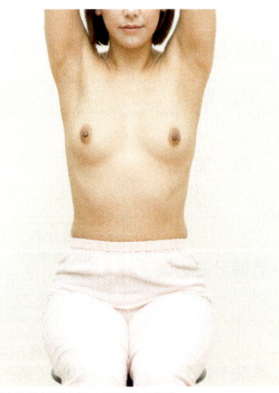

観察ポイント

乳房
- □ 大きさと形，その左右差
- □ 皮膚病変（ひきつれ，陥凹，腫脹，発赤，潰瘍，橙皮様皮膚，発疹，手術痕など）の有無，その左右差

乳頭・乳輪
- □ 乳頭の高さ
- □ 皮膚病変（びらん，陥凹など）の有無，その左右差
- □ 分泌物の有無，その左右差

ポイント
このようにいろいろな姿勢をとることで，1つの姿勢だけでは見つけにくい部位の腫瘤によるひきつれや陥凹が見つけやすくなります．

手技のコツ
特に乳房が大きい人や下垂している人は，両腕を前方に伸ばし上体を前傾させた姿勢になってもらうと，観察しやすくなります．

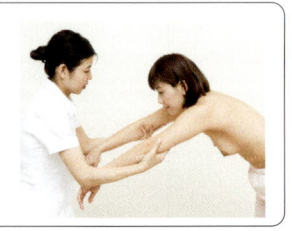

- 視診の結果を評価・記録する．

Visual Guide to Physical Assessment

手順 乳房と腋窩・鎖骨リンパ節の触診

> 視診に引き続き触診を行います．

1 準備をする

- 患者さんに触診の目的・方法を説明し，同意を得る．
- 自分の手を温めておく．

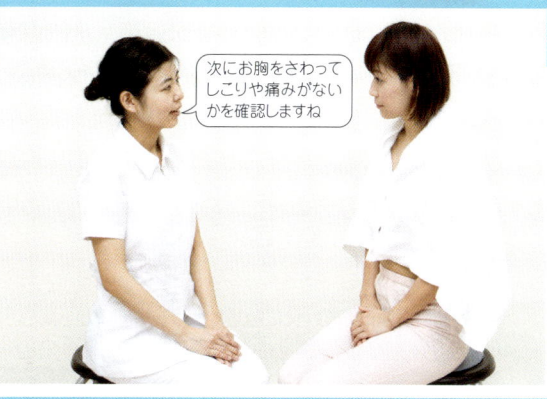

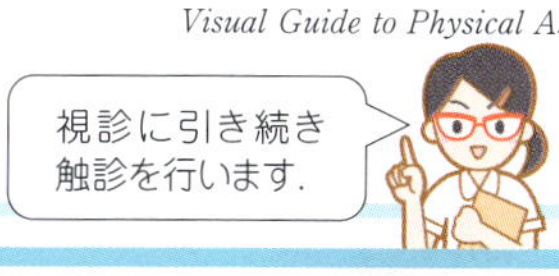

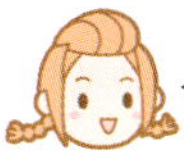

ポイント
視診同様，他の部位以上に羞恥心や不快感を伴うため，プライバシーに留意し，リラックスできるよう声をかけながら観察を進めましょう．

> 次にお胸をさわってしこりや痛みがないかを確認しますね

2 体位を整える

- 患者さんに仰臥位になってもらい，前胸部を露出してもらう．
- 触診する側の手を頭の下においてもらい，肩甲骨の下に枕などを入れる＊．

＊**なぜなら** 乳房が伸展し平らになり触診しやすくなるからです．

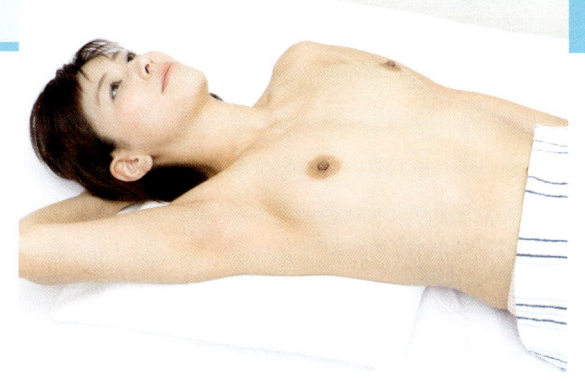

3 乳房全体を触診する

- きき手の示指，中指，環指をそろえ，指で小さな円を描くように（指腹法），乳房全体を丁寧に触診する（触診方法→p.192）．
- その際，乳房を軽く圧迫しながらすべらせるように指腹を動かす．

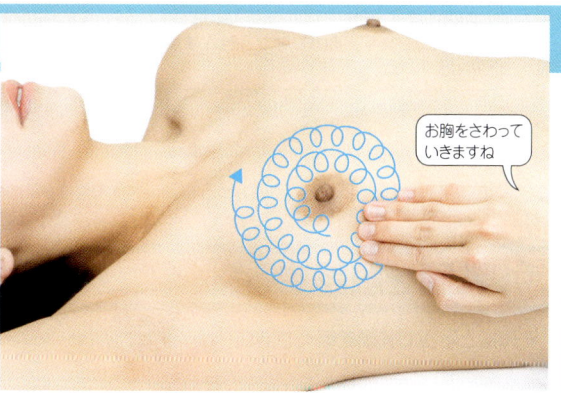

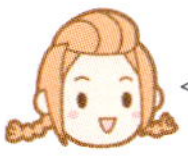

ポイント
特に外上部（C領域）は乳癌の好発部位であり，転移しやすい腋窩部（C'領域）もあわせて念入りに触診しましょう．

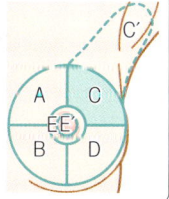

> お胸をさわっていきますね

手技のコツ
不快感を与えないよう指先でそっと触れずに，皮膚表面にしっかりと密着させて触診しましょう．

注意
月経前で乳房が腫脹し痛みを伴う場合には，無理に触診せず，月経開始後5～7日目を目安に，乳房の緊張や腫脹がなくなってから行いましょう．

観察ポイント
- ☐ 圧痛の有無
- ☐ 熱感の有無
- ☐ 腫瘤の有無

腫瘤を触知した場合
- ☐ 位置　☐ 大きさ
- ☐ 形状　☐ 可動性
- ☐ 硬さ

- 反対側の乳房も同様に触診する．

乳房と腋窩のアセスメント

■ 触診方法

- 乳房の触診には以下のようないくつかの方法があります．
- いずれの方法でも乳房の全領域を系統的にまんべんなく触診することを念頭におき，小さな病変を見落とさないように丁寧に触診することが重要です．

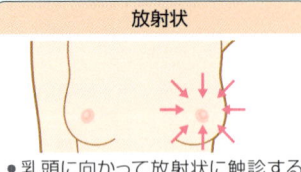

放射状
- 乳頭に向かって放射状に触診する（乳頭から放射状に触診してもよい）．

同心円状
- 乳頭から同心円状に外側に向かって触診する．

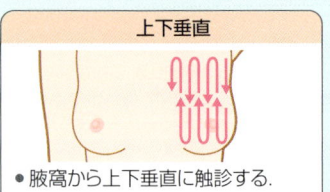

上下垂直
- 腋窩から上下垂直に触診する．

手の使い方

- 上記いずれかの方法で触診する際の手の使い方として，以下のような方法があります．

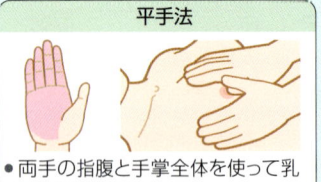

平手法
- 両手の指腹と手掌全体を使って乳房全体を触診する．

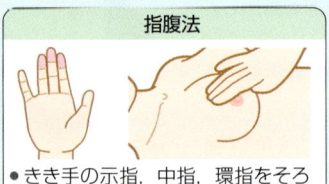

指腹法
- きき手の示指，中指，環指をそろえ，指腹で小さく円を描くように触診する．

まず平手法で乳房全体を大まかに触診した後，指腹法で細かく触診していくと腫瘤を見つけやすくなります．他に両手の示指と中指でピアノを弾くように交互に動かしながら触診する方法もあります（指先交互法）．

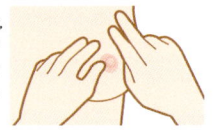

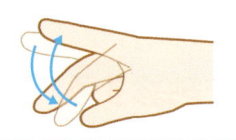

4 乳頭を触診する

- 母指と示指で乳頭を軽くつまむ．

観察ポイント
- □ 圧痛の有無
- □ 分泌物の有無

分泌物があった場合
- □ 色
- □ 性状

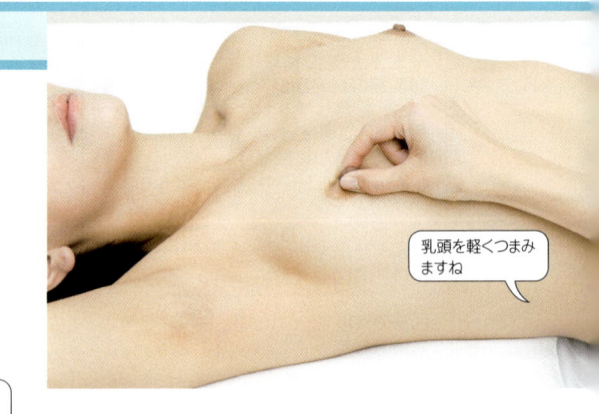

乳頭を軽くつまみますね

ポイント
男性の場合は，乳輪や乳輪下に腫瘤がないかもあわせて触診します．また乳房がふくらんでいる場合は，やわらかいか，硬いかを確認します．

- 反対側の乳頭も同様に触診する．

5 体位を変える

- 腋窩・鎖骨リンパ節の触診を行うために，患者さんに坐位になってもらう．

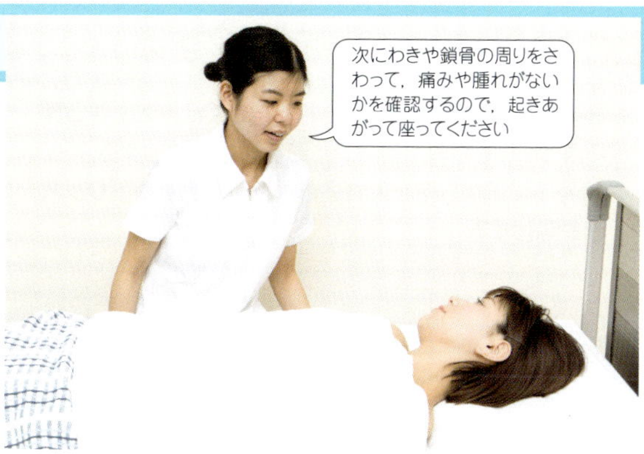

> 次にわきや鎖骨の周りをさわって，痛みや腫れがないかを確認するので，起きあがって座ってください

6 腋窩リンパ節を触診する

- 左腋窩の触診では，きき手でない方の手で患者さんの肘関節を支え，上肢を持ち上げ力を抜いてもらう*．
- *なぜなら 筋肉が緊張しているとリンパ節の腫脹を見つけにくくなるからです．
- 示指，中指，環指をそろえて，指腹を用いて小さく円を描くように，以下の4つのリンパ節（→p.189）を触診する．

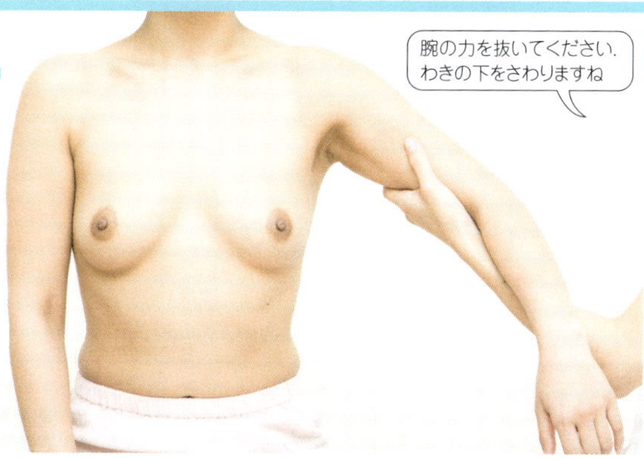

ポイント
腋窩は汗をかきやすいため，必要に応じてあらかじめタオルなどを渡して清拭してもらうとよいでしょう．

- 腋窩の中心（深部）に指を入れ，胸壁に密着させたまま下方へすべらせるようにして中心腋窩リンパ節を触診する．
- 前腋窩ひだの内側から前腋窩リンパ節を触診する．

> このとき腋窩の発赤，発疹，色素沈着の有無もあわせて観察しましょう．

> 腕の力を抜いてください．わきの下をさわりますね

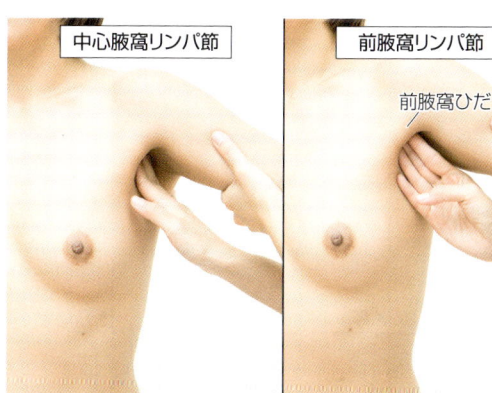

中心腋窩リンパ節

前腋窩リンパ節
前腋窩ひだ

- 後腋窩ひだの内側から後腋窩リンパ節を触診する．
- 上腕骨の内側に沿って外側腋窩リンパ節を触診する．

ポイント
この順序は一例であり，特に決まりはありません．一定の順序を決めて見落としのないように触診しましょう．

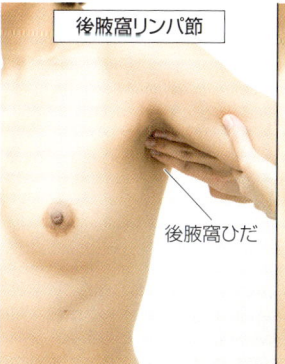

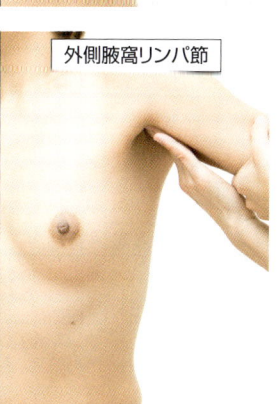

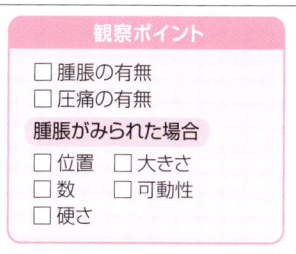

後腋窩リンパ節
後腋窩ひだ

外側腋窩リンパ節

観察ポイント
- □ 腫脹の有無
- □ 圧痛の有無

腫脹がみられた場合
- □ 位置   □ 大きさ
- □ 数   □ 可動性
- □ 硬さ

- 反対側の腋窩も同様に触診する．

乳房と腋窩のアセスメント

7 鎖骨リンパ節を触診する

- 鎖骨と胸鎖乳突筋でつくられる角のくぼみを上から探るようにして鎖骨上窩リンパ節を同様に触診する．
- 鎖骨下に下から指を入れ込むようにして鎖骨下リンパ節を触診する．

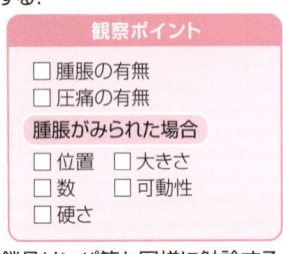

観察ポイント
- □ 腫脹の有無
- □ 圧痛の有無

腫脹がみられた場合
- □ 位置　□ 大きさ
- □ 数　　□ 可動性
- □ 硬さ

- 反対側の鎖骨リンパ節も同様に触診する．
- 触診の結果を評価・記録する．

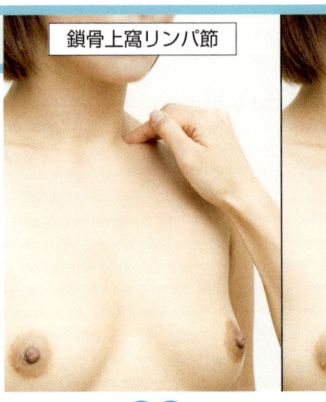

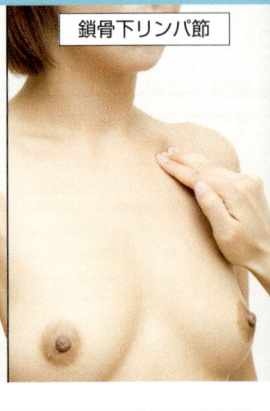

鎖骨上窩リンパ節　　鎖骨下リンパ節

手技のコツ
触診する側に首を傾け，傾けた側の肩をあげてもらうと，指をすべり込ませやすくなります．

乳房の視診と触診の評価

- 乳房でよくみられる疾患には以下のようなものがあり，それぞれ視診と触診で得られる所見は次の通りです．
- 皮膚の変化や腫瘤の性状など各疾患の特徴を知り，観察する際に見逃さないようにしましょう．

	疾　患	良性疾患		悪性疾患
		乳腺症（病⑨p.274）	線維腺腫（病⑨p.273）	乳癌（病⑨p.276）
	発生部位	●多くは両側性	●片側〜両側性	●多くは片側性
	好発年齢	●30歳代後半〜閉経前後	●20〜30歳代	●40〜60歳代
視診	皮膚変化	●なし	●ほとんどみられない	●腫脹，膨隆，発赤，潰瘍，陥凹，橙皮様皮膚などがみられる．（腫脹／膨隆／発赤／皮膚の陥凹／橙皮様皮膚）
	乳頭の変化	●なし	●なし	●乳頭びらん，乳頭陥凹がみられる．（びらん／乳頭陥凹）
	乳頭分泌物	●漿液性，乳汁様（まれに血性）	●なし	●しばしば血性（ときに漿液性）
触診	圧痛	●あり	●まれ	●まれ
	腫瘤の性状：硬さ	●軟〜硬	●弾性硬	●硬
	可動性	●よく動く	●コロコロとよく動く	●動きが悪い
	境界	●不明瞭	●明瞭	●不明瞭
	発症形式	●多発	●単発〜多発	●多くは単発

ポイント
上記の他には炎症性疾患である乳腺炎があります．乳腺炎は出産後授乳期によくみられ，乳房の腫脹，熱感，疼痛などがみられます．

視診や触診だけで判断することは難しいため，腫瘤を認めた場合は精密検査を行います．

男性で腫瘤が見つかった場合は，乳癌が考えられます．その他，乳房がふくらんで見える場合は，やわらかい脂肪であれば肥満，硬い円盤状の腺腫大であれば女性化乳房が考えられます．女性化乳房は，性ホルモンの不均衡があると考えられ，内分泌疾患，肝硬変や薬剤などが原因となります．

えくぼ症状

- 乳癌の場合，腫瘤が触れた部位の皮膚を指でつまむとその部分に陥凹がみられ，これをえくぼ症状といいます．
- えくぼ症状は，腫瘍組織がクーパー靱帯に浸潤し，皮膚に固定されるために生じます．
- 進行すると，視診のみでくぼみを確認することができます．

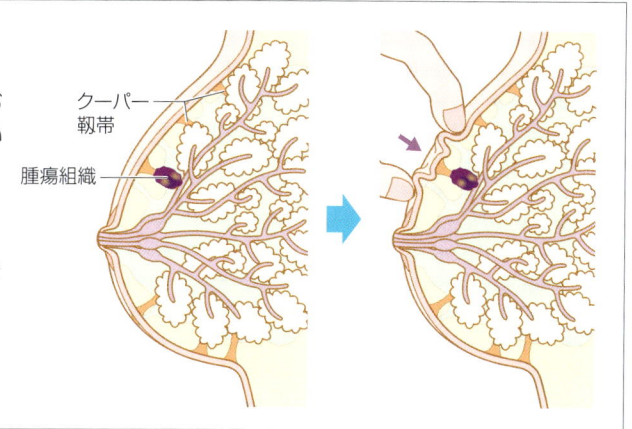

クーパー靱帯
腫瘍組織

腋窩・鎖骨リンパ節の触診の評価

- 正常ではリンパ節を触知しません．触知した場合でもやわらかく可動性があり，圧痛はなく，直径1cm未満の大きさです．
- 異常の場合は，リンパ節の腫脹がみられ，その原因は様々です．特に腋窩リンパ節は乳癌の転移しやすい場所であることを念頭において評価する必要があります．

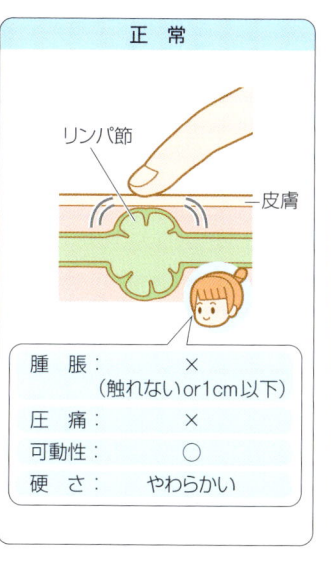

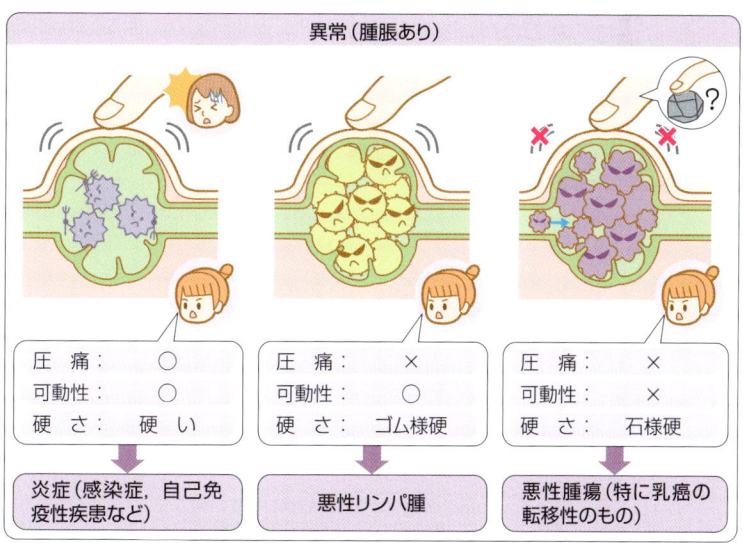

正常

リンパ節
皮膚

腫脹：	×（触れないor1cm以下）
圧痛：	×
可動性：	○
硬さ：	やわらかい

異常（腫脹あり）

圧痛：	○
可動性：	○
硬さ：	硬い

→ 炎症（感染症，自己免疫性疾患など）

圧痛：	×
可動性：	○
硬さ：	ゴム様硬

→ 悪性リンパ腫

圧痛：	×
可動性：	×
硬さ：	石様硬

→ 悪性腫瘍（特に乳癌の転移性のもの）

乳房と腋窩のアセスメント

Supplement

■ 乳房の自己検診についての指導

- 乳癌は体表から触知できるため，患者さん自身で見つけられる可能性があります．
- 乳癌の早期発見や再発の発見のために，患者さんに自己検診を指導しましょう．
- 自己検診を行うのは，月1回，月経周期の卵胞期に実施するのがよく，なかでも月経開始後5～7日目の乳房の緊張や腫れがなくなったときが最適です．閉経後の女性は月に1回，自己検診日を決めて行いましょう．

見る

❶ 鏡を見ながら両手を腰にあてる．
❷ 前かがみになったり胸を張ったりして乳房を観察する．

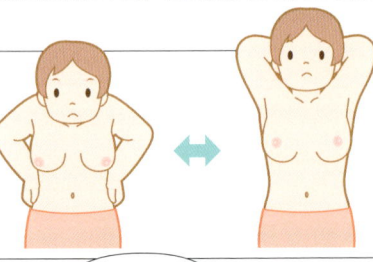

観察してもらう項目
- □ 左右の形の違い
- □ ひきつれ
- □ くぼみ
- □ 皮膚の赤み
- □ オレンジ皮様のむくみ

さわる

❸ 立った状態や椅子に座った状態で胸を張る．
❹ さわる側の腕を軽く屈曲させ反対側の手で3，4本の指をそろえ胸にあてる．
❺ 指の腹で「の」の字を書くように，乳頭から外側へうずまき状に指を動かしながら丁寧にさわる．
❻ 仰向けになり，触診する側の肩の下に枕を入れるなどして，乳房を平らにし，同じように丁寧にさわる．

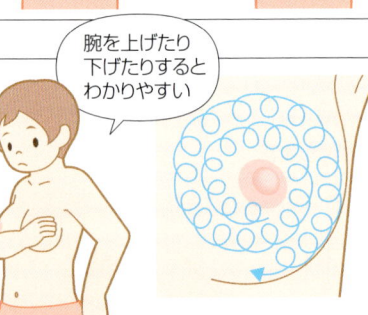

腕を上げたり下げたりするとわかりやすい

観察してもらう項目
- □ しこり

コンニャクの下に豆をおいてさわったような感触

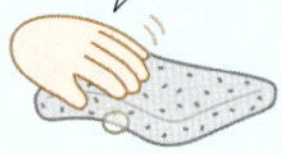

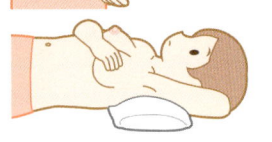

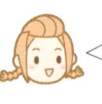

ポイント
さわる方法に決まりはありませんが，やりやすい方法で乳房全体をまんべんなくさわってもらうようにしましょう．

❼ 腋窩全体をさわる．

ポイント
乳癌は腋窩リンパ節に転移しやすい癌であり，まれですが，腋窩リンパ節腫脹で発見されることもあります．乳房だけでなく腋窩も必ずさわるように患者さんに伝えましょう．

絞る

❽ 乳頭をつまむ．
❾ 軽く絞るようにしてみて乳頭を観察する．

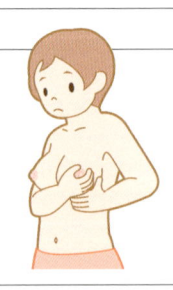

観察してもらう項目
- □ 分泌物（血性など）

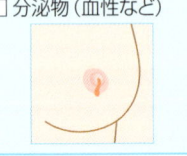

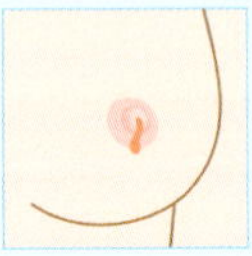

自己検診を日頃から行っていると，自分の乳房の正常な状態を把握することができ，異常に気づきやすくなります．

異常に気づいたら必ず検査を受けに行くよう，患者さんに伝えましょう．

乳房と腋窩のアセスメント

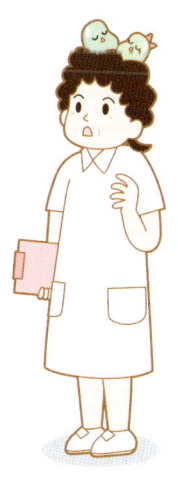

乳房と腋窩のアセスメント

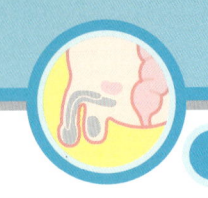

直腸・肛門・生殖器のアセスメント

監修
水戸
金讃

　直腸・肛門・生殖器は，毎日の排泄ケアや清潔ケアなどを行う際にアセスメントを行うことができます．直腸・肛門・生殖器のアセスメントは，他の部位に比べ羞恥心や恐怖心を伴いやすいため，露出を最低限に抑える，可能な限り同性がアセスメントを行うなど，十分な配慮が求められます．

■ 直腸・肛門・生殖器のアセスメント項目

● 直腸・肛門・生殖器におけるアセスメントでは以下の項目を観察します．

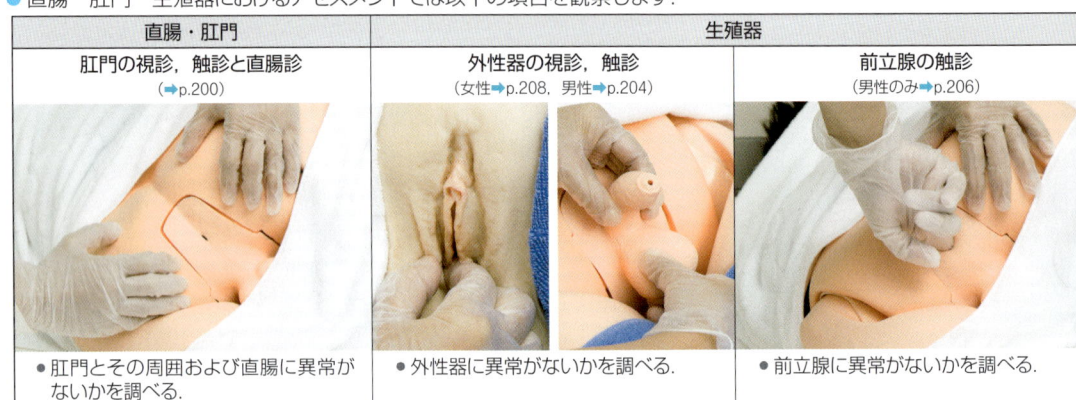

直腸・肛門	生殖器	
肛門の視診，触診と直腸診 (➡p.200)	外性器の視診，触診 (女性➡p.208，男性➡p.204)	前立腺の触診 (男性のみ➡p.206)
● 肛門とその周囲および直腸に異常がないかを調べる．	● 外性器に異常がないかを調べる．	● 前立腺に異常がないかを調べる．

ポイント
直腸・肛門の異常は排便機能を障害する可能性があります．また前立腺に肥大があると排尿困難になる場合があります．このように直腸・肛門・生殖器のアセスメントは排泄機能のアセスメントの一部としても非常に重要です．

■ 問診

● 直腸・肛門・生殖器の問診で重要となる項目は以下の通りです．患者さんの心情に配慮し，なるべく同性の看護師が行うとよいでしょう．

直腸・肛門に関する項目

問診項目	看護師の質問例	問診の根拠
肛門の痛みや瘙痒感	肛門に痛みやかゆみはありますか？	● 痔核や失禁，感染症(尖圭コンジローマ，カンジダ症など)による皮膚障害の可能性がある．
肛門からの分泌物	下着に血がついたり，膿がついて汚れたりすることはありますか？	● 肛門周囲膿瘍や感染症(梅毒，クラミジア感染症など)などの可能性がある．
排便に伴う症状	排便時に痛みを感じることがありますか？ 便が出にくいと感じることはありますか？	● 排便痛は，痔核や炎症，腫瘍の可能性がある． ● 便が出にくい場合は，便秘や，骨盤底筋群が脆弱化している可能性がある．
排便の頻度	排便頻度はどのくらいですか？	● 頻度が低い場合は，大腸の狭窄による便の通過障害や，蠕動運動が低下している可能性がある．
便の性状	便に血が混ざったり，黒かったりしますか？ 便がやわらかいですか？	● 便に血が混ざる場合は腫瘍，痔核，腸管出血の可能性がある． ● 下痢の場合は感染症や過敏性腸症候群などの可能性がある．
便失禁	下着に便が付着していることがありますか？	● 肛門括約筋や神経系が障害されている可能性がある(漏出性便失禁)．

生殖器に関する項目

	問診項目	看護師の質問例	問診の根拠
女性	月経歴	初経はいつでしたか？月経周期はどのくらいですか？経血量はどのくらいですか？	・初経年齢は内分泌異常がないかを探る手がかりとなる． ・月経周期や経血量に異常がある場合，ホルモン異常，妊娠，子宮疾患（子宮筋腫，子宮内膜症）などの可能性がある．
女性	外性器からの分泌物	帯下（おりもの）の性状・量・においはどうですか？月経時以外に出血はありますか？	・帯下の性状により疾患を予測できることがある（→p.209）． ・不正性器出血は炎症，腫瘍，びらん，ポリープ，内分泌異常により生じる．特に閉経後は子宮頸がんや子宮体がんなど内性器の腫瘍を疑う．
女性	性生活の状況	性交経験はありますか？性交時の痛みや出血はありますか？	・性交経験の有無は性感染症の可能性を知る手がかりになる． ・性交時の痛みや出血は炎症や腫瘍などで生じる．
男性	尿道口からの分泌物	尿道からの分泌物はありますか？	・分泌物の性状により疾患を予測できることがある（→p.205）．尿道カテーテル留置による尿路感染症も原因となる．
男性	陰嚢の腫大	陰嚢の大きさがいつもと違うと思うことはありますか？	・陰嚢の内容物（精巣など）が腫瘍，炎症などにより腫大している可能性がある．
男性	性機能・性生活の状況	性交経験はありますか？勃起しないことはありますか？	・性交経験の有無は性感染症の可能性を知る手がかりになる． ・勃起障害は加齢や精神的要因，血管や神経の障害で生じる．
男女共通	外性器の痛みや瘙痒感	陰部に痛みやかゆみを感じますか？	・腫瘍や外傷，性感染症（淋菌感染症，カンジダ症など）による炎症で生じる．
男女共通	排尿に伴う症状	排尿がうまくできないことや，痛みを感じることはありますか？残尿感はありますか？	・排尿痛は膀胱炎などの炎症性疾患で生じる．男性では前立腺肥大症による排尿困難や残尿感が多い．
男女共通	排尿の頻度	排尿の回数は1日どのくらいですか？	・膀胱炎などの炎症や前立腺肥大症などで頻尿が生じる．
男女共通	尿の性状	尿に血が混ざったり，にごったりすることはありますか？	・血液や膿が尿に混ざっている場合は尿路感染症，腫瘍，腎結石などの可能性がある．

直腸・肛門のアセスメント

　直腸・肛門は，摘便やおむつ交換など，排泄ケアの際にアセスメントする機会があります．直腸・肛門の異常は，痔などの良性の疾患が多いですが，悪性腫瘍が潜んでいる場合もあるため，そのような異常を見逃さないようにしましょう．

■ 直腸・肛門管の解剖

- 直腸と肛門管は，大腸の末端に位置しており，大腸内でつくられた便を保持・排出する役割があります．
- 直腸下部は，内容物が充満した際に強く拡張することができ，直腸膨大部とよばれます．ここに便が溜まると，排便中枢に刺激が伝わり，便意を生じます．
- 肛門管は，不随意筋である内肛門括約筋と，その外側にある随意筋の外肛門括約筋に囲まれています．外肛門括約筋を収縮させることで，ある程度排便を我慢することができます．

直腸
- S状結腸より始まる長さ約15cmの器官で，肛門管へと続く．
- 内腔には3つの粘膜ひだがあり，これを直腸横ひだとよぶ．弁としての働きをする．
- 直腸の前方に，男性では膀胱，前立腺，精管，精囊，女性では腟がある．

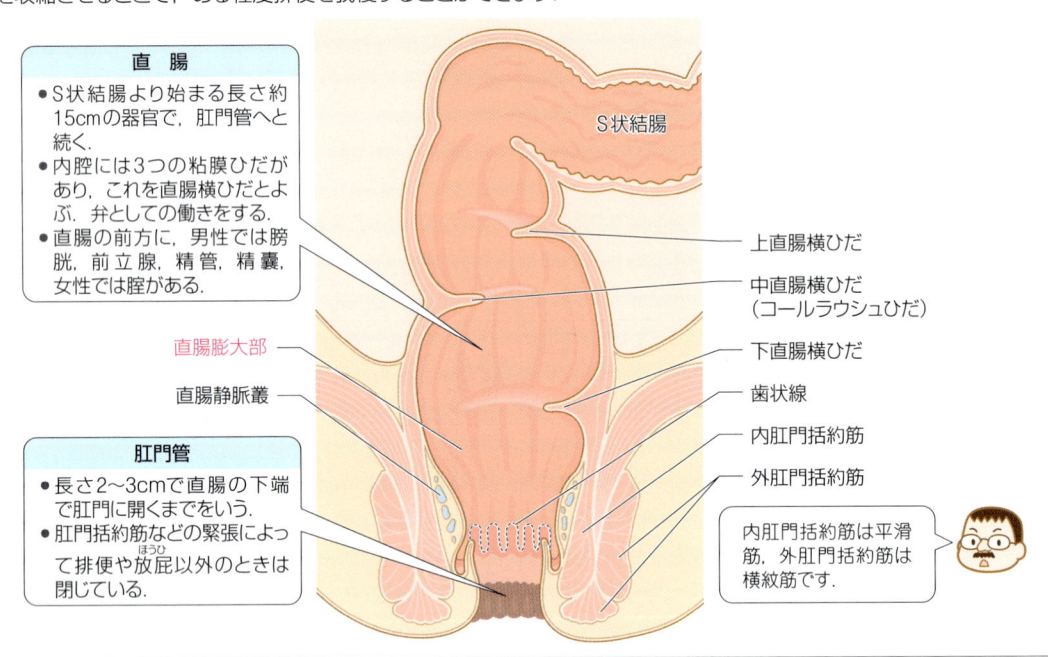

肛門管
- 長さ2～3cmで直腸の下端で肛門に開くまでをいう．
- 肛門括約筋などの緊張によって排便や放屁(ほうひ)以外のときは閉じている．

図中ラベル：S状結腸，上直腸横ひだ，中直腸横ひだ（コールラウシュひだ），下直腸横ひだ，歯状線，内肛門括約筋，外肛門括約筋，直腸膨大部，直腸静脈叢

内肛門括約筋は平滑筋，外肛門括約筋は横紋筋です．

手順　肛門の視診・触診，直腸診

1 準備をする

- 患者さんに肛門の視診・触診，直腸診を行う目的，方法を説明し了承を得る．便意を感じる可能性があることを説明し，必要があれば排泄をすませておいてもらう．

　ポイント
　他の部位以上に羞恥心や苦痛を伴うため，特にプライバシーに留意し，リラックスできるよう声をかけながら観察を進めましょう．

- 看護師は手袋を装着する．このとき，きき手は2枚重ね*で装着する．

　***なぜなら** 手袋が破損した場合や，著しく汚染した場合にすぐに交換できるためです．

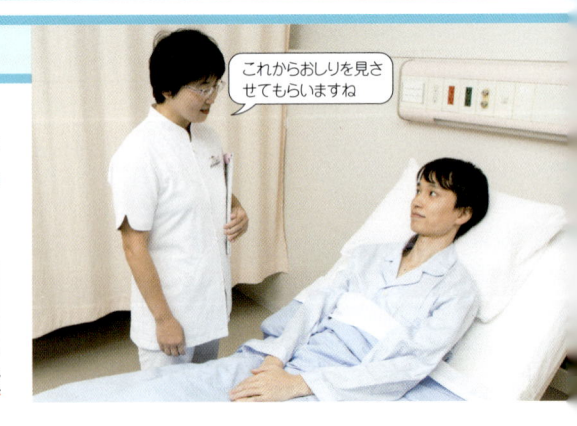

「これからおしりを見させてもらいますね」

2 体位を整える

- 患者さんにシムス位もしくは砕石位になってもらい，殿部を露出してもらう．

ポイント
タオルケットなどを用い露出が最小限となるように配慮しましょう．

用語　砕石位
仰臥位で膝を屈曲させ，両下肢を広げ，さらに股関節を屈曲させた体位．泌尿器科，婦人科などの診察や手術で用いられる．

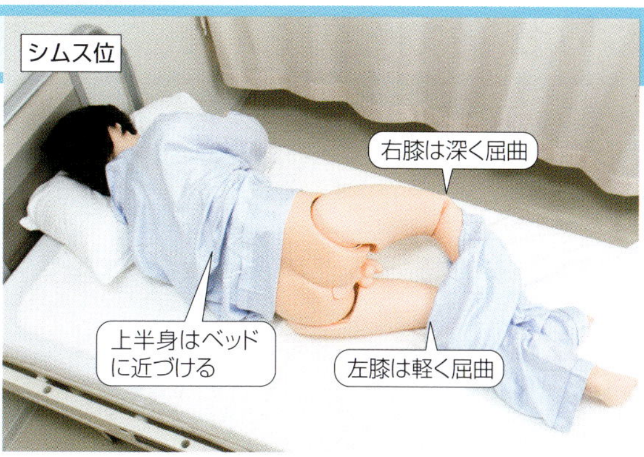

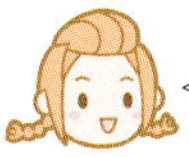

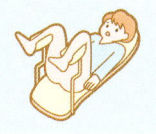

シムス位
- 右膝は深く屈曲
- 上半身はベッドに近づける
- 左膝は軽く屈曲

※手順がわかりやすいように，上の写真ではバスタオルを取り除いていますが，実際はバスタオルで露出を最小限にしています．

3 肛門の視診を行う

- 両手で殿部を押し広げて肛門とその周囲を観察する．
- 患者さんに肛門を締めるように促し，肛門括約筋の機能を確認する．

観察ポイント

肛門	肛門周囲の皮膚
□ 痔核，直腸脱などの有無 □ 分泌物の有無 □ 肛門括約筋の収縮の程度	□ 発赤，腫脹，潰瘍など皮膚症状の有無

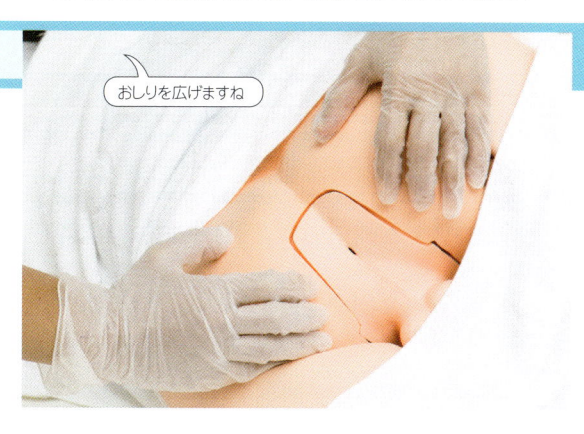

「おしりを広げますね」

4 肛門周囲の触診を行う

- 指腹で肛門周囲の皮膚を押えるようにして触診する．

観察ポイント
□ 硬結，圧痛の有無

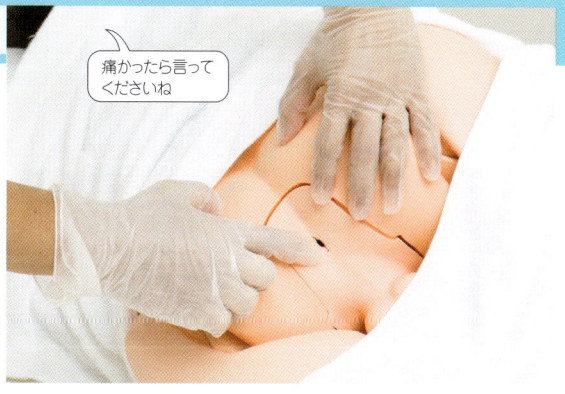

「痛かったら言ってくださいね」

5 肛門を広げる

- 片手の示指に潤滑剤を十分に塗布する．
- もう一方の手で，周りのしわを伸ばすように肛門を広げる．

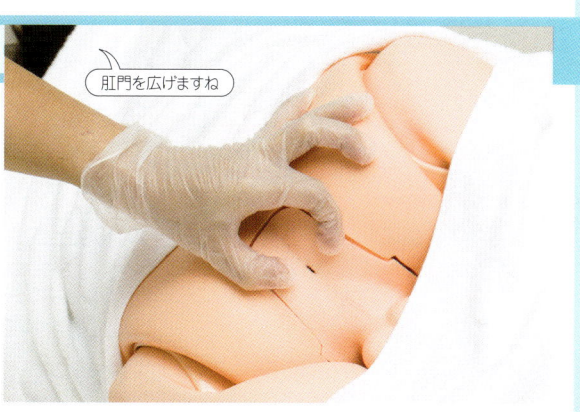

「肛門を広げますね」

直腸・肛門・生殖器のアセスメント

直腸・肛門のアセスメント

201

6 指を挿入する

- 患者さんに口での深呼吸*を促す．
  - * なぜなら 腹圧が低下し，肛門括約筋や腹筋の緊張がゆるんで指が挿入しやすくなるためです．
- 指を肛門にあて肛門括約筋がゆるむのを待つ．
- 肛門括約筋がゆるんだら，呼気に合わせ指を回転させながら**，ゆっくり挿入する．
  - ** なぜなら 指を回すことで，肛門を少しずつ広げながら挿入でき，患者さんの苦痛を抑えることができるためです．

> 回転させながら挿入する
>
> おしりに指を入れます．口で楽に呼吸してください

!注意
裂肛で痛みが強い場合や痔核がある場合は，無理に挿入しないようにしましょう．

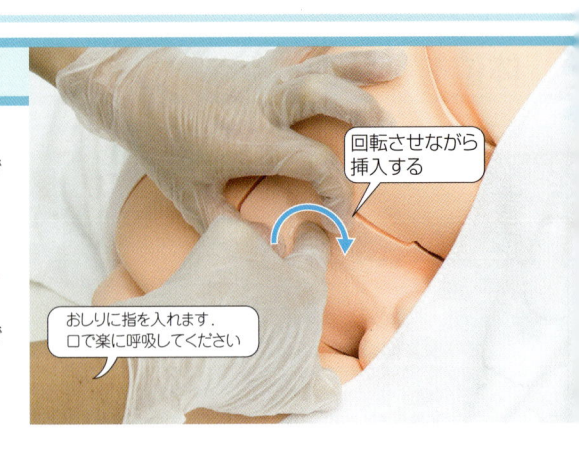

7 肛門管・直腸を触診する

- 示指を2～3cm挿入したところで，指の向きをゆっくりと変えながら肛門管の全周を触診する．また患者さんに肛門を締めるように促し，肛門括約筋の機能を確認する．
- 続いて，示指をできる限り奥まで挿入し，指の向きをゆっくりと変えながら直腸の全周を触診する．

> 指を動かしますね

ポイント
直腸診は，男性では前立腺を触れることができます（前立腺の触診→p.206）．女性では子宮頸部が直腸前面に硬く触れるため悪性腫瘍と間違えないように注意しましょう．

手技のコツ
指をなるべく曲げないようにしましょう．患者さんに不快感を与えてしまいます．

観察ポイント
- □ 肛門括約筋の緊張度（締まり具合）
- □ 肛門管・直腸の狭窄，結節，腫瘤の有無
- □ 硬便の貯留の有無

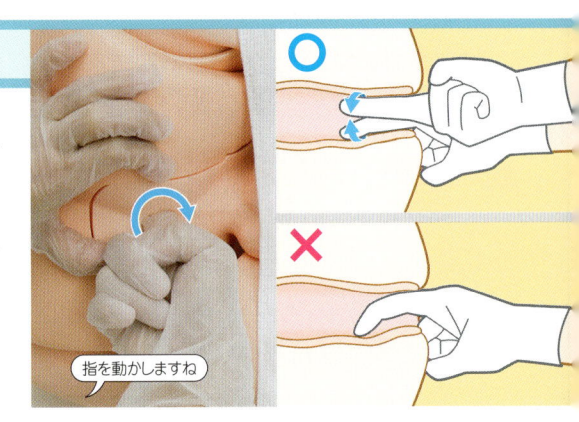

8 指を引き抜く

- 示指を肛門からやさしく引き抜く．

観察ポイント
- □ 指の付着物の性状

- きき手の手袋を1枚はずし，肛門部を温タオルなどで清拭する．
- 残りの手袋をはずし手指消毒する．
- 患者さんの寝衣，寝具を整え，終了したことを伝える．
- 肛門の視診・触診，直腸診の結果を評価・記録する．

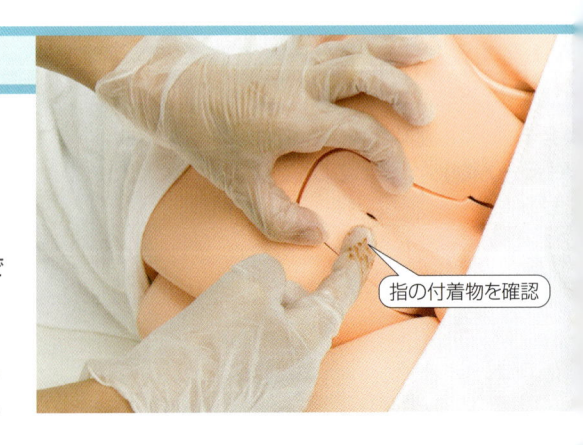

> 指の付着物を確認

肛門の視診・触診，直腸診の評価

● 肛門の視診・触診，直腸診で異常所見が認められた場合は以下のような疾患・原因が疑われます．

肛門の視診・触診

	正　常	異常と主な原因		
視診	● 発赤，腫脹，潰瘍などの皮膚症状がない ● 肛門からの分泌物はない ● 肛門の変形を認めない	● 痔核（病①p.170） 写真① ● 肛門に腫瘤がみられる．	● 肛門周囲膿瘍（病①p.172） 写真② ● 肛門周囲に発赤や腫脹がみられる． ● 肛門からの分泌物がみられる場合もある．	● 直腸脱（病①p.174） 写真③ ● 肛門から直腸の脱出がみられる．
		● 尖圭コンジローマ（病⑥p.242） 写真④ ● 肛門に乳頭状，鶏冠状の疣贅（ゆうぜい）がみられる．	● 梅毒（病⑥p.205） 写真⑤ ● 肛門周囲に扁平に隆起した丘疹がみられる．	● おむつ皮膚炎 写真⑥ ● おむつを着用している患者さんの肛門周囲に発赤がみられる．
触診	● 肛門括約筋が正常に収縮する ● 硬結，圧痛はない	● 肛門括約筋の収縮が弱い……神経疾患，加齢 ● 硬結，圧痛………………………肛門周囲膿瘍		

写真①……医療情報科学研究所 編，岡本 欣也 ：病気がみえるvol.1 消化器 第4版：メディックメディア：p.170, 2010
写真②……医療情報科学研究所 編，岡本 欣也 ：病気がみえるvol.1 消化器 第4版：メディックメディア：p.172, 2010
写真③……医療情報科学研究所 編，岡本 欣也 ：病気がみえるvol.1 消化器 第4版：メディックメディア：p.174, 2010
写真④……医療情報科学研究所 編，本田 まりこ：病気がみえるvol.6 免疫・膠原病・感染症：メディックメディア：p.242, 2009
写真⑤……医療情報科学研究所 編，石井 則久 ：病気がみえるvol.6 免疫・膠原病・感染症：メディックメディア：p.205, 2009
写真⑥……医療情報科学研究所 編，大浦 紀彦 ：看護技術がみえるvol.1 基礎看護技術：メディックメディア：p.286, 2014

直腸診

正　常	異常と主な原因
● 肛門括約筋は指の周りでぴったり閉じる	● 緊張亢進………………………炎症，裂肛 ● 緊張低下………………………加齢，神経疾患
● 狭窄，腫瘤などはなく表面がなめらか	● 狭窄，硬い腫瘤………………直腸癌 ● 狭窄，やわらかい腫瘤………ポリープ
● 硬便の貯留はない	● 硬便の貯留……………………便秘
● 指に血便や血液，膿汁は付着しない	● 指に血便，血液，膿汁が付着…潰瘍性大腸炎（病①p.109），大腸癌（病①p.130）

ポイント
肛門・直腸の病変の位置は恥骨側を12時，尾骨側を6時として時計の文字盤の位置で表現します．
● 時計の位置で表現する

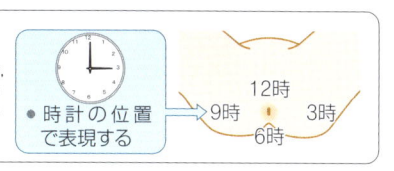

12時
9時　　3時
6時

直腸・肛門・生殖器のアセスメント

直腸・肛門のアセスメント

Visual Guide to Physical Assessment

生殖器のアセスメント

監修
金 壽子
水戸 優

　生殖器に腫瘍や性感染症などがあると，特徴的な症状が出現します．異常が生じた場合に早期発見できるようにきちんとしたアセスメント技術を学んでおきましょう．

● 男性生殖器のアセスメント ●

■ 男性生殖器の解剖

- 男性生殖器は体表から確認できる外性器（陰茎，陰嚢）と体内にある内性器（精巣，前立腺など）に分かれています．
- 男性の尿道は生殖器としての精路と，泌尿器としての尿路という役割をあわせもちます．
- 精子は精巣で形成され，精巣上体に貯蔵されます．その後，射精により精管を通り外尿道口から排出されます．

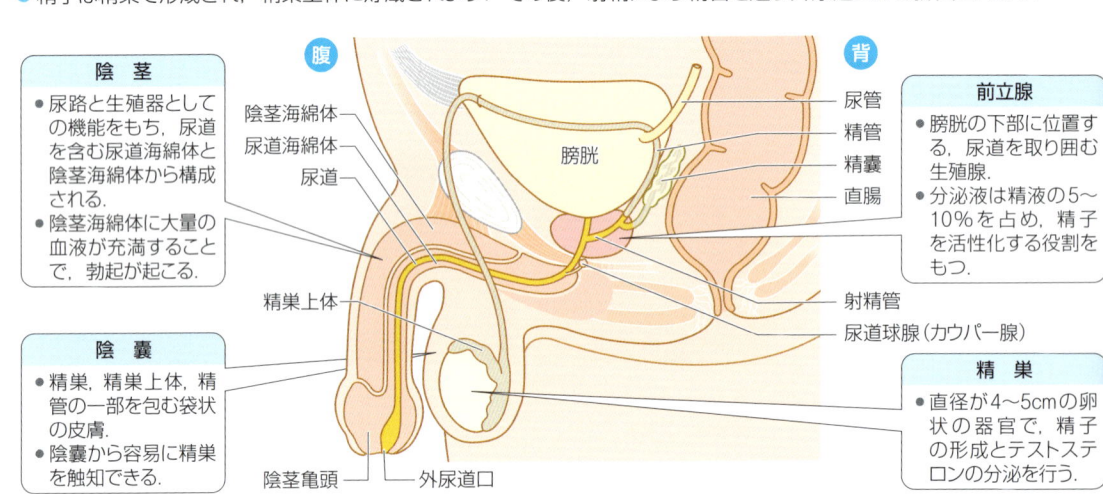

陰茎
- 尿路と生殖器としての機能をもち，尿道を含む尿道海綿体と陰茎海綿体から構成される．
- 陰茎海綿体に大量の血液が充満することで，勃起が起こる．

陰嚢
- 精巣，精巣上体，精管の一部を包む袋状の皮膚．
- 陰嚢から容易に精巣を触知できる．

前立腺
- 膀胱の下部に位置する，尿道を取り囲む生殖腺．
- 分泌液は精液の5～10％を占め，精子を活性化する役割をもつ．

精巣
- 直径が4～5cmの卵状の器官で，精子の形成とテストステロンの分泌を行う．

（図の各部位ラベル：腹／背／陰茎海綿体／尿道海綿体／尿道／精巣上体／陰茎亀頭／外尿道口／膀胱／尿管／精管／精嚢／直腸／射精管／尿道球腺（カウパー腺））

用語　テストステロン
男性ホルモンの一種で，精巣，前立腺，陰茎，骨，筋肉，毛根，脳などに作用し男性としての身体的特徴を形成する作用をもつ．

手順　男性生殖器の視診・触診

1 説明して体位を整える

- 患者さんに生殖器の視診・触診を行う目的，方法を説明し了承を得る．必要があれば排泄をすませておいてもらう．
- 看護師は手袋を装着する．
- 患者さんに立位または仰臥位になってもらい，外性器を露出してもらう．

ポイント
他の部位以上に羞恥心や苦痛を伴うため，特にプライバシーに留意し，リラックスできるよう声をかけながら観察を進めましょう．

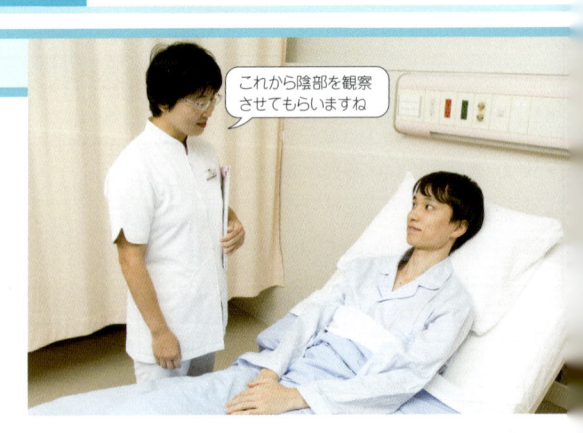

（吹き出し：これから陰部を観察させてもらいますね）

2 視診を行う

- 陰茎を観察する．亀頭が包皮で覆われている場合は，包皮を引き下げ亀頭を露出させてから行う（可能であれば患者さん自身に行ってもらう）．

> **注意**
> 包皮が下がらず亀頭が露出しない場合は，無理に引き下げると，陰茎が包皮で締めつけられ循環障害を起こす可能性があるため注意しましょう．また引き下げた包皮は診察終了後，もとの位置に戻しましょう．

- 陰茎を持ち上げ，陰嚢を観察する．陰嚢の裏側も忘れずに観察する．

観察ポイント
- □ 発赤，腫瘤，潰瘍などの皮膚症状の有無
- □ 外尿道口からの分泌物の有無，性状
- □ 陰嚢の大きさ，左右対称性

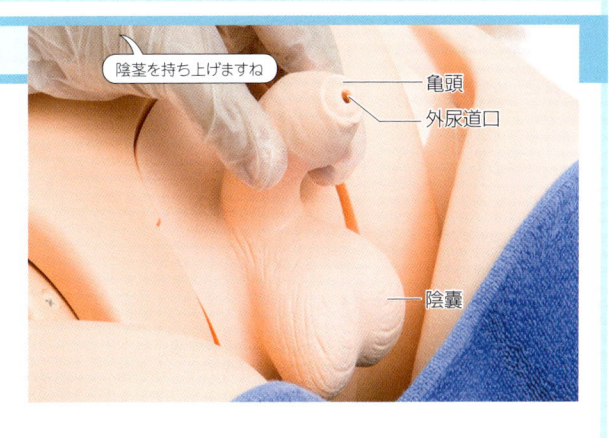

陰茎を持ち上げますね
亀頭
外尿道口
陰嚢

3 触診を行う

- 示指と母指で亀頭部を軽く圧迫して外尿道口を開く．
- 陰茎を持ち上げ，陰嚢全体を触診する．

観察ポイント
- □ 外尿道口からの分泌物の有無，性状
- □ 圧痛，硬結の有無
- □ 陰嚢から精巣が左右ともに触れるか

- 視診・触診の結果を評価・記録する．

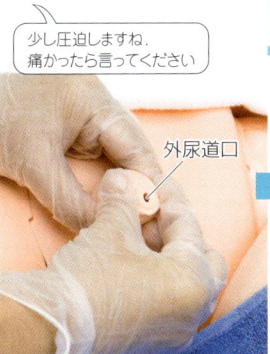

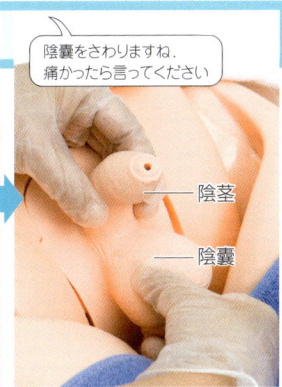

少し圧迫しますね．痛かったら言ってください．
外尿道口

陰嚢をさわりますね．痛かったら言ってください．
陰茎
陰嚢

直腸・肛門・生殖器のアセスメント

生殖器のアセスメント

■ 男性生殖器の視診・触診の評価

- 視診，触診で異常所見が認められた場合は以下のような疾患・原因が疑われます．

		正　常	異常とキな原因	
視　診		● 陰嚢や陰茎に発赤，腫瘤，潰瘍など皮膚症状なし	● 潰瘍・水疱 …………… 性器ヘルペス（病⑥p.234） ● 乳頭状，鶏冠状の疣贅 …… 尖圭コンジローマ（病⑥p.242） ● 腫瘤 ……………………… 陰茎癌（病⑧p.290）	
		● 陰嚢の大きさは左右対称であり，腫大，強い圧痛はない （正常でも陰嚢の高さには左右差あり，また軽度の圧痛あり）	● 左右非対称 …………… 停留精巣（病⑧p.316） ● 腫大 {・圧痛あり ……… 精巣炎，精巣上体炎（病⑧p.256），精巣捻転症（病⑧p.338） ・圧痛なし ……… 陰嚢水腫（病⑧p.316），精巣腫瘍（病⑧p.287）}	
		● 外尿道口からの分泌物はない	● 大量，膿性 …………… 淋菌性尿道炎（病⑧p.252） ● 少量，漿液性 ………… 非淋菌性尿道炎（病⑧p.252）	
触　診		● 陰嚢内に精巣が触知される	● 陰嚢内で触知不能 ……… 停留精巣	
		● 陰嚢に硬結はない	● 硬結あり ……………… 精巣腫瘍	

陰嚢内に無痛性の腫大があった場合には，光源を用いて透光性を確認する透光性試験で鑑別診断を行うことがあります．
- 透光性あり……… 陰嚢水腫 など
- 透光性なし……… 精巣腫瘍 など

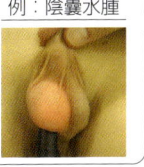

例：陰嚢水腫

手順 前立腺の触診

1 説明を行う

- 患者さんに前立腺の触診を行う目的，方法を説明し了承を得る．尿意を感じる可能性があることを説明し，必要があれば排泄をすませておいてもらう．

ポイント
他の部位以上に羞恥心や苦痛を伴うため，特にプライバシーに留意し，リラックスできるよう声をかけながら触診を進めましょう．

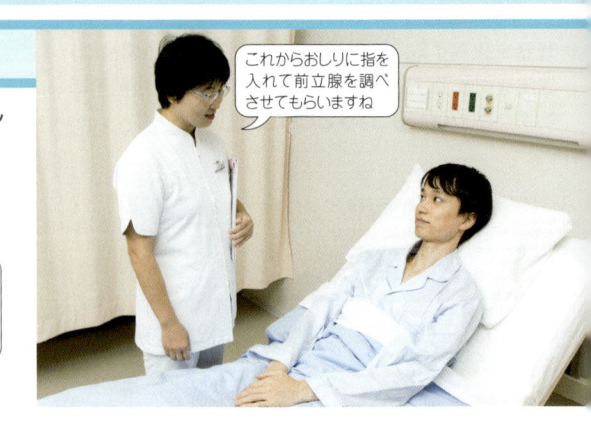

「これからおしりに指を入れて前立腺を調べさせてもらいますね」

2 体位を整える

- 患者さんにシムス位，立位前屈位，胸膝位のいずれかになってもらい，殿部を露出してもらう．

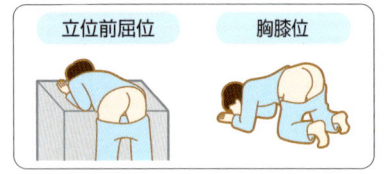

立位前屈位　　胸膝位

- 看護師は手袋を装着する．このとき，きき手は2枚重ね*で装着する．

***なぜなら** 手袋が破損した場合や，著しく汚染した場合にすぐに交換できるためです．

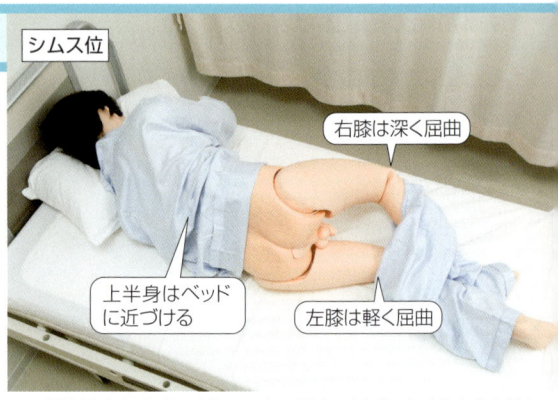

シムス位
- 右膝は深く屈曲
- 上半身はベッドに近づける
- 左膝は軽く屈曲

※手順がわかりやすいように，上の写真ではバスタオルを取り除いていますが，実際はバスタオルで露出を最小限にしています．

3 肛門を広げる ～ 4 指を挿入する

- 肛門の視診・触診，直腸診の手順 5, 6 (→p.201, 202) と同様に行う．

5 前立腺を触診する

- 指を直腸の奥に進めていき，肛門より約5cmの直腸前壁（腹側）で前立腺を触診する．

観察ポイント
- □ 大きさ，硬さ
- □ 表面の性状，中心溝 (→p.207) の明瞭さ
- □ 圧痛の有無

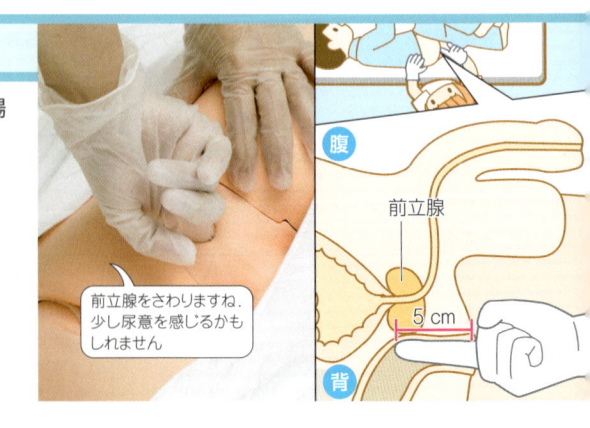

「前立腺をさわりますね．少し尿意を感じるかもしれません」

腹／前立腺／5cm／背

6 肛門を清拭する

- 示指を肛門からやさしく引き抜く．
- きき手の手袋を1枚はずし，肛門部を温タオルなどで清拭する．
- 残りの手袋をはずし手指消毒する．
- 患者さんの寝衣，寝具を整え，終了したことを伝える．
- 触診の結果を評価・記録する．

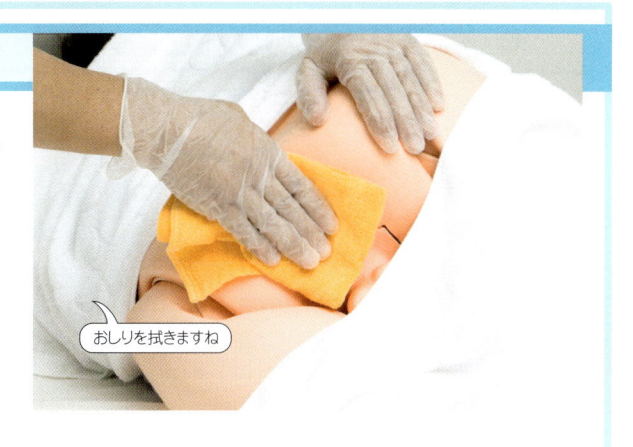

おしりを拭きますね

前立腺の触診の評価

- 前立腺の触診で異常所見が認められた場合は以下のような疾患・原因が疑われます．

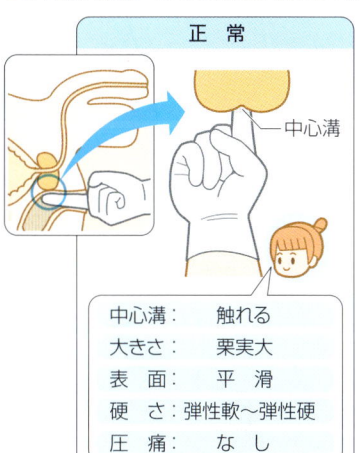

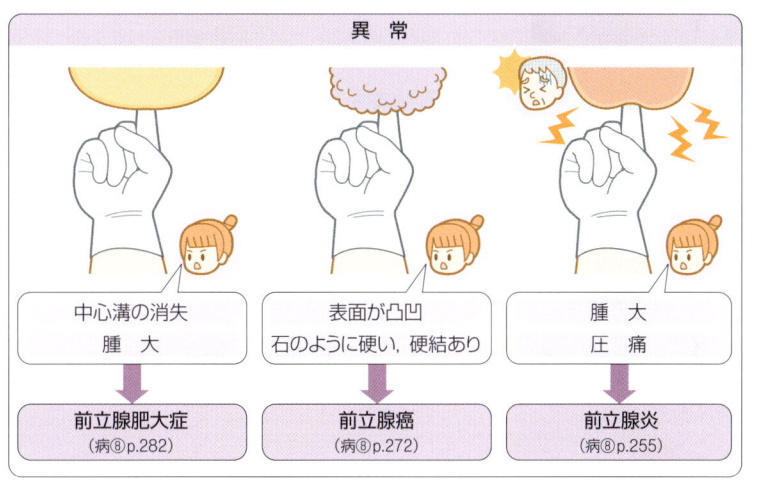

正 常
- 中心溝：触れる
- 大きさ：栗実大
- 表 面：平滑
- 硬 さ：弾性軟～弾性硬
- 圧 痛：なし

― 中心溝

異 常

- 中心溝の消失
  腫 大
  → 前立腺肥大症（病⑧p.282）

- 表面が凸凹
  石のように硬い，硬結あり
  → 前立腺癌（病⑧p.272）

- 腫 大
  圧 痛
  → 前立腺炎（病⑧p.255）

触診では前立腺の奥深いところや前面にある癌は触知できないため，異常がない場合でも癌を否定できません．

直腸・肛門・生殖器のアセスメント

生殖器のアセスメント

● 女性生殖器のアセスメント ●

■ 女性生殖器の解剖

- 女性生殖器は体表から確認できる外性器（大陰唇，小陰唇，陰核など）と体内にある内性器（卵巣，子宮，腟など）に分けられます．

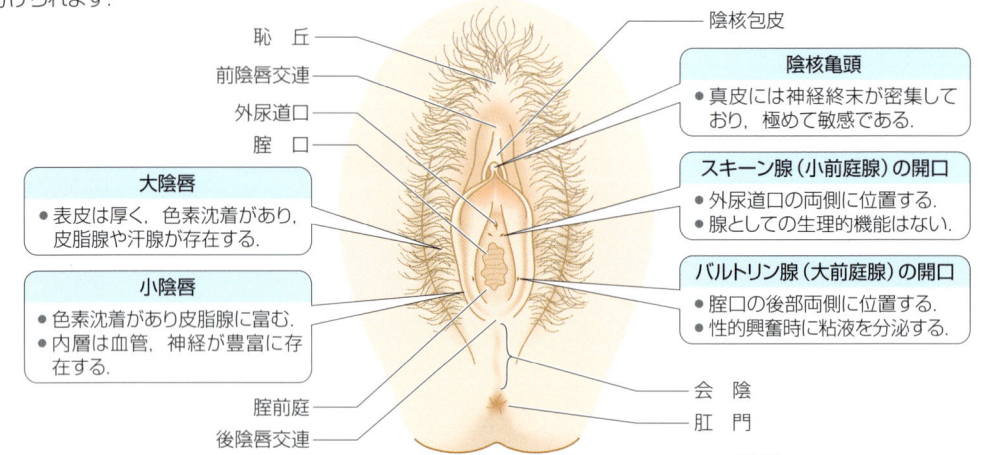

恥丘
前陰唇交連
外尿道口
腟口

大陰唇
- 表皮は厚く，色素沈着があり，皮脂腺や汗腺が存在する．

小陰唇
- 色素沈着があり皮脂腺に富む．
- 内層は血管，神経が豊富に存在する．

腟前庭
後陰唇交連

陰核包皮

陰核亀頭
- 真皮には神経終末が密集しており，極めて敏感である．

スキーン腺（小前庭腺）の開口
- 外尿道口の両側に位置する．
- 腺としての生理的機能はない．

バルトリン腺（大前庭腺）の開口
- 腟口の後部両側に位置する．
- 性的興奮時に粘液を分泌する．

会陰
肛門

- 会陰は分娩時にやわらかくなり伸展しますが，しばしば裂傷を生じるため，経産婦では瘢痕がみられることもあります．

手順 女性生殖器の視診・触診

1 準備をする

- 患者さんに生殖器の視診・触診を行う目的，方法を説明し了承を得る．必要があれば排泄をすませておいてもらう．
- 看護師は手袋を装着する．

> **ポイント**
> 他の部位以上に羞恥心や苦痛を伴うため，特にプライバシーに留意し，リラックスできるよう声をかけながら観察を進めましょう．

（これから陰部を観察させてもらいますね）

2 体位を整える

- 患者さんに内診台などで砕石位（→p.201）をとってもらい，外性器を露出してもらう．

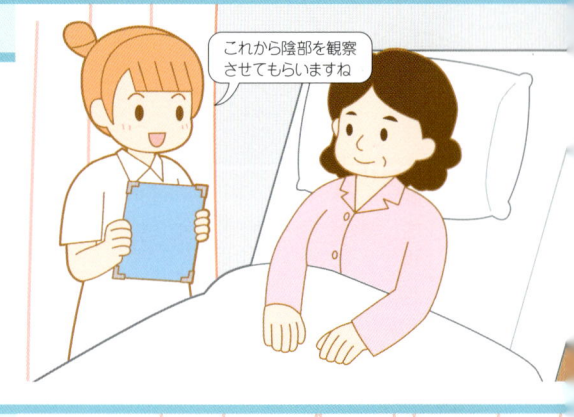

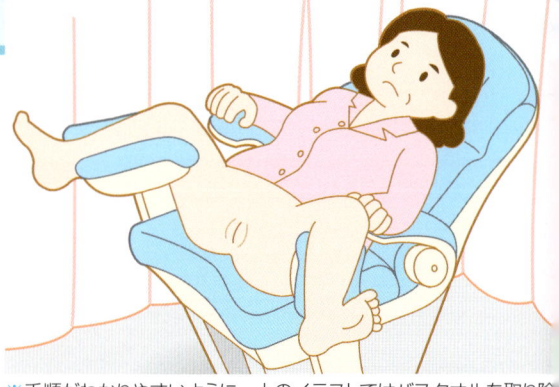

※手順がわかりやすいように，上のイラストではバスタオルを取り除いていますが，実際はバスタオルで露出を最小限にしています．

Visual Guide to Physical Assessment

3 視診を行う

- 片方の手で大陰唇を開き，外性器全体を観察する．

ポイント
適宜ペンライトなどを用い，明るさを確保したうえで診察を行いましょう．

観察ポイント
- □ 左右対称性，色，大きさ
- □ 発赤，潰瘍などの皮膚症状の有無
- □ 帯下の性状，色調，におい
- □ 不正性器出血の有無

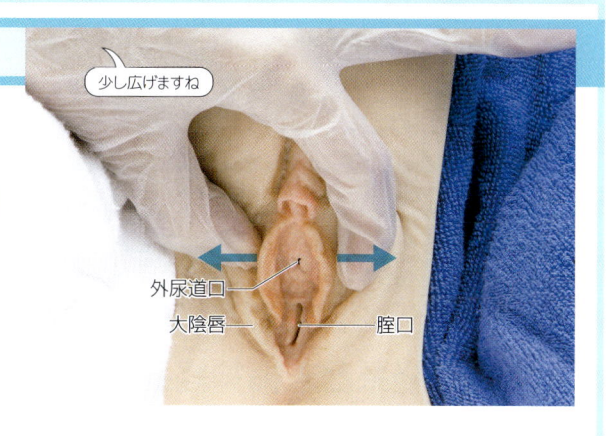

（少し広げますね）
外尿道口
大陰唇 — 腟口

4 触診を行う

- 示指を腟に少し挿入し，母指で外側から大陰唇を挟むようにして陰唇を触診する（腟口後部のバルトリン腺も含む）．

手技のコツ
尿道炎などが疑われる場合は，示指を第2関節程度まで腟に挿入し，指腹で尿道を圧迫しながら外側へ向かってしごき，分泌物の有無を確認します（スキーン腺の触診）．

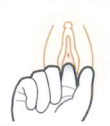

観察ポイント
- □ 陰唇の圧痛の有無
- □ バルトリン腺の腫脹・圧痛，圧迫時の分泌物の有無

（少しつまみますね．痛かったら言ってください）

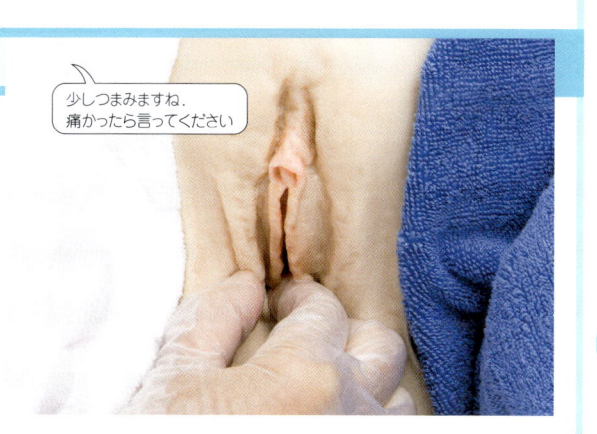

- 視診・触診の結果を評価・記録する．

直腸・肛門・生殖器のアセスメント

生殖器のアセスメント

女性生殖器の視診・触診の評価

- 視診，触診で異常所見が認められた場合は以下のような疾患・原因が疑われます．

		正常	異常と主な原因	
視診		● 外性器に発赤，潰瘍など皮膚症状はない	● 潰瘍・水疱	性器ヘルペス（病⑨p.88）
			● 乳頭状，鶏冠状の疣贅	尖圭コンジローマ（病⑥p.242）
		● 帯下は漿液性〜粘液性，透明〜白色で無臭	● 膿性	淋菌感染症（病⑨p.86），腟内異物による二次感染
			● 白色，酒かす状（ヨーグルト状）	外陰腟カンジダ症（病⑨p.92）
			● 黄色〜灰色，膿性・泡沫状	腟トリコモナス症（病⑨p.91）
			● 魚臭（アミン臭）	細菌性腟症（病⑩p.169）
		● 不正性器出血なし	● 不正性器出血あり	炎症，腫瘍，びらん，ポリープ，ホルモン剤（経口避妊薬など）の服用
触診		● 大陰唇に腫脹，圧痛は無くやわらかい	● 大陰唇の腫脹，圧痛	外陰腟炎（性感染症など）
		● バルトリン腺に腫脹や圧痛はなく，また圧迫時に分泌物もない	● バルトリン腺の腫脹，圧痛，分泌物	

209

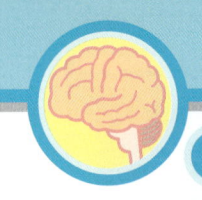

脳・神経系のアセスメント

監修
山田

　脳・神経系は日常生活に必要となる身体機能や生命の維持に重要な役割を担っています．そのアセスメントは，身体機能の評価から生命危機の判断まで，患者さんの状態に合わせた様々な視点での観察が必要となります．本章ではこれらの観察方法を紹介します．

■ 中枢神経系と末梢神経系

- 神経系には，中枢神経系（→p.212）と末梢神経系（→p.214）があります．

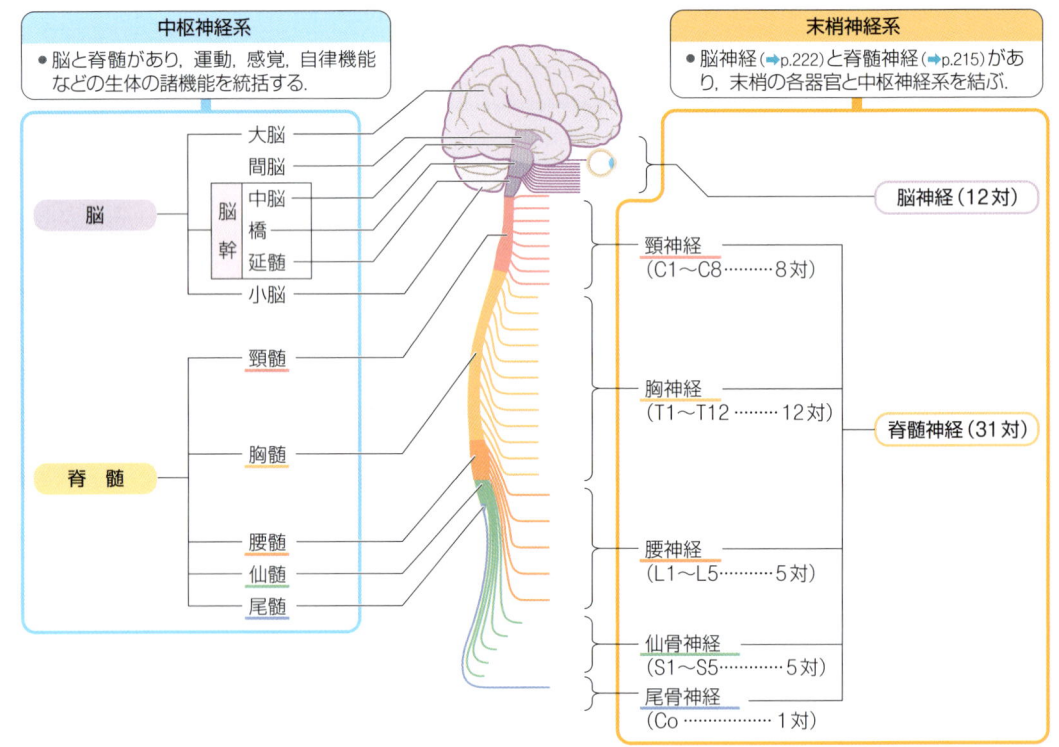

中枢神経系
- 脳と脊髄があり，運動，感覚，自律機能などの生体の諸機能を統括する．

- 脳
  - 大脳
  - 間脳
  - 脳幹
    - 中脳
    - 橋
    - 延髄
  - 小脳
- 脊髄
  - 頸髄
  - 胸髄
  - 腰髄
  - 仙髄
  - 尾髄

末梢神経系
- 脳神経（→p.222）と脊髄神経（→p.215）があり，末梢の各器官と中枢神経系を結ぶ．

- 脳神経（12対）
- 脊髄神経（31対）
  - 頸神経（C1〜C8 ……… 8対）
  - 胸神経（T1〜T12 ……… 12対）
  - 腰神経（L1〜L5 ……… 5対）
  - 仙骨神経（S1〜S5 ……… 5対）
  - 尾骨神経（Co ……… 1対）

● 神経系とニューロン ●

■ ニューロン

- ニューロン（神経細胞）とは，神経系における構造上および機能上の最小単位です．
- 主に神経細胞体，樹状突起，軸索からなり，多数のニューロンがネットワークを構築することにより神経情報の受け渡しをしています．
- 神経細胞体や樹状突起の形状，大きさ，軸索の長さなどは，ニューロンが存在する場所や機能により異なります．

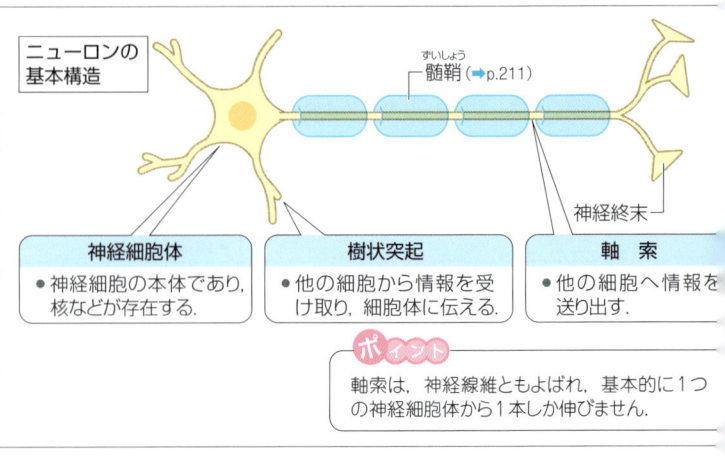

ニューロンの基本構造
- 髄鞘（→p.211）
- 神経終末

神経細胞体
- 神経細胞の本体であり，核などが存在する．

樹状突起
- 他の細胞から情報を受け取り，細胞体に伝える．

軸索
- 他の細胞へ情報を送り出す．

ポイント
軸索は，神経線維ともよばれ，基本的に1つの神経細胞体から1本しか伸びません．

●頸神経（C）：cervical nerve　●胸神経（T）：thoracic nerve　●腰神経（L）：lumbar nerve　●仙骨神経（S）：sacral nerve　●尾骨神経（Co）：coccygeal nerve

興奮の伝導と伝達

- 神経情報は，電気的興奮として軸索に沿って移動します（伝導）．神経終末まで伝わった神経情報は，シナプスで化学伝達物質として放出され，次のニューロンへ伝わります（伝達）．

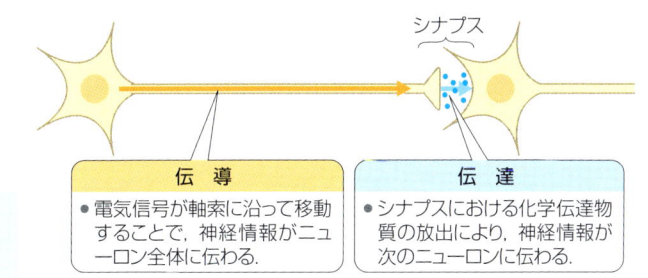

用語　シナプス
神経終末（軸索の終末部分）と次のニューロンの神経細胞体や樹状突起との接合部のこと．

伝導
- 電気信号が軸索に沿って移動することで，神経情報がニューロン全体に伝わる．

伝達
- シナプスにおける化学伝達物質の放出により，神経情報が次のニューロンに伝わる．

遠心路と求心路

- 神経情報は，一方向にしか伝わりません*．そのため情報伝達の経路には，中枢から末梢への「遠心路」と，末梢から中枢への「求心路」の2つの経路があります．

*　**なぜなら**　神経情報はシナプス前ニューロンからシナプス後ニューロンにしか伝達できないからです．

遠心路
- 情報が中枢から末梢へ伝わる遠心性の経路のこと．
- 運動神経，自律神経がある．
（例）運動神経

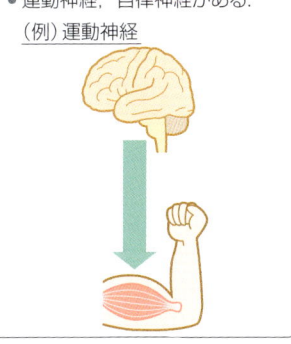

求心路
- 情報が末梢から中枢へ伝わる求心性の経路のこと．
- 感覚神経，自律神経がある．
（例）感覚神経

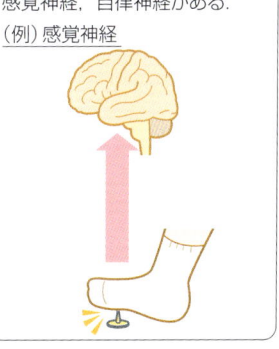

有髄神経と無髄神経

- ニューロン（→p.210）には，軸索が髄鞘（ミエリン鞘）とよばれる細胞に包まれている「有髄神経」と，包まれていない「無髄神経」があります．

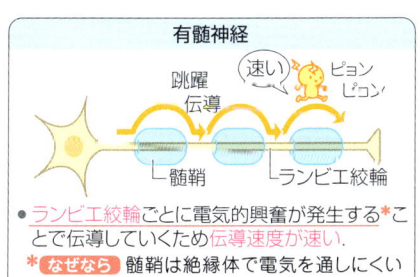

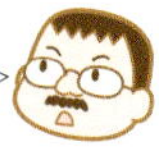

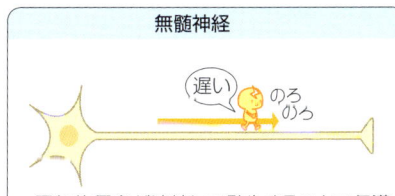

有髄神経
跳躍伝導　（速い　ピョンピョン）
髄鞘　ランビエ絞輪
- ランビエ絞輪ごとに電気的興奮が発生する*ことで伝導していくため伝導速度が速い．
*　**なぜなら**　髄鞘は絶縁体で電気を通しにくい性質だからです．

この有髄神経における伝導様式を「跳躍伝導」といいます．

無髄神経
（遅い　のろのろ）
- 電気的興奮が連続して発生することで伝導していくため，伝導速度が遅い．

豆知識
伝導の速さは軸索の太さによっても異なり，太い方が速く伝導します．

- 急速な興奮伝達を必要とする運動神経や，一部の感覚神経は有髄神経からなり，急速な興奮伝達を必要としない自律神経などは無髄神経からなります．

用語　ランビエ絞輪
髄鞘と髄鞘の間の軸索が露出している部分のこと．

脳・神経系のアセスメント

灰白質と白質

- 神経細胞体（→p.210）が多く存在している部分のことを灰白質といいます．これに対して軸索（有髄神経〔→p.211〕の神経線維）が多く存在している部分を白質といいます．
- 灰白質と白質の名前は，中枢神経系の組織の断面を肉眼的に観察したときの色の違いに由来しています．

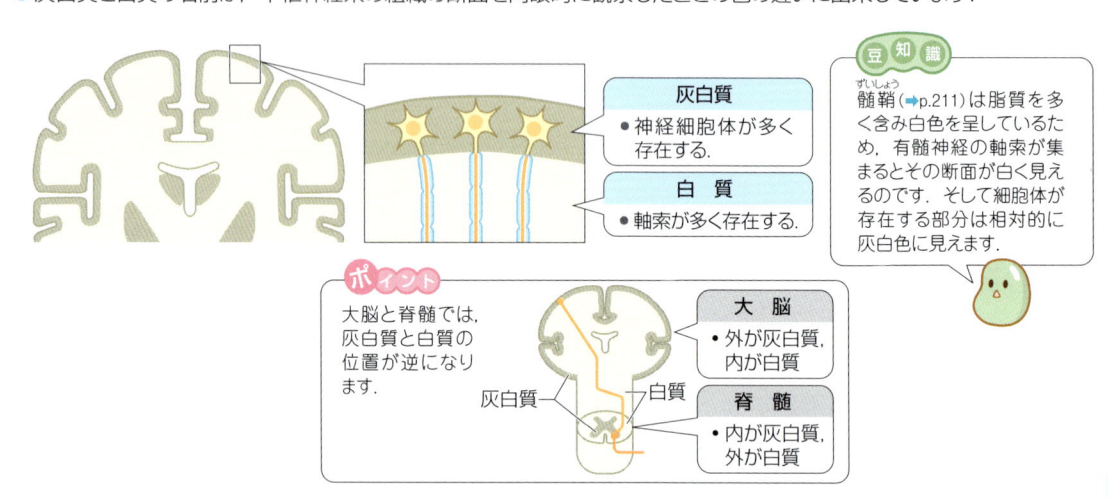

灰白質
- 神経細胞体が多く存在する．

白質
- 軸索が多く存在する．

豆知識
髄鞘（→p.211）は脂質を多く含み白色を呈しているため，有髄神経の軸索が集まるとその断面が白く見えるのです．そして細胞体が存在する部分は相対的に灰白色に見えます．

ポイント
大脳と脊髄では，灰白質と白質の位置が逆になります．

大脳
- 外が灰白質，内が白質

脊髄
- 内が灰白質，外が白質

中枢神経系

中枢神経系の構造と働き

- 中枢神経系は，脳と脊髄からなり，運動，感覚，自律神経機能などの身体の諸機能を統合，制御しています．
- 以下に，中枢神経系の各部位における主な働きを示します．

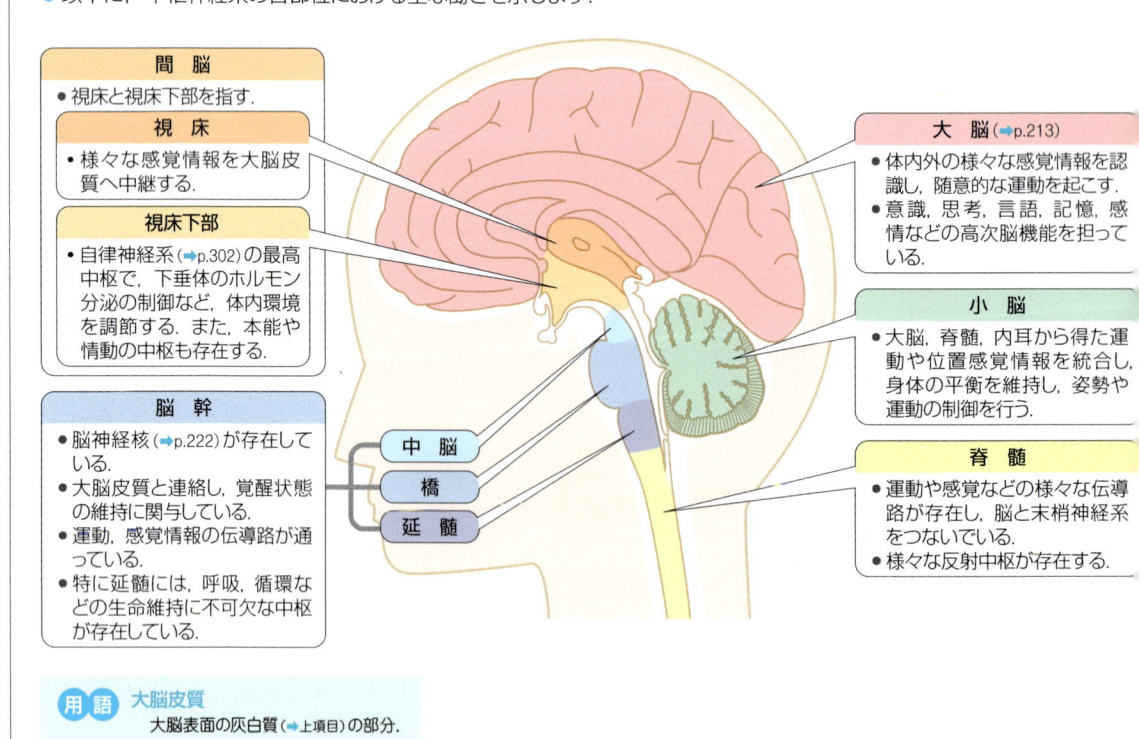

間脳
- 視床と視床下部を指す．

視床
- 様々な感覚情報を大脳皮質へ中継する．

視床下部
- 自律神経系（→p.302）の最高中枢で，下垂体のホルモン分泌の制御など，体内環境を調節する．また，本能や情動の中枢も存在する．

脳幹
- 脳神経核（→p.222）が存在している．
- 大脳皮質と連絡し，覚醒状態の維持に関与している．
- 運動，感覚情報の伝導路が通っている．
- 特に延髄には，呼吸，循環などの生命維持に不可欠な中枢が存在している．

中脳
橋
延髄

大脳（→p.213）
- 体内外の様々な感覚情報を認識し，随意的な運動を起こす．
- 意識，思考，言語，記憶，感情などの高次脳機能を担っている．

小脳
- 大脳，脊髄，内耳から得た運動や位置感覚情報を統合し，身体の平衡を維持し，姿勢や運動の制御を行う．

脊髄
- 運動や感覚などの様々な伝導路が存在し，脳と末梢神経系をつないでいる．
- 様々な反射中枢が存在する．

用語　大脳皮質
大脳表面の灰白質（→上項目）の部分．

大脳

● 大脳半球は，深く明瞭な溝である中心溝やSylvius裂（外側溝）などによって4つの葉に分けられています．

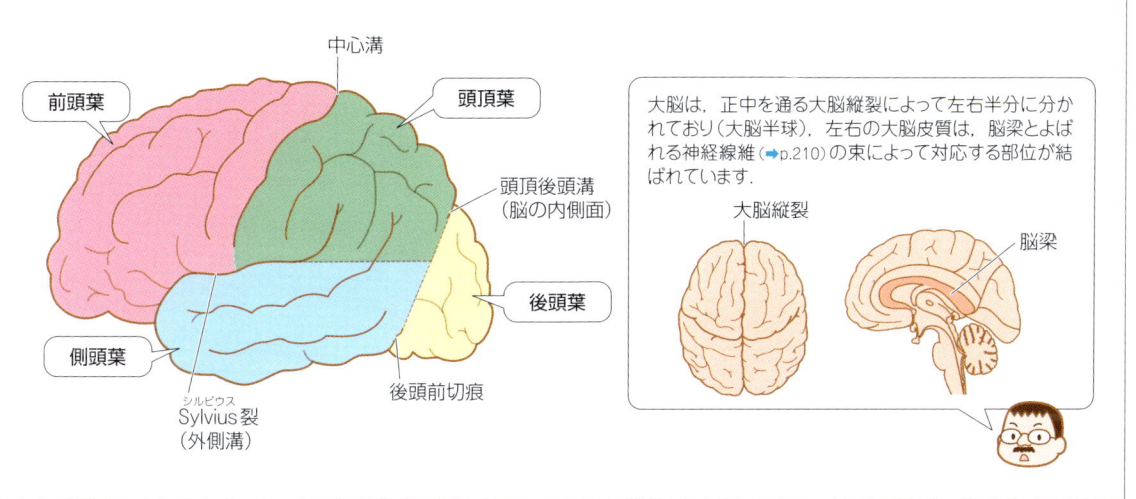

大脳は，正中を通る大脳縦裂によって左右半分に分かれており（大脳半球），左右の大脳皮質は，脳梁とよばれる神経線維（→p.210）の束によって対応する部位が結ばれています．

大脳皮質の機能局在

● 大脳における様々な働きは，大脳皮質（→p.212）が部位によって異なる特定の機能の働きを担っていることで支えられています．これを機能局在といいます．

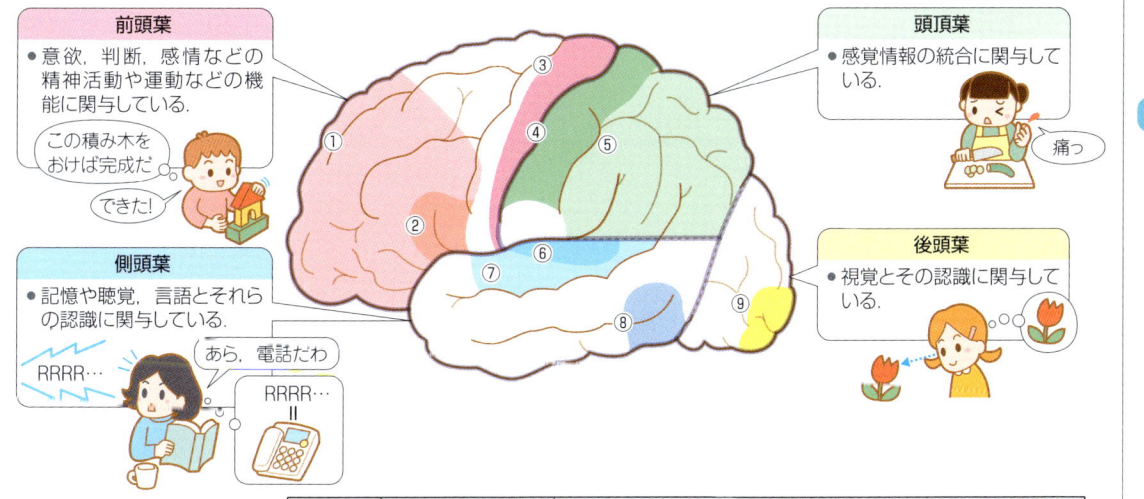

前頭葉
● 意欲，判断，感情などの精神活動や運動などの機能に関与している．

頭頂葉
● 感覚情報の統合に関与している．

側頭葉
● 記憶や聴覚，言語とそれらの認識に関与している．

後頭葉
● 視覚とその認識に関与している．

「一次野」とは，大脳皮質の特定の領域が末梢と直接的に関係して情報処理を行っている部位のことです．一方，「連合野」では運動野や感覚野からの情報を統合して，認識や判断をするといった複雑な情報処理を行っています．

葉	代表的な部位	主な働き
前頭葉	① 前頭連合野	● 思考，判断，計画，コミュニケーションなどの精神活動に関与する．
	② ブローカ野	● 発声や書字などの言語表出に関与する（運動性言語の中枢）．
	③ 一次運動野	● 運動の指令を出す．
頭頂葉	④ 一次体性感覚野	● 体性感覚（→p.288）の情報を受け取る．
	⑤ 頭頂連合野	● 空間の認識に関与する．また，様々な感覚情報を統合し，前頭連合野へ情報を送る．
側頭葉	⑥ 聴覚野	● 聴覚情報を受け取る．
	⑦ ウェルニッケ野	● 聞き取りなどの言語理解に関与する（感覚性言語の中枢）．
	⑧ 側頭連合野	● 視覚や聴覚情報をもとに，物体の認識や記憶に関与する．
後頭葉	⑨ 視覚野	● 視覚情報を受け取る．

Step Up

■ 運動野と感覚野の体部位局在

- 運動と感覚の中枢である一次運動野（→p.213）と一次体性感覚野（→p.213）は，中心溝の前後に存在します．ここに存在するニューロン（→p.210）が支配する身体の部位は決まっており，これを「体部位局在」とよびます．

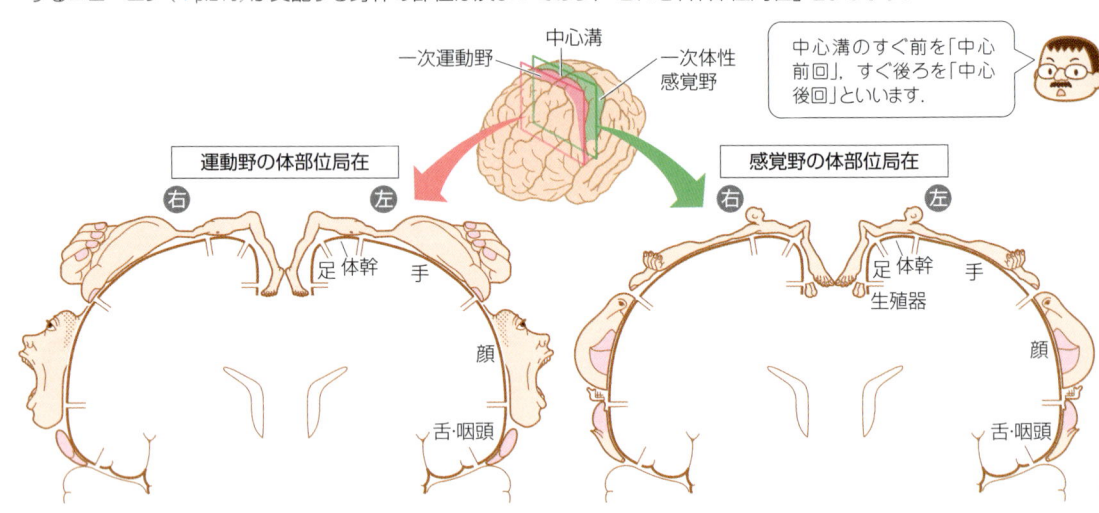

中心溝のすぐ前を「中心前回」，すぐ後ろを「中心後回」といいます．

運動野の体部位局在　　　感覚野の体部位局在

- 運動や感覚において，より細かな動きや識別が必要となる部位には多くのニューロンが存在しています．体部位局在の図において，存在するニューロンの量は，描かれた身体の大きさで表現されています．

豆知識
体部位局在の図は，まるで逆立ちしている小人のように見えることから，ラテン語で「小人」を意味する「ホムンクルス」ともよばれています．

● 末梢神経系 ●

■ 末梢神経系

- 末梢神経系とは，中枢神経系と筋肉や皮膚，内臓などの末梢器官との間の情報伝達を行う神経系を指します．
- 末梢神経系には，中枢神経系と連絡する部位によって分類される形態的分類と，働きによって分類される機能的分類があります．

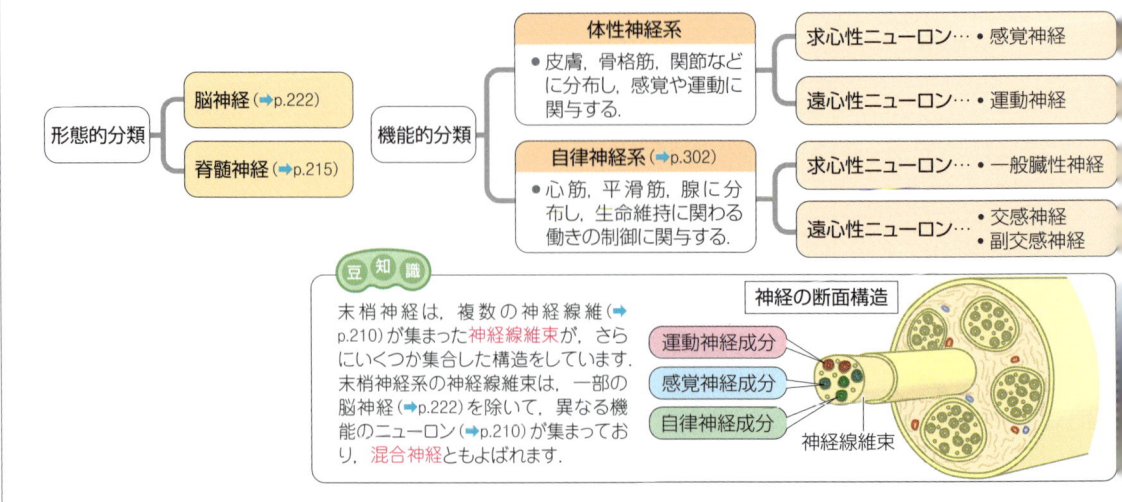

形態的分類
- 脳神経（→p.222）
- 脊髄神経（→p.215）

機能的分類
- 体性神経系
  - 皮膚，骨格筋，関節などに分布し，感覚や運動に関与する．
    - 求心性ニューロン…・感覚神経
    - 遠心性ニューロン…・運動神経
- 自律神経系（→p.302）
  - 心筋，平滑筋，腺に分布し，生命維持に関わる働きの制御に関与する．
    - 求心性ニューロン…・一般臓性神経
    - 遠心性ニューロン…・交感神経・副交感神経

豆知識
末梢神経は，複数の神経線維（→p.210）が集まった神経線維束が，さらにいくつか集合した構造をしています．末梢神経系の神経線維束は，一部の脳神経（→p.222）を除いて，異なる機能のニューロン（→p.210）が集まっており，**混合神経**ともよばれます．

神経の断面構造
- 運動神経成分
- 感覚神経成分
- 自律神経成分
- 神経線維束

脊髄神経

- 脊髄神経は，脊髄に由来する左右31対の末梢神経で，四肢，体幹の運動，感覚，自律神経機能を司っています．
- 各脊髄神経は，脊椎の椎間孔を通って脊柱管の外と交通しています．

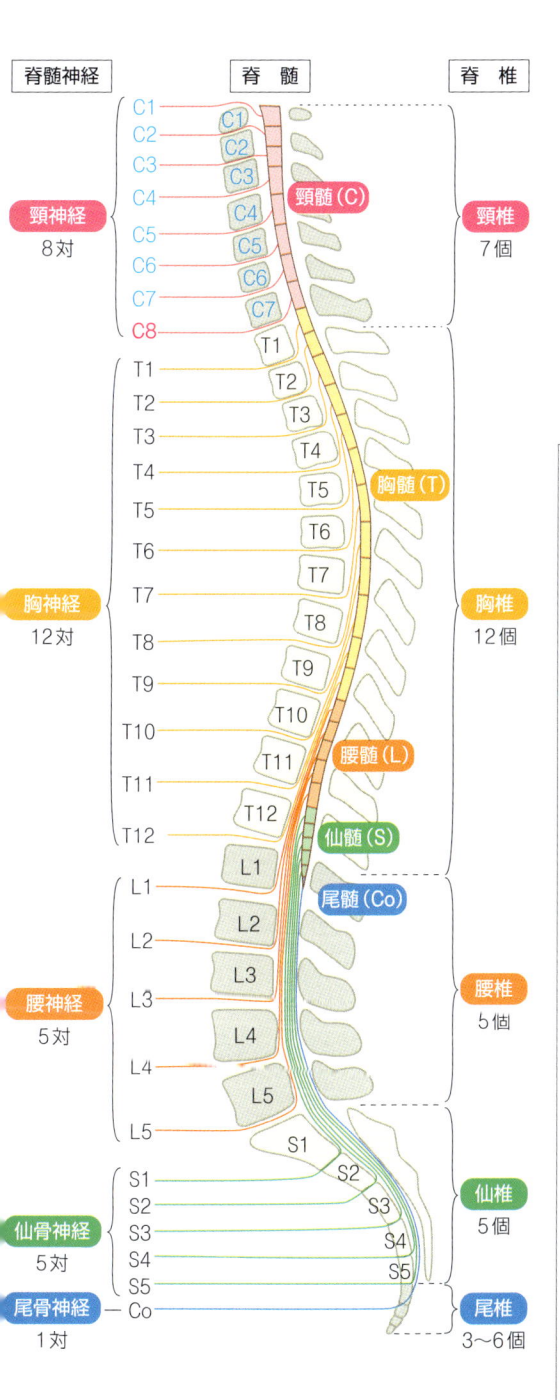

脊髄神経	脊髄	脊椎
頸神経 8対	頸髄(C) C1〜C8	頸椎 7個
胸神経 12対	胸髄(T) T1〜T12	胸椎 12個
腰神経 5対	腰髄(L) L1〜L5	腰椎 5個
仙骨神経 5対	仙髄(S) S1〜S5	仙椎 5個
尾骨神経 1対	尾髄(Co)	尾椎 3〜6個

脊柱管の中を通る脊髄は，脊柱よりも短いため下に行けば行くほど脊柱管の中での脊髄神経の走行は長くなり，髄節の位置と脊髄神経が出る位置にずれが生じます．

用語 椎間孔
椎骨が連結したときにできる左右の隙間．

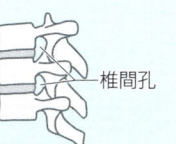

髄節
脊髄自体に外見上の目印がないため，脊髄神経が由来する部位ごとに分けた脊髄の単位．

脊髄神経の前枝と後枝

- 脊髄神経（→上項目）は，脊髄の各髄節と神経根によって接続しており，椎間孔（→上項目）を出たところで「前枝」，「後枝」に分かれて全身へ分布しています．

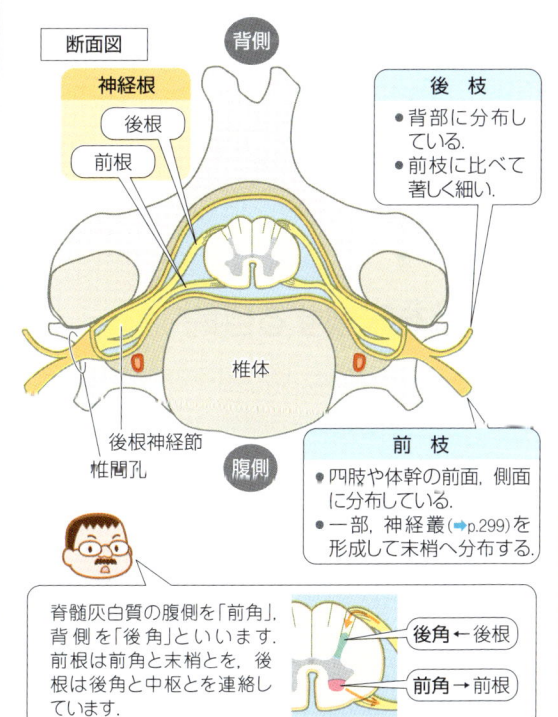

断面図

神経根：後根／前根

後枝
- 背部に分布している．
- 前枝に比べて著しく細い．

前枝
- 四肢や体幹の前面，側面に分布している．
- 一部，神経叢（→p.299）を形成して末梢へ分布する．

後根神経節／椎間孔

脊髄灰白質の腹側を「前角」，背側を「後角」といいます．前根は前角と末梢とを，後根は後角と中枢とを連絡しています．

後角←後根
前角→前根

用語 神経根
脊髄の各髄節に直接接続する神経線維の束のこと．遠心性ニューロンからなる「前根」と求心性ニューロンからなる「後根」がある．

後根神経節
感覚神経の神経細胞体が集合して形成される神経節．

頸椎(C): cervical vertebra ●胸椎(T): thoracic vertebra ●腰椎(L): lumbar vertebra ●仙椎(S): sacral vertebra ●頸髄(C): cervical
●胸髄(T): thoracic cord ●腰髄(L): lumbar cord ●仙髄(S): sacral cord ●尾髄(Co): coccygeal cord ●頸神経(C): cervical
●胸神経(T): thoracic nerve ●腰神経(L): lumbar nerve ●仙骨神経(S): sacral nerve ●尾骨神経(Co): coccygeal nerve

意識のアセスメント

監修 大久保暢

意識は，生命を左右する重要なサインの1つです．軽微な意識の変化も見逃すことがないように，意識状態を正確に観察，評価できるようにしましょう．

■ 意識

- 意識には，「意識レベル（覚醒度）」と「意識の内容」という2つの要素があります．これらは外に表れている反応でしか評価できません．

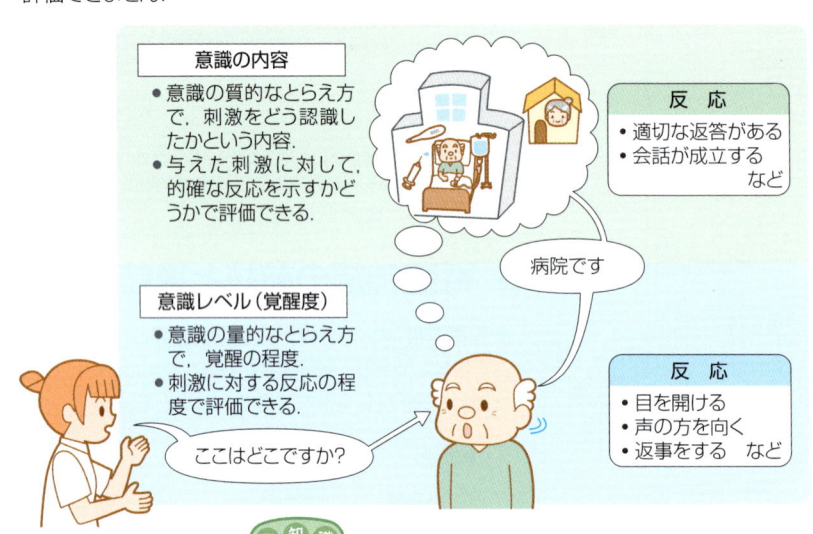

意識の内容
- 意識の質的なとらえ方で，刺激をどう認識したかという内容．
- 与えた刺激に対して，的確な反応を示すかどうかで評価できる．

反応
- 適切な返答がある
- 会話が成立する　など

意識レベル（覚醒度）
- 意識の量的なとらえ方で，覚醒の程度．
- 刺激に対する反応の程度で評価できる．

反応
- 目を開ける
- 声の方を向く
- 返事をする　など

覚醒状態は上行性網様体賦活系（病⑦p.457）の働きにより維持されています．そして上行性網様体賦活系によって活性化した大脳皮質（→p.212）の働きにより意識の内容が保持されています．

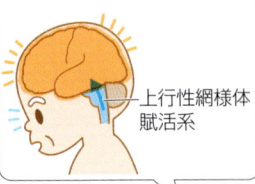

豆知識
「意識レベル」と「意識の内容」のどちらか，または両方が障害された状態を意識障害といいます．意識レベルが低下した状態を「意識混濁」，また軽度から中等度の意識混濁に多彩な精神症状が加わり，異常な言動がみられる状態を「意識変容」と表現します．

■ 意識を観察する目的

- 意識を観察する目的は，以下のような意識障害によるリスクを回避することです．

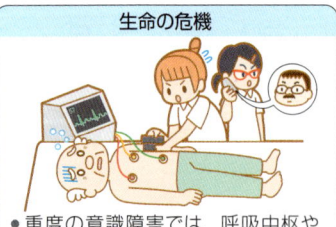

生命の危機
- 重度の意識障害では，呼吸中枢や循環中枢に近い脳幹が障害されている可能性があり，早急に対応しなければ死に至る危険性がある．
- 意識障害の程度やバイタルサイン（→p.22）の観察から緊急度，重症度を判断し，救命する．

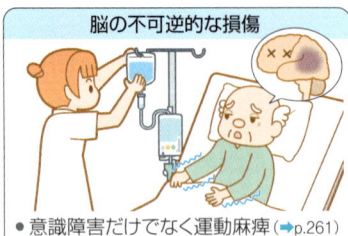

脳の不可逆的な損傷
- 意識障害だけでなく運動麻痺（→p.261）や言語障害などにより，ADLやQOLに大きな影響をおよぼす可能性がある．
- 意識の変化から脳の障害を早期に発見し，適切な治療や管理を行うことで障害を最小限にとどめる．

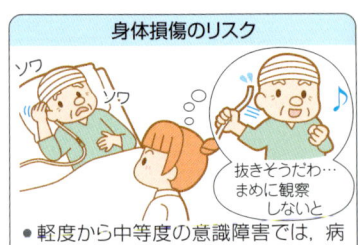

身体損傷のリスク
- 軽度から中等度の意識障害では，病識の欠如や注意力の低下などにより身体損傷（転倒・転落やカテーテル類の自己抜去など）のリスクが高くなる．
- 患者さんの言動などに注意し，安全に過ごせるようなケアを行う．

- 軽微な変化も見逃すことがないように日常的に意識状態を把握し，異常時に速やかな対応ができるように努めることが重要です．

●日常生活活動（ADL）：activities of daily living　●生活の質（QOL）：quality of life

日常の観察の重要性

- 意識の観察では，普段と様子が違うという変化に気づくことが重要です．
- そのことが，重篤な意識障害の初期症状であったり，身体に起きた異変や苦痛による意識の変化であったりする可能性があるからです．
- 日頃から，会話や仕草などの変化に注意して，意識の把握に努める必要があります．

注意すべき会話や仕草の例

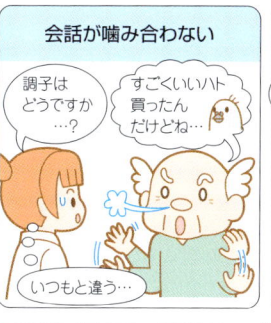

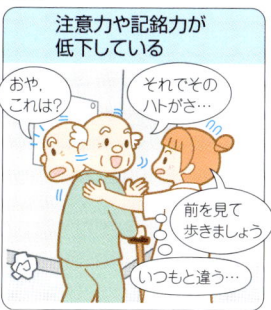

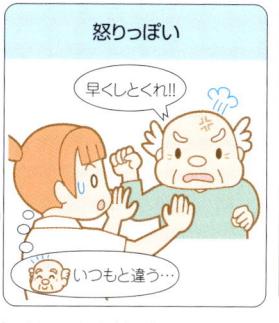

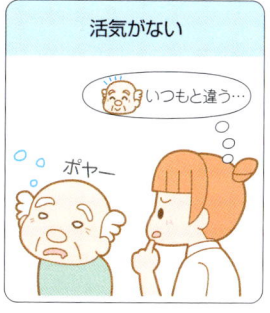

会話が噛み合わない	注意力や記銘力が低下している	怒りっぽい	活気がない

（「調子はどうですか…？」「すごくいいハト買ったんだけどね…」 いつもと違う…）
（「おや，これは？」「それでそのハトが…」「前を見て歩きましょう」 いつもと違う…）
（「早くしとくれ!!」 いつもと違う…）
（「いつもと違う…」 ポヤー）

- 必要に応じて，評価スケールを用いて継続的に意識の観察をすることを検討しましょう．

評価スケール

- 脳・神経疾患の急性期や，普段と様子が違うと感じたときなど意識を観察する場合には，意識状態を数値化した評価スケールを用います．
- 評価スケールを用いることで，客観的かつ経時的な評価が可能となり，また緊急時でも迅速かつ的確に意識障害の程度を共有することが可能となります．

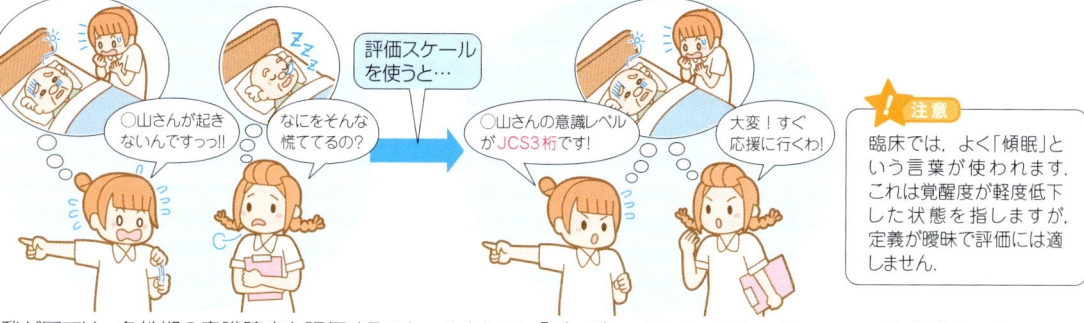

（○山さんが起きないんですっ!!／なにをそんなに慌ててるの？　→評価スケールを使うと…→ ○山さんの意識レベルがJCS3桁です！／大変！すぐ応援に行くわ!）

!注意
臨床では，よく「傾眠」という言葉が使われます．これは覚醒度が軽度低下した状態を指しますが，定義が曖昧で評価には適しません．

- 我が国では，急性期の意識障害を評価するスケールとして，「ジャパン・コーマ・スケール（→p.218）」と「グラスゴー・コーマ・スケール（→p.219）」の2つが用いられます．

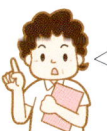

!注意
どの評価スケールを用いても構いませんが，1人の患者さんに対して使うスケールは統一しましょう*．
***なぜなら** 評価の度に異なるスケールを使用すると，経時的な変化を正確にとらえることができなくなるからです．

脳・神経系のアセスメント　意識のアセスメント

Column　意識障害と睡眠

　意識レベルの観察において判断が難しいことの1つに，意識障害と睡眠の鑑別があります．眠っている患者さんを起こして意識レベルの評価をすべきかどうかは非常に悩ましい問題です．しかし，眠っていると思い込んで観察を怠り，意識レベルの低下に気づけなかったとあっては，取り返しがつきません．
　まずは，一人ひとりの患者さんに対して意識レベルを評価すべきかどうかをアセスメントすることが重要です．
　寝返りなどの体動や寝息は睡眠中でも観察が可能です．全く動かなくなった，体動が減った，いびき様呼吸になった，などの変化があれば，患者さんを起こして意識レベルを観察した方がいいかもしれません．

●医療情報科学研究所

本式昏睡尺度（JCS）：Japan Coma Scale

ジャパン・コーマ・スケール（JCS）

- ジャパン・コーマ・スケール（JCS）は，覚醒度に主眼をおいたスケールで，日本で広く普及しています．
- 点数が大きいほど意識障害は重度となります．
- 簡便でわかりやすく，緊急時の意識レベルの評価に非常に有効ですが，覚醒の定義が曖昧なので評価者によって判断にばらつきがでることがあり，注意が必要です．

JCSの評価

- JCSでは，まず開眼の有無で大まかな覚醒度の評価を行い，そのうえで詳細に反応を分類します．

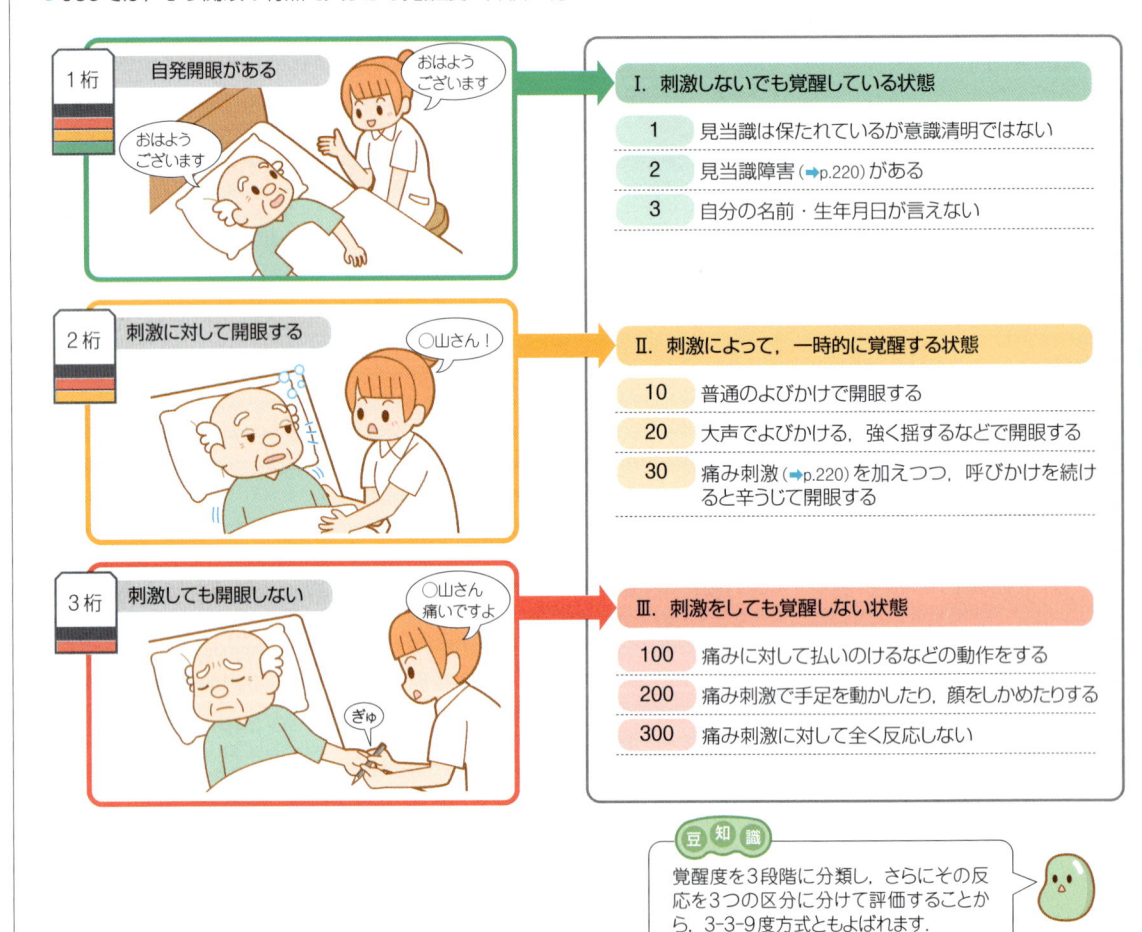

1桁　自発開眼がある

Ⅰ．刺激しないでも覚醒している状態
1	見当識は保たれているが意識清明ではない
2	見当識障害（→p.220）がある
3	自分の名前・生年月日が言えない

2桁　刺激に対して開眼する

Ⅱ．刺激によって，一時的に覚醒する状態
10	普通のよびかけで開眼する
20	大声でよびかける，強く揺するなどで開眼する
30	痛み刺激（→p.220）を加えつつ，呼びかけを続けると辛うじて開眼する

3桁　刺激しても開眼しない

Ⅲ．刺激をしても覚醒しない状態
100	痛みに対して払いのけるなどの動作をする
200	痛み刺激で手足を動かしたり，顔をしかめたりする
300	痛み刺激に対して全く反応しない

豆知識
覚醒度を3段階に分類し，さらにその反応を3つの区分に分けて評価することから，3-3-9度方式ともよばれます．

- 評価した意識レベルは，「3」や「100」と表現します．
- さらに，開眼の有無では評価しにくい，不穏（R），失禁（I），自発性喪失（A）がある場合には，「3-R」などと表現します．

手技のコツ
意識清明と「1」の鑑別は，会話をする中で見極めます．「返事に時間がかかる」，「ヒントがないと答えられない」，「指示動作が正しく行えない」などの様子があれば「1」と判断します．

ポイント
「3」と「10」の見極めは難しいところです．自発的に開眼していても，すぐに閉眼してしまい，閉眼時間の方が長い場合には「10」と判断します．

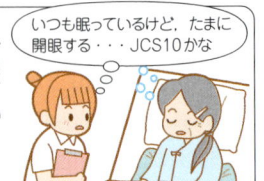

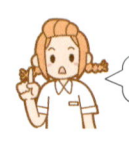

いつも眠っているけど，たまに開眼する・・・JCS10かな

臨床では「Ⅰ-3」，「Ⅱ-10」と表現されることが多いです．

- JCS：Japan Coma Scale

グラスゴー・コーマ・スケール（GCS）

- グラスゴー・コーマ・スケール（GCS）は，国際的に広く普及している評価スケールです．
- 開眼，言動，運動の3つの反応を独立して観察し，各項目の合計点数で重症度を判断します．点数が小さいほど意識障害が重度となります．
- 評価項目が細かく複雑ですが，詳細な評価が可能です．

GCSの評価

E. 開眼反応（eye opening）

4点	自発的に，または普通のよびかけで開眼
3点	強くよびかけると開眼
2点	痛み刺激で開眼
1点	痛み刺激でも開眼しない

V. 最良言語反応（verbal response）

5点	見当識の保たれた会話
4点	混乱した会話
3点	混乱した言葉
2点	理解できない声
1点	発語なし

※挿管などで発声ができない場合は「T」と表記．扱いは1点と同様．

M. 最良運動反応（motor response）

6点	命令に従って四肢を動かす
5点	痛み刺激に対して手で払いのける
4点	痛み刺激に対する逃避屈曲
3点	痛み刺激に対する緩徐な四肢異常屈曲（除皮質硬直 →p.221）
2点	痛み刺激に対する緩徐な四肢伸展（除脳硬直 →p.221）
1点	運動みられず

手技のコツ
最良言語反応で評価が難しい部分は，3点と4点の見極めです．会話になるか，ならないかで判断しましょう．返事が正しくなくても，質問に対して応答していれば4点と判断します．

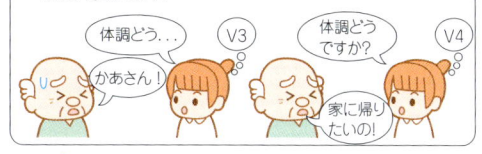

注意
最良運動反応の6点の評価では，離握手，上肢の挙上，四肢の屈曲などの動作を行ってもらいます．このとき，反射（→p.278）と随意運動を間違えないように注意が必要です．

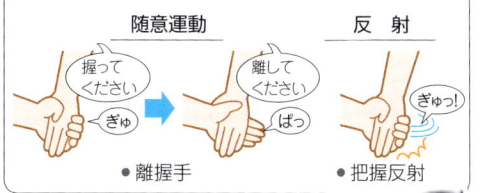

- 評価した意識レベルは，「E3V4M6」などと表現します．

ポイント
患者さんのわずかな変化も逃さずとらえられるように，評価スケールとともに，加えた刺激とその反応を記録に残しておくとよいでしょう．

合計点数も表現する場合には，「E2V4M4：10点」などと記載します．

GCS：Glasgow Coma Scale

■ 見当識障害

- 見当識とは，自分のおかれている状況を認識する能力のことで，この能力が障害された状態を見当識障害といいます．
- 「時間」，「場所」，「人物」について質問し，いずれか1つでも正しく答えられない場合は見当識障害があると判断します．

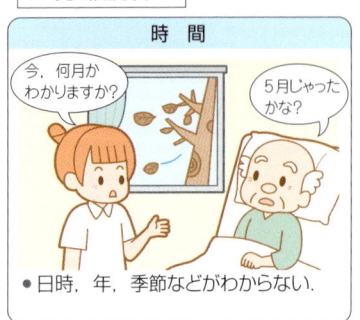

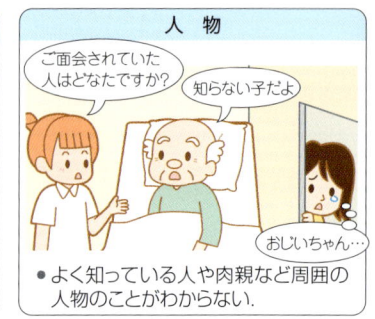

見当識障害

時間
今，何月かわかりますか？
5月じゃったかな？
- 日時，年，季節などがわからない．

場所 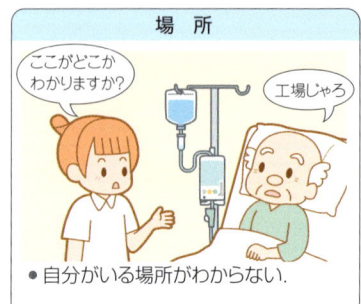
ここがどこかわかりますか？
工場じゃろ
- 自分がいる場所がわからない．

人物
ご面会されていた人はどなたですか？
知らない子だよ
おじいちゃん…
- よく知っている人や肉親など周囲の人物のことがわからない．

手技のコツ
病室にカレンダーや時計などが無いことで，見当識が正常であっても正確に日にちを把握することが難しいこともあります．具体的な日にちだけでなく，「今は朝ですか？夜ですか？」，「今の季節は何ですか？」などの患者さんが答えやすい質問も行い，総合的に判断しましょう．

ポイント
見当識における"人物"とは，自分のことではなく，他人のことを指します．日常的に接している家族や周囲の人を認識できるかどうかを確認しましょう．

■ 痛み刺激

- 痛み刺激は，以下のような方法で刺激を加えます．
- 痛み刺激を一度加えて反応がない場合は，部位を変えて再度痛み刺激を加えて反応を見ます＊．
  - ＊**なぜなら** 痛みが伝達されない感覚障害（→p.289）や運動麻痺（→p.261）の部位に刺激を与えていた可能性があるからです．

爪床を強く圧迫する 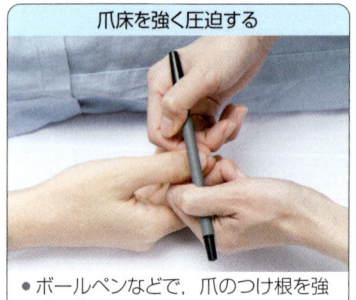
- ボールペンなどで，爪のつけ根を強く圧迫する．

胸骨を強く圧迫する 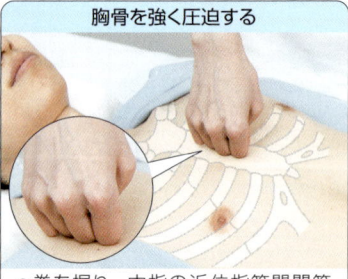
- 拳を握り，中指の近位指節間関節で胸骨中心部を強く圧迫する．

眼窩上切痕部を強く圧迫する 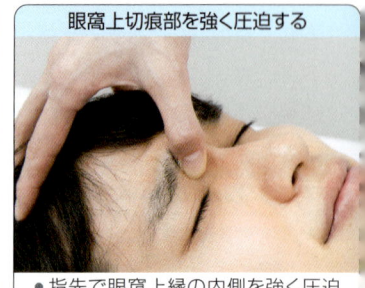
- 指先で眼窩上縁の内側を強く圧迫する．

- たとえ意識がなくとも患者さんへの配慮を忘れずに，必ず声をかけてから行うようにしましょう．

手技のコツ
痛み刺激は患者さんに意図的に苦痛を与えるため，必要最低限の実施にとどめる必要があります．緊急性がなければ，吸引などの痛みを伴うケア時の反応をよく観察し，日常の中で評価することも可能です．

注意
急性期のクモ膜下出血（病⑦p.110）の患者さんに痛み刺激を加えてはいけません＊．
＊**なぜなら** 急激に血圧上昇が起き，再出血の危険性があるからです．

除皮質硬直と除脳硬直

- 除皮質硬直と除脳硬直は，高度の意識障害で出現する異常姿勢であり，痛み刺激（→p.220）を加えることにより観察されます．
- 緊急度，重症度が高い病状であることを示しているため，GCS（→p.219）の運動の項目でも表現されています．

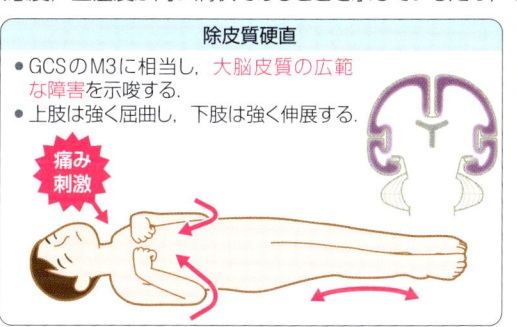

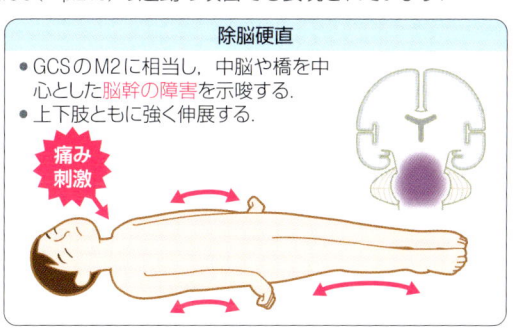

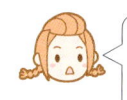

除皮質硬直
- GCSのM3に相当し，**大脳皮質の広範な障害**を示唆する．
- 上肢は強く屈曲し，下肢は強く伸展する．

除脳硬直
- GCSのM2に相当し，中脳や橋を中心とした**脳幹の障害**を示唆する．
- 上下肢ともに強く伸展する．

ポイント
痛み刺激に限らず，体位変換（看①p.35）や吸引（看②p.210）などの刺激でも上記の異常姿勢は誘発されます．

一般に，除脳硬直がみられた場合，意識の回復は難しいです．

Supplement

意識障害の原因

- 意識障害の原因は，頭蓋内病変に起因する一次性脳障害と，脳以外の病変に起因する二次性脳障害とに分けられます．
- 一次性脳障害は，意識の中枢である脳幹や大脳の病変，頭蓋内圧の亢進が原因となる意識障害です．
- 二次性脳障害は，脳以外の原因により脳代謝や脳血流の異常が生じることでひき起こされた意識障害です．

一次性脳障害
- 脳血管障害
  - 脳梗塞 （病⑦p.64）
  - 脳出血 （病⑦p.92）
  - クモ膜下出血 （病⑦p.110）
- 脳腫瘍 （病⑦p.412）
  - 原発性脳腫瘍
  - 転移性脳腫瘍
- 頭部外傷 （病⑦p.440）
  - 脳震盪
  - 脳挫傷 （病⑦p.452）
  - 急性硬膜下血腫 （病⑦p.450）
  - 急性硬膜外血腫 （病⑦p.448）
- 感染症
  - 脳炎
  - 髄膜炎 （病⑦p.353）
  - 脳膿瘍 （病⑦p.360）
- てんかん （病⑦p.372）

二次性脳障害
- 循環障害
  - 心筋梗塞 （病②p.94）
  - 不整脈 （病②p.102）
  - ショック
- 呼吸障害
  - 低酸素血症 （病④p.88）
  - CO_2ナルコーシス （病④p.91）
  - 過換気症候群 （病④p.282）
- 糖代謝異常
  - 低血糖 （病③p.66）
  - 糖尿病性ケトアシドーシス （病③p.62）
  - 高浸透圧性高血糖症候群 （病③p.62）
- 腎・肝障害
  - 尿毒症 （病⑧p.218）
  - 肝性脳症 （病①p.210）
- 電解質異常
  - 高カルシウム血症 （病⑧p.99）
  - 高ナトリウム血症 （病⑧p.88）
  - 低ナトリウム血症 （病⑧p.84）
- 中毒
  - 急性アルコール中毒
  - 薬物中毒
  - 一酸化炭素中毒
- 体温異常
- 精神疾患
  - ヒステリー

脳組織は虚血に弱く，脳血流が完全に途絶えると**約4～10分で不可逆的変化が生じる**といわれています．なぜなら全身の臓器の中でも最もエネルギー代謝が活発な臓器であり，そのエネルギーとなる酸素やブドウ糖が常に血液から供給される必要があるからです．意識障害を起こす原因は多岐にわたりますが，呼吸・循環の確認と血糖値の確認は最優先に行いましょう．

脳神経のアセスメント

監修　山田 深

　脳神経は12対の末梢神経で，嗅ぐ，見る，表情をつくる，食べる，味わう，聞く，話すなど日常生活に欠かせない機能をもちます．脳神経の検査は，これらの日常生活への影響をアセスメントするために行われます．また脳神経の多くは脳幹に由来することから，生命維持において重要な脳幹の異常を早期に発見するためにも重要です．

■ 脳神経の解剖

- 脳神経は，12対の末梢神経であり，全て頭蓋底の孔を通って頭蓋外と交通しています．
- 主に頭頸部の運動や感覚，自律神経機能を司っており，脳神経核が存在する高さに合わせて順にⅠ～Ⅻまでの番号がついています．

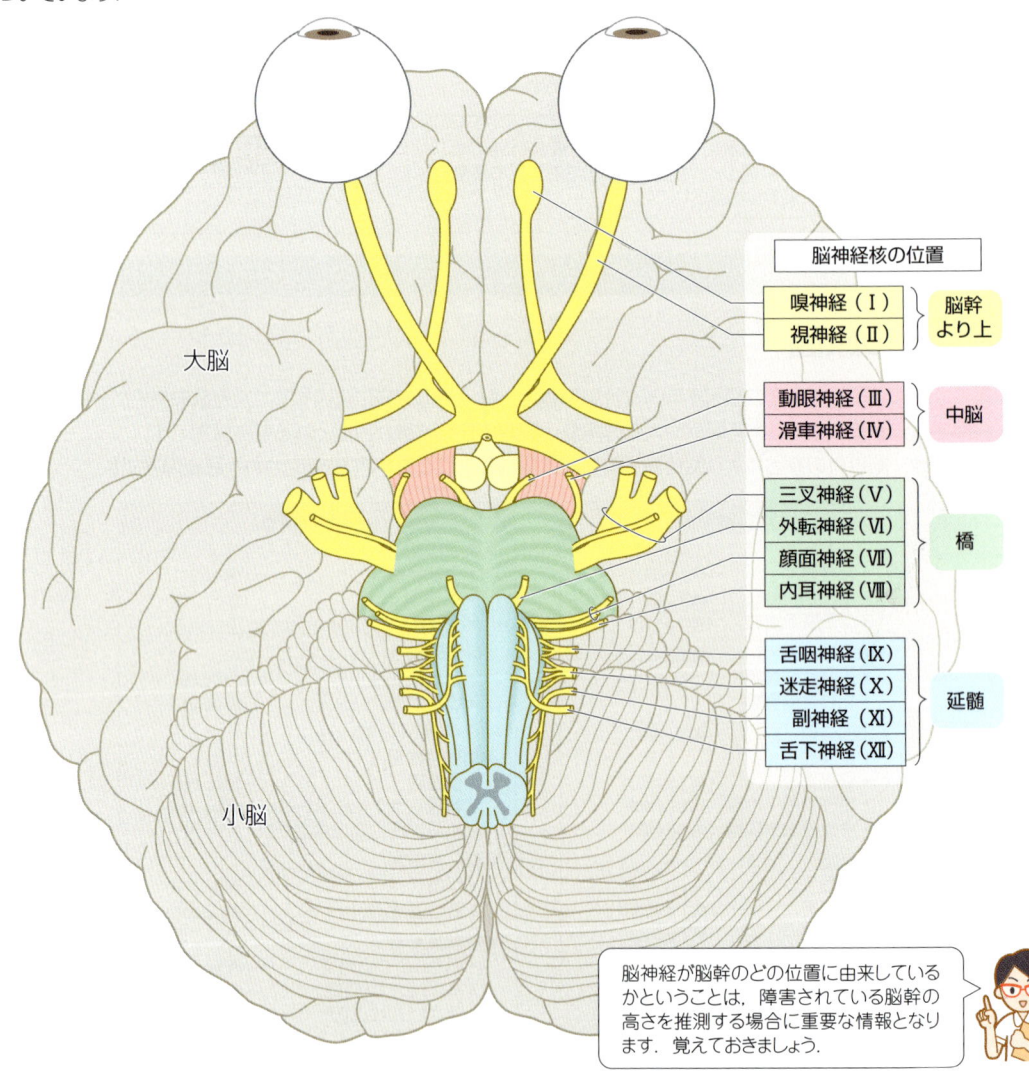

脳神経核の位置

嗅神経（Ⅰ）	脳幹より上
視神経（Ⅱ）	
動眼神経（Ⅲ）	中脳
滑車神経（Ⅳ）	
三叉神経（Ⅴ）	橋
外転神経（Ⅵ）	
顔面神経（Ⅶ）	
内耳神経（Ⅷ）	
舌咽神経（Ⅸ）	延髄
迷走神経（Ⅹ）	
副神経（Ⅺ）	
舌下神経（Ⅻ）	

（大脳，小脳）

> 脳神経が脳幹のどの位置に由来しているかということは，障害されている脳幹の高さを推測する場合に重要な情報となります．覚えておきましょう．

- 厳密には，嗅神経と視神経は中枢神経系に属していますが，歴史的に脳神経として扱われています．
- また，舌下神経についても，脳神経ではなく脊髄神経の前根（→p.215）とする考えがあります．

用語　脳神経核
脳神経の神経細胞体（→p.210）が集まった部分．それぞれ同じような働きをする細胞体で形成されることが多い．

脳神経の機能

- 12対の脳神経はそれぞれ「嗅ぐ」,「見る」,「表情をつくる」,「食べる」,「味わう」,「聞く」,「話す」など日常生活に深く関わる機能をもちます.
- 各脳神経の機能と障害による主な症状, 関連する検査を以下に示します.

神経成分の種類
- 感：感覚神経成分
- 運：運動神経成分
- 副：副交感神経成分

脳神経	機能	障害による主な症状	関連する検査	
嗅神経（Ⅰ）	感 嗅覚	・嗅覚の消失	・嗅神経の検査	(→p.224)
視神経（Ⅱ）	感 視覚	・視力障害 ・視野欠損	・視力検査 ・視野検査 ・眼底検査	(→p.225) (→p.226) (→p.228)
動眼神経（Ⅲ）	運 眼球運動（上転, 内転, 下転） 運 上眼瞼の挙上 副 瞳孔の運動	・眼球運動障害 ・複視 ・瞳孔散大 ・対光反射の消失	・眼球運動の観察 ・瞳孔・対光反射の観察 ・眼瞼の観察	(→p.231) (→p.234) (→p.237)
滑車神経（Ⅳ）	運 眼球運動（内下転）			
三叉神経（Ⅴ）	感 顔面・頭部の感覚 感 舌前2/3の感覚 運 咀嚼運動	・顔面の感覚異常 ・咀嚼筋の筋力低下	・顔面の感覚検査 ・咀嚼筋の観察 ・角膜反射の観察	(→p.239) (→p.240) (→p.243)
外転神経（Ⅵ）	運 眼球運動（外転）	・眼球運動障害 ・複視	・眼球運動の観察	(→p.231)
顔面神経（Ⅶ）	運 顔面表情筋の運動 副 涙・唾液の分泌 感 舌前2/3の味覚	・顔面の麻痺（閉眼障害など） ・涙・唾液の分泌低下 ・味覚異常	・表情筋の観察	(→p.241)
内耳神経（Ⅷ）	感 聴覚 感 平衡感覚	・聴力障害 ・めまい ・平衡障害	・聴力のスクリーニング検査 ・リンネ試験 ・ウェーバー試験	(→p.245) (→p.246) (→p.247)
舌咽神経（Ⅸ）	感 舌後1/3・咽頭部の感覚 感 舌後1/3の味覚 運 咽頭の挙上運動 副 唾液の分泌	・構音障害 ・嚥下障害	・軟口蓋・咽頭の観察 ・声帯の観察 ・咽頭反射の観察	(→p.249) (→p.286)
迷走神経（Ⅹ）	運 軟口蓋・咽頭・喉頭の運動 感 胸腹部臓器の内臓感覚 副 胸腹部臓器の運動・分泌			
副神経（Ⅺ）	運 肩・首の運動	・胸鎖乳突筋・僧帽筋の筋力低下	・胸鎖乳突筋の筋力検査 ・僧帽筋の筋力検査	(→p.252) (→p.253)
舌下神経（Ⅻ）	運 舌の運動	・嚥下障害 ・構音障害	・舌の動きの観察	(→p.255)

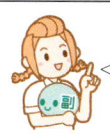

脳神経に含まれる自律神経成分は, 全て副交感神経です.

- 末梢神経の多くは混合神経 (→p.214) ですが, 脳神経は末梢神経であるにもかかわらず純粋に感覚神経のみ, 運動神経のみからなるものもあります.

目的

- 脳神経のアセスメントの目的は, 右の通りです.

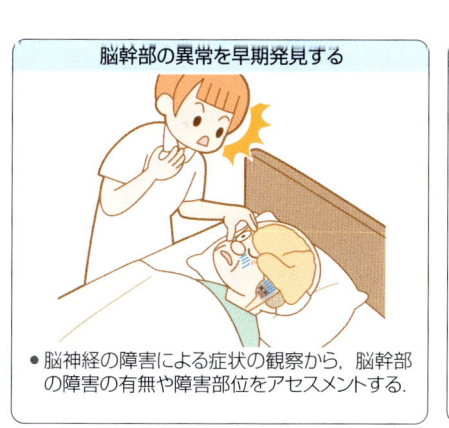

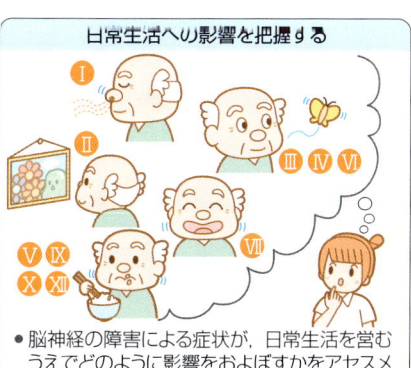

脳幹部の異常を早期発見する
- 脳神経の障害による症状の観察から, 脳幹部の障害の有無や障害部位をアセスメントする.

日常生活への影響を把握する
- 脳神経の障害による症状が, 日常生活を営むうえでどのように影響をおよぼすかをアセスメントする.

嗅神経（Ⅰ）

嗅神経（Ⅰ）

- 嗅神経は，嗅覚を司る純粋な感覚神経です．
- においは，嗅上皮とよばれる鼻腔粘膜に存在する嗅細胞が，呼吸によって運ばれてくるにおい分子を感知し，嗅神経を介して側頭葉へにおいの情報を伝達することで認識されます．

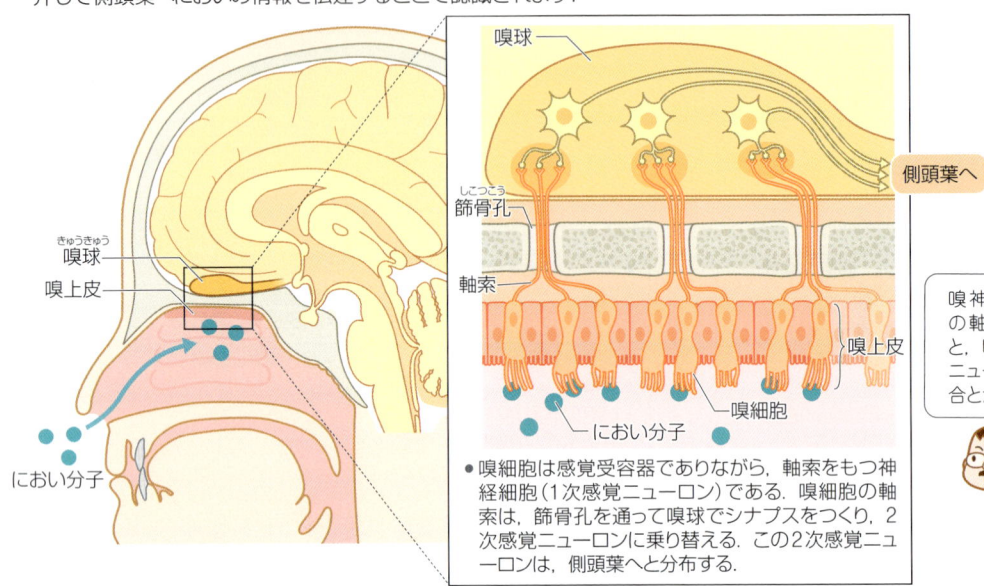

嗅球
嗅上皮
におい分子

嗅球
篩骨孔（しこつこう）
軸索
側頭葉へ
嗅上皮
におい分子
嗅細胞

- 嗅細胞は感覚受容器でありながら，軸索をもつ神経細胞（1次感覚ニューロン）である．嗅細胞の軸索は，篩骨孔を通って嗅球でシナプスをつくり，2次感覚ニューロンに乗り換える．この2次感覚ニューロンは，側頭葉へと分布する．

嗅神経は，嗅細胞の軸索を指す場合と，嗅球より中枢のニューロンを指す場合とがあります．

- 嗅神経が障害されると，においを感じにくくなる「嗅覚減退」やにおいを感じない「嗅覚脱失」といった嗅覚障害が起こります．

嗅神経の検査

- 嗅神経の障害を調べるためには，嗅覚検査を行います．
- 実際には，石けんや香水，コーヒーなど日常にある低刺激な香りがするものを用いて以下のように行います．
- 正常であれば，左右ともに何のにおいであるかを認識することができます．

嗅覚検査

観察ポイント
- □ においを感じるか
- □ 何のにおいかわかるか
- □ 左右差はないか

注意
酢やアンモニアなどの刺激臭があるものを使用してはいけません＊．

＊**なぜなら** 刺激臭は嗅神経ではなく，鼻粘膜の知覚を司る三叉神経（→p.238）によって感知されるからです．

ポイント
鼻閉があると嗅覚の検査を行うことができません．検査前に通気の確認をしておきましょう．

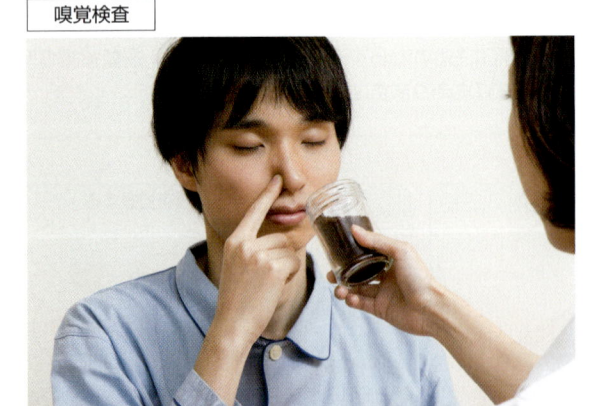

- 閉眼し，一方の鼻孔をふさいでもらい，もう一方の鼻孔に香りがするものを近づけて検査する．

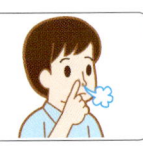

- 嗅覚障害の多くは鼻疾患が原因ですが，嗅覚障害が一側性の場合には嗅神経の障害を疑います．そのため，左右差を確認することが重要です．
- 嗅神経が障害される原因には，髄膜腫や頭部外傷がよく知られています．

視神経（Ⅱ）

視神経（Ⅱ）

- 視神経は，視覚を司る純粋な感覚神経で，網膜にある神経節細胞の軸索が集まったものです．
- 左右の視神経は，視交叉で合流，部分交叉したのち，外側膝状体（がいそくしつじょうたい）で3次感覚ニューロンとシナプスを形成して視覚情報を後頭葉へと伝達しています．
- 視神経が障害されると視力や視野に障害を生じます．

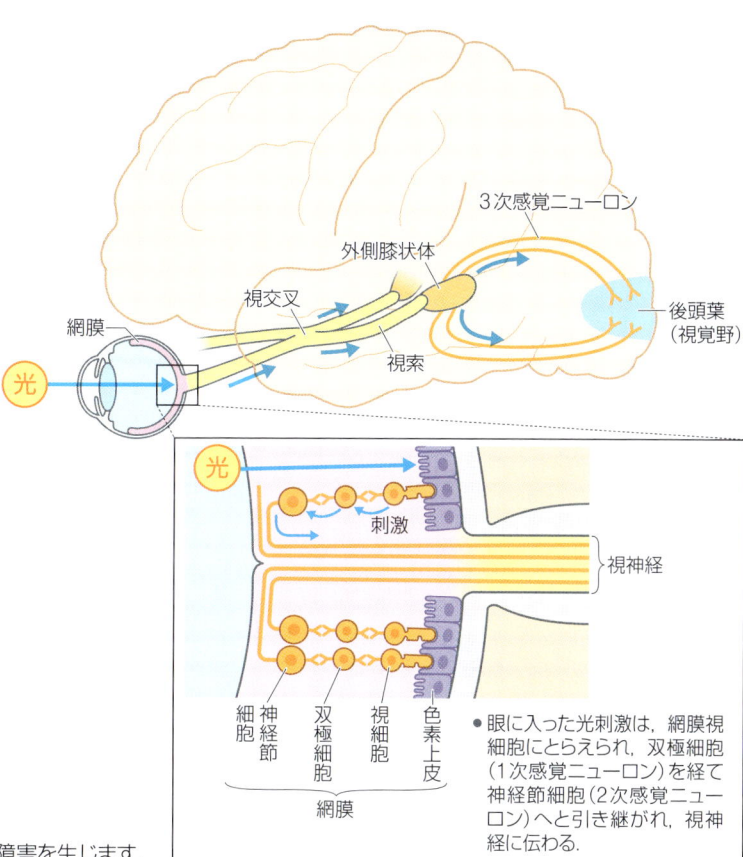

- 眼に入った光刺激は，網膜視細胞にとらえられ，双極細胞（1次感覚ニューロン）を経て神経節細胞（2次感覚ニューロン）へと引き継がれ，視神経に伝わる．

視神経の検査

- 視神経の検査方法には，以下のようなものがあります．

視力検査

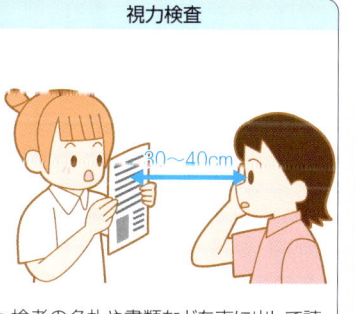

- 検者の名札や書類などを声に出して読んでもらい，日常生活に必要な視力が保たれているかを確認する．

正確に視力測定を行う場合には，ランドルト環を用いた検査が必要ですが，スクリーニングとしては上記の方法で十分です．

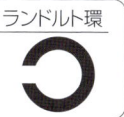

視野検査（→p.226）

- 患者さんと対座し，動く指をどの範囲で認識できるかによって視野を観察する．

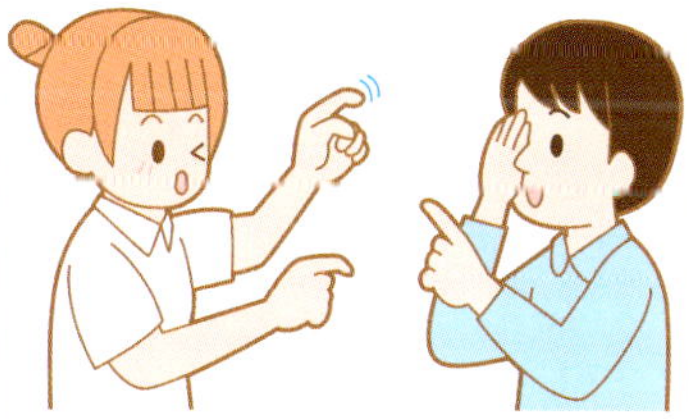

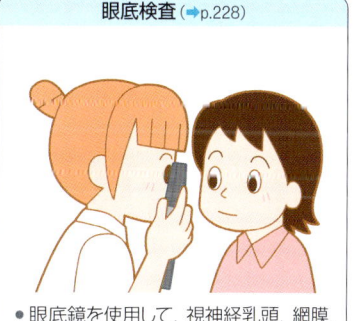

眼底検査（→p.228）

- 眼底鏡を使用して，視神経乳頭，網膜，血管の状態を観察する．

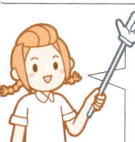

脳・神経系のアセスメント ／ 脳神経のアセスメント

手順 視野検査

1 説明する

- 検査の目的を説明し，同意を得る．

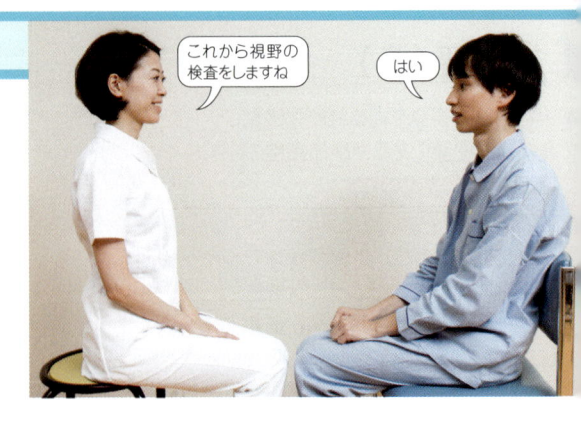

> これから視野の検査をしますね
>
> はい

2 片眼を隠してもらう

- 患者さんに片眼を手で覆ってもらい，もう一方の眼で，検者の眼を見るように伝える．
- 検者も患者さんと向かって同じ側の眼を閉じる．

> こんな風に手でどちらかの眼を隠した状態で私の眼を見てください

手技のコツ
手本を見せながら説明すると理解してもらいやすいです．

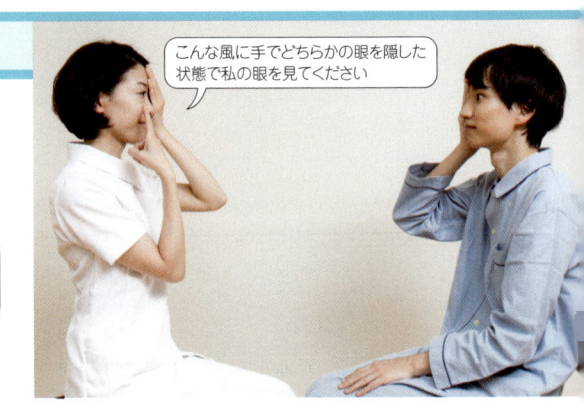

3 視野の観察をする

- 検者は自分の視野いっぱいに両手を広げ，指先が右下と左上に位置するようにおく．
- 片方ずつ指先を動かし，見えるかどうかを指でさしてもらい確認する*．
- *なぜなら 口頭で答えてもらうと混乱する可能性があるからです．

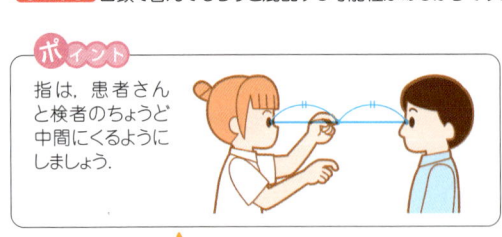

> 指は見えていますか？　どちらかの指を動かすので，視線はまっすぐのまま動いた方を指してくださいね

ポイント
指は，患者さんと検者のちょうど中間にくるようにしましょう．

!注意
患者さんの眼が動かないように，常に注意しましょう**．
**なぜなら 眼を動かすと視野が広がってしまうからです．

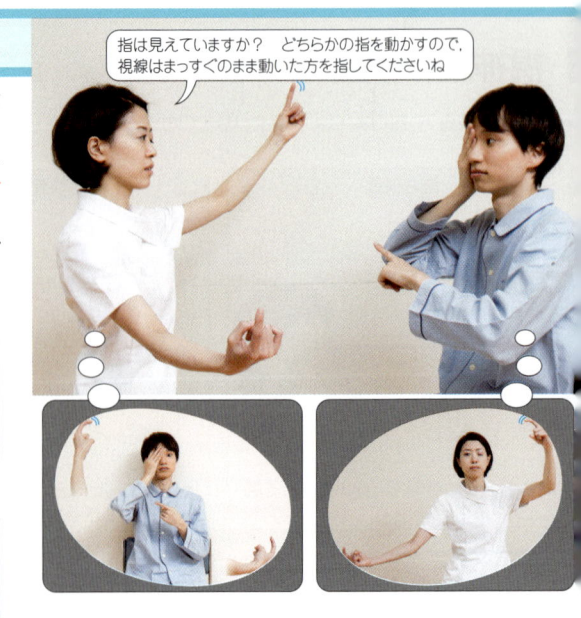

4 指の位置を変えて観察する

- 指を右上，左下に移動する．
- 片方ずつ動かし，見えるかどうかを確認する．

ポイント
これはスクリーニング検査であり，半盲（→p.228）などの大きな視野欠損の検出のために行います．欠損の範囲を詳細に調べたり，わずかな視野障害など調べたりするには視野計による精密検査が必要です．

観察ポイント
- □ 視野欠損（→p.228）の有無（動かした指が見えるか）
- □ 視野欠損の部位

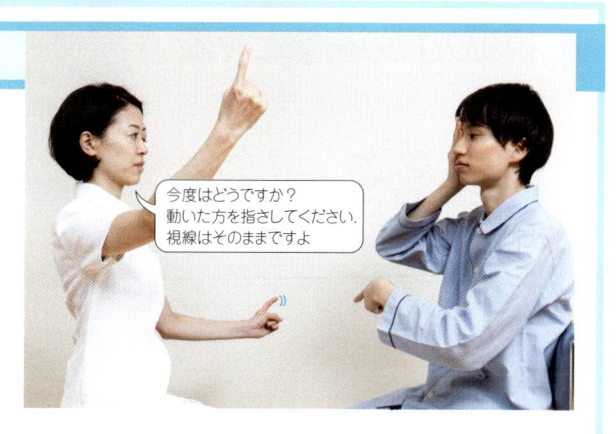

　今度はどうですか？
　動いた方を指さしてください．
　視線はそのままですよ

5 反対の眼も観察する

- 反対の眼を覆ってもらい，手順 3, 4 と同じように視野を確認する．

豆知識
患者さんの頭の後ろから前に手を動かして視野を確認する両眼視野検査という方法もありますが，片眼視野検査の方がより正確な評価が可能です．

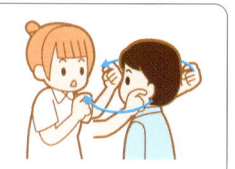

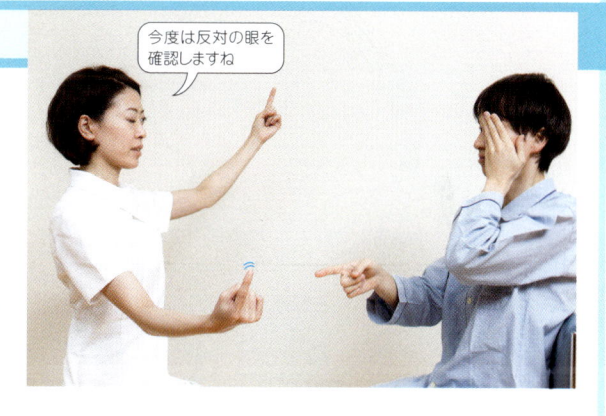

- 検査の結果を評価・記録する．

　今度は反対の眼を確認しますね

■ 視野欠損の病態と評価

- 視野欠損とは，視野の一部が欠けている状態をいい，外傷や脳動脈瘤，脳腫瘍，脳梗塞などが原因で起こります．
- 視覚伝導路の障害部位によってそれぞれ特徴的な所見を呈します．

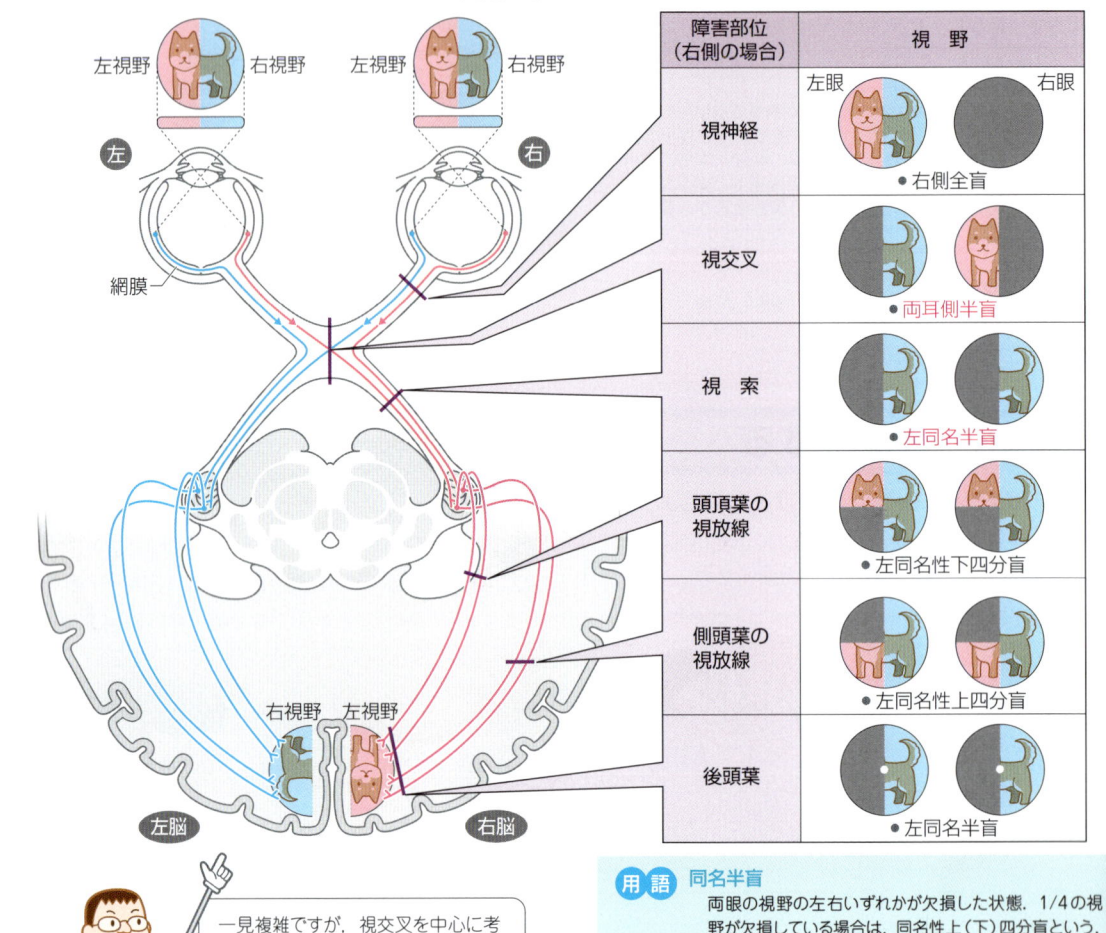

障害部位（右側の場合）	視野	
	左眼	右眼
視神経		●右側全盲
視交叉		●両耳側半盲
視索		●左同名半盲
頭頂葉の視放線		●左同名性下四分盲
側頭葉の視放線		●左同名性上四分盲
後頭葉		●左同名半盲

一見複雑ですが，視交叉を中心に考えるとわかりやすいです．視交叉より前は視神経そのものが障害されるため，障害側の全盲が生じます．視交叉より後は，視神経の半分が交叉しているため同名半盲が生じます．

用語 同名半盲
両眼の視野の左右いずれかが欠損した状態．1/4の視野が欠損している場合は，同名性上（下）四分盲という．

両耳側半盲の原因として，下垂体腫瘍*があります．
*なぜなら 下垂体のちょうど上に位置している視交叉を腫瘍が圧迫するからです．

■ 眼底検査

- 眼底検査とは，眼底鏡を用いて視神経乳頭，網膜，血管の状態を瞳孔から直接観察する検査です．

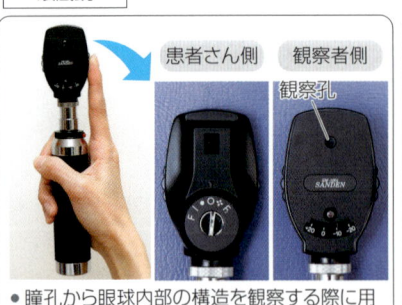

眼底鏡
患者さん側　観察者側
観察孔
- 瞳孔から眼球内部の構造を観察する際に用いられる照明付きの拡大鏡．

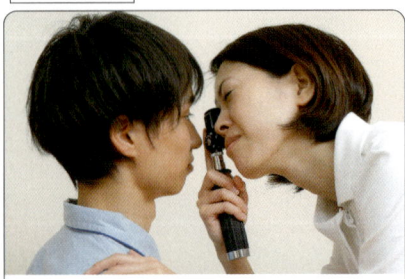

検査方法
- 眼底鏡を自分の眼に合わせて患者さんの瞳孔を覗いて眼底を観察する．

詳細な観察を行う場合には，薬剤により瞳孔を散大させて実施します．

手技のコツ
部屋を暗くし*，できるだけ遠くをまっすぐに見つめてもらうと，観察しやすくなります．
*なぜなら 瞳孔が散大し，視野を確保しやすくなるからです．

- 脳神経外科領域で重要となる所見は，頭蓋内圧亢進（→p.229）によるうっ血乳頭（→p.229）です．

■ うっ血乳頭

● うっ血乳頭とは，視神経乳頭浮腫のうち頭蓋内圧の亢進が原因で視神経乳頭に浮腫を生じた状態をいいます．

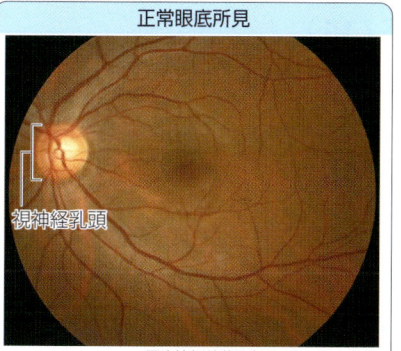

正常眼底所見
視神経乳頭

医療情報科学研究所 編，尾上尚志：
病気がみえるvol.7 脳・神経：メディックメディア：p.129, 2011

● 視神経乳頭は生理的陥凹があるため，周りと比較して赤みが少なく境界が明瞭である．

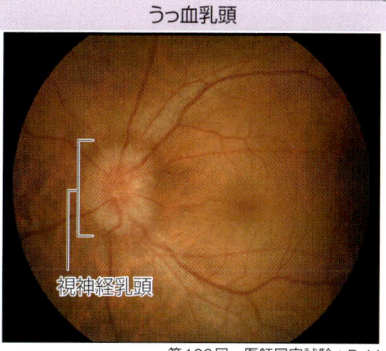

うっ血乳頭
視神経乳頭

第106回 医師国家試験：D 11

● 視神経乳頭がマッシュルーム状に突出し，境界が不明瞭となっている．静脈のうっ滞，乳頭や網膜の出血を認める場合もある．

注意
うっ血乳頭が生じるのは，頭蓋内圧が亢進して数日程度経過してからです．そのため急性期には観察されません．

眼底鏡で観察できる範囲は視神経乳頭の大きさほどしかないため，写真のように網膜全体を一度に観察できるわけではありません．実際には眼底鏡を動かすことで全体を観察しています．

用語　乳頭浮腫
視神経乳頭が腫脹・発赤した状態．

Step Up
頭蓋内圧亢進

● 通常，頭蓋内腔は脳実質（80％），血液（10％），髄液（10％）で占められており，血液量や髄液量を調整することで頭蓋内圧が一定に維持されています．
● しかし，頭蓋内腔の成分が，血液や髄液による調整限度を超えて増大すると，頭蓋内圧は上昇して脳組織を圧迫します．
● 頭蓋内圧が上昇し続けると，脳ヘルニアが起こり死に至る場合があるため，早期対応が重要です．

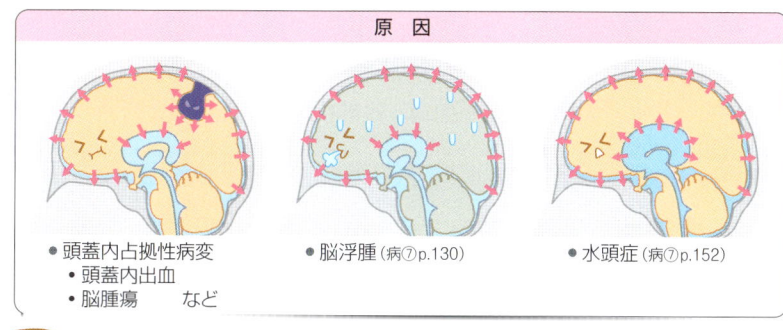

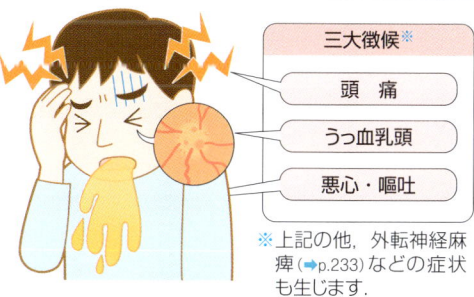

原因
- 頭蓋内占拠性病変
  - 頭蓋内出血
  - 脳腫瘍　など
- 脳浮腫（病⑦p.130）
- 水頭症（病⑦p.152）

三大徴候※
- 頭痛
- うっ血乳頭
- 悪心・嘔吐

※上記の他，外転神経麻痺（→p.233）などの症状も生じます．

豆知識
実は左記の三大徴候は良性脳腫瘍などにより，ゆっくりと頭蓋内圧が亢進した場合（慢性）の症状です．脳出血や外傷などにより短時間で急速に頭蓋内圧が亢進する急性の場合は以下のような症状を呈します．

急性頭蓋内圧亢進症状
- 頭痛，嘔吐
- 意識障害
- クッシング現象（血圧上昇，高度徐脈）　など

● 頭蓋内圧亢進時には，脳静脈還流の促進のため30°頭部挙上の姿勢を保持することが基本です．

用語　脳ヘルニア
頭蓋内圧の高まりにより，硬膜や骨で仕切られているわずかな隙間から脳の一部が逸脱した状態．

クッシング現象
高度の頭蓋内圧亢進時，圧迫による脳虚血を防ぐために血圧が上昇し，反射的に徐脈が生じた状態．

脳・神経系のアセスメント / 脳神経のアセスメント

動眼神経（Ⅲ）・滑車神経（Ⅳ）・外転神経（Ⅵ）

■ 動眼神経（Ⅲ）・滑車神経（Ⅳ）・外転神経（Ⅵ）

- 動眼神経，滑車神経，外転神経はいずれも眼球運動を司る神経です．
- 滑車神経と外転神経は純粋な運動神経ですが，動眼神経は運動神経成分と副交感神経成分を含む神経で，眼球運動だけでなく眼瞼挙上や対光反射などにも関与しています．

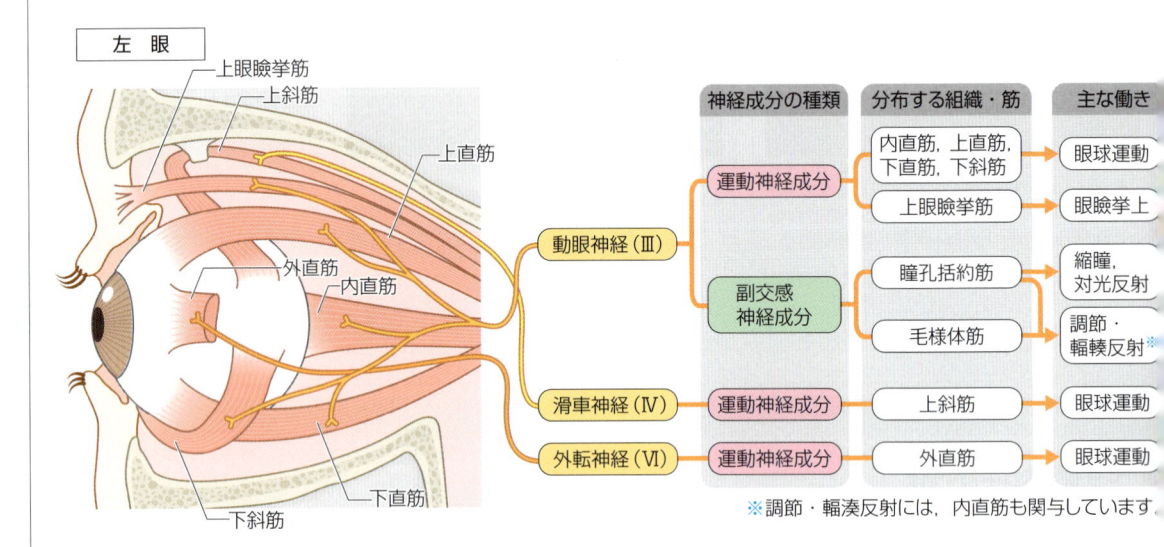

左眼

神経	神経成分の種類	分布する組織・筋	主な働き
動眼神経（Ⅲ）	運動神経成分	内直筋，上直筋，下直筋，下斜筋	眼球運動
		上眼瞼挙筋	眼瞼挙上
	副交感神経成分	瞳孔括約筋	縮瞳，対光反射
		毛様体筋	調節・輻輳反射※
滑車神経（Ⅳ）	運動神経成分	上斜筋	眼球運動
外転神経（Ⅵ）	運動神経成分	外直筋	眼球運動

※調節・輻輳反射には，内直筋も関与しています

- これらの神経が障害されると複視（→p.233）や眼球運動障害が起こります．また，動眼神経が障害されると他に眼瞼下垂（→p.237）や瞳孔散大，対光反射の消失が起こります．

■ 動眼神経・滑車神経・外転神経の検査

- 動眼神経，滑車神経，外転神経に関する観察方法には，以下のようなものがあります．

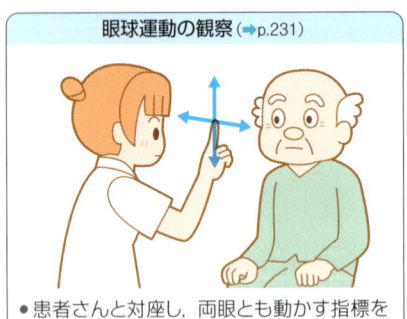

眼球運動の観察（→p.231）
- 患者さんと対座し，両眼とも動かす指標をスムーズに追えるか，眼振（→p.233）がないかを観察する．

瞳孔と対光反射の観察（→p.234）
- 瞳孔の大きさや，光を眼に当てたときに縮瞳が起こるかどうかを観察する．

- 上記の観察の他，眼瞼が下がっていないかも観察します．

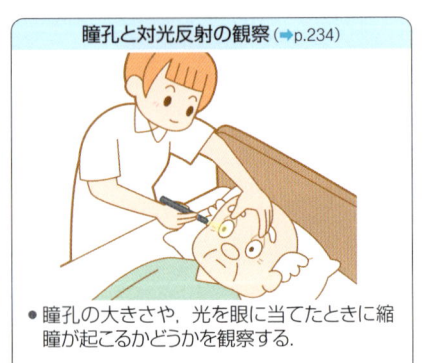

手技のコツ
瞳孔・対光反射は脳幹の異常や脳ヘルニア（→p.229）の進行など頭蓋内環境の変化を知ることができる重要な指標です．また反射であるため，意識障害があっても観察可能です．

Visual Guide to Physical Assessment

手順 眼球運動の観察

1 患者さんと対座し，指標を示す

- 患者さんの顔に手が届く距離に対座する．
- 検査の目的を説明し同意を得て，示指などの指標を患者さんの眼前50cm辺りに示し，注視してもらう．

ポイント
ボールペンやペンライトの先なども指標として使えます．

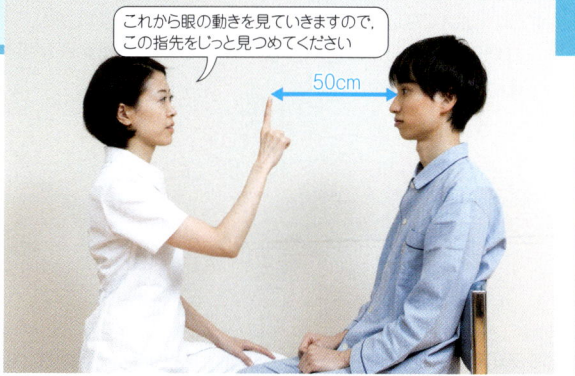

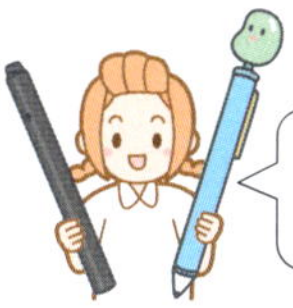

「これから眼の動きを見ていきますので，この指先をじっと見つめてください」
50cm

2 検査方法の説明を行う

- 頭を動かさずに，眼だけで指先を追うように説明する．

ポイント
このとき，同時に患者さんの眼位（→p.233）や眼瞼下垂（→p.233）の有無も観察しておくとよいでしょう．

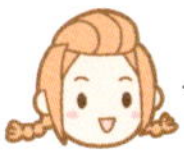

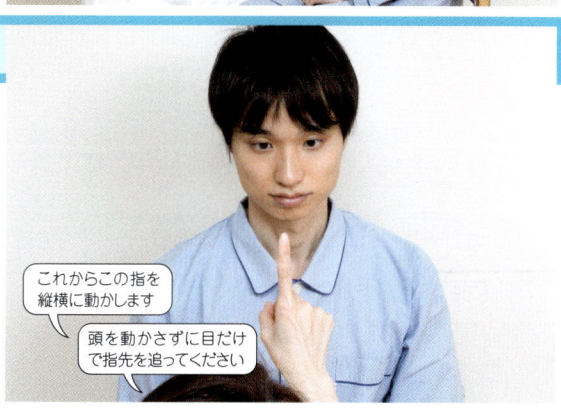

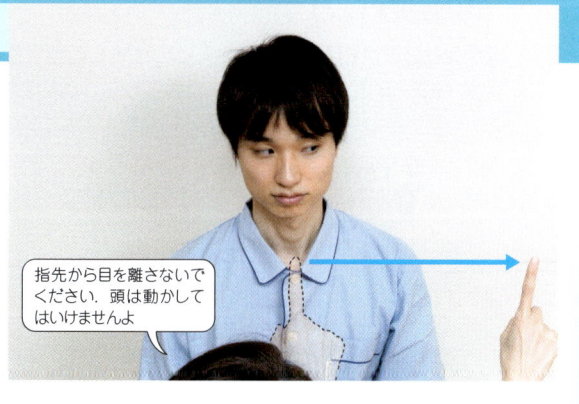

「これからこの指を縦横に動かします」
「頭を動かさずに目だけで指先を追ってください」

3 ゆっくりと左右に指を動かす

- 頭が動いてないことを確認しながら，左右いずれかの方向に指をゆっくりと動かし，端で4〜5秒間指を止める．

手技のコツ
このとき，頭が動いてはいけません．もしも頭が動いてしまう場合には，患者さんのあごまたは頭を固定するとよいでしょう．

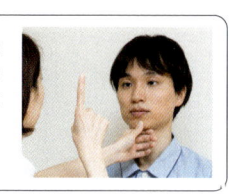

「指先から目を離さないでください．頭は動かしてはいけませんよ」

- そのまま反対側へ指を動かし，端で4〜5秒間指を止めて注視させる．

観察ポイント
- ☐ 左右とも追視ができているか
- ☐ 眼球が動く範囲が制限されていないか
- ☐ 横を注視している際に，眼球が小刻みに揺れていないか（眼振➡p.233）
- ☐ 指先が二重に見えることがないか（複視➡p.233）

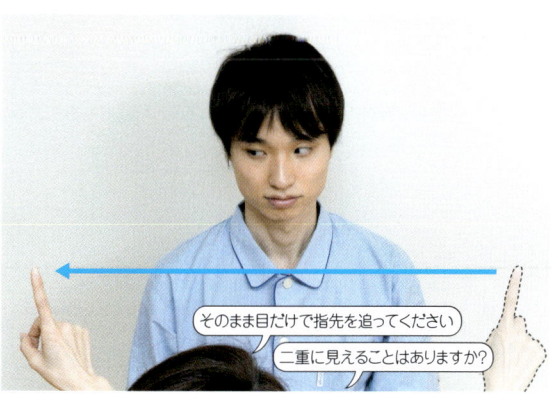

「そのまま目だけで指先を追ってください」
「二重に見えることはありますか？」

脳・神経系のアセスメント

脳神経のアセスメント

4 ゆっくりと上下に指を動かす

- 頭が動いてないことを確認しながら，上下いずれかの方向に指をゆっくりと動かし，端で4～5秒間動きを止める．

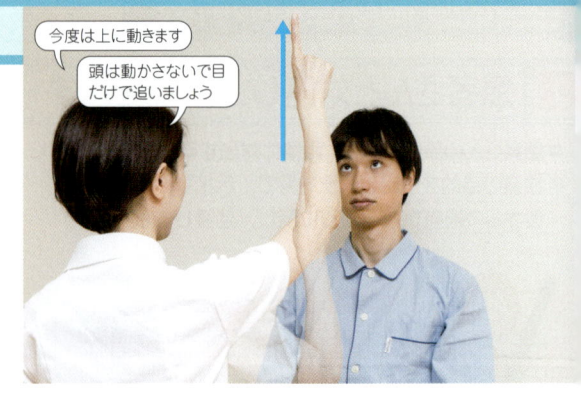

> 今度は上に動きます
> 頭は動かさないで目だけで追いましょう

- そのまま反対側へ指を動かし，端で4～5秒間動きを止めて注視させる．

> そうです．指先をじーっと見てください

観察ポイント
- □ 上下とも追視ができているか
- □ 上下を注視している際に，眼球が小刻みに揺れていないか（眼振➡p.233）
- □ 指先が二重に見えることがないか（複視➡p.233）

- 観察の結果を評価・記録する．あわせて眼位の異常（➡p.233）も記録する．

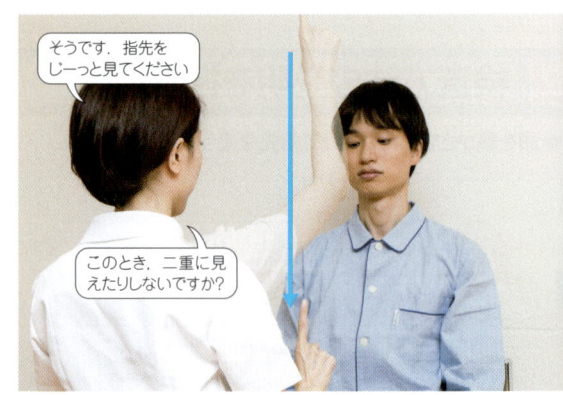

> このとき，二重に見えたりしないですか？

指の動かし方

- 眼球運動の観察では，まずスクリーニングとして上下左右の4方向での眼球運動を確認します．
- 異常が認められた場合は，精査のため6方向での眼球運動を確認します．

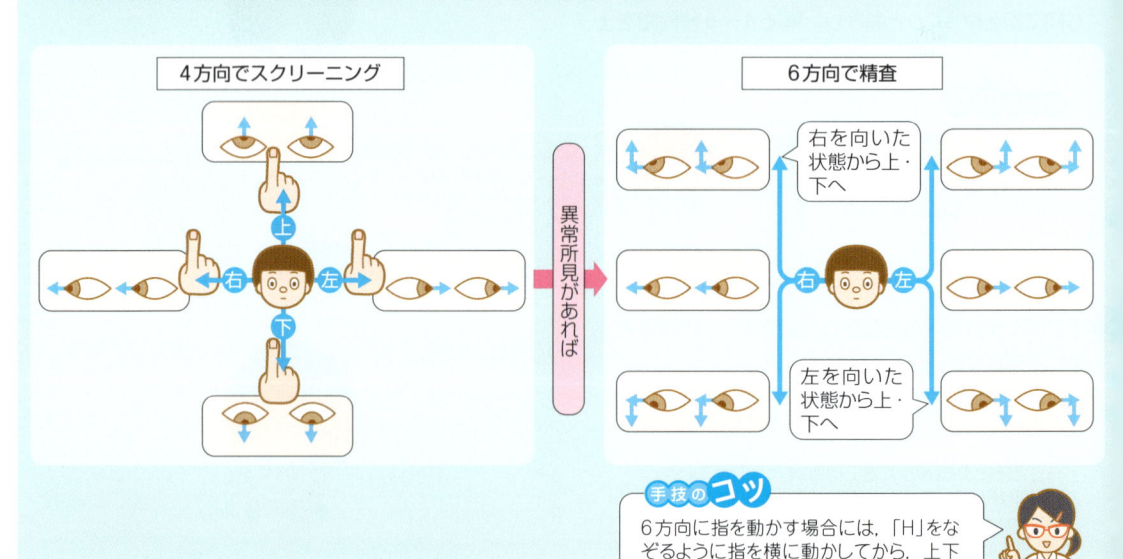

4方向でスクリーニング

6方向で精査

右を向いた状態から上・下へ

左を向いた状態から上・下へ

異常所見があれば

手技のコツ
6方向に指を動かす場合には，「H」をなぞるように指を横に動かしてから，上下に動かします．

■ 眼位

- 眼位とは，まっすぐ正面を見たときの両眼の眼球の位置のことで，正常では両眼とも正中を向いています．
- 動眼神経，滑車神経，外転神経それぞれが障害された場合には以下のようになります．

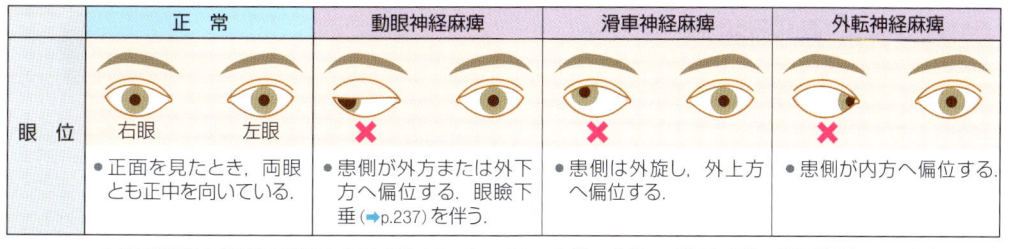

	正常	動眼神経麻痺	滑車神経麻痺	外転神経麻痺
眼位	右眼　左眼 ・正面を見たとき，両眼とも正中を向いている．	・患側が外方または外下方へ偏位する．眼瞼下垂（→p.237）を伴う．	・患側は外旋し，外上方へ偏位する．	・患側が内方へ偏位する．

- 眼球運動に関係する筋肉とその動きについては，病⑦p.218〜221に詳しく掲載されています．

豆知識
脳卒中の場合は，病巣に応じて特徴的な眼位を示すことがあります．覚えておくとよいでしょう．

出血部位	被殻	視床	橋	小脳
眼位	（右被殻出血）・病巣側への共同偏位	・鼻先凝視	・極度に縮瞳し，正中位で固定	（右小脳出血）・健側への共同偏位

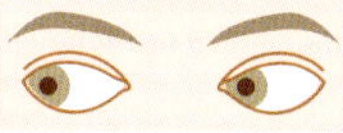

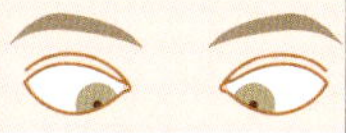

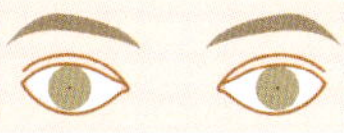

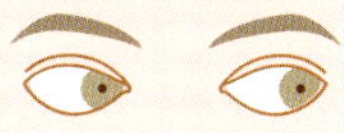

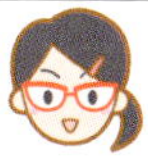

手技のコツ
眼球運動（→p.231）や瞳孔・対光反射（→p.234）の観察の際に，同時に観察するとよいでしょう．

■ 眼球運動の評価

- 動眼神経，滑車神経，外転神経のいずれかに障害があると，眼球運動障害が起こります．
- 眼球運動に障害があるかどうかは，黒目の動きにより判断します．

正常な眼球運動の範囲

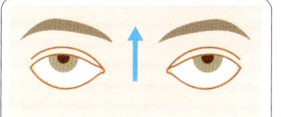

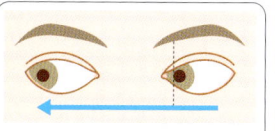

- 左眼の瞳孔の内側が上下の涙点を結ぶ線まで届き，右眼の外側に白目が残らない．
- 左右同じ高さで，黒目の下に白目が見える． 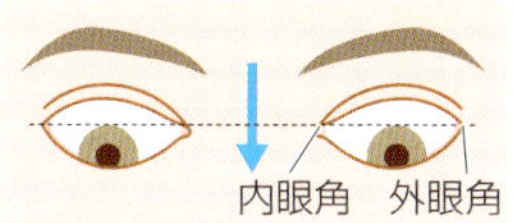
- 左右同じ高さで，黒目が内外眼角を結ぶ線より下に位置する．
- 右眼の瞳孔の内側が上下の涙点を結ぶ線まで届き，左眼の外側に白目が残らない．

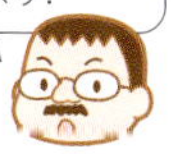

内眼角　外眼角

ポイント
外眼筋のいずれかが障害されている場合，正面視でも眼球の偏位（→上項目）を認めます．

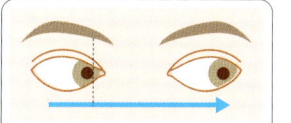

眼球運動障害が生じると，眼振（→下項目）や複視（→下項目）などの症状も出現します．

豆知識
涙点は，上下の眼瞼縁の目頭側にある涙を排出する孔のことです．

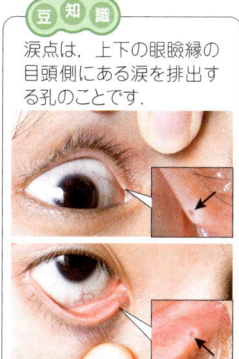

- 眼球運動障害が生じる原因は，末梢神経の障害以外にも中枢性の障害や筋そのものによる障害もあります．

■ 眼振

- 眼振とは，規則的な眼球の細かい不随意運動です．
- 原因として，前庭機能の異常や脳腫瘍による脳幹の圧迫などがありますが，生理的に認められる場合もあるため必ずしも病的とは限りません．

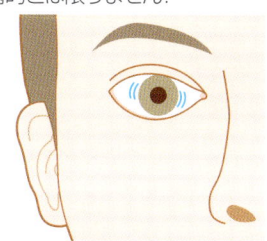

■ 複視

- 複視とは，ものが二重に見える現象です．一方の眼で見たときに生じる単眼複視と，両眼で見たときに生じる両眼複視があります．
- 原因として，単眼複視は乱視や白内障，網膜疾患などが，両眼複視は眼球運動障害があります．

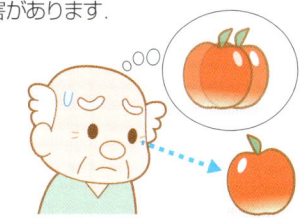

手順　瞳孔と対光反射の観察

> 瞳孔の観察と対光反射の観察は，一連のながれで実施されることが多いため，ここでは一緒に紹介します．

1 患者さんに説明する

- 患者さんに目的や方法を説明し同意を得たうえで，正面遠方を見ている*ように伝える．

    *なぜなら 調節・輻輳反射（➡p.237）を起こさせないためです．

    手技のコツ
    遠くの壁や天井など，患者さんに見ていてもらう位置を具体的に伝えてあげるとよいでしょう．

    ポイント
    このとき，眼瞼下垂（➡p.237）や異常眼位（➡p.233）の有無，眼振（➡p.233）などの観察も行いましょう．

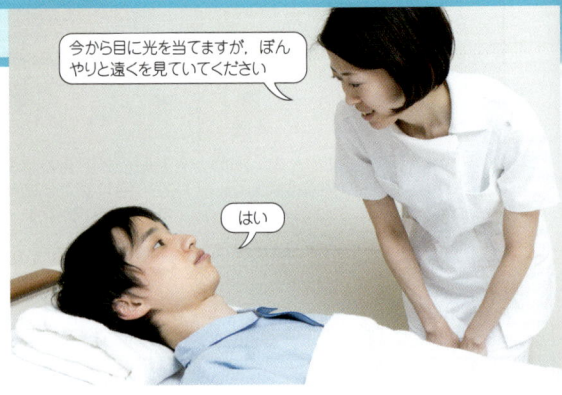

「今から目に光を当てますが，ぼんやりと遠くを見ていてください」
「はい」

2 瞳孔を観察する

- 自然光の下で*瞳孔計を眼の下にあてて，左右の瞳孔径を測定し，瞳孔の形を観察する．

    *なぜなら 明るすぎると縮瞳（➡p.236）し，暗すぎると散瞳（➡p.236）してしまうからです．

    観察ポイント
    - □ 瞳孔径は何mmか
    - □ 左右差はないか
    - □ 正円かどうか

    手技のコツ
    意識障害（➡p.217）などで開眼困難な場合には，指で眼瞼を持ち上げて観察しましょう．

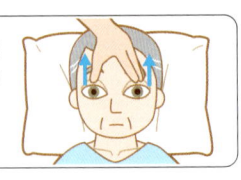

    !注意
    夜間など室内が暗い場合には，眼の横からペンライトの光を当てて瞳孔を観察しますが，このとき，眼に直接光を当ててはいけません**．

    **なぜなら 対光反射（➡p.235）により縮瞳してしまい，正しい瞳孔径が測定できないからです．

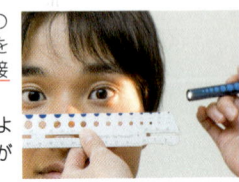

■ 瞳孔と対光反射の観察で用いる物品

- 瞳孔や対光反射を観察する場合には，以下のような道具を使用します．

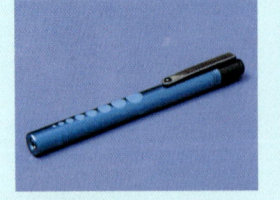

ペンライト
- 瞳孔の観察や，光刺激を与えて対光反射の確認をするために用いる．

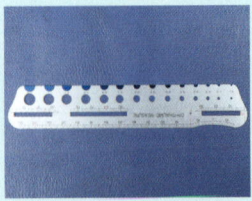

瞳孔計
- 瞳孔の直径を測るために用いる．ペンライトについているものもある．

③ 直接対光反射を観察する

- ペンライトを，片方の眼の外側から正面に移動させて瞳孔に光を当て，縮瞳するかを観察する．
- もう一方の眼も同様に行う．

観察ポイント
- □ 光を当てた方の瞳孔は縮瞳するか
- □ 反射はスムーズか
- □ 左右差はないか

ポイント
対光反射は一瞬です．見逃さないためには「光を当てる前の瞳孔径を確認しておくこと」，「急に強い光を当てないこと*」が大切です．

*なぜなら 驚愕反射により瞳孔が拡大し，光に対する反応が起こらないことがあるからです．

手技のコツ
再度観察する場合やもう一方の眼を観察する場合には，光を当てる前の瞳孔径に戻っていることを確認してから実施しましょう．一度閉眼してもらうといいでしょう．

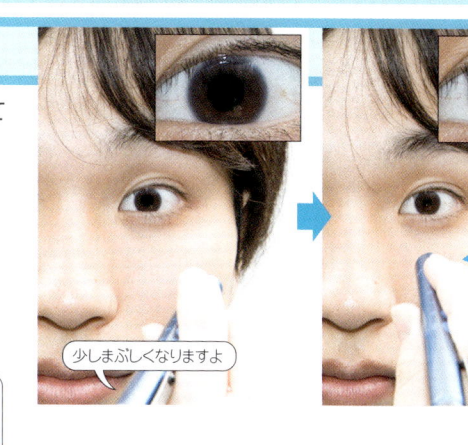

少しまぶしくなりますよ

④ 間接対光反射を観察する

- ③と同じようにペンライトを片方の眼の外側から正面に移動させて瞳孔に光を当て，反対側の瞳孔の縮瞳を観察する．
- もう一方の眼も同様に行う．

観察ポイント
- □ 光を当てていない方の瞳孔は縮瞳するか
- □ 反射はスムーズか
- □ 左右差はないか

- 観察の結果を評価・記録する．

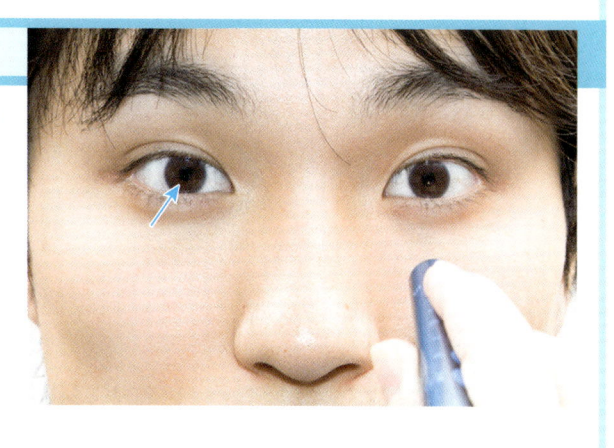

対光反射のしくみ

- 対光反射とは，光を当てたときに瞳孔が収縮する反射のことをいいます．
- 対光反射には，直接対光反射と間接対光反射があり，正常ではどちらの反射もみられます．
- 光は視神経（Ⅱ）によって中脳へ伝達され，反射的に動眼神経（Ⅲ）の副交感神経成分が興奮して瞳孔が収縮します．

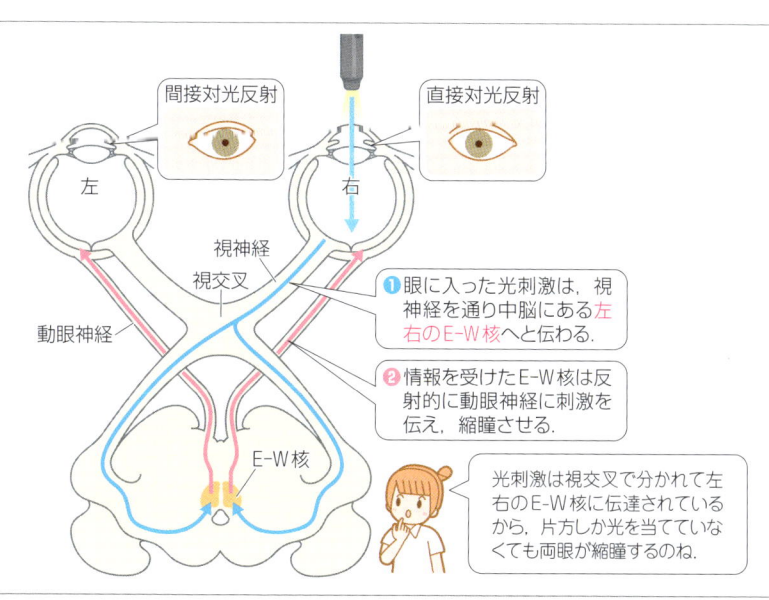

間接対光反射　直接対光反射
左　右
視神経
視交叉
動眼神経
E-W核

❶ 眼に入った光刺激は，視神経を通り中脳にある左右のE-W核へと伝わる．
❷ 情報を受けたE-W核は反射的に動眼神経に刺激を伝え，縮瞳させる．

光刺激は視交叉で分かれて左右のE-W核に伝達されているから，片方しか光を当てていなくても両眼が縮瞳するのね．

眼神経副核（E-W核）：Edinger-Westphal nucleus

■ 瞳孔の評価

- 正常な瞳孔は，通常の室内の明るさで直径2.5〜4.0 mm大の正円であり，左右差はありません．
- 同じ条件で瞳孔径が2.0 mm以下の状態を「縮瞳」，5.0 mm以上の状態を「散瞳」といいます．また，左右0.5 mm以上の差を認める場合は「瞳孔不同」といいます．

	正 常	縮 瞳	散 瞳	瞳孔不同
	(2.5〜4.0mm)	(≦2.0mm)	(≧5.0mm)	(左右差が0.5mm以上)
瞳 孔				
原 因	−	・橋出血 ・モルヒネ中毒 ・交感神経障害	・アトロピンの点眼 （副交感神経阻害薬）	・テント切痕ヘルニア（病⑦p.134）などによる動眼神経の圧迫 ・ホルネル症候群（病⑦p.208）

ポイント
1mm以下の極度の縮瞳のことを「ピンホール（ピンポイント）瞳孔」といいます．これは，橋出血やオピオイド中毒の患者さんでみられる特徴的な所見のため覚えておきましょう．

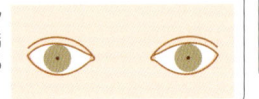

手技のコツ
瞳孔が正円でない場合は，先天性異常やぶどう膜炎などの眼科的疾患，外傷，眼球内手術などが考えられます．

■ 対光反射の評価

- 正常な対光反射では，光を当てると縮瞳します．しかし，脳幹や視神経，動眼神経に何らかの障害が生じている場合には，反射が減弱または消失します．

対光反射の表現

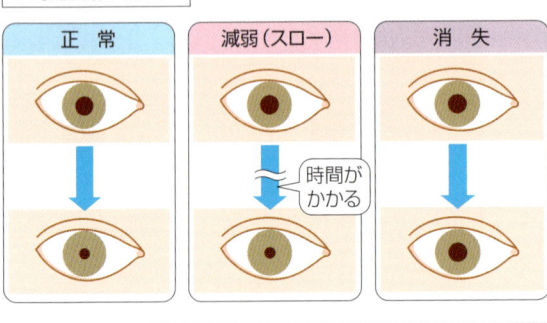

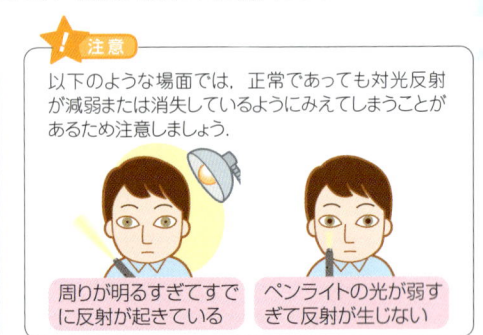

正 常	減弱（スロー）	消 失
	時間がかかる	

注意
以下のような場面では，正常であっても対光反射が減弱または消失しているようにみえてしまうことがあるため注意しましょう．

- 周りが明るすぎてすでに反射が起きている
- ペンライトの光が弱すぎて反射が生じない

Step Up

■ 対光反射と神経障害

- 左右の直接対光反射と間接対光反射の有無を調べることで障害部位を推測することができます．

	正 常	視神経の障害	動眼神経の障害
病 態	−	・光刺激の入力ができないが，縮瞳のための出力はできる． ・そのため，障害側に光を当てた場合は直接対光反射も間接対光反射も起こらない．	・光刺激の入力はできるが，縮瞳のための出力が障害される． ・そのため，障害側の反射が起こらない．
所 見	右 左 直(+) 間(+) 間(+) 直(+)	**障害側への入力** ・刺激が入力されないため，両眼とも縮瞳しない． 右 左 直(−) 間(−) **健側への入力** ・出力が可能なので，両眼とも縮瞳する． 間(+) 直(+)	**障害側への入力** ・入力は可能だが出力できないため，直接対光反射が消失する． 右 左 直(−) 間(+) **健側への入力** ・出力できないため，間接対光反射が消失する． 間(−) 直(+)

Step Up

■ 調節・輻輳反射

- 調節・輻輳反射は，近くのものを見ようとするとき，輻輳，調節，縮瞳といった反応が同時に起こることをいいます．
- この反射は，「近見反射」ともよばれます．

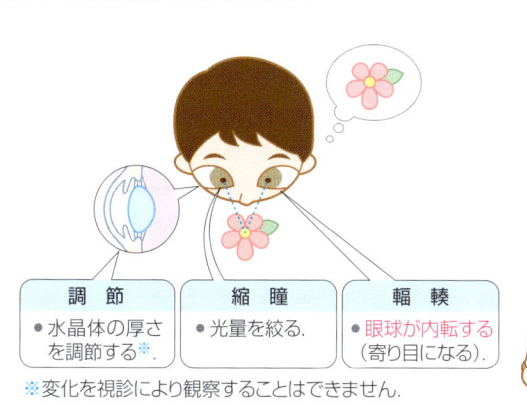

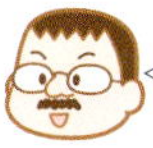

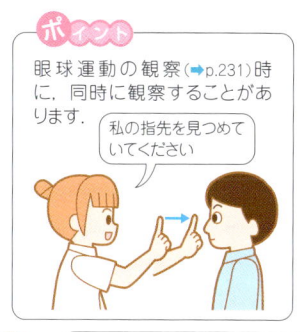

調節
- 水晶体の厚さを調節する※．

縮瞳
- 光量を絞る．

輻輳
- 眼球が内転する（寄り目になる）．

※変化を視診により観察することはできません．

ポイント
眼球運動の観察（➡p.231）時に，同時に観察することがあります．

「私の指先を見つめていてください」

調節・輻輳反射ではなく，たんに輻輳反射とよぶこともあります．

■ 眼瞼の観察

- 動眼神経は，眼瞼の挙上に関与している上眼瞼挙筋も支配しているため，眼瞼を観察することも重要です．

眼瞼の観察 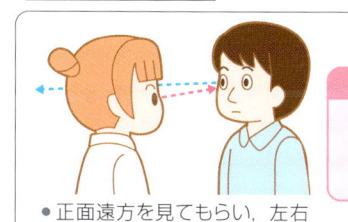
- 正面遠方を見てもらい，左右の眼瞼を比較する．

観察ポイント
☐ 眼瞼下垂の有無
（上眼瞼の下縁が瞳孔にかかっていないか）

手技のコツ
過度に眉をつり上げていたり，頭を後屈させてものを見たりする場合は，眼瞼下垂を疑って観察してみましょう．

ポイント
先天的に眼瞼下垂がみられる場合もあります．元々あるのか，そうではないのかを患者さんに確認しましょう．

■ 眼瞼の異常

- 眼瞼は，動眼神経支配の上眼瞼挙筋と交感神経支配のミュラー筋という2つの筋肉により挙上されており，何らかの原因により筋や神経が障害されると眼瞼下垂が起こります．
- 眼瞼下垂には先天性のものと後天性のものがあり，後天性のなかでも神経障害による眼瞼下垂には，以下のようなものがあります．

	動眼神経麻痺	ホルネル症候群（病⑦p.200）	重症筋無力症（病⑦p.318）
症状	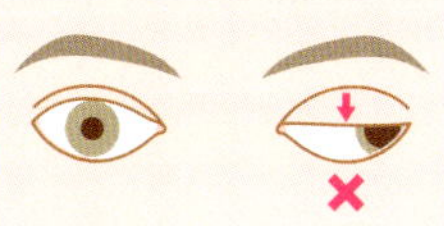 ・片側性 ・高度の眼瞼下垂が起こり，散瞳と複視を伴う．	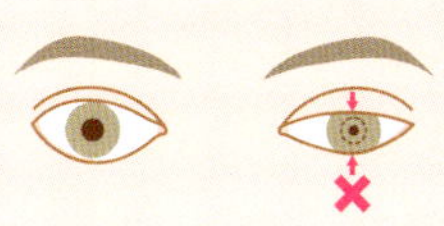 ・片側性 ・軽度の眼瞼下垂が起こり，縮瞳と顔面発汗低下を伴う．	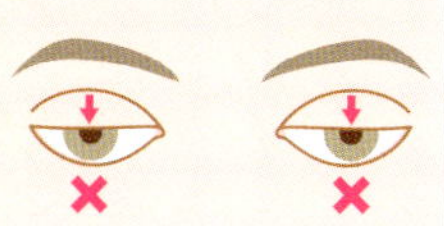 ・両側性（左右差あり） ・瞳孔は正常で，午後になると症状が増悪する．
病態	・動眼神経の障害	・交感神経の障害	・神経筋接合部の障害

ポイント
左記の他，加齢に伴う筋力低下でも眼瞼は下垂します．

豆知識
眼瞼挙上のために主に働くのは上眼瞼挙筋です．そのため交感神経麻痺による眼瞼下垂は，程度が軽いという特徴があります．

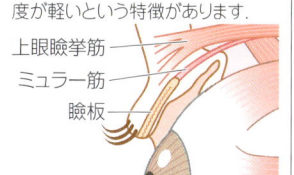

上眼瞼挙筋
ミュラー筋
瞼板

- 特に動眼神経麻痺は，糖尿病性神経障害，内頸動脈-後交通動脈分岐部動脈瘤，脳腫瘍などが原因で起こります．

三叉神経（V）

■ 三叉神経（V）

- 三叉神経は，脳神経の中で最も太い神経で，顔面の感覚を司る感覚神経と咀嚼筋を動かす運動神経からなる混合神経です．
- 三叉神経はその名の通り，橋の外側から出ると3つの枝に分かれ，それぞれ特定の部位を支配しています．

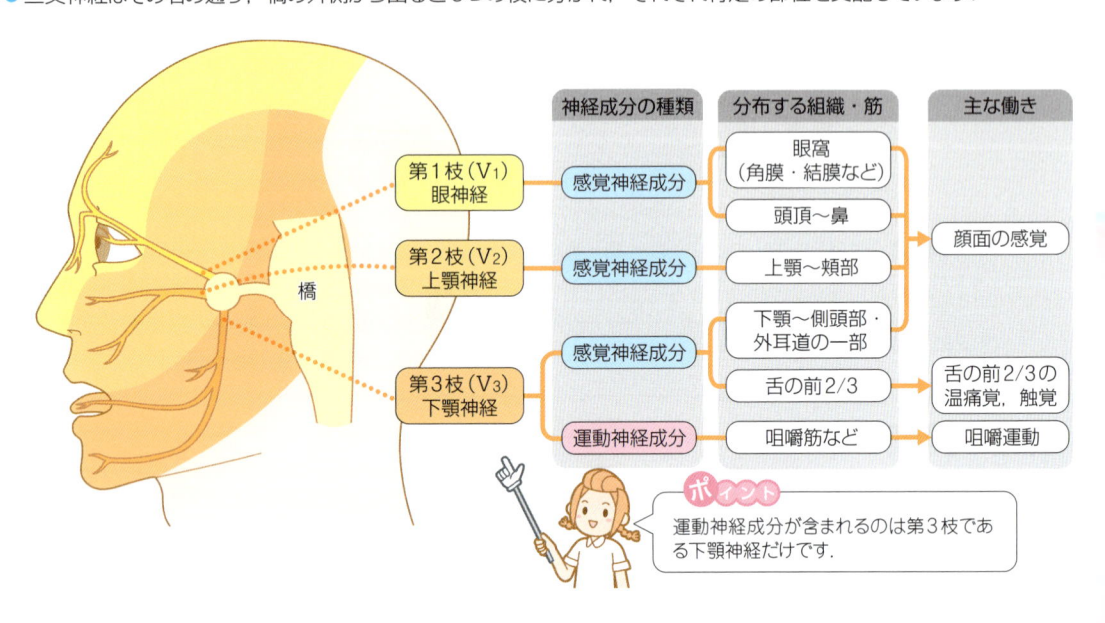

枝	神経成分の種類	分布する組織・筋	主な働き
第1枝（V_1）眼神経	感覚神経成分	眼窩（角膜・結膜など） 頭頂〜鼻	顔面の感覚
第2枝（V_2）上顎神経	感覚神経成分	上顎〜頬部	顔面の感覚
第3枝（V_3）下顎神経	感覚神経成分	下顎〜側頭部・外耳道の一部	
		舌の前2/3	舌の前2/3の温痛覚，触覚
	運動神経成分	咀嚼筋など	咀嚼運動

ポイント　運動神経成分が含まれるのは第3枝である下顎神経だけです．

- 三叉神経が障害されると，三叉神経領域の感覚低下と咀嚼力の低下が起こります．

■ 三叉神経の検査

- 三叉神経に関する検査には以下のようなものがあります．

顔面の感覚検査（→p.239）
- 額，頬，下顎の3領域で，触覚と痛覚の有無や左右差などを確認する．

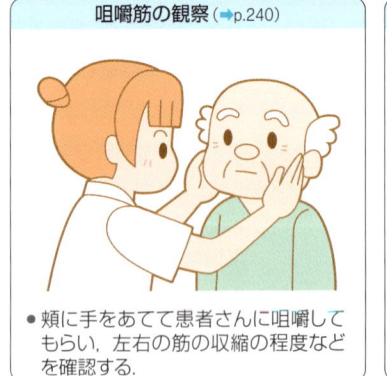

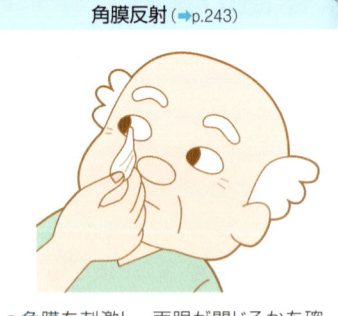

咀嚼筋の観察（→p.240）
- 頬に手をあてて患者さんに咀嚼してもらい，左右の筋の収縮の程度などを確認する．

角膜反射（→p.243）
- 角膜を刺激し，両眼が閉じるかを確認する．

ポイント　顔面の感覚や咀嚼筋の検査，また口腔内の粘膜・舌の感覚の有無を評価することは，摂食・嚥下（看①p.73）に関する評価としても重要です．

手技のコツ　三叉神経のスクリーニング検査としては，顔面の触覚，痛覚の検査で十分です．

Visual Guide to Physical Assessment

手順 顔面の感覚検査

1 説明する

● 検査の目的とながれを説明し，同意を得る．

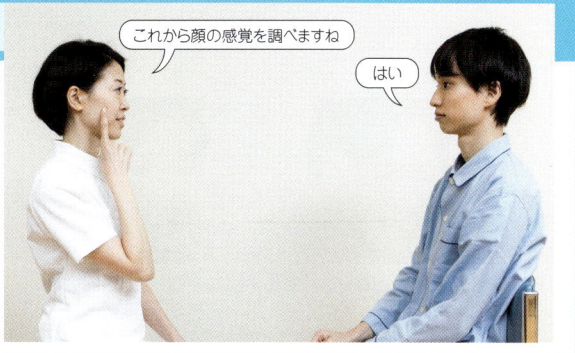

（これから顔の感覚を調べますね）
（はい）

2 触覚を検査する

● 先を細くしたティッシュなどで額，頬，下顎を順に左右交互，または左右同時に軽く触れるように刺激し，触覚を検査する．

観察ポイント
□ 左右差の有無
□ 各領域の感じ方の違い
　（口頭で確認する）

（これで顔をさわりますね）
（右と左で感じ方は同じですか？）

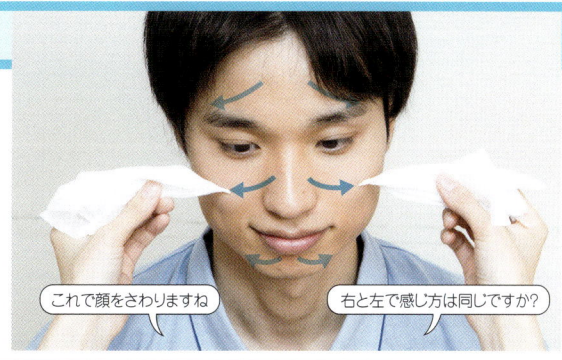

3 痛覚を検査する

● つまようじなどで額，頬，下顎を順に左右交互，または左右同時に軽く刺激し，痛覚を検査する．

観察ポイント
□ 左右差の有無
□ 各領域の感じ方の違い
　（口頭で確認する）

● 検査の結果を評価・記録する．障害があれば部位や程度などをさらに詳しく記録する．

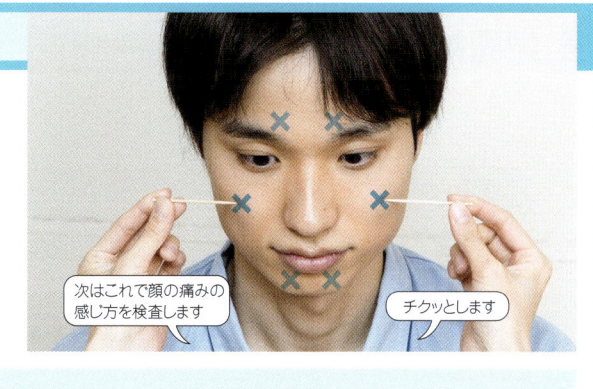

（次はこれで顔の痛みの感じ方を検査します）
（チクッとします）

■ 検査のポイント

● 検査では三叉神経の各領域を意識して順番に刺激します．
● また，各領域の左右差を確認することでより異常に気づきやすくなります＊．

＊ **なぜなら** 脳神経は左右で対になっており，それらが同時に障害されることは非常に少ないからです．

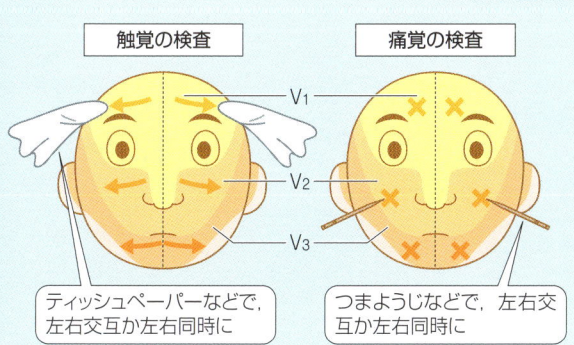

触覚の検査　**痛覚の検査**
V1
V2
V3

ティッシュペーパーなどで，左右交互か左右同時に

つまようじなどで，左右交互か左右同時に

三叉神経は温度覚も司っていますが，痛覚と温度覚の検査はどちらかの検査を省略することもある＊＊ため，ここでの紹介を省きます．

＊＊ **なぜなら** 痛覚と温度覚は同じ伝導路を通るからです．

ポイント
使用する道具や検査における注意点は表在感覚の検査とほとんど同じです．感覚機能のアセスメント（→p.288）を確認しましょう．

● 顔面の感覚の評価は，「表在感覚の異常（→p.295）」を参照してください．

脳・神経系のアセスメント　脳神経のアセスメント

咀嚼筋の観察

- 三叉神経の第3枝（下顎神経）の運動神経成分は，咀嚼筋に分布し咀嚼運動を司っています．そのためこの神経が障害されると，咀嚼能力の低下や下顎の偏位が起こります．
- 三叉神経の第3枝の障害の有無は，以下の方法により観察できます．

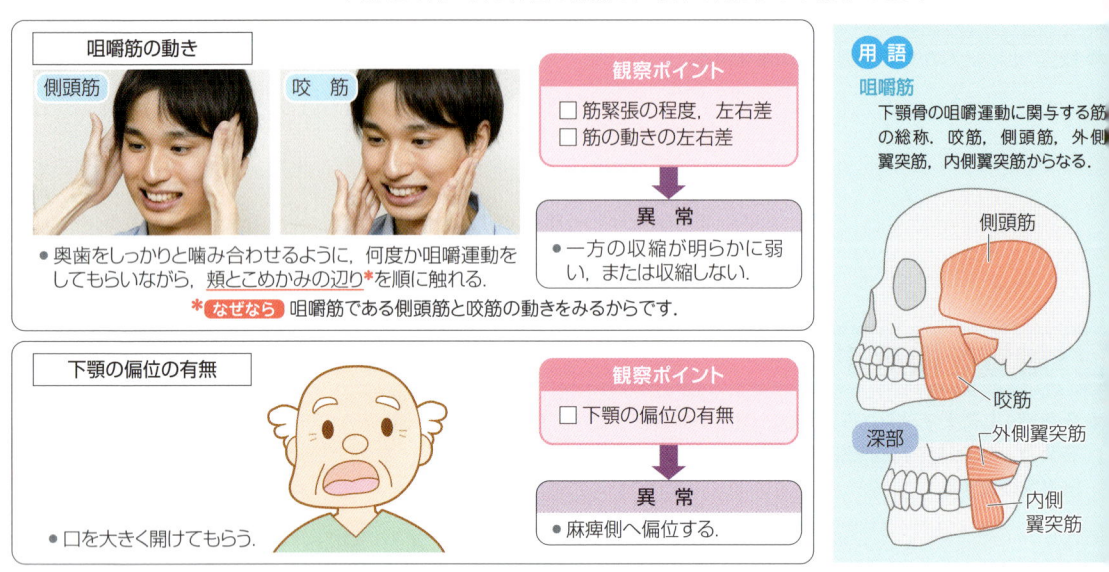

咀嚼筋の動き
側頭筋　咬筋

- 奥歯をしっかりと噛み合わせるように，何度か咀嚼運動をしてもらいながら，頬とこめかみの辺り*を順に触れる．

　*なぜなら　咀嚼筋である側頭筋と咬筋の動きをみるからです．

観察ポイント
- □ 筋緊張の程度，左右差
- □ 筋の動きの左右差

異常
- 一方の収縮が明らかに弱い，または収縮しない．

下顎の偏位の有無
- 口を大きく開けてもらう．

観察ポイント
- □ 下顎の偏位の有無

異常
- 麻痺側へ偏位する．

用語
咀嚼筋
下顎骨の咀嚼運動に関与する筋の総称．咬筋，側頭筋，外側翼突筋，内側翼突筋からなる．

側頭筋／咬筋／外側翼突筋／内側翼突筋（深部）

顔面神経（Ⅶ）

顔面神経（Ⅶ）

- 顔面神経は，運動神経成分，感覚神経成分，副交感神経成分からなる混合神経です．

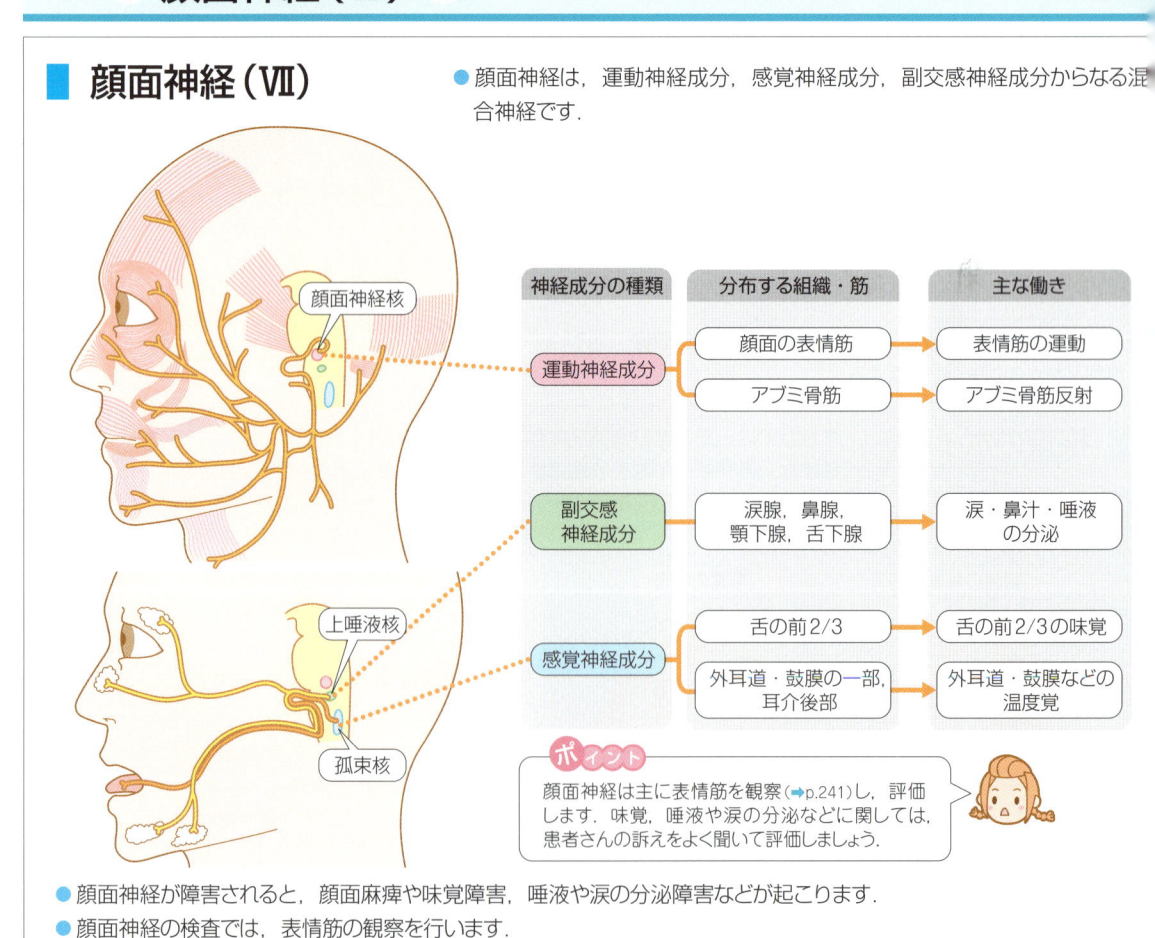

顔面神経核／上唾液核／孤束核

神経成分の種類	分布する組織・筋	主な働き
運動神経成分	顔面の表情筋	表情筋の運動
運動神経成分	アブミ骨筋	アブミ骨筋反射
副交感神経成分	涙腺，鼻腺，顎下腺，舌下腺	涙・鼻汁・唾液の分泌
感覚神経成分	舌の前2/3	舌の前2/3の味覚
感覚神経成分	外耳道・鼓膜の一部，耳介後部	外耳道・鼓膜などの温度覚

ポイント
顔面神経は主に表情筋を観察（→p.241）し，評価します．味覚，唾液や涙の分泌などに関しては，患者さんの訴えをよく聞いて評価しましょう．

- 顔面神経が障害されると，顔面麻痺や味覚障害，唾液や涙の分泌障害などが起こります．
- 顔面神経の検査では，表情筋の観察を行います．

Visual Guide to Physical Assessment

手順 表情筋の観察

1 検査の説明をする

- 検査の目的，方法を説明し，同意を得る．

ポイント
口頭での説明はわかりにくいこともあるため，手本を見せながら実施しましょう．

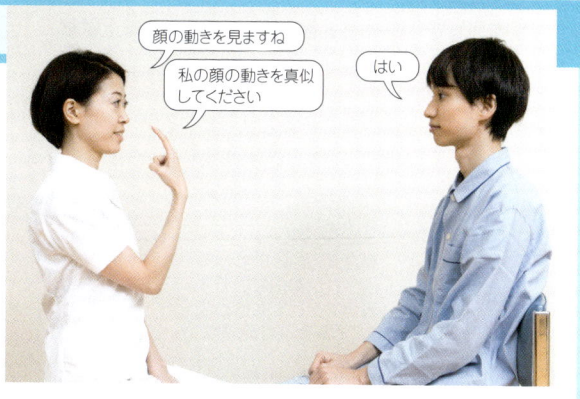

（吹き出し）顔の動きを見ますね／私の顔の動きを真似してください／はい

2 額にしわを寄せてもらう

- 手本を見せながら，眉毛を上げて額にしわを寄せるように伝える（額のしわ寄せ試験）．

観察ポイント
- □ 額にしわが寄るか
- □ しわの寄り方に左右差はないか

手技のコツ
眉毛をうまく上げられない場合には，患者さんの視線を上方に誘導して上を見てもらうとよいでしょう．

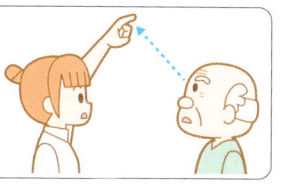

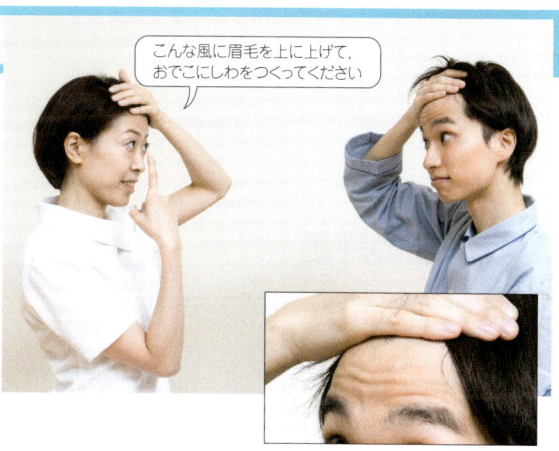

（吹き出し）こんな風に眉毛を上に上げて，おでこにしわをつくってください

3 両眼を閉じてもらう

- 両眼を固く閉じるように伝える（閉眼試験）．

観察ポイント
- □ 閉眼できているか
- □ まつげの見え方に左右差はないか

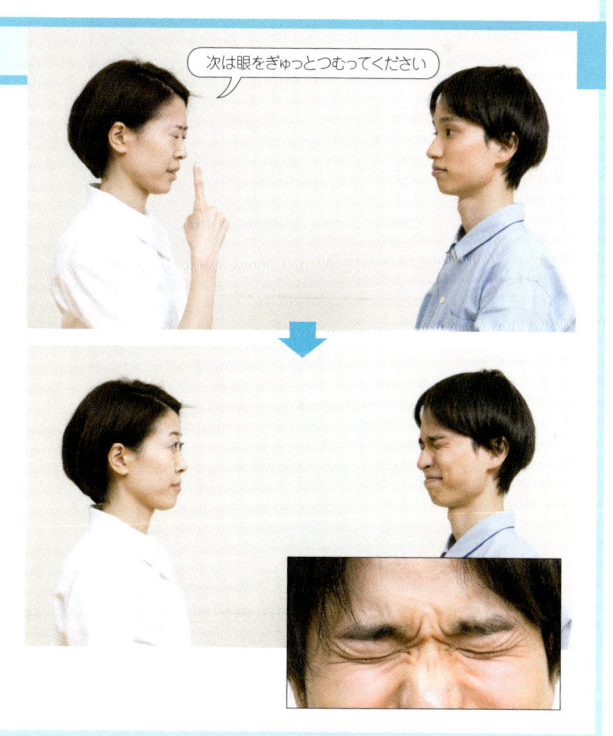

（吹き出し）次は眼をぎゅっとつむってください

脳・神経系のアセスメント　脳神経のアセスメント

4 口角を上げてもらう

- 歯を見せて「イーッ」と言ってもらう（口角挙上試験）．

観察ポイント
- □ 口角が左右差なく上がっているか
- □ 鼻唇溝（びしんこう）が消失していないか

豆知識
鼻唇溝とは，いわゆるほうれい線のことです．口角を上げてもらわなくても観察は可能です．

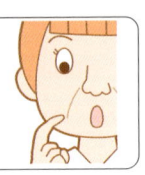

> 今度はこのように歯を見せて「イーッ」と言ってください

- 検査の結果を評価・記録する．

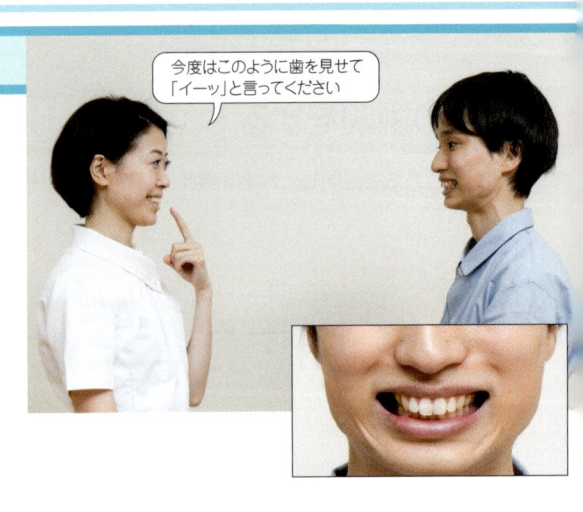

■ 表情筋の評価

- 表情筋の随意運動を観察し，顔面神経障害の有無を評価します．

		正常	異常
額のしわ寄せ試験		しわがきちんと寄り，左右差がみられない．	しわがみられなくなったり，左右差がみられたりする．
閉眼試験（まつげ徴候）		まつげがよく隠れ，左右差がみられない．	まつげが露出したり，左右差がみられたりする（まつげ徴候陽性）．
口角挙上試験	鼻唇溝　口角	口角の上げ方や筋肉に左右差がみられない．	・口角が持ち上がらず，左右差がみられる． ・鼻唇溝がみられなくなる．

- 上記のような顔面の麻痺は中枢性の障害でも起こりますが，中枢性の障害では額のしわ寄せは障害されません．

豆知識
重度の顔面神経麻痺では眼輪筋の筋力が低下し，閉眼できなくなります．この状態を「兎眼（とがん）」といいます．閉眼できないことで角膜が乾燥し傷ついて失明する危険性もあるため，点眼（看①p.232）などにより，眼の保護に努めましょう．

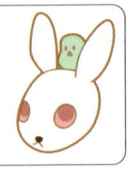

ポイント
顔面神経麻痺は，日常的な患者さんの表情の変化から気づくことができます．麻痺が疑われる場合には，これらの検査を行い評価してみましょう．

角膜反射

- 一方の眼の角膜を刺激すると両眼が閉じる反応を角膜反射といいます．
- 角膜反射の求心路は三叉神経の第1枝（眼神経 [→p.238]），遠心路は顔面神経（→p.240）です．

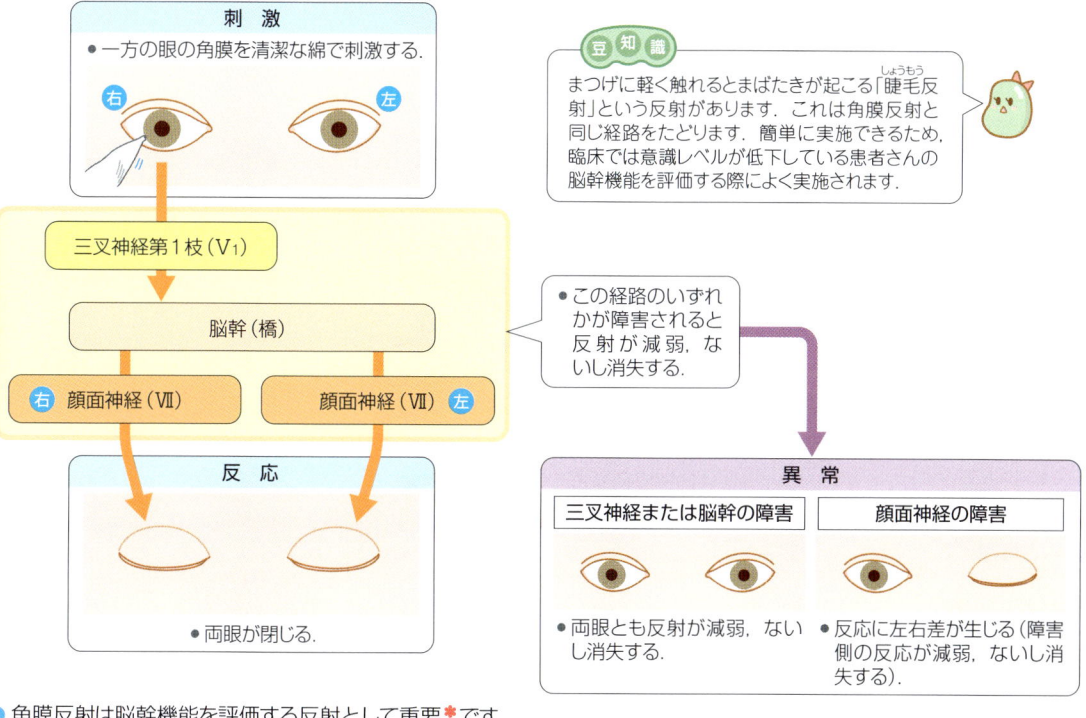

刺激
- 一方の眼の角膜を清潔な綿で刺激する．

右 左

豆知識
まつげに軽く触れるとまばたきが起こる「睫毛反射」という反射があります．これは角膜反射と同じ経路をたどります．簡単に実施できるため，臨床では意識レベルが低下している患者さんの脳幹機能を評価する際によく実施されます．

三叉神経第1枝（V_1）
↓
脳幹（橋）
↓
右 顔面神経（Ⅶ）　　顔面神経（Ⅶ）左

- この経路のいずれかが障害されると反射が減弱，ないし消失する．

反応
- 両眼が閉じる．

異常

三叉神経または脳幹の障害	顔面神経の障害
両眼とも反射が減弱，ないし消失する．	反応に左右差が生じる（障害側の反応が減弱，ないし消失する）．

- 角膜反射は脳幹機能を評価する反射として重要＊です．
  - ＊**なぜなら** 角膜反射の中枢が脳幹（橋）に存在するからです．

Step Up

顔面の麻痺における中枢性と末梢性の鑑別

- 顔面が麻痺する原因には，中枢性のものと末梢性のものがあります．
- 顔面の上部と下部で大脳皮質からの神経支配が異なるため，表情筋の症状の出方により鑑別することができます．

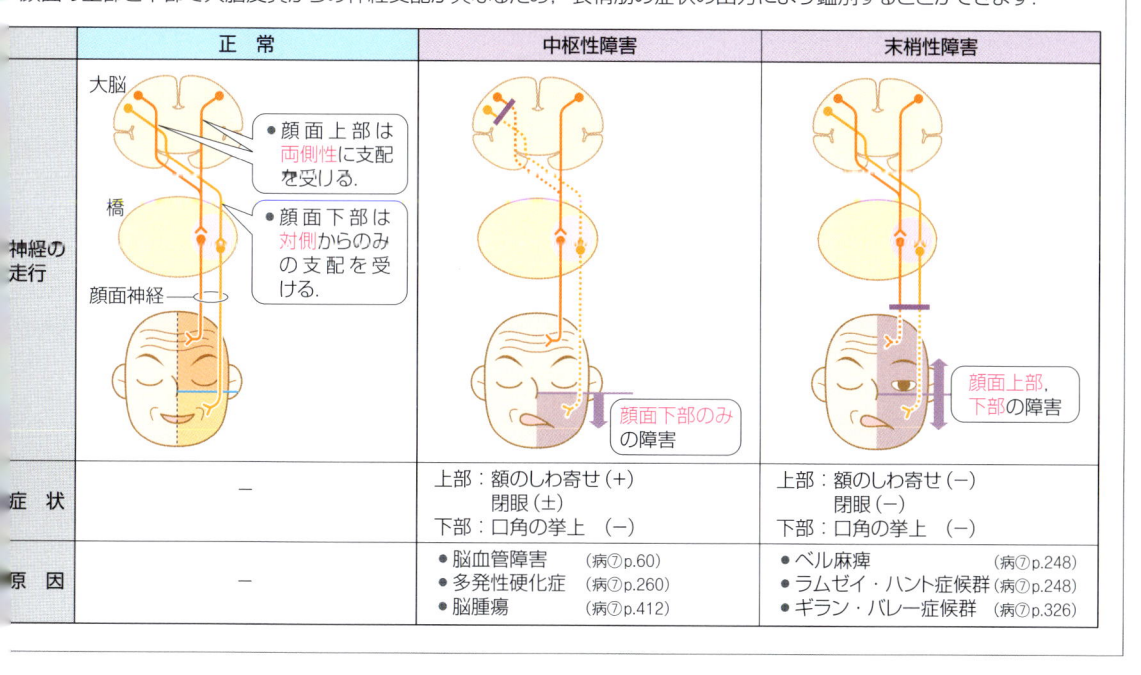

	正常	中枢性障害	末梢性障害
神経の走行	大脳／橋／顔面神経 ・顔面上部は両側性に支配を受ける． ・顔面下部は対側からのみの支配を受ける．	顔面下部のみの障害	顔面上部，下部の障害
症　状	—	上部：額のしわ寄せ（＋） 　　　閉眼（±） 下部：口角の挙上（－）	上部：額のしわ寄せ（－） 　　　閉眼（－） 下部：口角の挙上（－）
原　因	—	・脳血管障害　（病⑦p.60） ・多発性硬化症　（病⑦p.260） ・脳腫瘍　（病⑦p.412）	・ベル麻痺　（病⑦p.248） ・ラムゼイ・ハント症候群（病⑦p.248） ・ギラン・バレー症候群　（病⑦p.326）

内耳神経（Ⅷ）

内耳神経（Ⅷ）

- 内耳神経は，蝸牛神経と前庭神経からなる純粋な感覚神経です．
- 蝸牛神経は聴覚を，前庭神経は平衡感覚を司っています．

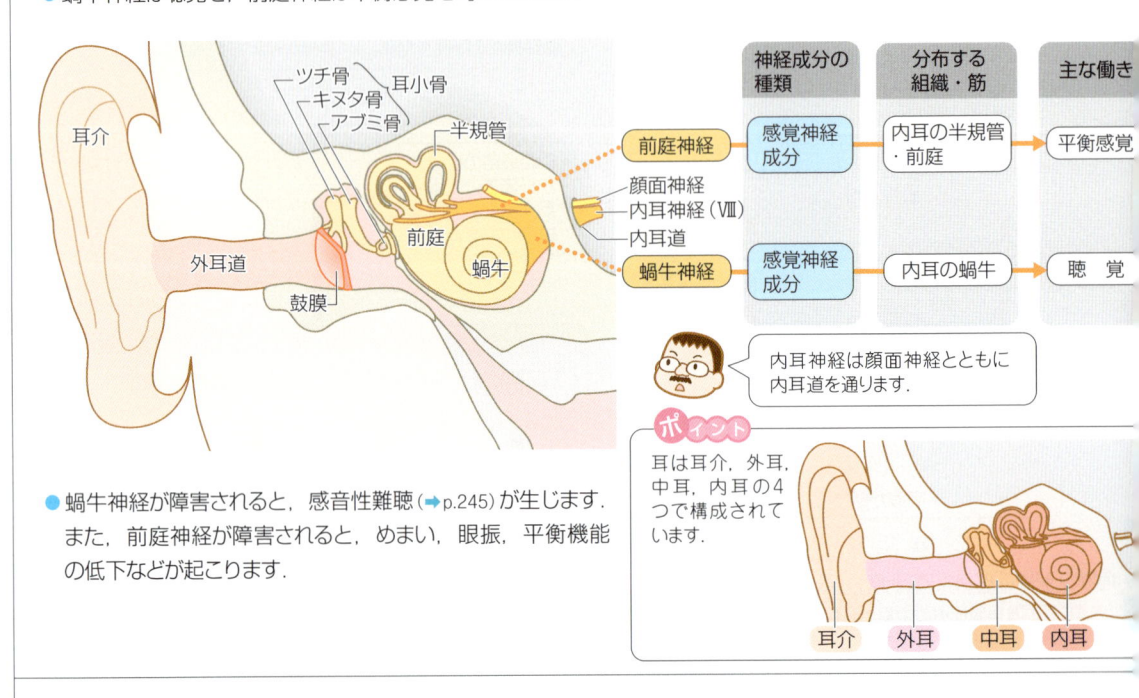

	神経成分の種類	分布する組織・筋	主な働き
前庭神経	感覚神経成分	内耳の半規管・前庭	平衡感覚
蝸牛神経	感覚神経成分	内耳の蝸牛	聴　覚

内耳神経は顔面神経とともに内耳道を通ります．

ポイント
耳は耳介，外耳，中耳，内耳の4つで構成されています．

- 蝸牛神経が障害されると，感音性難聴（→p.245）が生じます．また，前庭神経が障害されると，めまい，眼振，平衡機能の低下などが起こります．

内耳神経の検査

- 内耳神経に関する検査には以下のようなものがあります．

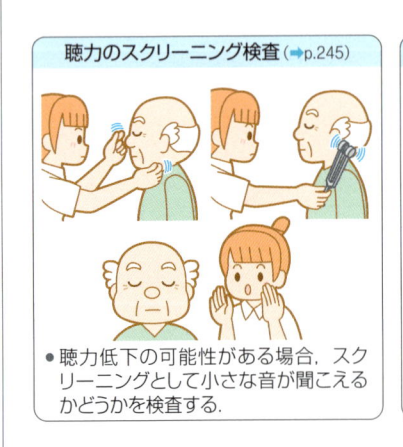

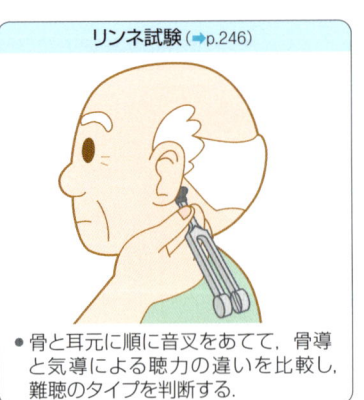

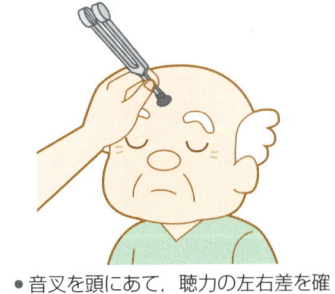

聴力のスクリーニング検査（→p.245）
- 聴力低下の可能性がある場合，スクリーニングとして小さな音が聞こえるかどうかを検査する．

リンネ試験（→p.246）
- 骨と耳元に順に音叉をあてて，骨導と気導による聴力の違いを比較し，難聴のタイプを判断する．

ウェーバー試験（→p.247）
- 音叉を頭にあて，聴力の左右差を確認する．

聴力のスクリーニング検査

- ベッドサイドで簡易的に実施できる聴力のスクリーニング検査には，以下のようなものがあります．
- これらの検査で異常が確認された場合に，リンネ試験とウェーバー試験を行います．

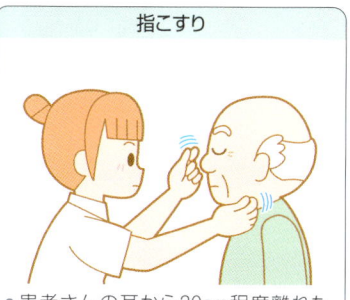

指こすり
- 患者さんの耳から30cm程度離れた位置で指をこすって聞き取れるかを確認する．

視野の外からささやく
ゴ……
- 患者さんの視野に入らないように30〜60cm離れた場所から数字などをささやき，聞こえたら復唱してもらう．

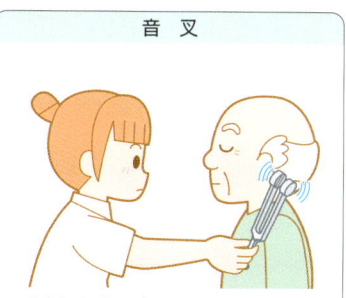

音叉
- 鳴らした音叉を聞いてもらい，患者さんが聞こえなくなった時点で検者も確認し，患者さんと検者の聴力を比較する．

手技のコツ
高齢者では，加齢に伴い聴覚が低下することを念頭において評価しましょう．

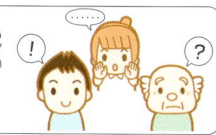

ポイント
検査の前に，耳垢がたまっていないかを確認し，必要なら耳そうじ（看①p.172）をしましょう．

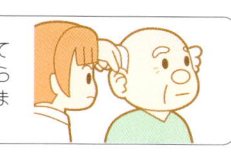

- 正確な聴力検査が必要な場合には，耳鼻科を受診してもらう必要があります．

伝音性難聴と感音性難聴

- 音は空気の振動によって伝わります．その振動が内耳の有毛細胞を通して蝸牛神経に伝わり，側頭葉にある聴覚中枢に届くことで音が認識されます．
- この内耳に至るまでの経路を伝音系，内耳以降の経路を感音系といいます．難聴は，この経路のどこが障害されるかによって伝音性難聴と感音性難聴に分類されます．

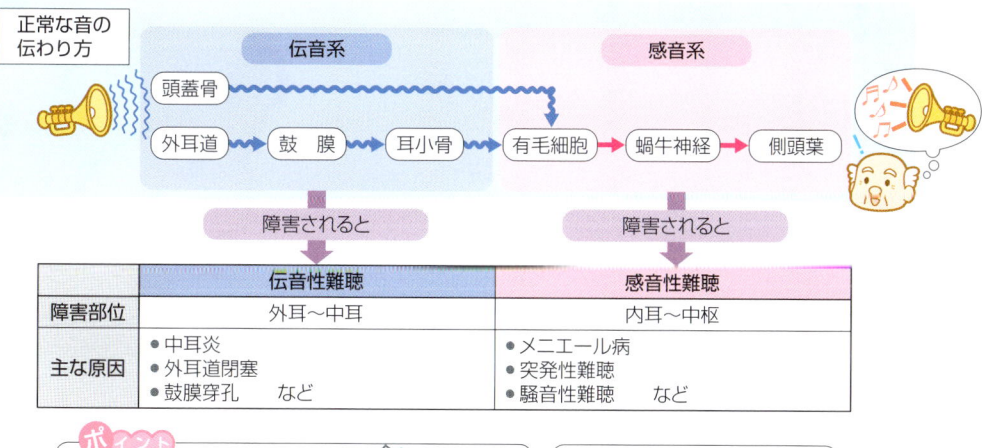

正常な音の伝わり方

伝音系：頭蓋骨／外耳道 → 鼓膜 → 耳小骨
感音系：有毛細胞 → 蝸牛神経 → 側頭葉

障害されると ↓

	伝音性難聴	感音性難聴
障害部位	外耳〜中耳	内耳〜中枢
主な原因	・中耳炎 ・外耳道閉塞 ・鼓膜穿孔　など	・メニエール病 ・突発性難聴 ・騒音性難聴　など

ポイント
伝音系には，気導（音の振動が外耳道を通る経路）と骨導（骨を伝わり直接内耳に振動を届ける経路）があります．

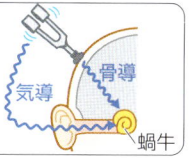

有毛細胞は蝸牛内に存在しており，音を感じるためには不可欠な細胞です．

Visual Guide to Physical Assessment

脳・神経系のアセスメント／脳神経のアセスメント

手順 リンネ試験

1 説明する

- 検査の目的と方法を説明し，同意を得る．

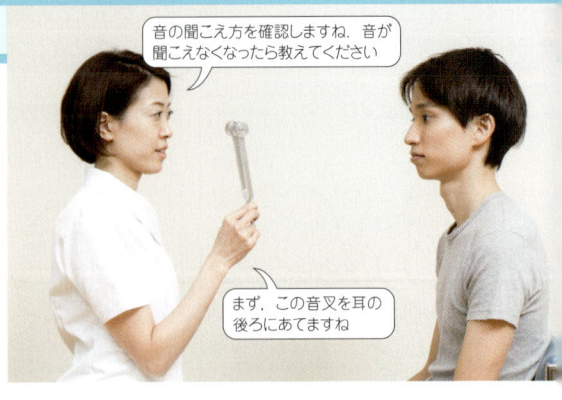

> 音の聞こえ方を確認しますね．音が聞こえなくなったら教えてください

> まず，この音叉を耳の後ろにあてますね

2 音叉を乳様突起にあてる

- 軽く振動させた音叉の根元を乳様突起にあて，音が聞こえなくなったら合図するように伝える（骨導の確認）．

ポイント
音叉の使い方はp.296を参照しましょう．

手技のコツ
乳様突起は耳のすぐ後ろの骨が少し出ているところです．

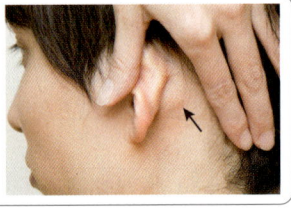

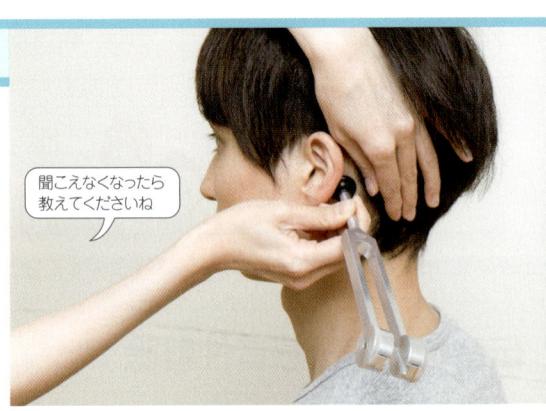

> 聞こえなくなったら教えてくださいね

3 音叉を耳元に移動する

- 患者さんが「音が聞こえなくなった」と訴えたら，すぐに音叉を離してそのまま耳元に移動させ，音が聞こえるかを確認する（気導の確認）．
- 2 ，3 を左右で実施する．

観察ポイント
- □ 音が聞こえるか
- □ 左右差はあるか

- 検査の結果を評価・記録する．

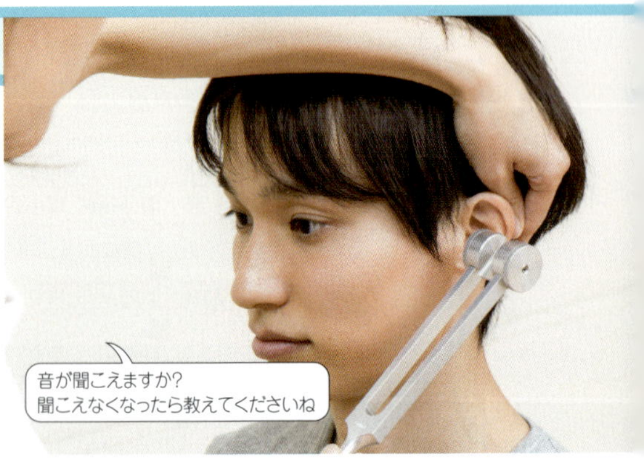

> 音が聞こえますか？聞こえなくなったら教えてくださいね

Visual Guide to Physical Assessment

手順 ウェーバー試験

1 説明する

- 検査の目的と方法を説明し，同意を得る．

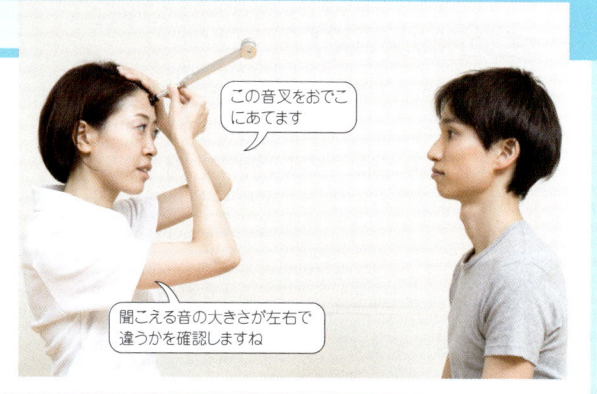

「この音叉をおでこにあてます」

「聞こえる音の大きさが左右で違うかを確認しますね」

2 音叉を頭にあてる

- 軽く振動させた音叉の根元を頭頂部，または前額部正中にあて，聞こえ方の違いを確認する．

ポイント
音叉の使い方はp.296を参照しましょう．

観察ポイント
☐ 聞こえ方に左右差がないか

- 検査の結果を評価・記録する．

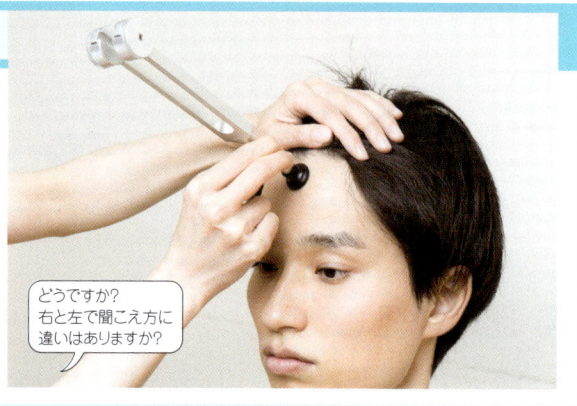

「どうですか？右と左で聞こえ方に違いはありますか？」

■ リンネ試験の評価

- 正常では，気導は骨導よりも長時間聴取できます．それを利用した検査がリンネ試験です．
- 骨導による音が聞こえなくなった後，気導による音が聞こえなければ外耳道や中耳に障害があると考え，伝音性難聴を疑います．

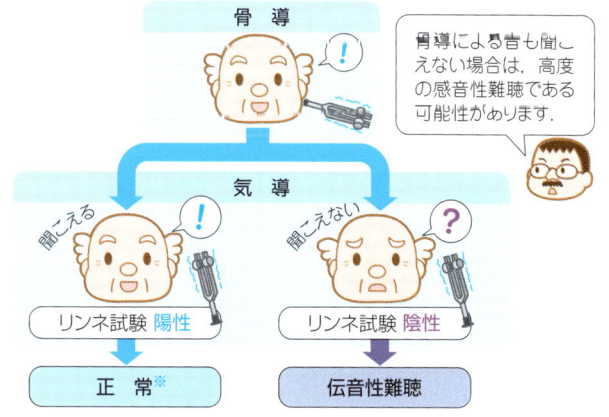

骨導

骨導による音も聞こえない場合は，高度の感音性難聴である可能性があります．

気導

聞こえる → リンネ試験 陽性 → 正常※

聞こえない → リンネ試験 陰性 → 伝音性難聴

※骨導，気導ともに聞こえたとしても，聴力が低下していれば感音性難聴が疑われます．

■ ウェーバー試験の評価

- ウェーバー試験は，聴力に左右差がないかを確認するための試験です．
- 内耳神経の感度がいずれか一方だけ低下，または代償的に増大しているような場合に音がかたよって聞こえます．
- 患側が大きく聞こえると伝音性難聴が，健側が大きく聞こえると感音性難聴が疑われます．

患側が大きい → 健側／患側 → 伝音性難聴

健側が大きい → 健側／患側 → 感音性難聴

脳・神経系のアセスメント

脳神経のアセスメント

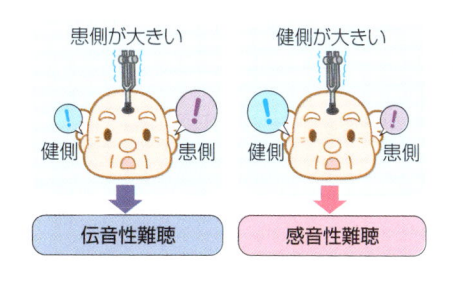

舌咽神経（Ⅸ）・迷走神経（Ⅹ）

舌咽神経（Ⅸ）

- 舌咽神経は，運動神経成分，感覚神経成分，副交感神経成分からなる混合神経です．
- 舌咽神経は主に舌と咽頭に分布し，**舌の後1/3の味覚と感覚，耳下腺による唾液分泌**を司っています．また，迷走神経とともに咽頭の運動や感覚の働きにも関与しています．

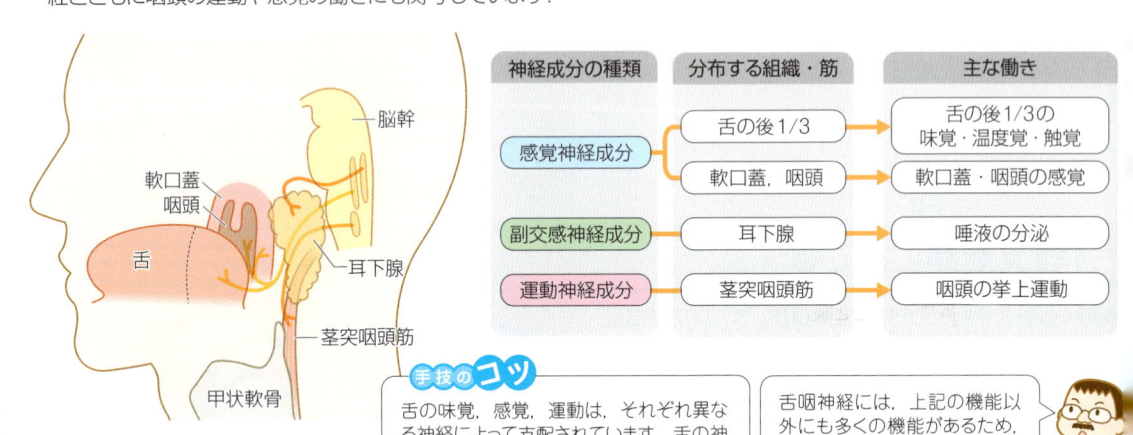

神経成分の種類	分布する組織・筋	主な働き
感覚神経成分	舌の後1/3	舌の後1/3の味覚・温度覚・触覚
感覚神経成分	軟口蓋，咽頭	軟口蓋・咽頭の感覚
副交感神経成分	耳下腺	唾液の分泌
運動神経成分	茎突咽頭筋	咽頭の挙上運動

手技のコツ
舌の味覚，感覚，運動は，それぞれ異なる神経によって支配されています．舌の神経支配（→p.256）で確認しておきましょう．

舌咽神経には，上記の機能以外にも多くの機能があるため，主要なものをまとめてあります．

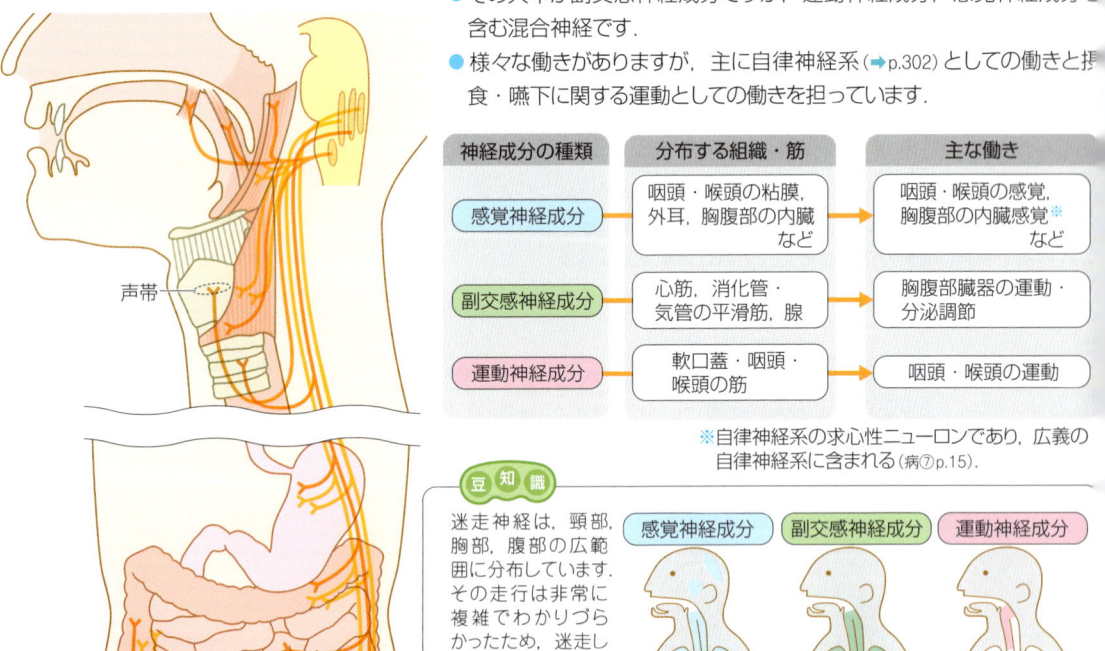

迷走神経（Ⅹ）

- 迷走神経は脳神経の中で最も長く，のどから胸腹部の臓器に至る広い範囲に分布しています．
- その大半が副交感神経成分ですが，運動神経成分，感覚神経成分も含む混合神経です．
- 様々な働きがありますが，主に自律神経系（→p.302）としての働きと摂食・嚥下に関する運動としての働きを担っています．

神経成分の種類	分布する組織・筋	主な働き
感覚神経成分	咽頭・喉頭の粘膜，外耳，胸腹部の内臓など	咽頭・喉頭の感覚，胸腹部の内臓感覚※など
副交感神経成分	心筋，消化管・気管の平滑筋，腺	胸腹部臓器の運動・分泌調節
運動神経成分	軟口蓋・咽頭・喉頭の筋	咽頭・喉頭の運動

※自律神経系の求心性ニューロンであり，広義の自律神経系に含まれる（病⑦p.15）．

豆知識
迷走神経は，頸部，胸部，腹部の広範囲に分布しています．その走行は非常に複雑でわかりづらかったため，迷走している神経＝迷走神経と名前がつけられました．

舌咽神経・迷走神経の検査

- 舌咽神経と迷走神経は，ともに口蓋や咽頭の機能を司っており，個々の作用を明確に区別することはできません．そのため，両者をあわせて評価します．
- 舌咽神経と迷走神経に関する検査は，以下の通りです．

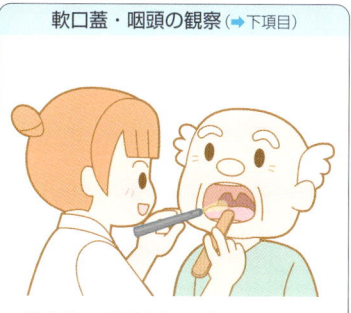

軟口蓋・咽頭の観察（→下項目）
- 発声時の咽頭や軟口蓋の動きを観察する．

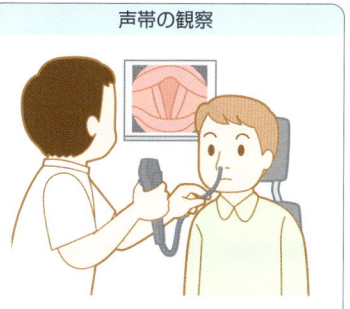

声帯の観察
- 耳鼻科で行われることが多く，喉頭ファイバースコープ検査により声帯の運動を直接観察する．

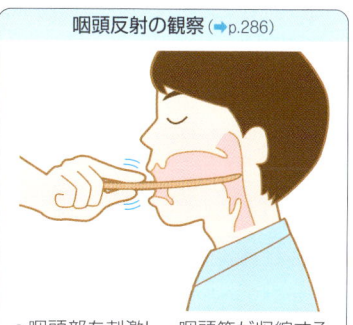

咽頭反射の観察（→p.286）
- 咽頭部を刺激し，咽頭筋が収縮する様子を観察する．

手順　軟口蓋・咽頭の観察

1 口を大きく開けてもらう

- 検査の目的と方法を説明し同意を得たうえで，口を大きく開けてもらう．

手技のコツ
観察しにくい場合は，舌圧子で舌の手前を押さえると観察しやすくなります．

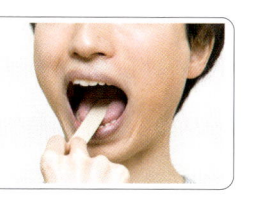

注意
舌圧子を奥に入れすぎてはいけません．嘔吐反射が起きる可能性があるので注意しましょう．

「のどの動きを見るので，口を大きく開けてください」

2 「あー」と声を出してもらう

- 口腔内を観察しやすいようにペンライトで照らし，「あー」と少し長めに声を出してもらい，のどの奥を観察する．

観察ポイント
- □ 軟口蓋は左右対称に挙上するか
- □ 口蓋垂は正中に位置しているか
- □ 咽頭後壁のひだの偏位はあるか
- □ 嗄声や鼻声はあるか

手技のコツ
軟口蓋の挙上は，口蓋垂の根元を見ておくと確認しやすいです．

（写真ラベル：軟口蓋／口蓋垂／咽頭後壁／「あー」と声を出してください／あーーー）

- 観察の結果を評価・記録する．

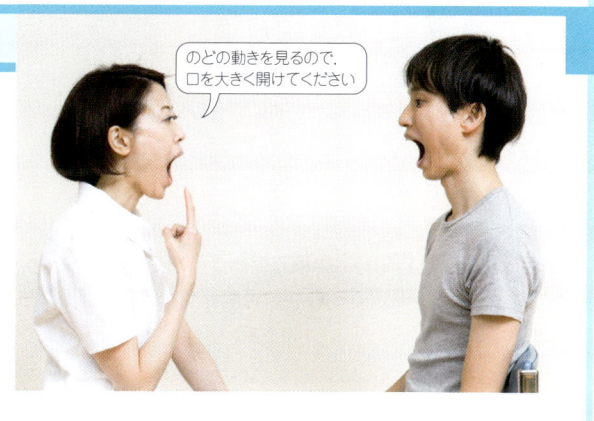

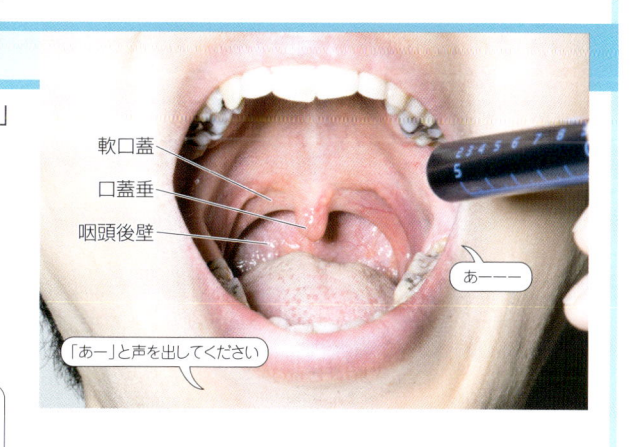

■ 軟口蓋・咽頭の動きの評価

- 正常では，軟口蓋は左右対称に挙上し，口蓋垂は正中に位置しています．
- しかし，障害がある場合には麻痺側の軟口蓋の挙上が起こらず，口蓋垂や咽頭後壁が健側に偏位します．特に咽頭後壁のひだの偏位をカーテン徴候といいます．

開口安静時
- 軟口蓋
- 口蓋垂
- 口蓋扁桃
- 咽頭後壁

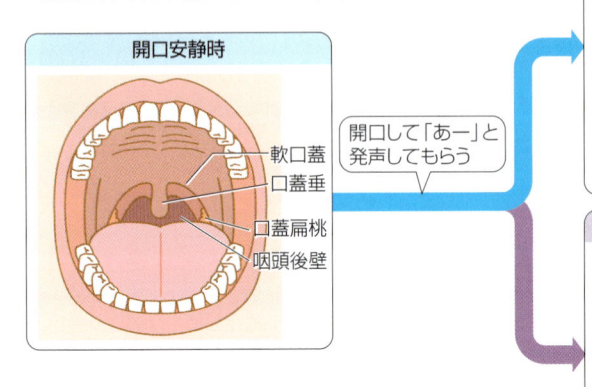

開口して「あー」と発声してもらう

正常 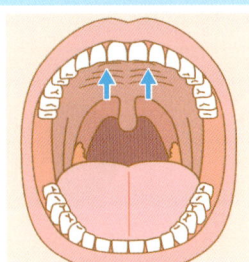
- 左右対称に軟口蓋が挙上する．
- 口蓋垂は正中に位置する．

異常

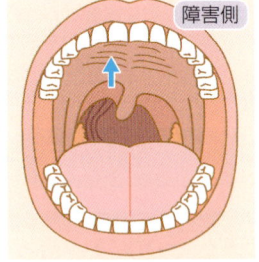

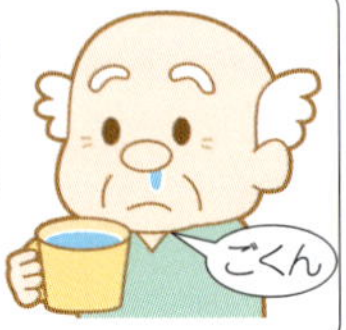

障害側

一側障害
- 麻痺側の軟口蓋は挙上しない．
- 口蓋垂が健側に偏位する．
- 咽頭後壁が健側に引っ張られひだが偏位している（カーテン徴候 陽性）．

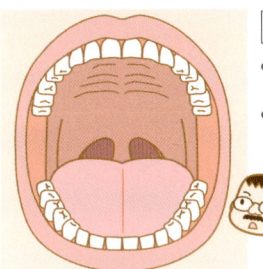

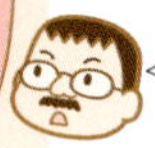

両側障害
- 両側とも軟口蓋が挙上しない．
- 鼻にかかったような声になる．

両側障害では，発声する前からすでに軟口蓋の位置が正常よりも低くなっています．

ポイント
軟口蓋の動きが障害されると，嚥下時に食塊や水分が鼻腔に逆流してしまうことがあります．

ごくん

- 舌咽神経と迷走神経は中枢で両側支配を受けているため，片側の中枢性障害で明らかな異常を認めることはありません．

■ 反回神経

- 反回神経は迷走神経の枝の1つであり，声帯の動きを司っています．
- 胸部を下行した迷走神経は反回神経を分枝し，左は大動脈弓を，右は鎖骨下動脈を前から後ろに回り込んで再び上行します．
- 手術による切断や腫瘍による圧迫などで障害されやすく，障害されると声帯麻痺による嗄声が生じます．また，声帯の動きが障害されるため，特に水分などを誤嚥しやすくなります．

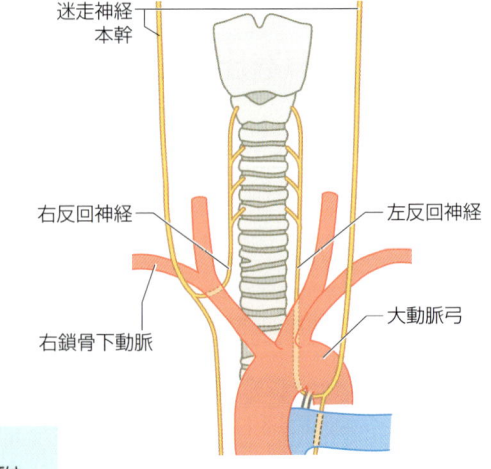

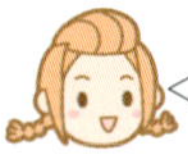

ポイント
反回神経が走行する領域付近には，甲状腺，胸部大動脈，食道，縦隔，肺，気管，気管支などがあります．

反回神経の走行
- 迷走神経本幹
- 右反回神経
- 左反回神経
- 右鎖骨下動脈
- 大動脈弓

用語　嗄声
声の音質異常．様々なタイプがある．反回神経麻痺による嗄声では，声門閉鎖不全による発声の持続時間の短縮や声量の不足が起こる．

Step Up

球麻痺と仮性球麻痺

- 延髄には，摂食・嚥下機能に関与する脳神経のうち，舌咽神経（→p.248），迷走神経（→p.248），舌下神経（→p.254）の運動神経核が存在します．
- 球麻痺とは，この脳神経核と核以下の下位運動ニューロン（→p.259）が障害されることで起こる舌，口蓋，咽頭などの麻痺のことで，高度の構音障害や嚥下障害などが生じます．
- 一方，この脳神経核の上位運動ニューロン（→p.259）が障害されて起こる舌，口蓋，咽頭などの麻痺のことを仮性球麻痺といい，構音障害や嚥下障害などの球麻痺とよく似た症状が起こります．

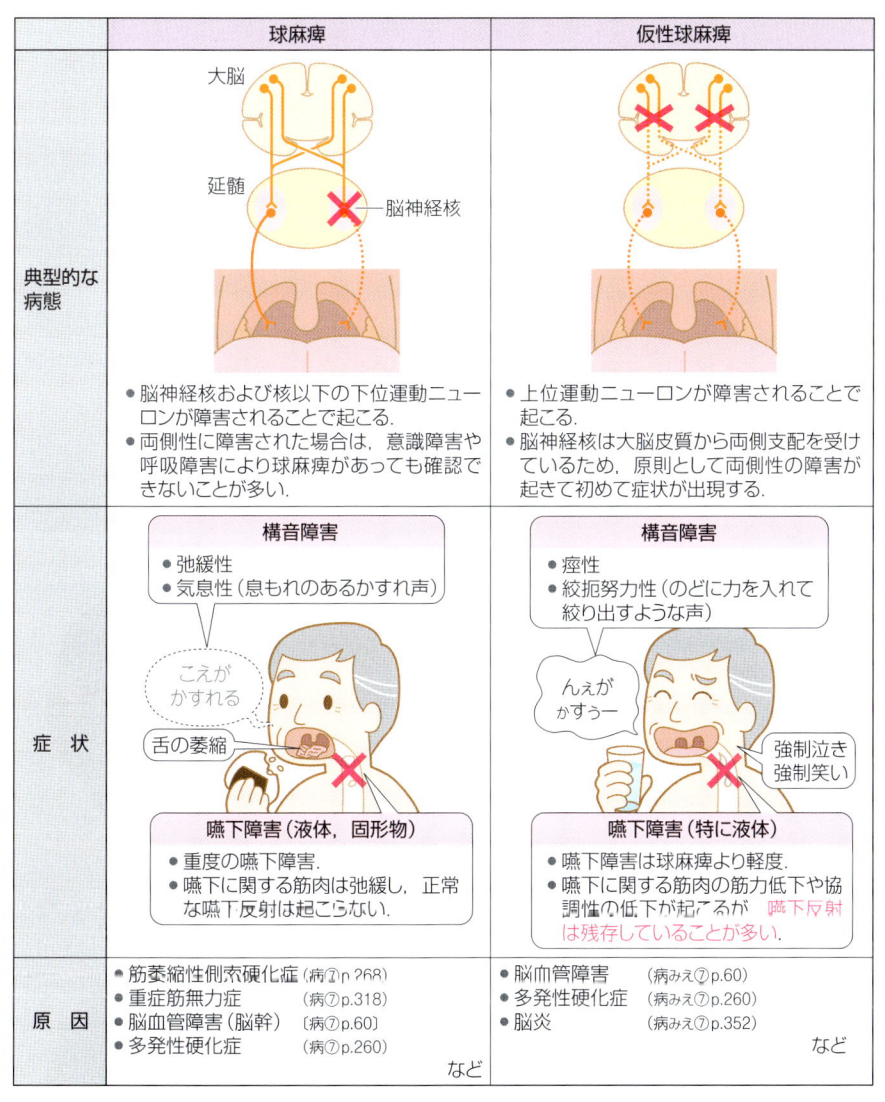

	球麻痺	仮性球麻痺
典型的な病態	・脳神経核および核以下の下位運動ニューロンが障害されることで起こる． ・両側性に障害された場合は，意識障害や呼吸障害により球麻痺があっても確認できないことが多い．	・上位運動ニューロンが障害されることで起こる． ・脳神経核は大脳皮質から両側支配を受けているため，原則として両側性の障害が起きて初めて症状が出現する．
症状	**構音障害** ・弛緩性 ・気息性（息もれのあるかすれ声） 「こえがかすれる」 舌の萎縮 **嚥下障害（液体，固形物）** ・重度の嚥下障害． ・嚥下に関する筋肉は弛緩し，正常な嚥下反射は起こらない．	**構音障害** ・痙性 ・絞扼努力性（のどに力を入れて絞り出すような声） 「んぇがかすぅー」 強制泣き 強制笑い **嚥下障害（特に液体）** ・嚥下障害は球麻痺より軽度． ・嚥下に関する筋肉の筋力低下や協調性の低下が起こるが**嚥下反射は残存していることが多い**．
原因	・筋萎縮性側索硬化症　（病①p.268） ・重症筋無力症　（病①p.318） ・脳血管障害（脳幹）（病⑦p.60） ・多発性硬化症　（病⑦p.260） 　など	・脳血管障害　（病みえ⑦p.60） ・多発性硬化症　（病みえ⑦p.260） ・脳炎　（病みえ⑦p.352） 　など

ポイント
球麻痺の患者さんへの嚥下訓練について，直接訓練（看①p.76）を開始する場合には，専門家による詳細な評価が必要です．経口摂取が困難となるケースもあるため慎重に実施しましょう．

手技のコツ
仮性球麻痺の患者さんは，姿勢や食形態の工夫（看①p.82，88）などにより経口摂取が可能になることが多いです．STや摂食嚥下認定看護師と相談して無理のない範囲で経口摂取を進められるように関わりましょう．

語聴覚士（ST）：speech-language-hearing therapist

● 副神経（XI）●

■ 副神経（XI）

- 副神経は，胸鎖乳突筋と僧帽筋の運動を支配する純粋な運動神経です．
- 主に首の回旋や肩の挙上を司っています．

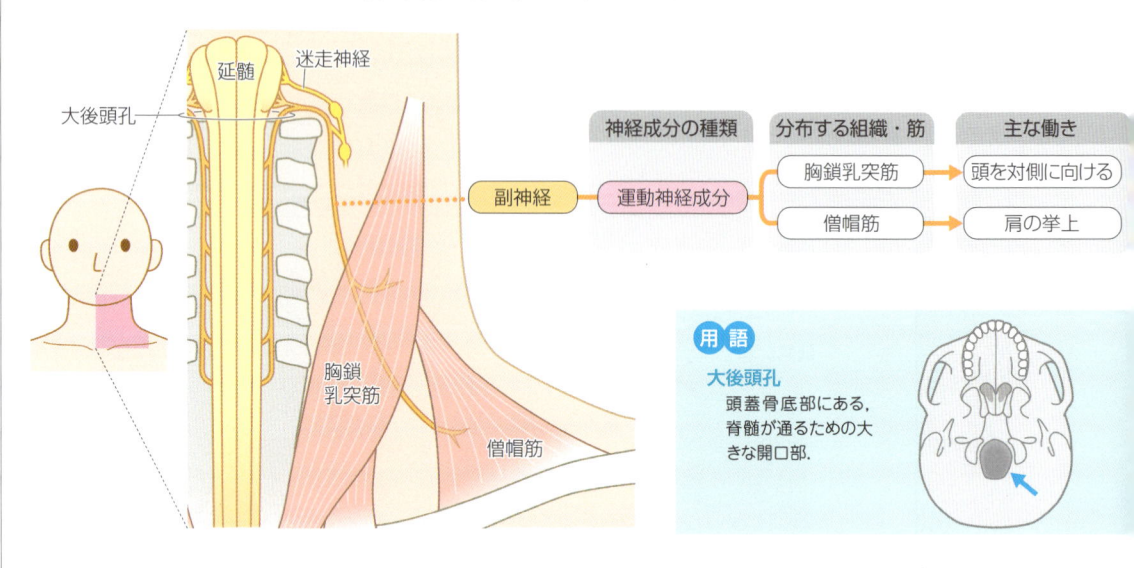

神経成分の種類	分布する組織・筋	主な働き
運動神経成分	胸鎖乳突筋	頭を対側に向ける
	僧帽筋	肩の挙上

（図中ラベル：延髄，迷走神経，大後頭孔，胸鎖乳突筋，僧帽筋，副神経）

用語
大後頭孔
頭蓋骨底部にある，脊髄が通るための大きな開口部．

- 基本的な副神経の検査では，胸鎖乳突筋か僧帽筋の筋力検査のどちらか一方の検査を行います＊．
  - ＊ なぜなら 副神経が障害されると，通常どちらの筋も障害されるからです．

手順 胸鎖乳突筋の筋力検査

1 顔を横に向けてもらう

- 検査の目的を説明し同意を得て，顔を横に向けてもらう．

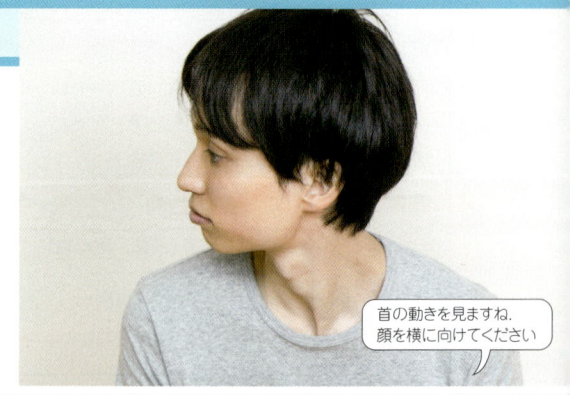

> 首の動きを見ますね．顔を横に向けてください

2 頬に手を添える

- 患者さんが向いている側の頬に片手を添える．

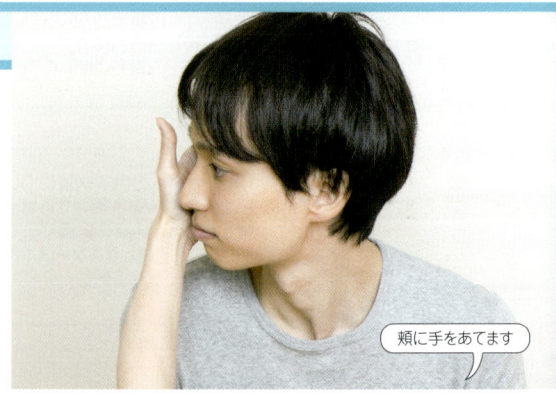

> 頬に手をあてます

3 検者の力に抵抗してもらう

- 検者は顔を正中に向けるように力を入れ，患者さんに抵抗してもらう．
- 次に反対側に顔を向けてもらい，左右同様に実施する．

観察ポイント
- □ 胸鎖乳突筋のふくらみはあるか
- □ 力に抵抗し，顔を外側に向けていられるか
- □ 左右差はないか

ポイント
胸鎖乳突筋の収縮がわからなければ，手で触れて確認するとよいでしょう．

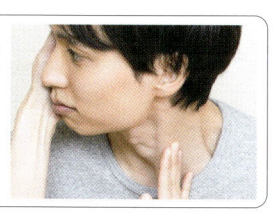

「力を入れるので，抵抗してください」

- 検査の結果を評価・記録する．

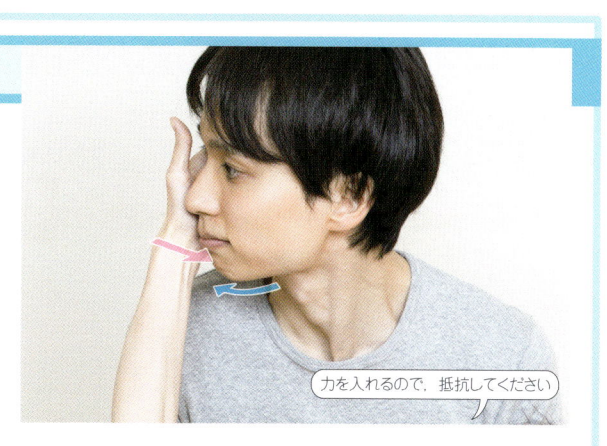

手順 僧帽筋の筋力検査

1 肩に両手を添える

- 検査の目的を説明し同意を得て，患者さんの肩に両手を添える．

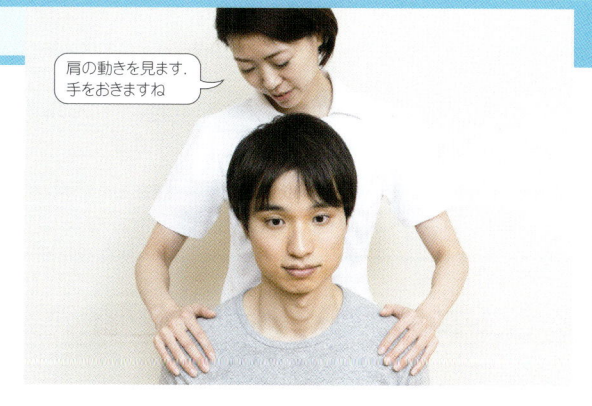

「肩の動きを見ます．手をおきますね」

2 患者さんに肩を挙上してもらう

- 肩を押し下げるように力を入れ，患者さんには抵抗して肩を挙上してもらう．

「私が両肩を押すので，その力に負けないように肩を上げてください」

観察ポイント
- □ 肩の高さは左右同じか
- □ 力に抵抗し，肩を挙上できるか
- □ 左右差はないか

- 検査の結果を記録する．

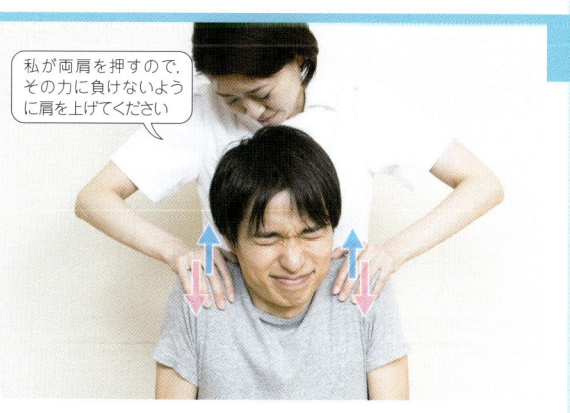

脳・神経系のアセスメント｜脳神経のアセスメント

Visual Guide to Physical Assessment

253

■ 胸鎖乳突筋と僧帽筋の筋力評価

- 副神経が障害されると，以下のような異常が生じます．

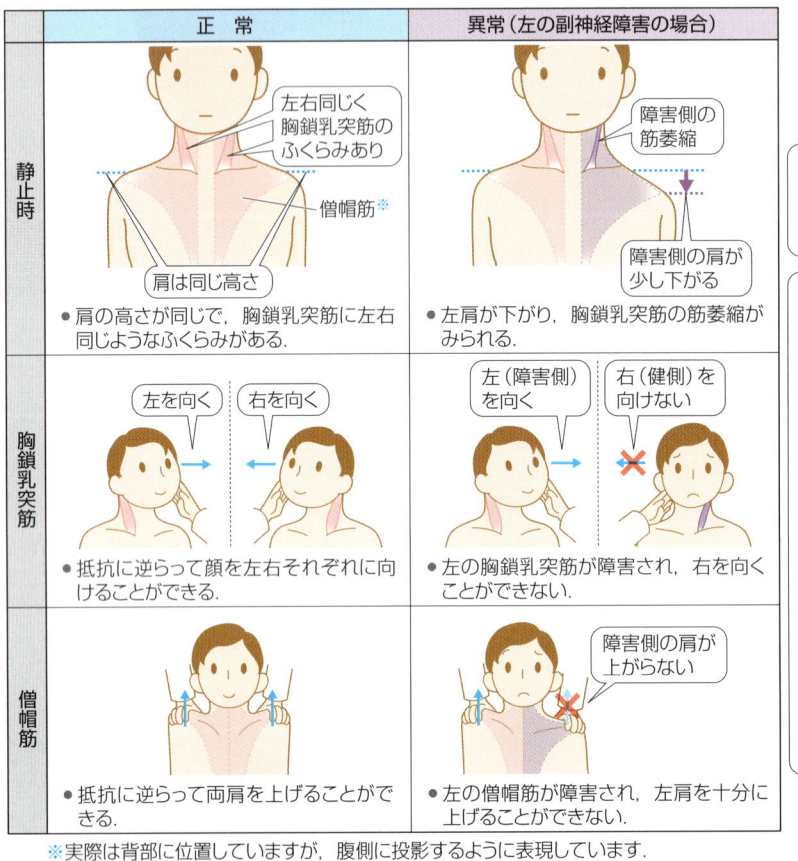

	正常	異常（左の副神経障害の場合）
静止時	左右同じく胸鎖乳突筋のふくらみあり／僧帽筋※／肩は同じ高さ・肩の高さが同じで，胸鎖乳突筋に左右同じようなふくらみがある．	障害側の筋萎縮／障害側の肩が少し下がる・左肩が下がり，胸鎖乳突筋の筋萎縮がみられる．
胸鎖乳突筋	左を向く／右を向く・抵抗に逆らって顔を左右それぞれに向けることができる．	左（障害側）を向く／右（健側）を向けない・左の胸鎖乳突筋が障害され，右を向くことができない．
僧帽筋	・抵抗に逆らって両肩を上げることができる．	障害側の肩が上がらない・左の僧帽筋が障害され，左肩を十分に上げることができない．

豆知識
胸鎖乳突筋の働きは様々ですが，片方だけが収縮すると頭が反対側に回旋します．

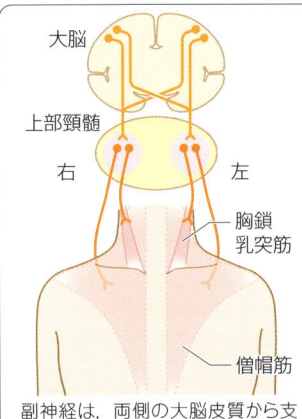

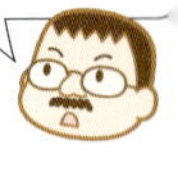

大脳／上部頸髄／右／左／胸鎖乳突筋／僧帽筋

副神経は，両側の大脳皮質から支配を受けているため，中枢性の片側障害では基本的に異常を認めません．

※実際は背部に位置していますが，腹側に投影するように表現しています．

- 副神経の障害は，頭頸部癌などで多くみられます．

● 舌下神経（XII）●

■ 舌下神経（XII）

- 舌下神経（XII）は舌の運動を司る純粋な運動神経です．
- 口蓋舌筋以外の舌筋に分布し，舌の位置や形状を変える動きを司っています．

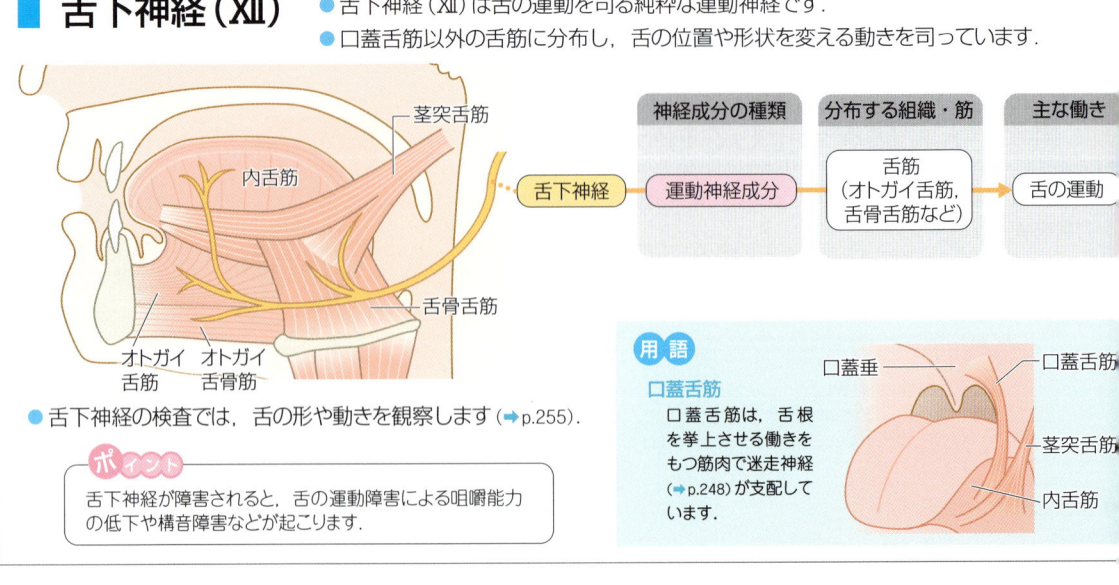

茎突舌筋／内舌筋／舌骨舌筋／オトガイ舌筋／オトガイ舌骨筋

神経成分の種類	分布する組織・筋	主な働き
舌下神経／運動神経成分	舌筋（オトガイ舌筋，舌骨舌筋など）	舌の運動

- 舌下神経の検査では，舌の形や動きを観察します（→p.255）．

ポイント
舌下神経が障害されると，舌の運動障害による咀嚼能力の低下や構音障害などが起こります．

用語
口蓋舌筋
口蓋舌筋は，舌根を挙上させる働きをもつ筋肉で迷走神経（→p.248）が支配しています．

口蓋垂／口蓋舌筋／茎突舌筋／内舌筋

手順 舌の動きの観察

1 口を大きく開けてもらう

- 舌を観察することを伝え同意を得たうえで，口を大きく開けてもらう．
- 見えにくい場合には，ペンライトを使用する．

観察ポイント
- □ 舌の萎縮がないか
  （舌が薄くてしわが多くないか）
- □ もぞもぞと舌が動いていないか
  （線維束性収縮の有無）

ポイント
線維束性収縮の観察は，必ず口腔内に舌がおさまっている状態で行いましょう＊．
＊**なぜなら** 舌が出ていると正常であってもふるえて動いてしまうことがあるからです．

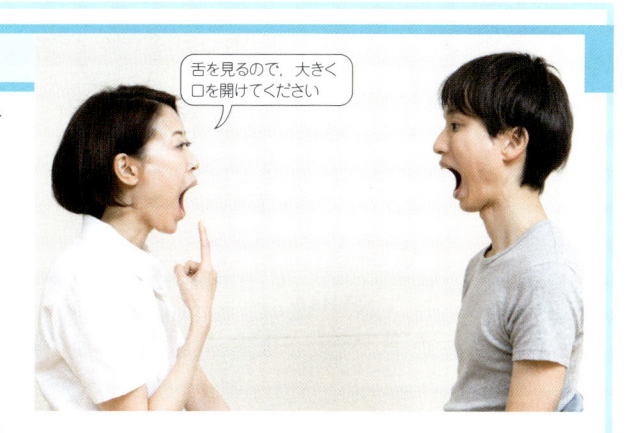

「舌を見るので，大きく口を開けてください」

2 舌を出してもらう

- 手本を示して＊，舌をまっすぐに前に出してもらう．
- ＊**なぜなら** 口頭のみの指示では，挺舌が不十分なことが多いからです．

観察ポイント
- □ 舌をまっすぐに出せるか
- □ 舌をどの程度出すことができるか

用語 挺舌
舌を下唇よりも前に出した状態のこと．

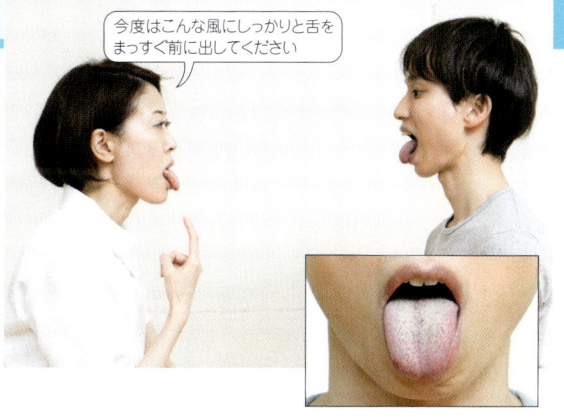

「今度はこんな風にしっかりと舌をまっすぐ前に出してください」

3 舌を左右に動かしてもらう

- 舌で口角をさわるように左右に動かしてもらう．

観察ポイント
- □ 口角に触れているか
- □ 左右同じように動いているか

ポイント
左右に動かしてもらうだけでなく，舌で頬に添えた両手を押し返してもらうことで力の程度を把握することもできます．

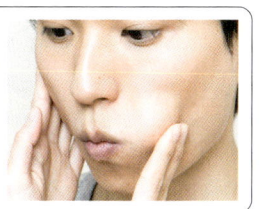

「ではそのまま舌を左右に動かして，口の端をさわってみてください」

- 観察の結果を評価・記録する．

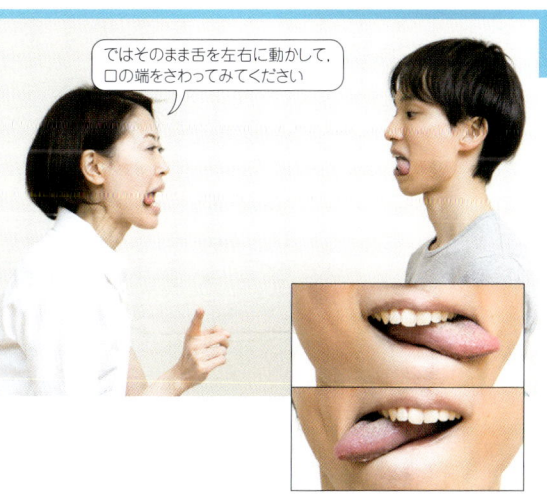

脳・神経系のアセスメント　脳神経のアセスメント

■ 舌の動きの評価

- 舌の動きは，まっすぐ前方に出せるかどうかで評価し，舌が明らかに偏位している場合には，偏位側に麻痺が出現していると判断します．
- 舌下神経は片側支配のため，中枢性障害では舌は障害部位と反対側に偏位し，末梢性障害では障害側と同側に偏位します．

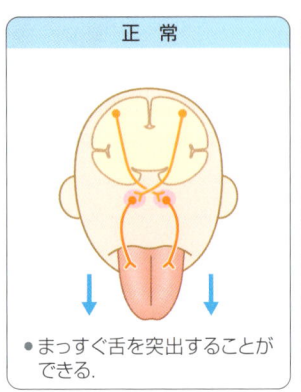

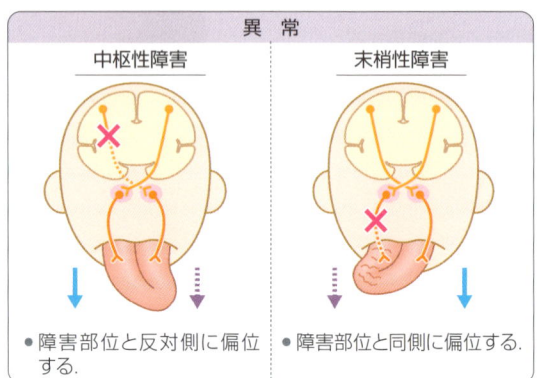

正常	異常	
	中枢性障害	末梢性障害
●まっすぐ舌を突出することができる．	●障害部位と反対側に偏位する．	●障害部位と同側に偏位する．

ポイント
両側とも障害された場合には，舌を口唇よりも外に出すことができなくなります．

舌の萎縮や線維束性収縮が確認される場合は，末梢性麻痺（→p.261）が疑われます．
- しわが多く深い（萎縮）
- 細かいふるえ（線維束性収縮）

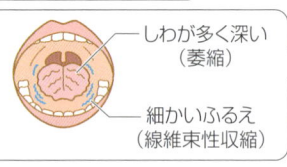

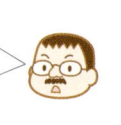

豆知識
舌の動きが障害されると，「ら行」の発音も悪くなります．

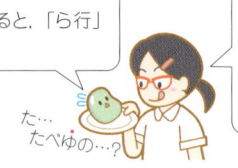

手技のコツ
舌の動きが障害されると，咀嚼力の低下や食物の咽頭への送り込みも障害されます．舌を左右に動かしてもらうことで麻痺の程度を把握し，摂食・嚥下（看①p.73）のアセスメントに活かしましょう．

- 中枢性舌下神経障害の原因には，脳腫瘍や脳血管疾患などがあります．舌下神経のみの障害はまれで，同じ延髄に脳神経核がある舌咽神経（→p.248），迷走神経（→p.248）などの障害も伴います．

■ 舌の支配神経

- 舌における味覚と触覚・温痛覚は複数の神経が支配しており，運動は舌下神経が支配しています．

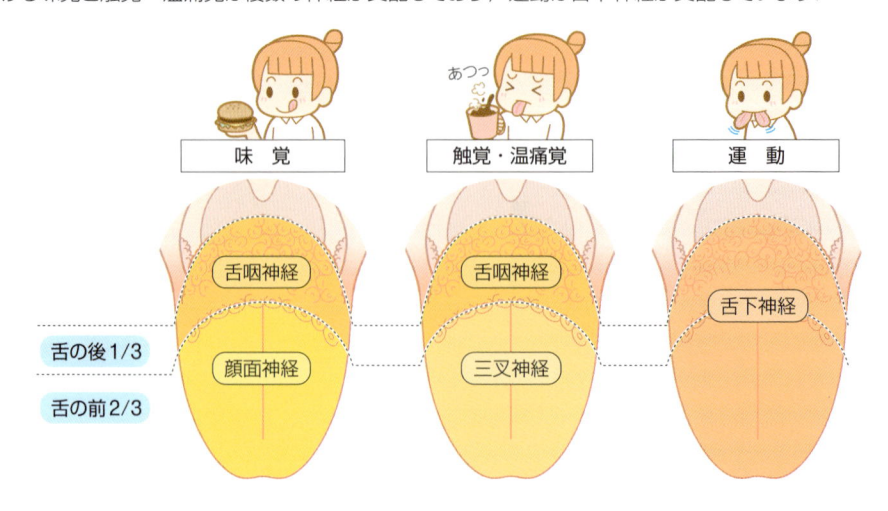

味覚	触覚・温痛覚	運動
舌咽神経 / 顔面神経	舌咽神経 / 三叉神経	舌下神経

舌の後1/3
舌の前2/3

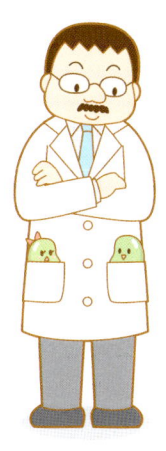

Visual Guide to Physical Assessment

脳・神経系のアセスメント

脳神経のアセスメント

運動機能のアセスメント

監修 山田 深

　脳・神経系の障害は，様々な運動機能障害をひき起こし，患者さんのADLやQOLの低下を招きます．このような運動機能障害による影響は最小限にとどめる必要があります．そのために，脳・神経系の損傷によって生じる運動機能障害の種類やそれらの観察方法を学び，適切なケアの実施につなげられるようにしましょう．

■ 運動機能を観察する目的

- 運動機能の観察は，病態や生活上の問題を把握するため，また機能回復を予測するために行います．
- これにより，患者さんに適した日常生活ケア，二次障害の予防，機能回復に向けたケアの実施が可能となります．

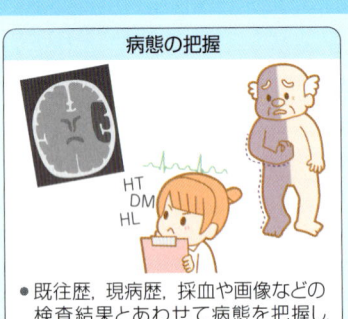

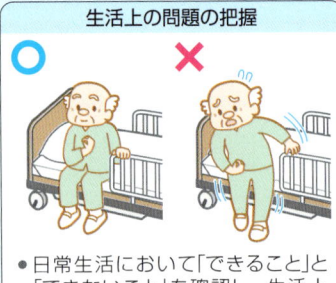

目的

病態の把握
- 既往歴，現病歴，採血や画像などの検査結果とあわせて病態を把握し，治療上の注意点を明確にする．

生活上の問題の把握
- 日常生活において「できること」と「できないこと」を確認し，生活上の問題点を明確にする．

機能回復の予測
- 運動機能障害の程度，残存機能，全身状態などから機能回復の程度を予測する．

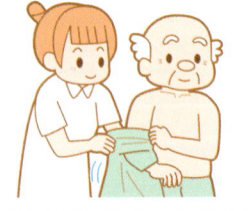

↓

日常生活ケア
- 病状に合わせて残存機能を活かしながら，できない部分を補うケアの実施．

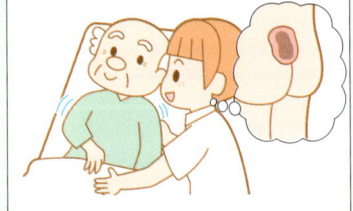

二次障害の予防
- 拘縮（→p.318）や褥瘡（看①p.278）などの廃用症候群（看①p.35）をはじめとする二次障害の予防．

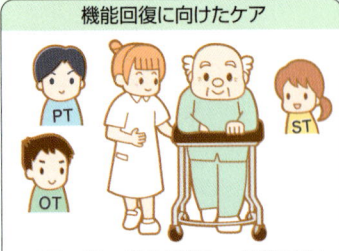

機能回復に向けたケア
- PT，OT，STと連携し，機能回復や社会復帰に向けたケアの実施．

- 脳・神経系に関連した運動機能障害（→p.259）は，不可逆的な障害となることも少なくありません．障害の程度を最小限に抑えるためにも普段から運動機能の観察を行い，異常の早期発見と迅速な対応に努めることが重要です．

> **ポイント**
> 運動機能障害は，患者さんのADLを著しく低下させるだけでなく，患者さんや家族に精神的苦痛を与えます．上記のケアに加え，精神的ケアも忘れないようにしましょう．

●日常生活活動（ADL）：activities of daily living　●生活の質（QOL）：quality of life　●高血圧〔症〕（HT）：hypertension　●糖尿病（DM）：diabetes mellitus　●高脂血症（HL）：hyperlipidemia　●理学療法士（PT）：physical therapist　●作業療法士（OT）：occupational therapist　●言語聴覚士（ST）：speech-language-hearing therapist

運動機能障害

- 運動の経路は「上位運動ニューロン」と「下位運動ニューロン」からなります．
- 何らかの理由によりこの経路が障害されると，以下のような運動機能障害が出現します．

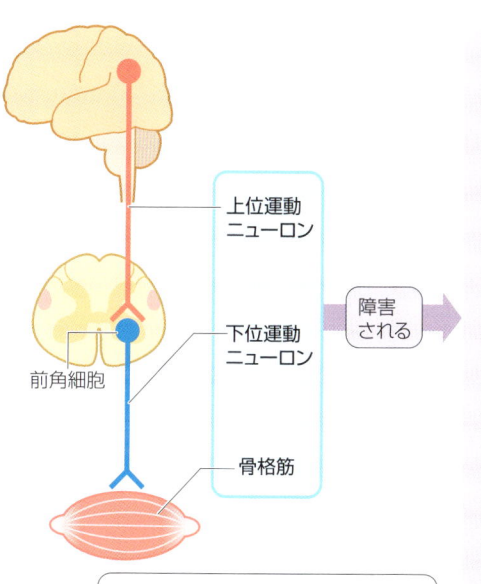

上位運動ニューロン
下位運動ニューロン
前角細胞
骨格筋

障害される

- 運動麻痺（→p.261）
- 不随意運動（→p.267）
- 筋緊張の異常（→p.269）
- 運動失調（→p.271）

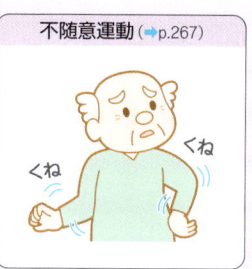

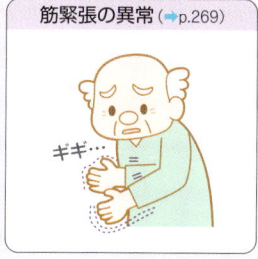

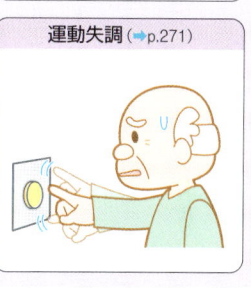

運動機能障害は，脳・神経系の障害だけでなく，筋肉，骨，関節などの運動器や，運動に必要な酸素やエネルギーを供給する呼吸・循環が障害されることによっても起こります．

用語

上位運動ニューロン
中枢神経系（→p.210）からの運動情報を下位運動ニューロンへと伝達する経路，またはそれを担う神経細胞（→p.210）そのものを指す．

下位運動ニューロン
上位運動ニューロンからの情報を受け，骨格筋へと伝達する脊髄前角細胞以下の経路，またはそれを担う神経細胞そのものを指す．

運動を支える3つの要素

- 運動には，主に「運動の実行命令」，「円滑かつ正確な運動の実行に必要な筋活動の調節」，「運動に必要な安定した姿勢の調整」の3つの要素が必要です．
- これらは，中枢神経系（→p.210）である「錐体路」，「錐体外路系」，「小脳系」が担っています．

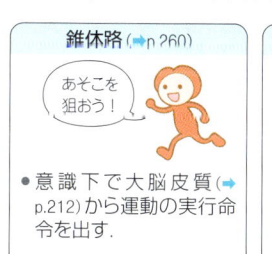

錐体路（→p.260）
「あそこを狙おう！」
- 意識下で大脳皮質（→p.212）から運動の実行命令を出す．

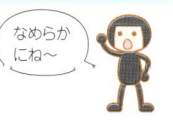

錐体外路系（→p.260）
「なめらかにね〜」
- 無意識下に筋の収縮を適切に維持し，運動がなめらかになるよう調節する．

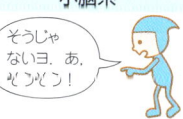

小脳系
「そうじゃないヨ．あ，センセン！」
- 無意識下に感覚情報や運動情報を受けて運動の修正や協調，姿勢の制御などを行っている．

3つの要素は，それぞれ障害されると主に以下のような症状が生じます．
- 錐体路………運動麻痺（→p.261）
- 錐体外路系……静止時振戦（→p.267），筋緊張の異常（→p.269）
- 小脳系………動作時振戦（→p.267）

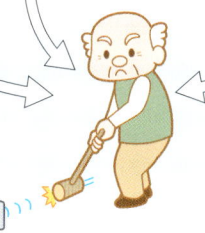

ポイント
運動を行うには，表在感覚（→p.288）や深部感覚（→p.288）などの感覚情報が正常に入力されている*ことも重要です．

***なぜなら** 感覚は，運動を行うきっかけであり，運動の修正や制御に必要な情報だからです．

錐体路

- 錐体路とは，上位運動ニューロン（→p.259）の1つであり，手足や体幹に運動命令を伝える随意運動のメインルートです．
- 大脳皮質（→p.212）から延髄の錐体を通って脊髄を下行し，下位運動ニューロンへと接続します．

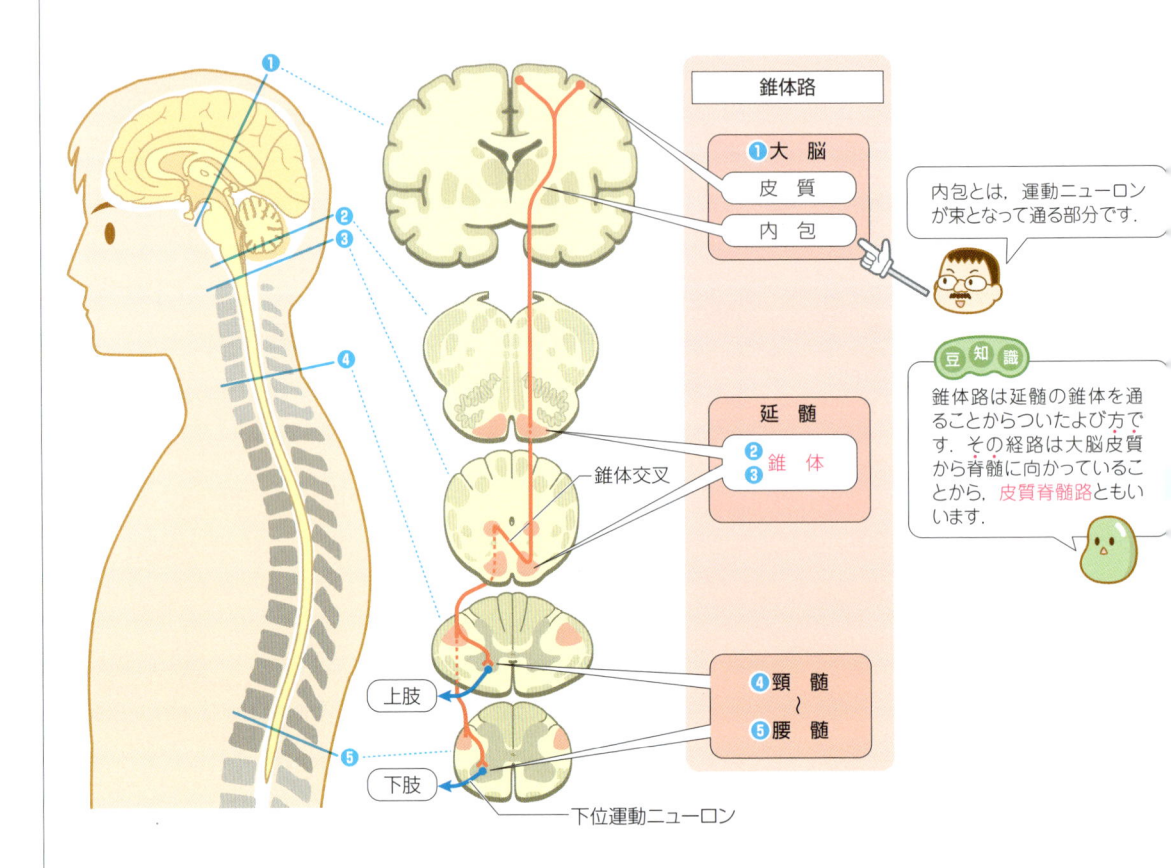

錐体路
- ❶ 大脳
  - 皮質
  - 内包
- 延髄
  - ❷ ❸ 錐体
- ❹ 頸髄 ～ ❺ 腰髄

内包とは，運動ニューロンが束となって通る部分です．

豆知識
錐体路は延髄の錐体を通ることからついたよび方です．その経路は大脳皮質から脊髄に向かっていることから，皮質脊髄路ともいいます．

- 錐体交叉
- 上肢
- 下肢
- 下位運動ニューロン

- 錐体路の大部分は延髄下部で交叉し，左右の経路が入れ替わります．これを錐体交叉といいます．
- そのため，錐体交叉より上部が障害されると，障害側の反対側に運動麻痺（→p.261）が起こります．

Column　錐体外路系

　錐体外路系とは，錐体路以外の上位運動ニューロンの総称です．よって，特定の経路や部位を指す名称ではありません．知られているものとして，大脳皮質，大脳基底核，脳幹，脊髄由来の経路があります．随意的な運動情報を支配する錐体路に対して，錐体外路系は不随意（無意識）な運動情報を支配し，実行する運動に合わせた筋収縮の制御などの役割を担っています．

上位運動ニューロン
- 錐体路…………随意的な運動を支配
- 錐体外路系……不随意的な運動を支配

● 医療情報科学研究所

● 運動麻痺 ●

運動麻痺

- 運動麻痺は随意的な運動ができない状態をいいます。
- 上位運動ニューロン（→p.259）である錐体路（→p.260）が障害されて生じる麻痺を中枢性麻痺，下位運動ニューロン（→p.259）が障害されて生じる麻痺を末梢性麻痺といいます。

上位運動ニューロン（錐体路）の障害 → 中枢性麻痺
原因：脳出血・脳梗塞 など

下位運動ニューロンの障害 → 末梢性麻痺
原因：糖尿病・外傷 など

末梢性麻痺には，神経筋接合部の障害も含むという考え方もあります。

ポイント
中枢性と末梢性では麻痺の症状も異なります（→p.264）。ここでは主に中枢性麻痺について紹介していきます。

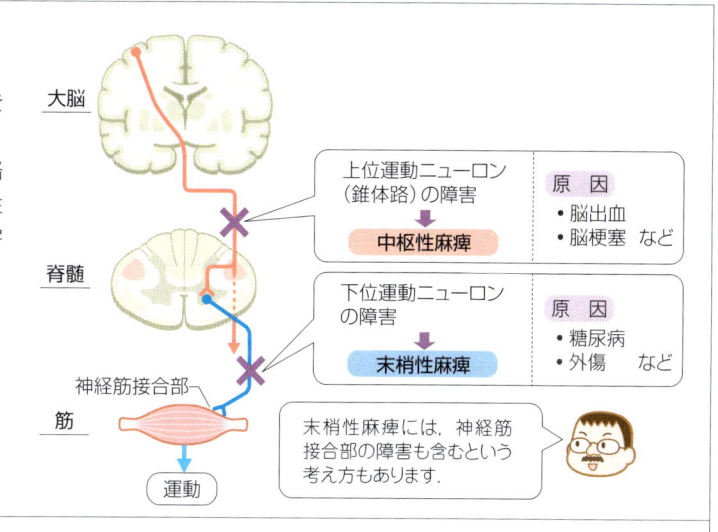

運動麻痺の分類

● 運動麻痺は障害部位によって以下のように分類されます。

障害部位	単麻痺（たんまひ）	片麻痺（かたまひ）	対麻痺（ついまひ）	四肢麻痺
	●一肢に限局した麻痺	●一側の上下肢麻痺	●両側の下肢および体幹の麻痺	●四肢全ての麻痺

運動麻痺は，その程度によって以下のように表現することもあります。
- 全く運動ができない状態 ＝ 完全麻痺
- ある程度は運動ができる状態 ＝ 不完全麻痺

ポイント
運動麻痺は四肢や体幹だけに現れるわけではありません。特に脳幹部が障害されると顔面や眼球，舌などにも麻痺が生じます。

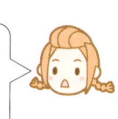

麻痺のスクリーニング検査

● 運動麻痺を見つける方法には以下のようなものがあります。

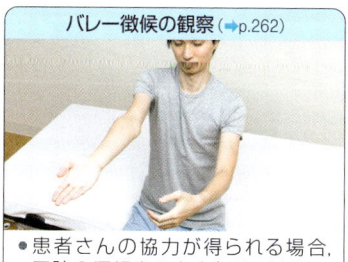

バレー徴候の観察（→p.262）
●患者さんの協力が得られる場合，四肢の極軽度の麻痺を見つけるのに有効な徴候。

ミンガッツィーニ試験（→p.263）
●患者さんの協力が得られる場合，下肢の軽度の麻痺を見つけるのに有効な試験。

落下試験（ドロップテスト）（→p.264）
●意識障害などで指示に従えない患者さんの麻痺を見つけるのに有効な試験。

- スクリーニングの結果，麻痺が疑われる場合には，医師に報告しCTなどのより詳細な検査が必要かどうかを検討します。

手技のコツ
運動麻痺は，その進行や回復の程度を評価することも重要です。麻痺の程度や経時的変化の観察には，ブルンストロームステージ（→p.266）やMMT（→p.325）などが利用されます。

ポイント
軽い麻痺は本人も気づかないことがあります。「しびれる」，「ものをよく落とす」，「食べこぼしが多くなった」，「つまずきやすくなった」などの患者さんの訴えや症状がある場合，バレー徴候の観察やミンガッツィーニ試験を実施すると，麻痺の早期発見につなげることができます。

手筋力検査（MMT）：manual muscle testing　●コンピューター断層撮影（CT）：Computed Tomography

手順 上肢のバレー徴候の観察

1 姿勢を整える

- 上肢の動きを観察することを伝え，同意を得て立位または坐位になってもらう．

ポイント
この試験は，協力が得られる患者さんに対して行います．

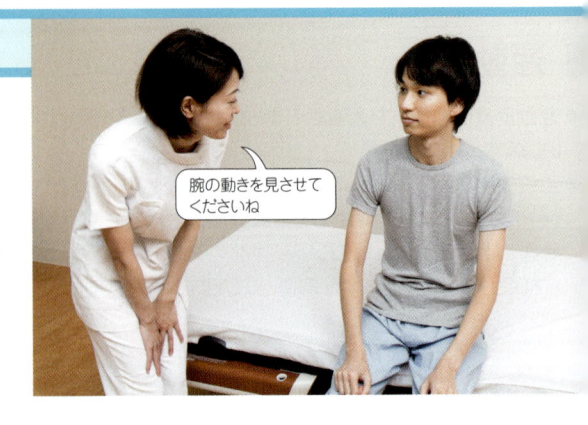

「腕の動きを見させてくださいね」

2 両腕を挙上してもらう

- 肘を伸ばし，指を揃えて手掌を上に向けてもらう．
- そのまま，両腕を前方水平に挙上してもらう．

手技のコツ
適切な姿勢となるよう，適宜手を添えて誘導しましょう．

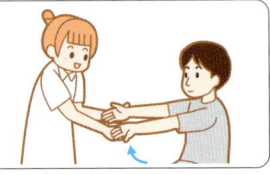

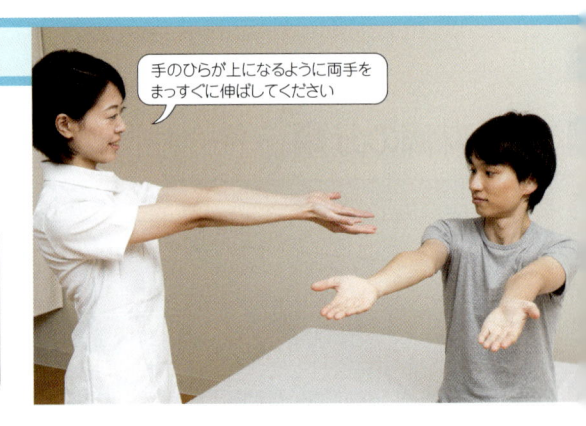

「手のひらが上になるように両手をまっすぐに伸ばしてください」

3 姿勢を維持できるか観察する

- 目を閉じるように伝え，姿勢が維持できているかどうかを20秒程度観察する．

観察ポイント
☐ 肘が曲がってきていないか
☐ 手掌が下を向いてこないか
☐ 腕がゆっくりと下がってきていないか

- 観察の結果を評価・記録する．

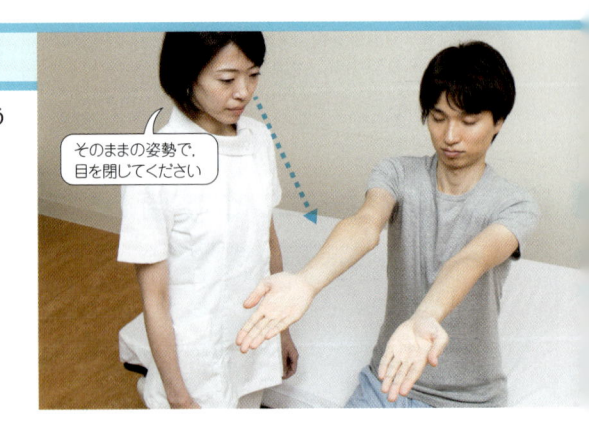

「そのままの姿勢で，目を閉じてください」

■ バレー徴候の判断ポイント

- バレー徴候は，錐体路（→ p.260）が障害されると陽性となり，麻痺側の「上肢の下降」，「前腕の回内」，「肘関節の屈曲」が観察されます．

手技のコツ
麻痺が軽いと，前腕の回内しか観察されません．わずかでも前腕が回内すれば陽性と判断します．

（例）左片麻痺の場合

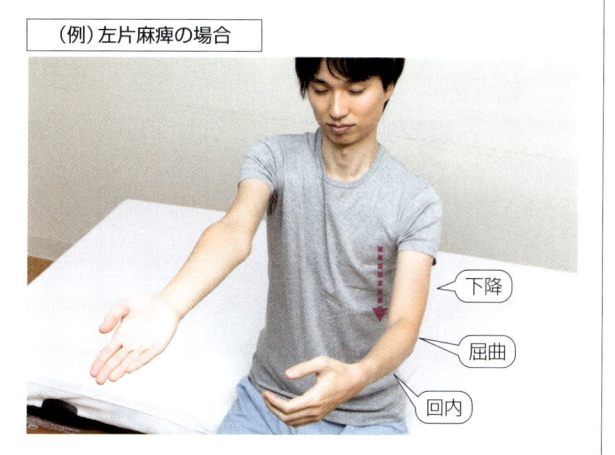

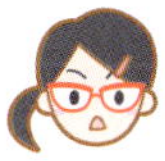

下降 / 屈曲 / 回内

■ 下肢のバレー徴候の観察

- バレー徴候は上肢だけではなく，下肢でも観察することができます．

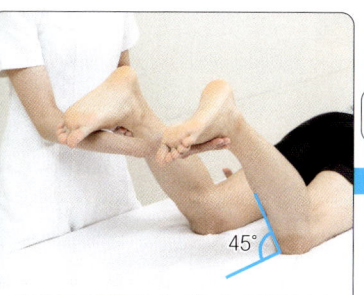

45°
- 腹臥位で下腿をベッドから45°挙上した状態を保持してもらう．

20秒程度観察する

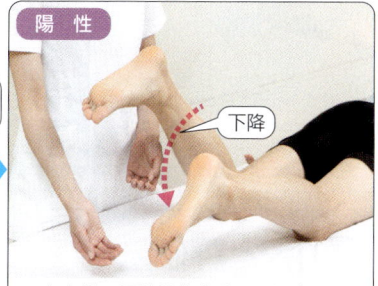

陽性
下降
- 麻痺側の下肢は静止することができず，ゆっくりと下がる．

注意
両足が接触しないように挙上しましょう*．
*なぜなら 足が支えあって正しい反応が得られないからです．

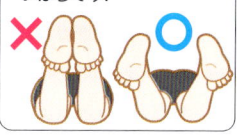

■ ミンガッツィーニ試験

- ミンガッツィーニ試験は，仰臥位で下肢の軽い麻痺を見つける方法です．
- 錐体路の障害があると，麻痺側の下肢がゆっくりと下がってきます．

ポイント
下肢をみる場合，臨床ではわざわざ腹臥位にならなければいけないバレー徴候よりミンガッツィーニ試験の方がよく用いられます．

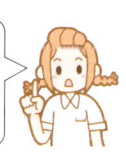

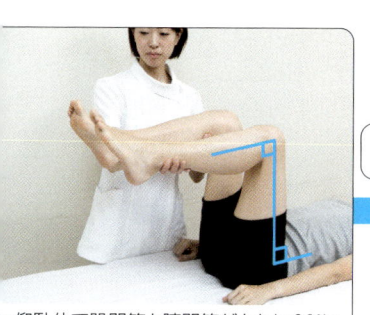

- 仰臥位で股関節と膝関節がともに90°に屈曲するように下肢を挙上し，維持してもらう．

20秒程度観察する

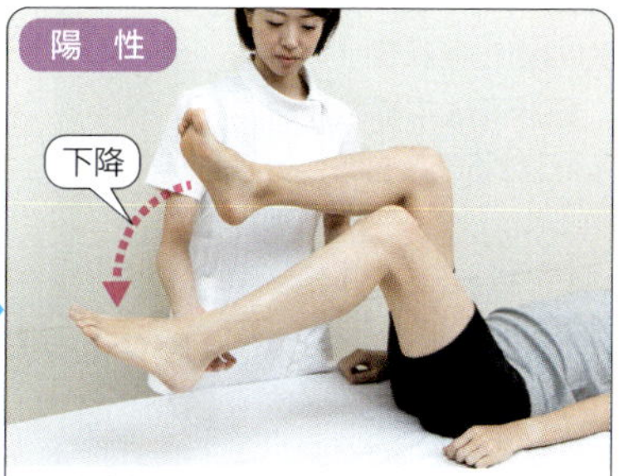

陽性
下降
- 麻痺側の下肢は静止することができず，ゆっくりと下がる．

手技のコツ
筋力がなく両下肢を同時に挙上できない場合には，片足ずつ実施しても構いません．

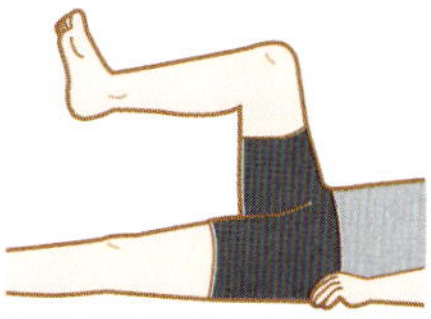

■ 落下試験（ドロップテスト）

- 落下試験は，指示に従えない患者さんや重度の意識障害の患者さんに対して，運動麻痺の有無を観察する試験です．
- 上下肢ともに左右の動きの違いを観察することが重要です．

腕落下試験

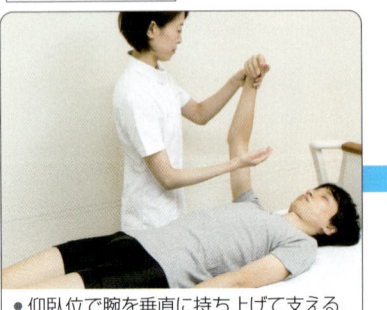

- 仰臥位で腕を垂直に持ち上げて支える．

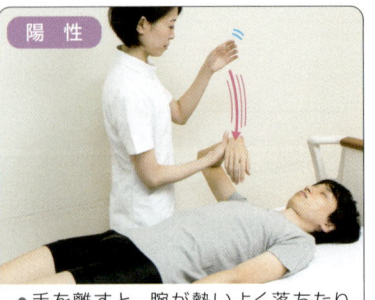

陽性
- 手を離すと，腕が勢いよく落ちたり，麻痺側の腕の方が速く落ちたりする．

注意
重度の麻痺や意識障害があると，手がもののように抵抗なく落ちて，顔面を強打することがあるので注意しましょう．

膝落下試験

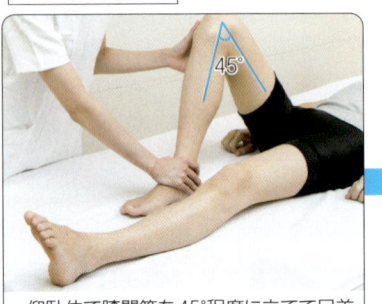

- 仰臥位で膝関節を45°程度に立てて足首をしっかりと支える．

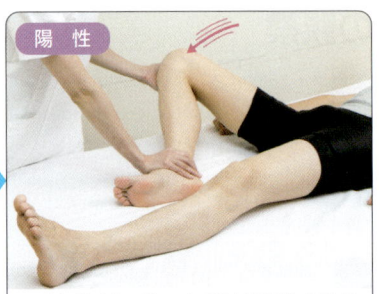

陽性
- 手を離すと，勢いよく膝が外側に倒れる．または膝立てを維持できずに伸展する．

ポイント
重度の麻痺では膝が勢いよく倒れて股関節などを痛めることがあるので，手を添えて完全に倒れないようにしましょう．

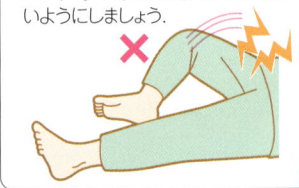

■ 運動麻痺の回復過程と評価法

- 運動麻痺の患者さんに適切な治療やケアを提供するためには，麻痺を経時的に評価する必要があります．その評価方法の1つにブルンストロームステージ（→p.266）があります．
- ブルンストロームステージは，中枢神経損傷による片麻痺の回復過程に焦点を当てた指標で，主に中枢性麻痺（→p.261）による質的な運動パターンの変化をとらえることができます．
- 本来MMT（→p.325）は，末梢性麻痺（→p.261）や筋肉の障害における筋力の変化を評価するのに適した指標ですが，臨床では中枢性麻痺（→p.261）の評価に用いられることもあります．

ポイント
図のように，同じ麻痺でも中枢性と末梢性では症状と回復過程が異なります．それぞれを適切に評価するための指標を選択することが重要です．

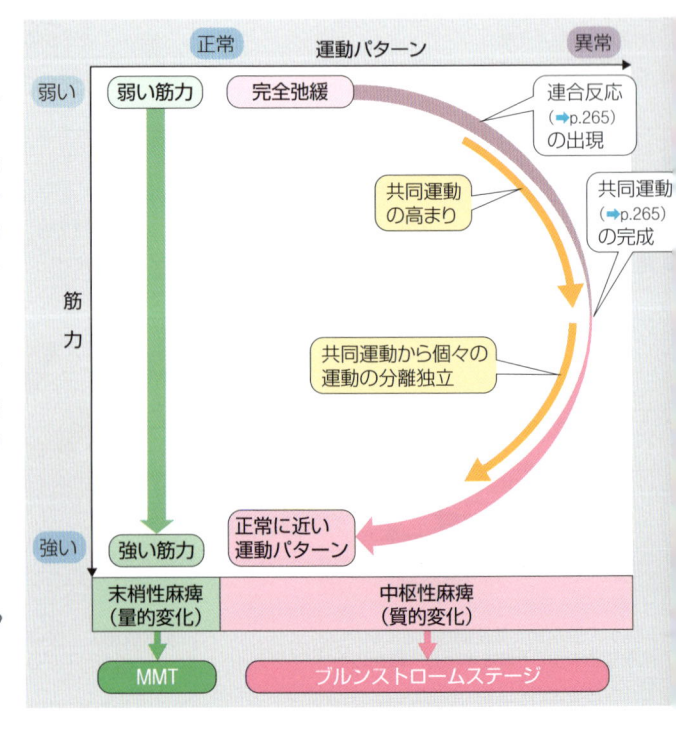

運動パターン：正常 → 異常
筋力：弱い → 強い

- 弱い筋力
- 完全弛緩
- 連合反応（→p.265）の出現
- 共同運動の高まり
- 共同運動（→p.265）の完成
- 共同運動から個々の運動の分離独立
- 正常に近い運動パターン
- 強い筋力

末梢性麻痺（量的変化） → MMT
中枢性麻痺（質的変化） → ブルンストロームステージ

● 徒手筋力検査（MMT）：manual muscle testing

■ 連合反応

- 連合反応とは，非麻痺側を強く動かすことによって，麻痺側の筋収縮がひき起こされる反応のことをいいます．

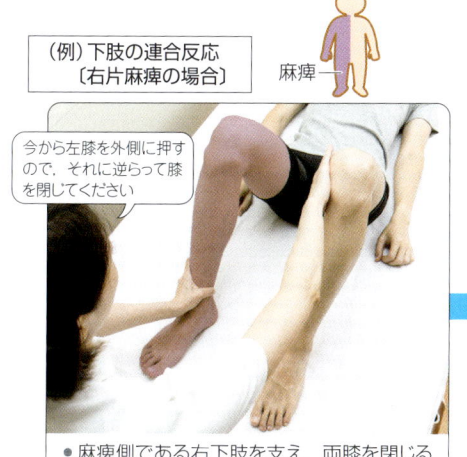

（例）下肢の連合反応
〔右片麻痺の場合〕

今から左膝を外側に押すので，それに逆らって膝を閉じてください

- 麻痺側である右下肢を支え，両膝を閉じるように伝える．そのとき，左下肢に抵抗を加えることで，非麻痺側に強く力が入るように促す．

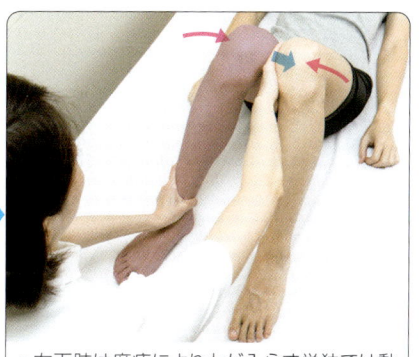

- 右下肢は麻痺により力が入らず単独では動かせないが，左下肢を動かそうとすることで右下肢にも少し力が入り，内転する．

■ 共同運動

- 共同運動とは，上位運動ニューロンからの抑制が弱まると出現する異常運動で，1つの筋肉のみを動かすことができず，他の筋肉も同じ方向に動いてしまうような運動のことをいいます．

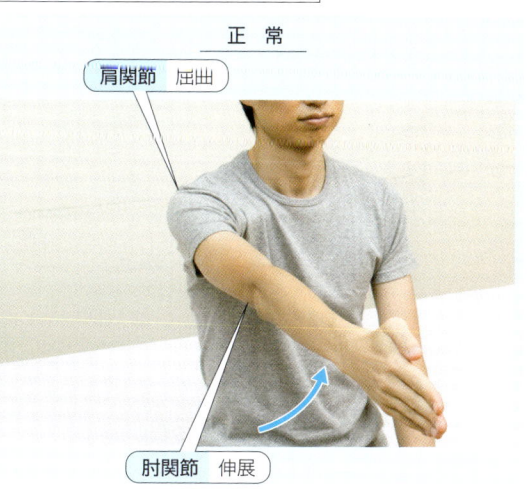

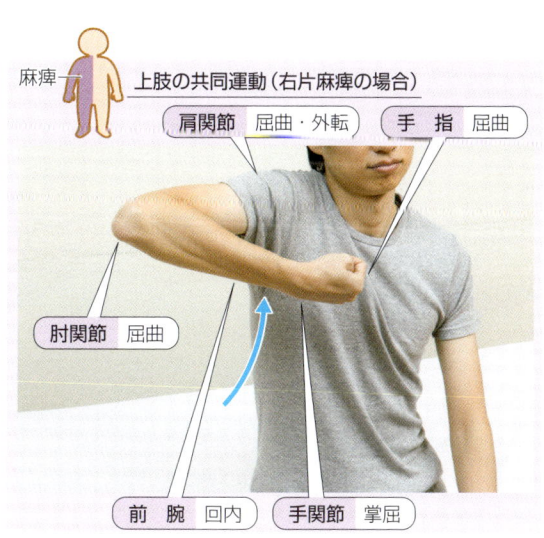

（例）右腕を前方に挙上するように指示した場合

正常
肩関節　屈曲
肘関節　伸展

上肢の共同運動（右片麻痺の場合）
肩関節　屈曲・外転
手指　屈曲
肘関節　屈曲
前腕　回内
手関節　掌屈

脳・神経系のアセスメント　運動機能のアセスメント

ブルンストロームステージ

- ブルンストロームステージは，片麻痺の回復過程を6つの段階に分類したもので，上肢，手指，下肢をそれぞれ評価します．
- はじめに基準となる動作を行ってもらい，できなければ患者さんの動きを見てstageⅠ～Ⅲのどれに該当するかを判断します．動作ができればstageⅣ以上と判断し，stageⅤ～Ⅵの動作が可能かどうかを評価します．評価の一例を下に示します．

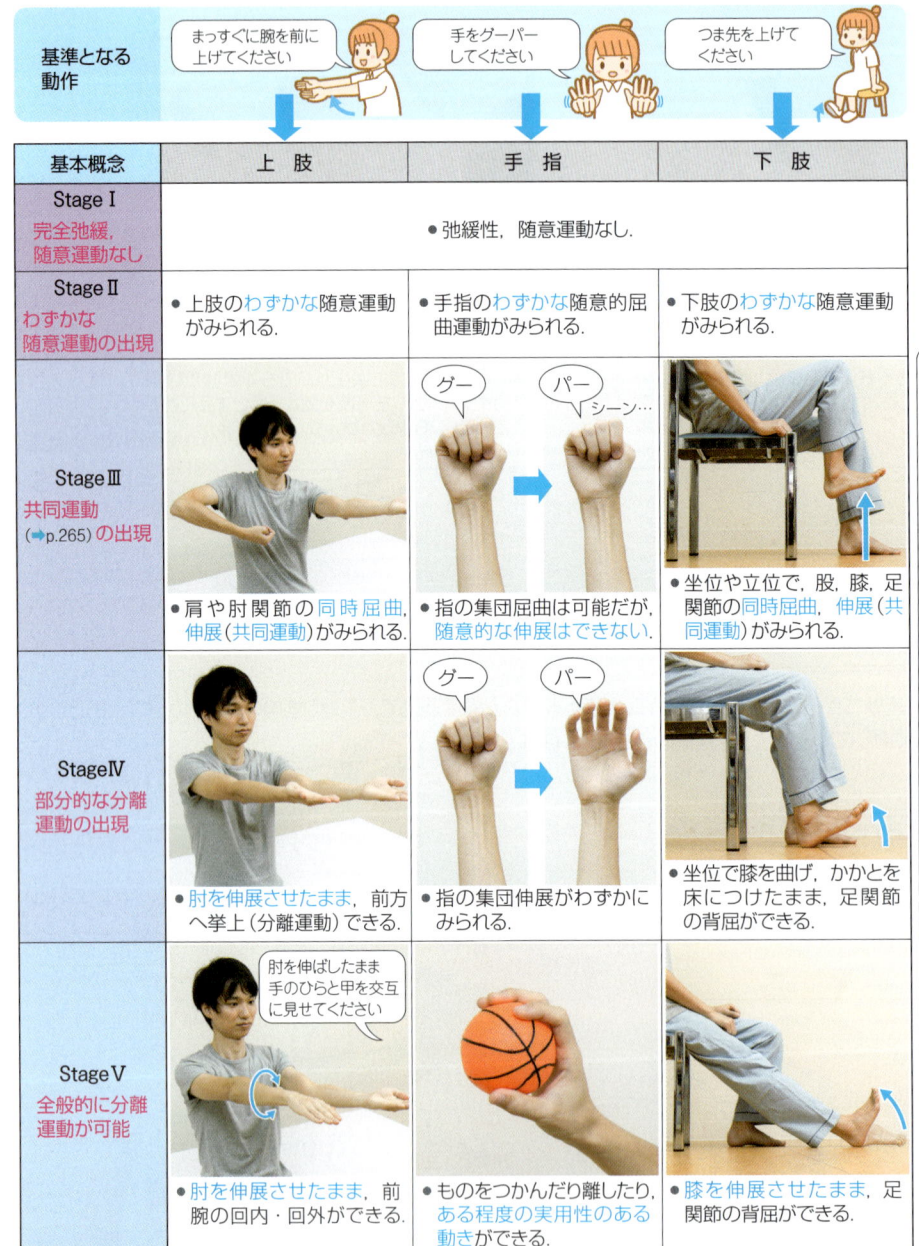

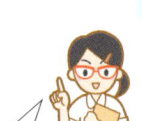

基準となる動作	まっすぐに腕を前に上げてください	手をグーパーしてください	つま先を上げてください

基本概念	上肢	手指	下肢
StageⅠ 完全弛緩，随意運動なし		弛緩性，随意運動なし．	
StageⅡ わずかな随意運動の出現	・上肢のわずかな随意運動がみられる．	・手指のわずかな随意的屈曲運動がみられる．	・下肢のわずかな随意運動がみられる．
StageⅢ 共同運動（→p.265）の出現	・肩や肘関節の同時屈曲，伸展（共同運動）がみられる．	・指の集団屈曲は可能だが，随意的な伸展はできない．	・坐位や立位で，股，膝，足関節の同時屈曲，伸展（共同運動）がみられる．
StageⅣ 部分的な分離運動の出現	・肘を伸展させたまま，前方へ挙上（分離運動）できる．	・指の集団伸展がわずかにみられる．	・坐位で膝を曲げ，かかとを床につけたまま，足関節の背屈ができる．
StageⅤ 全般的に分離運動が可能	・肘を伸展させたまま，前腕の回内・回外ができる．	・ものをつかんだり離したり，ある程度の実用性のある動きができる．	・膝を伸展させたまま，足関節の背屈ができる．
StageⅥ ほぼ正常な運動が可能		・健側と比べると拙劣だが，ほぼ正常に近い協調性のある運動ができる．	

坐位での評価が難しい場合には以下のように評価します．

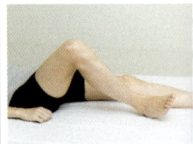

StageⅢ
・股，膝，足関節が同時に屈曲する．

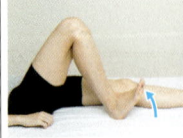

StageⅣ
・膝をまっすぐ立てたまま，足関節の背屈がみられる．

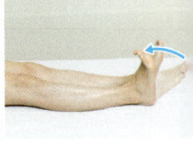

StageⅤ
・膝を伸展させたまま足関節を背屈できる

ポイント
手指では，指折りで数を数えられればStageⅥと判断します．

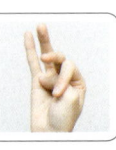

用語 分離運動
選択性の高い関節の独立した運動．個々の関節が共同することなく，別々に動かすことができる状態をいう．

不随意運動

不随意運動

- 不随意運動とは，患者さんの意思とは無関係に身体が動いてしまう異常な運動のことを指し，規則的なものと不規則的なものに分けられます．
- 主として錐体外路系（→p.260）の障害や，小脳に問題がある場合にみられます．

規則的	不規則的（→p.268）
●振戦（→下項目） ・静止時振戦 ・姿勢時振戦 ・動作時振戦	●舞踏運動 ●バリズム ●ミオクローヌス 　（規則的なものも一部あり） ●ジストニア ●アテトーシス ●ジスキネジア

不随意運動の観察

- 不随意運動は，病態生理が解明されていない部分も多く，症状の軽減が治療の中心となっています．
- そのため，不随意運動が出現したら右記の点に着目してよく観察することが大切です．
- また，どのような症状が出ているかを具体的に記録に残すことも重要です．

ポイント
不随意運動はADLの妨げとなるため，どのように影響しているのかをアセスメントし，適切なケアが行えるように努めましょう．

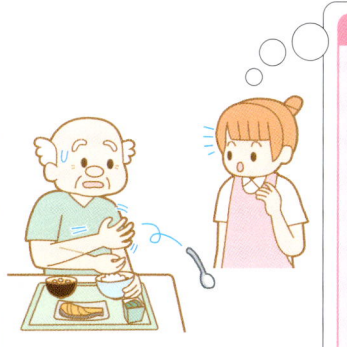

観察ポイント

部位
- □全身性　／　□局所性
- □両側　／　□片側

タイミング
- □安静時
- □動作時
- □ストレス下

パターン
- □規則的　／　□不規則的
- □速い　／　□遅い
- □大きい　／　□小さい・細かい

振戦

- 振戦は，臨床で比較的多くみられる規則的な不随意運動です．頭や手足などの身体の一部，あるいは全身でみられます．
- 振戦は出現するタイミングによって，静止時振戦，姿勢時振戦，動作時振戦の3つに分けられます．

	静止時振戦	姿勢時振戦	動作時振戦
症状	●安静時の力を抜いた状態でみられる振戦．	●両上肢を挙上するなどある一定の姿勢を保持したときにみられる振戦．	●姿勢や肢位の変化を伴う随意運動をする際にみられる振戦．
特徴	●動作により改善し，「暗算をさせる」などの精神的負荷をかけると増悪する．	●安静時に減弱ないし消失する． ●静止時振戦より振幅が小さく早い．	●動作をやめると減弱ないし消失する． ●特に小脳障害では企図振戦（→p.273）がみられる．
代表疾患	●パーキンソン病（病⑦p.274）	●本態性振戦　　　（病⑦p.465） ●甲状腺機能亢進症（病③p.216）	●小脳障害

ポイント
静止時振戦の多くはパーキンソン病が原因です．指先で丸薬を丸めたり，紙幣を数えたりするような手指の特徴的な動きがみられます．

豆知識
本態性振戦は振戦のみを症状とする疾患です．姿勢時振戦が主体ですが，動作時振戦も起こります．精神的緊張で強くなり，飲酒で改善するという特徴があります．

日常生活活動（ADL）：activities of daily living

■ 不規則な不随意運動

● 不規則的な不随意運動には以下のようなものがあります．

	舞踏運動	バリズム	ミオクローヌス	ジストニア	アテトーシス
症状	● 速く不規則で踊るような動き．	● 速く不規則で，大きく投げ出すような動き．	● 突然起こり，ビクッとしたりぴくぴくとしたりするすばやい筋の収縮．	● 筋緊張（→p.269）の異常亢進による捻転性の異常姿勢．	● 遅く不規則で，一定の肢位を維持できず捻れるような動き．
好発部位	● 顔面，四肢，体幹に生じる．	● 多くは一側性で，上下肢に生じる．	● 筋肉の一部に限局するものから全身性に生じるものもある．	● 四肢，体幹，頸部に生じる．	● 手指，顔面，舌に多いが全身どこにでも生じる．
特徴	● 精神的緊張で増悪する．	● 精神的緊張で増悪し，睡眠中は消失する．	● 運動や精神的緊張で増悪する．	● 運動で増悪し，特定の感覚刺激で改善することがある．	● 精神的緊張や運動で増悪し，安静や睡眠により改善する．
代表疾患	● ハンチントン舞踏病	● 脳血管障害後	● クロイツフェルト・ヤコブ病	● 脳炎後の後遺症	● 脳性麻痺

上記の他に不規則的な不随意運動としてジスキネジアがあります．抗精神病薬やL-dopaなどの薬剤の副作用により起こることが多く，主に顔面，口，あご，舌などに現れ，高齢者に多くみられます．舌を捻転させたり，口をもぐもぐさせたりといった様々な動きが出ます．

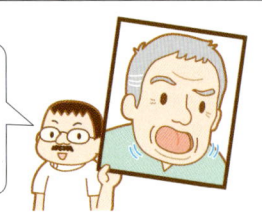

筋緊張の異常

筋緊張

- 筋緊張（筋トーヌス）とは，筋肉の緊張の程度や質を表す言葉です．
- 筋肉は，静止状態でもある程度の緊張を保っており，その緊張をさらに強めたり弱めたりすることで目的に沿った姿勢や動作をとることができています．

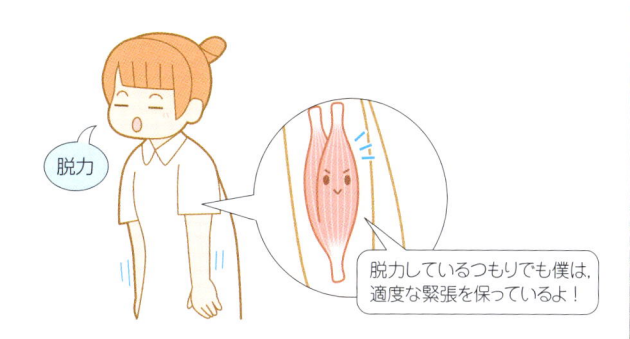

脱力

脱力しているつもりでも僕は，適度な緊張を保っているよ！

筋緊張の異常

- 筋緊張の異常には亢進と低下があり，他動運動に対する筋肉の抵抗性でわかります．
- 筋緊張の亢進は，錐体路障害により出現する「痙縮（けいしゅく）」と錐体外路障害により出現する「固縮（こしゅく）」とに分けられます．

	筋緊張の亢進			筋緊張の低下
	痙縮	固縮（筋強剛）		弛緩
特徴	・急に動かすほど抵抗が増す．	・他動的に運動を行うと，はじめから終わりまで一定の抵抗性を感じる．		・筋肉の収縮が起こらず，ぐにゃぐにゃしている．
運動様式	折りたたみナイフ現象 ・運動のはじめは抵抗が大きいが，途中で突然抵抗がなくなる．	鉛管現象 ・最後まで一様に抵抗がある．	歯車現象 ・カクカクッという断続的な抵抗がある．	・抵抗が減弱ないし消失し，末梢部分の過剰な動揺，関節の過伸展または過屈曲がみられる．
代表疾患	・脳血管障害（病⑦p.60） ・脊髄損傷	・パーキンソン病（病⑦p.274）		・末梢神経障害（病⑦p.324） ・脳血管疾患の急性期※

※脳血管疾患は，発症直後は緊張が低下していることが多く，時間の経過とともに緊張が高まり痙縮が出現します．

豆知識
痙縮や固縮が起こると，関節をスムーズに動かすことが難しくなります．その状況が長期間続くと，筋肉など関節周囲の組織が収縮性の変化をきたして関節可動域の制限を招きます（拘縮（こうしゅく））．拘縮はADL低下の原因となるため予防が重要です．痙縮や固縮がある場合にはこまめに関節を動かして拘縮を予防しましょう（→p.318）．

用語　他動運動
随意的な運動ではなく他者や機械などの外力によって身体の特定の部位を動かすこと．筋緊張の検査や拘縮の予防・治療のために行われる．

日常生活活動（ADL）：activities of daily living

■ 筋緊張の観察

- 筋緊張の評価は完全に力を抜いた状態で行います．
- 肩，肘，手，股，膝，足など様々な関節を他動的に動かし，それに対する抵抗や関節可動域（→p.315）などを観察して筋緊張の程度を判断します．

（例）上腕二頭筋の筋緊張検査

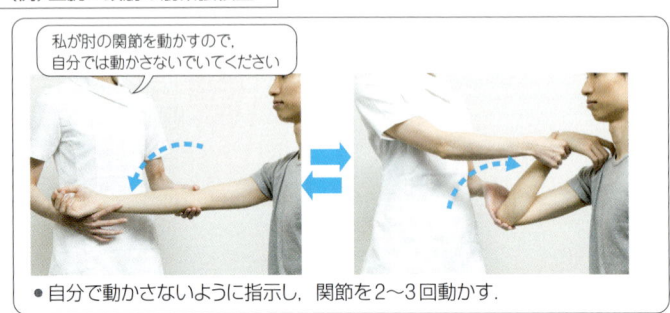

私が肘の関節を動かすので，自分では動かさないでいてください

- 自分で動かさないように指示し，関節を2～3回動かす．

観察ポイント
- □ 抵抗の強さ
- □ 関節の動き
- □ 関節の可動域
- □ 動かす速さによる抵抗の違い
- □ 左右差の有無

手技のコツ
抵抗の程度を判断するためには，健常者の関節を動かして正常な抵抗感を知っておくとよいでしょう．

！注意
関節を動かすときに痛みを伴うと，逃避反応により緊張が高まることがあります．無理に動かすと，痛みを誘発することがあるので注意しましょう．

- 筋緊張は精神的緊張や気温，運動などの様々な要因により常に変動しているため，患者さんがリラックスした状態で評価できるように，声かけや環境を整える配慮が必要です．

ポイント
筋緊張に異常（→p.269）があると，姿勢や動作に異常が生じるため，視診，触診でも観察することができます．筋肉の硬さや形から筋緊張の分布を確かめてから，上記の方法で筋緊張の状態を観察するとよいでしょう．

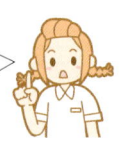

Step Up

■ 筋萎縮

- 筋萎縮とは，筋肉の体積が病的に減少し筋力低下をきたした状態をいいます．
- 筋萎縮は，ギラン・バレー症候群（病⑦p.326）などの下位運動ニューロン（→p.259）の障害や，多発性筋炎（病⑥p.84）などの筋肉自体の障害が原因で生じます．

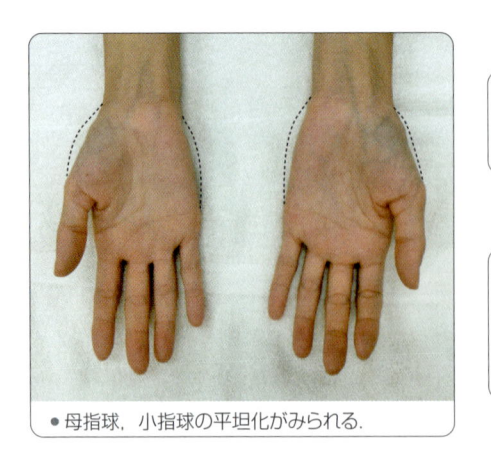

- 母指球，小指球の平坦化がみられる．

手技のコツ
筋萎縮は，脂肪が多いと視診だけではわかりにくいことがあります．この場合は触診をすると，力を入れても硬くならないことが確認できます．

豆知識
下位運動ニューロンの障害によるものを「神経原性筋萎縮」，筋肉自体の障害によるものを「筋原性筋萎縮」といいます．神経原性筋萎縮では，筋が不規則にピクピクと動く線維束性攣縮がみられることがあります．

- 中枢性麻痺（→p.261）でも，筋肉を長期間使わないことにより二次的に廃用性筋萎縮を起こすことがあります．

● 運動失調 ●

運動失調

- 運動失調とは，筋力低下や運動麻痺（➡p.261）などの異常がないにもかかわらず，バランスや協調運動が障害され，正確で円滑な動作ができない状態をいいます．
- 主に以下のような症状として観察されます．

話し方
- 声量の調節ができず，酔っ払ったような話し方になる（構音障害）．

姿勢保持
- 身体が動揺し，両足を広げたり，何かにつかまったりしないと立っていられない．

移動動作
- バランスがとれなかったり，足をうまく前に出すことができなかったりして，まっすぐに歩くことができない．

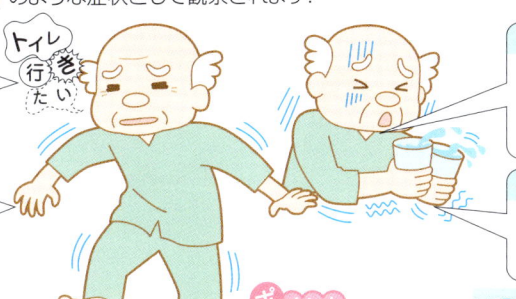

嚥下
- 嚥下に必要な舌や咽頭筋など複数の筋肉が協調できず，うまく飲み込みができない（嚥下障害）．

四肢の動き
- 口元にコップを運べなかったり，手がふるえて文字がうまく書けなくなったりする．

ポイント
運動失調は小脳，前庭迷路系の他，脊髄の障害によっても起こります（➡下項目）．

用語　協調運動
様々な動作を円滑に行うために，複数の筋肉が正しい順序やタイミングで収縮する調和のとれた運動のこと．

運動失調の観察

- 運動失調は，主に「四肢の動き」と「姿勢保持・移動動作」の視点で観察します．

四肢の動き
- 以下の試験により観察する．

上肢の観察
- 鼻指鼻試験　（➡p.272）
- 指鼻試験　（➡p.274）
- 膝打ち試験　（➡p.274）

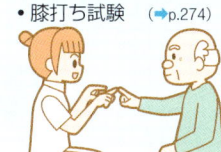

下肢の観察
- 踵膝試験　（➡p.275）
- 向こう脛叩打試験（➡p.277）
など

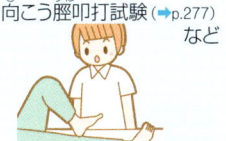

姿勢保持・移動動作
- 主に，日頃の坐位や立位の姿勢，歩行状態を観察する．
- 坐位・立位時の姿勢の観察
- 歩行の観察
- ロンベルグ試験　（➡p.277）

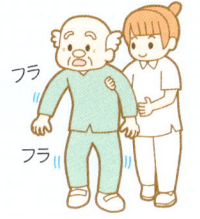

豆知識
鼻指鼻試験と指鼻試験は，それぞれ指鼻指試験，鼻指試験とよぶこともあります．

ポイント
看護師はこれらの試験で運動失調の有無を調べ，日常のケアにつなげます．一方，PTやOTも同様の試験を行いますが，その目的は効果的なリハビリにつなげるためです．

Supplement

運動失調の原因

- 運動失調は，障害される部位によって右のように分類されます．

分類	障害部位	特徴
脊髄性運動失調	● 脊髄の後索	● 深部感覚（➡p.288）が障害される． ● 動作時だけでなく，静止時にも動揺や不安定さがみられる． ● 踵打ち歩行（➡p.314）がみられる．
迷路性運動失調	● 前庭迷路系	● 起立の障害や，歩行時の平衡障害がみられる． ● 病巣側に姿勢が傾く． ● 眼振（➡p.233）がみられる． ● 酩酊様歩行（➡p.314）がみられる．
小脳性運動失調	● 小脳	● 運動時に四肢に強く症状がみられる． ● 酩酊様歩行がみられる．

● 理学療法士（PT）：physical therapist　●作業療法士（OT）：occupational therapist

手順 鼻指鼻試験

1 検査方法の説明を行う

● 患者さんと適度な距離で対座し，検査方法の説明を行う．

ポイント
患者さんが肘を伸展させて，ちょうど検者の指に触れることができる位置に対座しましょう．

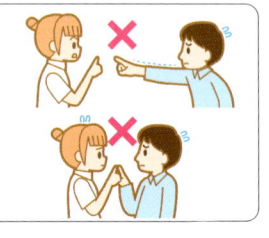

> ここにある私の右手の人差し指と，○○さんの鼻の頭をこんな風に交互にさわってもらいますね

● 指を自分の鼻に付けるように伝える．

ポイント
実際に動きながら，検査時のながれを説明するとわかりやすいです．

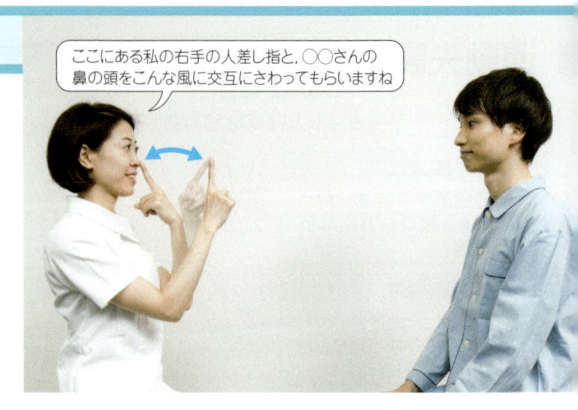

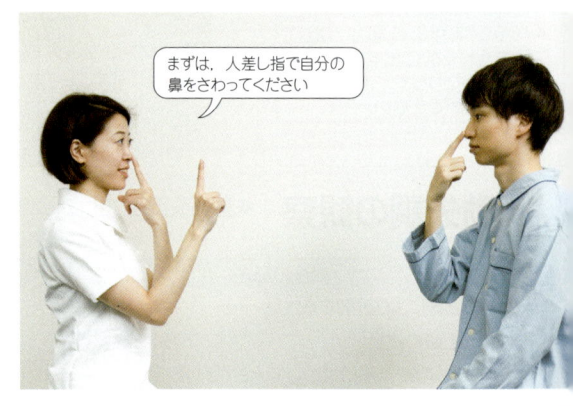

> まずは，人差し指で自分の鼻をさわってください

● 鼻に付けていた指を検者の示指に触れるように伝える．

手技のコツ
患者さんの手首を持って，1〜2回誘導すると，理解してもらいやすいです．

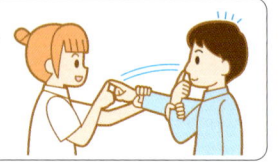

> 次にその指で，私の指の先端に触れてください

● もう一度自分の鼻を触れるように伝え，一連の動きが理解できたか確認する．

ポイント
自分の鼻には触れず，検者の指ばかり追ってしまう人もいます．理解できたかどうかの確認を必ずしましょう．

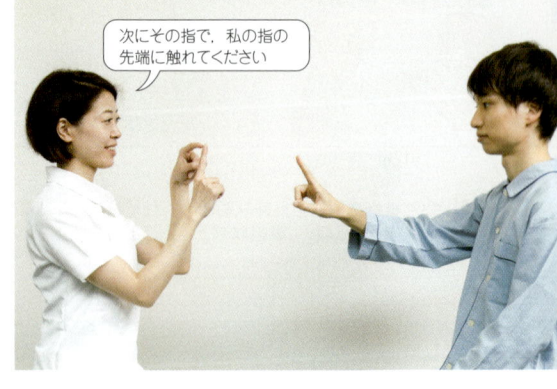

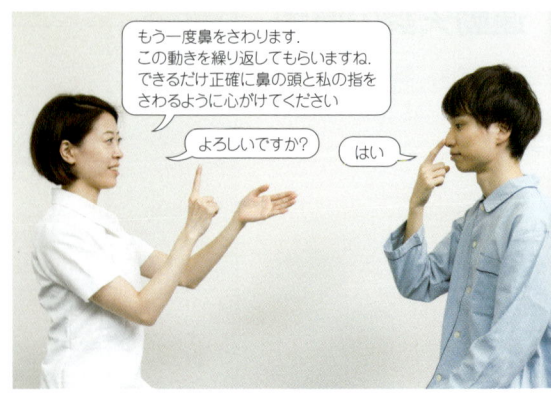

> もう一度鼻をさわります．この動きを繰り返してもらいますね．できるだけ正確に鼻の頭と私の指をさわるように心がけてください
> よろしいですか？　はい

2 検査を実施する

- 手順1の動作をできるだけ速く繰り返し行ってもらい，患者さんの動きをよく観察する．

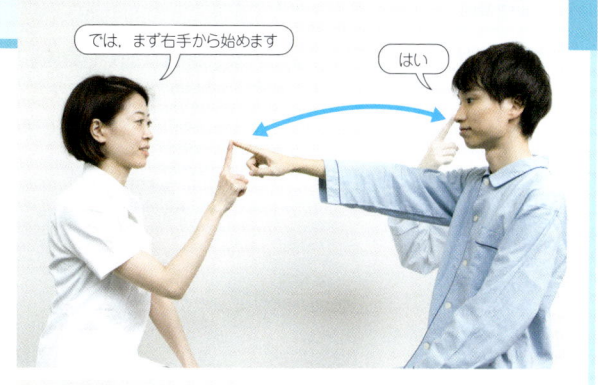

「では，まず右手から始めます」
「はい」

- その際，一往復ごとに指の位置を変える＊．

＊**なぜなら** 指の位置が同じままでは異常があっても，動作を繰り返すうちに修正してしまうため，症状を正しく把握できないからです．

- 左右実施し，検査の結果を評価・記録する．

観察ポイント
- □ 指の軌跡
- □ 往復する動きのリズム，速さ
- □ 目標（鼻や指）に対する指のずれの有無，程度
- □ 企図振戦（→下項目）の有無，程度
- □ 左右差の有無

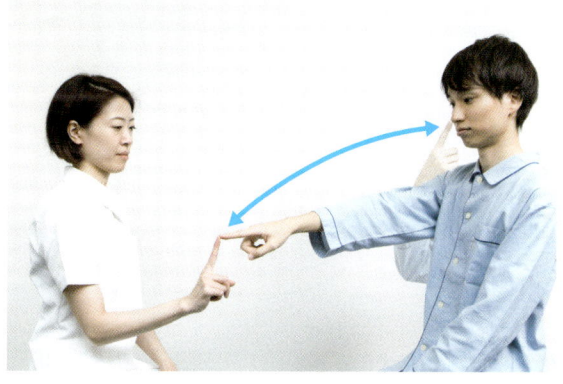

鼻指鼻試験の評価

- 運動失調があると，鼻指鼻試験において**すばやく，正確に**目標（鼻や指）に触れることができなくなります．
- その異常は，具体的に以下のような症状としてとらえることができます．

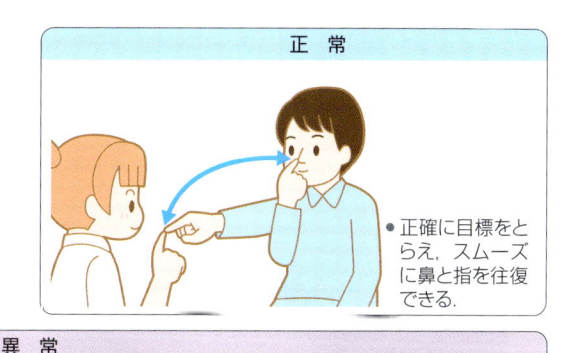

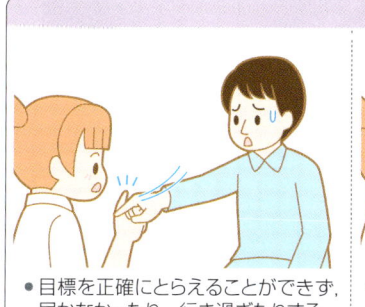

正常
- 正確に目標をとらえ，スムーズに鼻と指を往復できる．

異 常
- 目標を正確にとらえることができず，届かなかったり，行き過ぎたりする．
- 最短距離での往復ができず，左右に大きく揺れたり，ぎくしゃくした軌跡をたどる．
- 目標に近づくにつれ，手が大きく震える（企図振戦）．

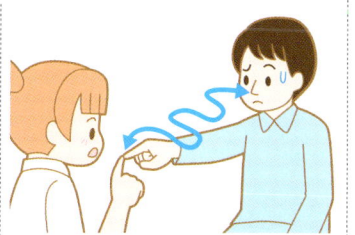

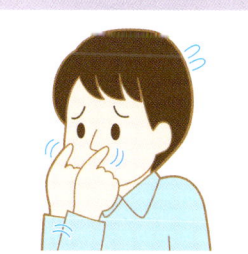

- この他，動作の切りかえも困難になるため，テンポよく指と鼻を往復することができないなどの症状もみられます．

豆知識 上記に示すような，手足を目標位置で止めることができない状態を「測定障害」，まっすぐな軌跡を描けずにまわり道をするような動きになることを「運動分解」と表現します．

■ 指鼻試験

- 指鼻試験は，開眼状態で実施した後，閉眼状態でも実施して動作の比較を行います．
- 鼻指鼻試験（→p.272）とよく似ている検査ですが，指をさす目標が検者の指ではなく自身の身体の一部であることから，閉眼状態での実施が可能です．これにより，視覚代償の有無も観察することができるとされています．

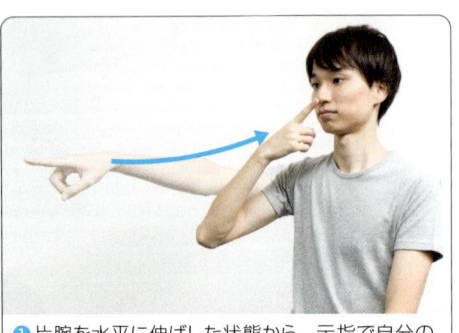

❶ 片腕を水平に伸ばした状態から，示指で自分の鼻先をさわってもらう．

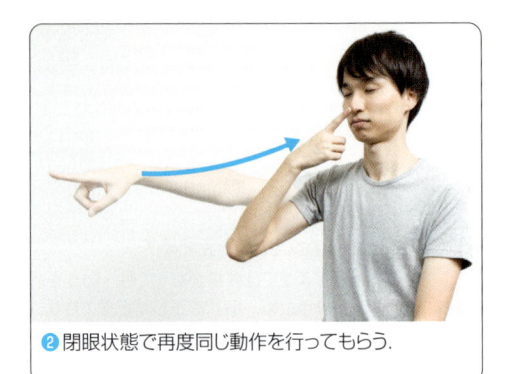

❷ 閉眼状態で再度同じ動作を行ってもらう．

手技のコツ
この試験は手本が見せやすく，鼻指鼻試験よりも理解してもらいやすい検査です．患者さんの理解度に応じて鼻指鼻試験の代わりに実施してもよいでしょう．

■ 膝打ち試験

- 膝打ち試験は，坐位になってもらい，手掌と手背で交互に自分の膝をたたいてもらう検査です．徐々にスピードを上げ，リズミカルにたたいてもらいます．
- 障害があるとたたく場所が一定せず，不規則かつ緩慢な動きとなります．

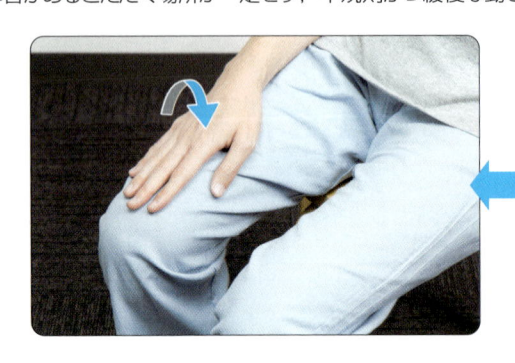

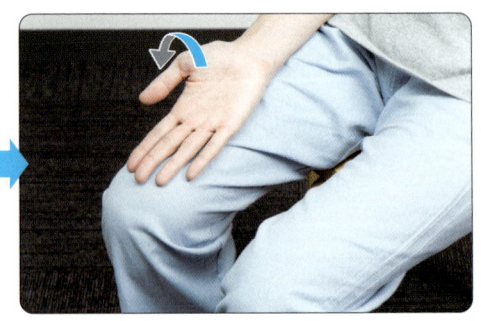

ポイント
両手同時に行うと左右差を比較しやすくなります．

Visual Guide to Physical Assessment

手順 踵膝試験

1 仰臥位になってもらう

- 試験の目的を説明し，同意を得たうえで仰臥位になってもらう．
- 必要に応じて姿勢を整える．
- 寒さやプライバシーに配慮する．

ポイント
患者さんが下肢を動かしやすく，また看護師が観察しやすいように，布団やクッションを移動しスペースを確保しましょう．

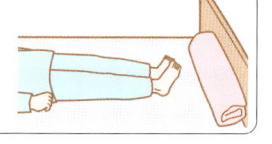

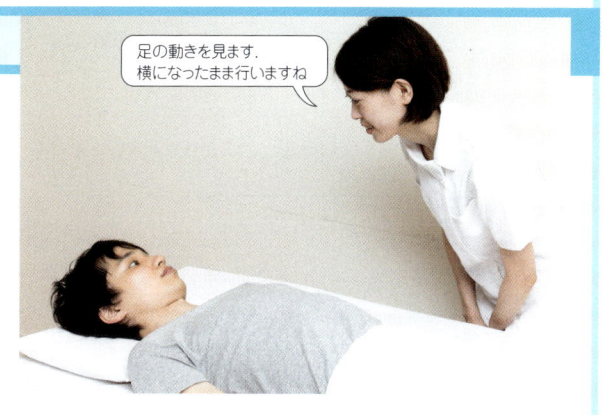

足の動きを見ます．横になったまま行いますね．

2 検査方法の説明を行う

- 片足を挙上し，その下肢のかかとを反対側の膝に正確にのせるように伝える．

ポイント
患者さんの足首を持って，誘導しながら説明すると理解してもらいやすいです．

手技のコツ
動きに合わせた合図（トン，ツーなど）を決めておくと，患者さんが動きやすいです．

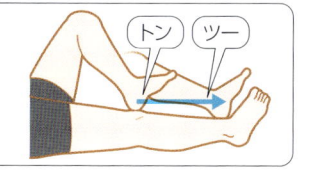

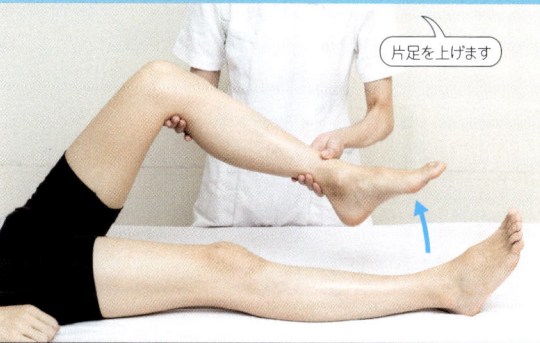

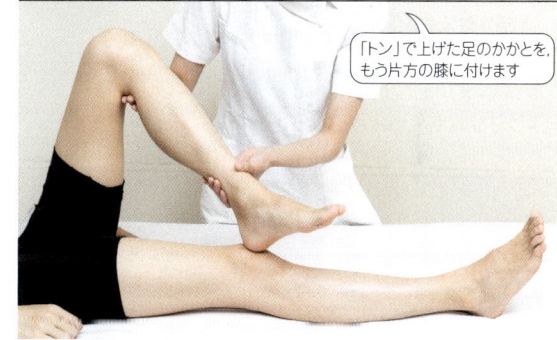

片足を上げます

「トン」で上げた足のかかとを，もう片方の膝に付けます

- かかとを脛に沿って足首までまっすぐにすべらせるように伝える．

手技のコツ
このとき，足関節を背屈して行ってもらうと，より下肢の動きが観察しやすくなります．

「ツー」で脛に沿ってなぞるように足首までかかとをすべらせましょう

- 以上の動きが理解できたかどうかの確認を行う．

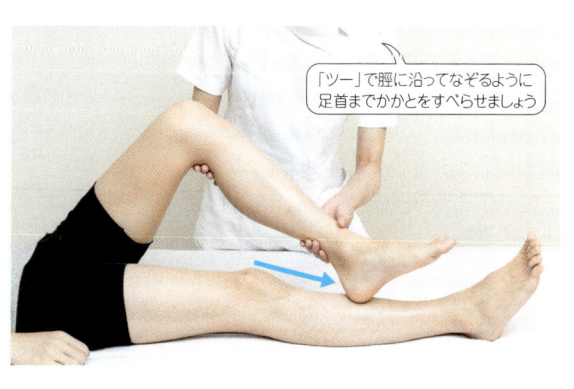

脳・神経系のアセスメント

運動機能のアセスメント

275

3 検査を実施する

- 手順2の動作を2～3回繰り返してもらい，患者さんの動きを観察する．

> **ポイント**
> 声をかけながら，次の動作を誘導してあげましょう．

観察ポイント
- □ 目標（膝）に対するかかとのずれの有無，程度
- □ 企図振戦（➡p.273）の有無，程度
- □ 下肢の軌跡
- □ 下肢の動かし方
- □ 下肢を動かす速度
- □ 左右差の有無

- 左右実施し，検査の結果を評価・記録する．

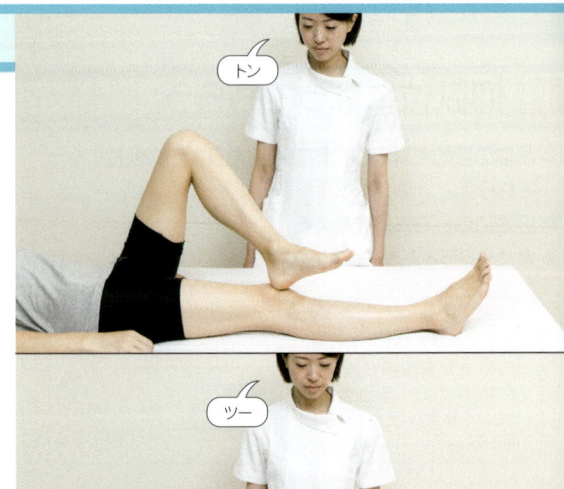

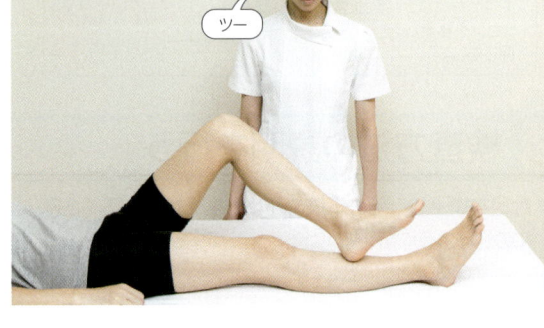

■ 踵膝試験の評価

- 踵膝試験では，下肢の運動失調として以下のような症状をとらえることができます．

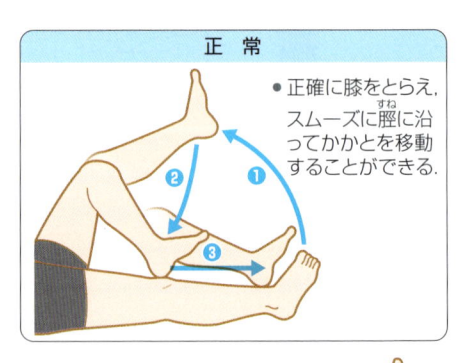

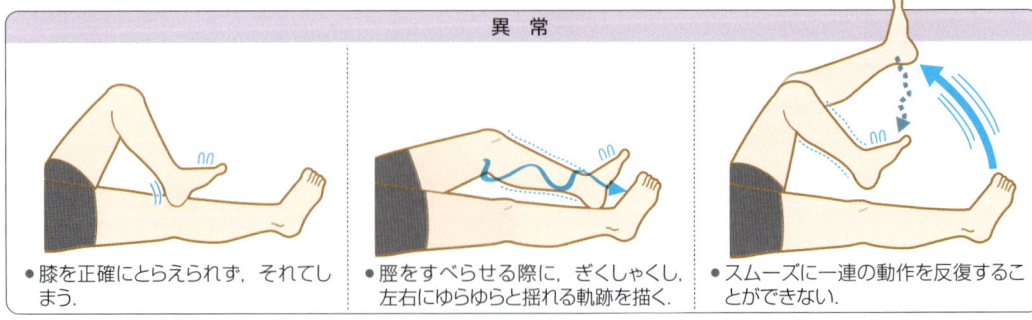

正常
- 正確に膝をとらえ，スムーズに脛に沿ってかかとを移動することができる．

異常
- 膝を正確にとらえられず，それてしまう．
- 脛をすべらせる際に，ぎくしゃくし，左右にゆらゆらと揺れる軌跡を描く．
- スムーズに一連の動作を反復することができない．

向こう脛叩打試験

- 向こう脛叩打試験は，一方のかかとで，もう片方の脛または膝の一点を軽くたたくという簡単な検査で，踵膝試験（→p.275）の実施が困難な患者さんに対しても実施することが可能です．
- 決められた部位を正しくたたくことができているか，リズミカルにたたくことができているかを観察します．

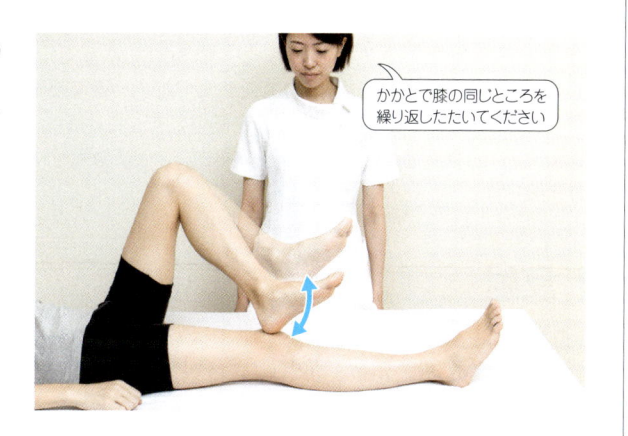

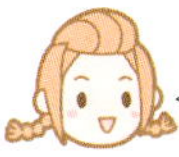

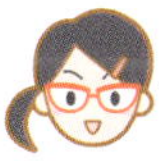

> かかとで膝の同じところを繰り返したたいてください

ポイント
膝を数回たたいて，かかとを足首まですべらせるという，向こう脛叩打試験と踵膝試験を同時に行う方法もあります．

手技のコツ
足を高く上げてもらうと，失調症状を見つけやすいです．

ロンベルグ試験

- ロンベルグ試験は，立位時のふらつきやよろめきなどの身体の動揺が，視覚情報によって代償されているかどうかを見る試験です．
- 閉眼し視覚情報を遮断することにより，身体の動揺が顕著になる場合をロンベルグ徴候陽性といい，深部感覚（→p.288）の障害である脊髄性運動失調（→p.271）が疑われます．

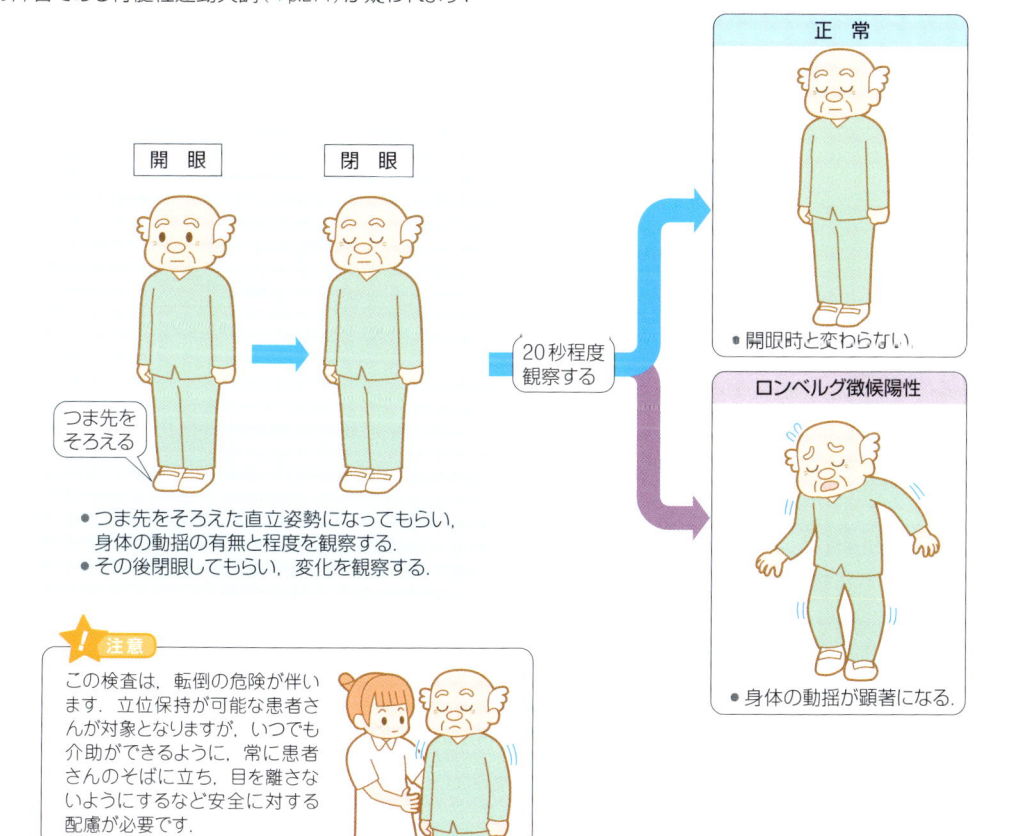

開眼 → 閉眼

つま先をそろえる

- つま先をそろえた直立姿勢になってもらい，身体の動揺の有無と程度を観察する．
- その後閉眼してもらい，変化を観察する．

20秒程度観察する

正常
- 開眼時と変わらない．

ロンベルグ徴候陽性
- 身体の動揺が顕著になる．

注意
この検査は，転倒の危険が伴います．立位保持が可能な患者さんが対象となりますが，いつでも介助ができるように，常に患者さんのそばに立ち，目を離さないようにするなど安全に対する配慮が必要です．

脳・神経系のアセスメント

運動機能のアセスメント

反射のアセスメント

監修　山田 深

　反射の観察は，神経系の異常の有無を調べたり，障害部位を推測したりするために行います．反射は不随意にひき起こされる現象であるため，検査により客観性にすぐれた情報を得ることができます．しかし，"刺激の加え方"，"検査部位の支え方"，患者さんの緊張の程度"などによっては適切な反応が得られなくなってしまうため，正しい方法で行うことが重要です．

■ 反射

- 反射とは，一定の刺激によってひき起こされる不随意の反応です．受容器が受けた刺激は求心路から反射中枢を経由し，大脳を介さずに遠心路から効果器に伝わることで直ちに特定の反応をひき起こします．

〔例〕腱反射の機序（膝蓋腱反射）

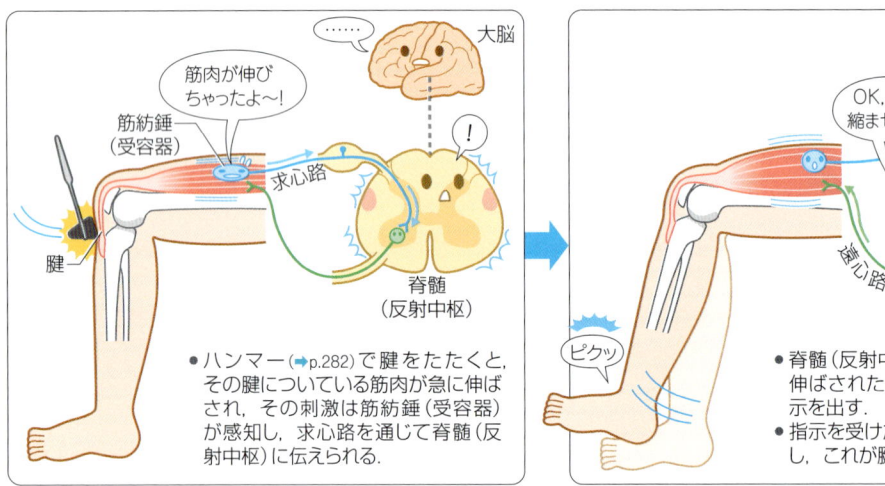

- ハンマー（→p.282）で腱をたたくと，その腱についている筋肉が急に伸ばされ，その刺激は筋紡錘（受容器）が感知し，求心路を通じて脊髄（反射中枢）に伝えられる．
- 脊髄（反射中枢）は遠心路を通じて，伸ばされた筋肉を収縮するよう指示を出す．
- 指示を受けた筋肉（効果器）が収縮し，これが腱反射として観察される．

上記のような❶受容器➡❷求心路➡❸反射中枢（脊髄，脳幹）➡❹遠心路➡❺効果器という反射の経路を反射弓といいます．

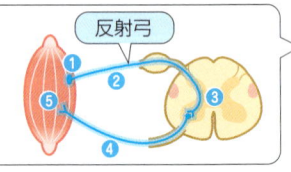

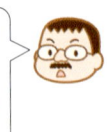

■ 反射の検査

- 反射には様々なものがありますが，臨床上で特に重要となるのは，腱反射，病的反射，表在反射の3つです．これらの結果を組み合わせて評価することにより，神経系の障害部位をある程度判断することができます．

腱反射（→p.280）
- 骨格筋の腱を叩打して誘発される反射．
- 反射中枢より上の障害で亢進，下の障害で減弱ないし消失する．

病的反射（→p.284）
- 通常，健常者では起こらない反射．
- 上位運動ニューロン（→p.259）の障害により誘発されるようになる．

表在反射（→p.286）
- 皮膚および粘膜を刺激することで誘発される反射．
- 錐体路（→p.260），末梢神経系（→p.214）の障害で減弱ないし消失する．

健常者でも反射の異常を示すことがあります．その異常に病的意義があるかどうかを判断するためにも1つの検査結果だけでなく，上記3つの結果を組み合わせて評価する必要があるのです．

- 反射の検査は，意識障害（→p.217）や認知障害などにより患者さんの協力が得られない場合でも行うことができます．

反射の異常

- 反射の異常には，亢進と減弱・消失があり，上位運動ニューロン（→p.259）の障害で反射が亢進し，反射弓の障害で減弱・消失します．

(例) 腱反射の異常

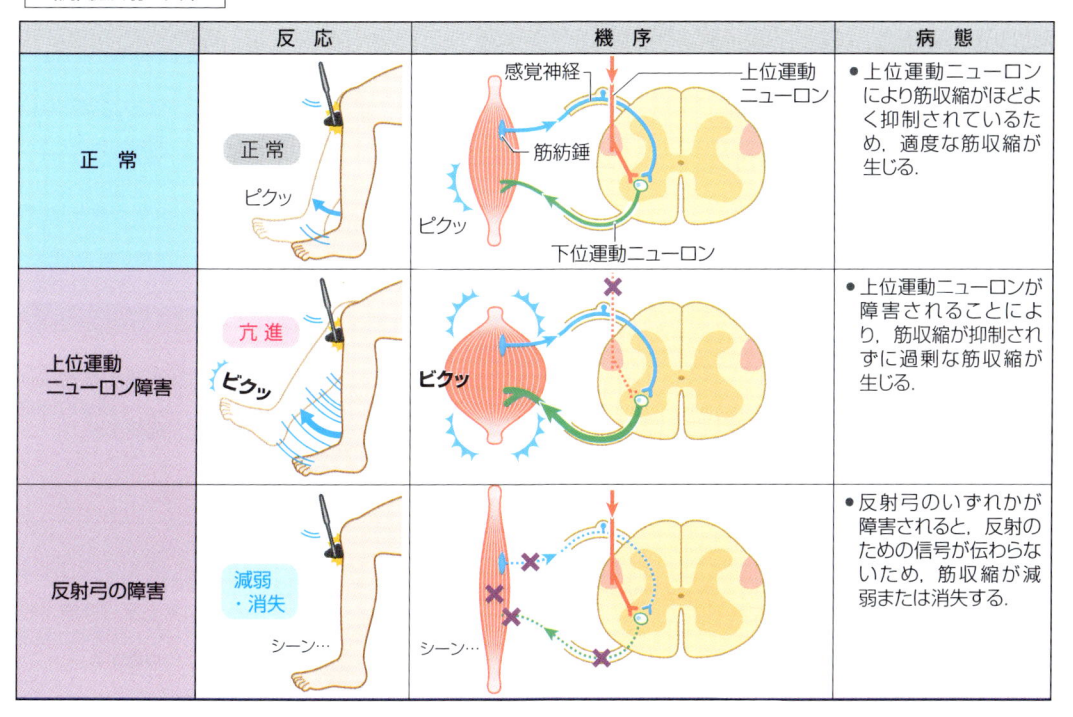

	反 応	機 序	病 態
正 常	正常 ピクッ	感覚神経／上位運動ニューロン／筋紡錘／下位運動ニューロン ピクッ	● 上位運動ニューロンにより筋収縮がほどよく抑制されているため，適度な筋収縮が生じる．
上位運動ニューロン障害	亢進 ビクッ	ビクッ	● 上位運動ニューロンが障害されることにより，筋収縮が抑制されずに過剰な筋収縮が生じる．
反射弓の障害	減弱・消失 シーン…	シーン…	● 反射弓のいずれかが障害されると，反射のための信号が伝わらないため，筋収縮が減弱または消失する．

● 腱反射 ●

■ 腱反射

- 腱反射とは，骨格筋の腱を叩打（こうだ）して誘発される反射で，反射の誘発には主にハンマー（→p.282）が用いられます．
- 一般に評価すべき腱反射は6つあり，それぞれ以下の方法で検査することができます．

	方法	正常な反応
下顎反射	❶あごの力を抜き，口を軽く開けてもらう． ❷下顎中央に検者の示指をあて，その上をハンマーでたたく．	● ほとんど反応なし． **ポイント** 下顎反射は他の腱反射と異なり，亢進しているときのみ下顎が挙上します．
上腕二頭筋反射	❶前腕を回外し，肘関節を軽く屈曲させる． ❷上腕二頭筋腱に母指をおいて，その上をハンマーでたたく． **ポイント** 肘窩のコリコリしている部分が腱です．	● 上腕二頭筋が収縮し，肘関節が適度に屈曲する．
上腕三頭筋反射	❶前腕を軽く支えて，肘関節を90°に曲げる． ❷上腕三頭筋腱（肘関節より3横指上）をハンマーで直接たたく．	● 上腕三頭筋が収縮し，肘関節が適度に伸展する．
腕橈骨筋反射	❶手首を支えて肘を軽く屈曲させる． ❷手関節より3横指上をハンマーでたたく．	● 腕橈骨筋が収縮し，適度に肘関節が屈曲する．
膝蓋腱反射	❶椅子（いす）に腰掛けて，下腿を下垂させる． ❷膝蓋腱をハンマーで直接たたく．	● 大腿四頭筋が収縮し，膝関節が適度に伸展する．
アキレス腱反射	❶一方の膝を曲げ，もう一方の足の上にのせる． ❷軽く足関節を背屈させてアキレス腱をハンマーでたたく．	● 下腿三頭筋が収縮し，足関節が適度に底屈する．

- 反射の程度は個人差が大きいため，<u>左右差をよく観察すること</u>が重要です．明らかな差を認める場合には，病的意義があると判断し，他の反射や感覚（→p.288）の観察結果とあわせて評価する必要があります．

手順　膝蓋腱反射の観察

ここでは膝蓋腱反射の観察を解説します．基本的な手順やポイントは，どの腱反射でも共通しているので，他の腱反射を観察する際にも参考にしてみてください．

1 説明をする

- ハンマーを見せながら検査の目的，方法を説明し，同意を得る．

> これから反射を見るために，膝を軽くたたきます．痛くないので安心してくださいね

ポイント
実際にハンマーに触れてもらい，手掌（しゅしょう）などを叩打し，刺激の程度を体験してもらうことで，緊張をほぐすとよいかもしれません．

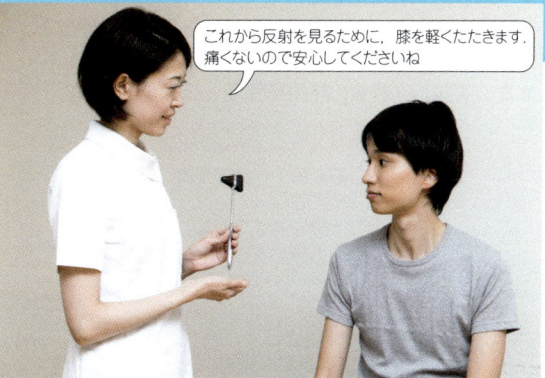

2 体位を整える

- 坐位の姿勢になってもらい，足底が軽く床から浮くように＊ベッドの高さを調整する．
  - ＊**なぜなら** 足が床についていると，摩擦により反射が観察しにくいからです．

手技のコツ
足底を完全に床から離すことができない場合は，足をくんでもらったり，かかとが軽く接する程度に姿勢を調整してもらったりして行うこともあります．

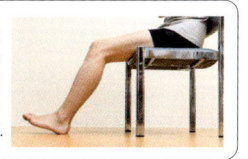

ポイント
仰臥位で行う場合は，患者さんの膝の下を少し持ち上げて，かかとのみが軽くベッドにつくように姿勢を整えましょう．

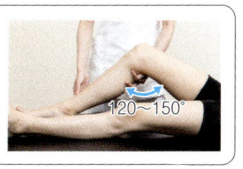

120〜150°

● 軽く浮かせる

注意
足が床から離れるため，転落の危険性もあります．姿勢が安定しているかの確認を必ずしましょう．

3 叩打部位の確認を行う

- 検査部位である膝を露出する．
- 膝蓋骨をさわり，そのまま骨に沿って指をおろして，最もくぼんでいる部位（膝蓋腱）を確認する．

ポイント
部位の確認時に大腿四頭筋をさわり，筋の緊張がないことの確認も行いましょう＊．
＊**なぜなら** 緊張していると筋肉の収縮が起こり，適切な評価ができなくなるからです．

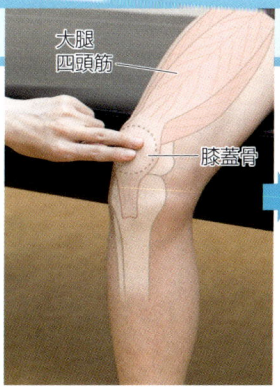

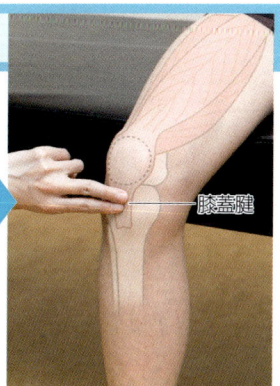

大腿四頭筋 — 膝蓋骨 — 膝蓋腱

脳・神経系のアセスメント　反射のアセスメント

4 叩打する

- 一方の手を大腿四頭筋(だいたいしとうきん)に軽くあて*，もう一方の手に把持したハンマーで適度に膝蓋腱部(しつがいけんぶ)を叩打し，刺激する．
  * **なぜなら** 大腿四頭筋の収縮を触診するためです．
- 左右実施し，検査の結果を評価・記録する．

観察ポイント
- □ 膝関節の伸展の程度
- □ 反応速度
- □ 大腿四頭筋の収縮
- □ 左右差の有無

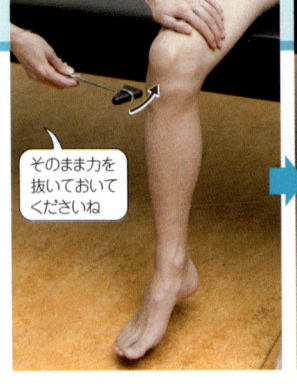

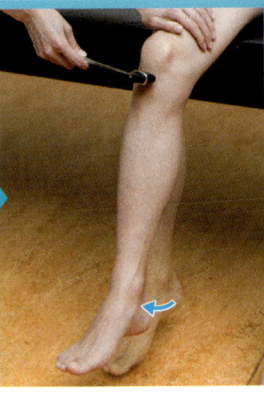

そのまま力を抜いておいてくださいね

!注意
上手く反射がでないからといって，何度も叩打してはいけません．体位や叩打部位が適切かを再確認し，必要であれば増強法（→p.283）を用いましょう．

手技のコツ
会話しながら検査すると*反射が誘発されやすくなります．
* **なぜなら** 患者さんが検査を意識して反射を抑制してしまうのを防ぐことができるからです．

■ ハンマー（打腱器）の使い方

- 腱反射の誘発には，適当な強さの衝撃を急速に与えることが重要です．

ハンマーには，様々な形や大きさのものがあります．一般的には，ハンマーの先端(え)が十分に重く，柄が適度に長いものの方が反射を誘発しやすいです．

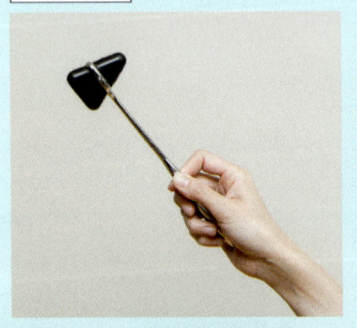

握り方
- 母指と示指で挟むように軽く握る．

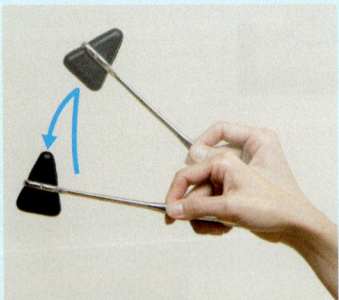

振り方
- 手首の力を抜き，スナップを効かせて弧を描く様にすばやく叩打する．

!注意
ハンマーを力いっぱい握ってはいけません*．
* **なぜなら** 手首のスナップが効かず，素早く叩打できないからです．

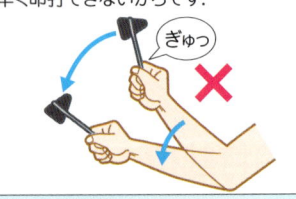

ぎゅっ ✕

手技のコツ
常に同じ刺激を与えられるように，練習しましょう．

反射の評価

腱反射では，反応速度や関節の動きなどから反射の程度を評価します．その表現方法には様々なものがありますが，以下のように表現することが一般的です．

評価基準

弱 ←――――――――――――――――――→ 強

消失（−）	軽度減弱（±）	正常（＋）	やや亢進（＃）	亢進（＃＃）	著明に亢進（＃＃＃）
● 全く反射が起こらない．または，増強法（→下項目）を行っても起こらない．	● 左右比較すると，少し反射の程度が弱い．	● 筋の収縮，反射が起こる．	● 左右比較すると，少し反射の程度が強い．	● 左右比較すると，明らかに反射の程度が強い．	● 著明に反射が起こる．

- 腱反射が亢進している場合は，錐体路（→p.260）の障害を疑い，減弱または消失している場合には，反射弓（→p.278）の障害を疑います．
- ただし，特に障害がなくても腱反射が亢進または減弱，消失することもあります．そのため，腱反射の結果のみで異常を判断することはできません．
- 各腱反射の結果から，左右差，上下肢差を確認し，さらに病的反射（→p.284）など，その他の神経学的所見をあわせて判断することが重要です．

増強法

- 増強法は，腱反射が減弱または消失している場合に，本当に反射が出現しないのかどうかを確認するために実施します．
- 検査部位から離れた部位の筋肉を随意的に収縮させることにより反射を増強させる方法がよく用いられます．
- 代表的な手技に，膝蓋腱反射の増強法であるイェンドラシック法があります．

ポイント
上肢の反射をみる場合は，両手が使えないため，代わりに歯をくいしばってもらうとよいでしょう．

イェンドラシック法

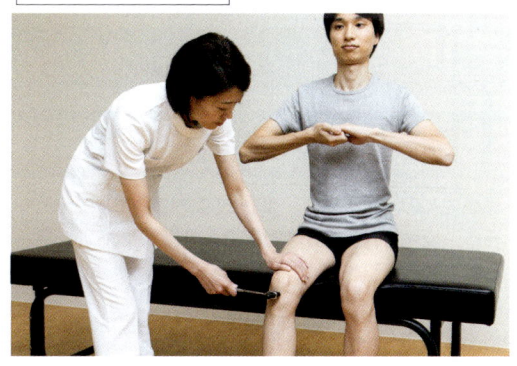

● 患者さんに両手を組んでもらい　ハンマーでたたく瞬間に強く左右にひっぱってもらう．

腱反射の記載法

- 腱反射の結果は右記のような図を用いて記録します．
- 各腱反射と対応する部位に，反射の程度と対称性がわかるように記載することが重要です．

ポイント
下顎反射は亢進しているときのみでみられるので，正常の場合は（±）と記載します．

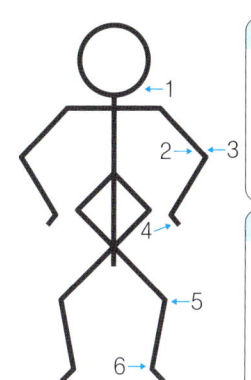

対応部位
1. 下顎反射
2. 上腕二頭筋反射
3. 上腕三頭筋反射
4. 腕橈骨筋反射
5. 膝蓋腱反射
6. アキレス腱反射

反射の程度
- （−）：消失
- （±）：軽度減弱
- （＋）：正常
- （＃）：やや亢進
- （＃＃）：亢進
- （＃＃＃）：著明に亢進

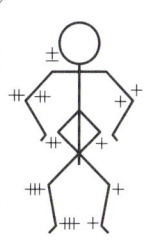

左の記録では，下顎反射は（±）と正常ですが，上肢の反射はいずれも右側で（＃）とやや亢進しています．下肢も右側が（＃＃）と優位に亢進していることから，上肢，下肢に左右差があり，錐体路（→p.260）の障害が疑われます．

● 病的反射 ●

■ 病的反射

● 病的反射とは正常では出現しない反射のことで，バビンスキー徴候，チャドック徴候，ホフマン反射，トレムナー反射などがあります．これらは上位運動ニューロン（→p.259）の障害により，反射に対する抑制が低下することで出現します．

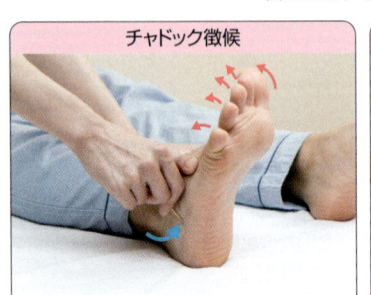

チャドック徴候
- 先の尖ったもので外果の下方を後ろから前に向かってこする．
- **陽性** 母趾が背屈し，他の趾は全て扇状に開く．

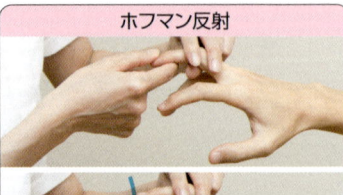

ホフマン反射
- 手関節を軽く背屈させ，中指の爪の部分を下側に向けて鋭く弾く．
- **陽性** 母指が屈曲する．

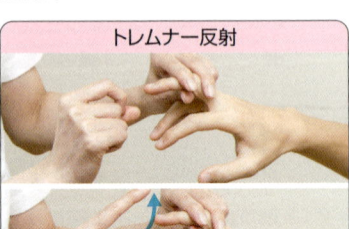

トレムナー反射
- 手関節を軽く背屈させ，中指の末節を手掌側から鋭く弾く．
- **陽性** 母指が屈曲する．

豆知識 チャドック徴候は，バビンスキー徴候の変法の1つです．

実はホフマン反射とトレムナー反射は腱反射の1つですが，正常では出にくいことから，病的反射として扱われています．そのため，両側陽性の場合は，必ずしも病的であるとはいえません．

● バビンスキー徴候，チャドック徴候は厳密な意味では反射ではないため近年では徴候と称されることが多いです．
● 最も一般的で重要なバビンスキー徴候の観察については下項目で詳しく説明します．

手順 バビンスキー徴候の観察

1 下肢の緊張を解く

● 患者さんの同意を得て，仰臥位または坐位になってもらう．反射が出やすいように2〜3回軽く両足を揺らして下肢の緊張を解く．

手技のコツ 足が冷えていると，緊張が高まり反射が出にくいことがあるため，冷感の有無の確認もしましょう．

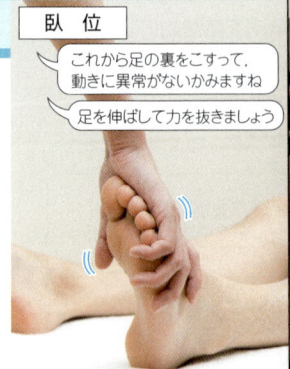

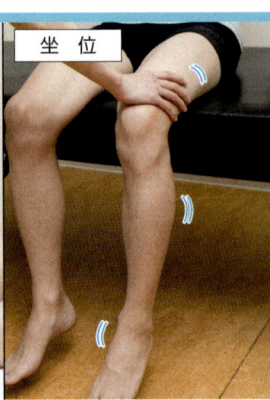

臥位：これから足の裏をこすって，動きに異常がないかみますね
坐位：足を伸ばして力を抜きましょう

2 足を支える

● 足底への刺激を入れやすいように，患者さんの足の甲から*足首にかけてをしっかりと支える．
  * **なぜなら** 刺激したときの逃避による足関節背屈を避けるためです．

注意 やりやすい方法で足を支えればよいですが，足底を刺激するような持ち方は避けましょう．

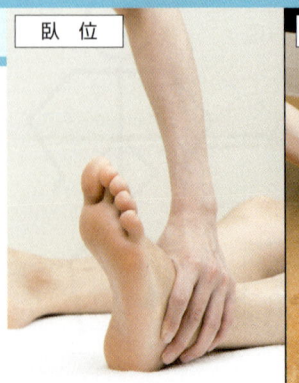

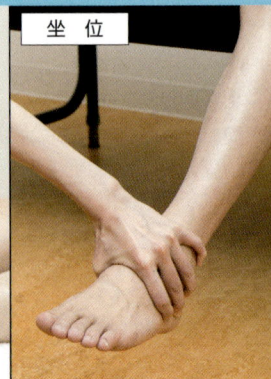

3 足底をこすり上げる

- 先が尖ったもので，足底の外側をかかとからつま先まで**ゆっくりと軽く**こすり上げる．
- 数回繰り返し刺激を与えて*，反応を観察する．
  - * **なぜなら** 刺激を蓄積させると，反応が出やすくなるからです．

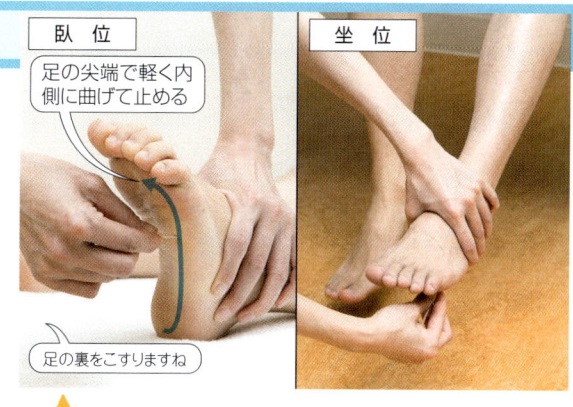

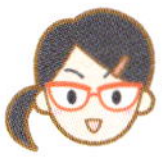

観察ポイント
- □ 母趾の背屈がみられるか
- □ 足趾が扇状に開くか
- □ 反応の速さ

手技のコツ: 軽い刺激から開始し，足の趾の動きを観察しながら徐々に刺激を強めるようにしましょう．

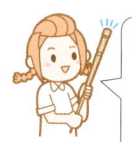

ポイント: 患者さんを傷つけず，適度な痛み刺激を与えられるもので刺激する必要があります．また感染予防の観点からディスポーザブルのものが推奨されており，ようじの頭などが適しています．

臥位：足の尖端で軽く内側に曲げて止める
坐位：足の裏をこすりますね

注意: こすり上げる際，母趾のつけ根までこすったり，足に触れたりしてはいけません**．
- ** **なぜなら** 刺激を避けようと足趾が背屈し（偽陽性），誤った判断の原因となるからです．

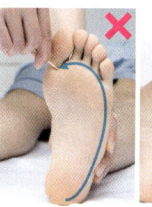

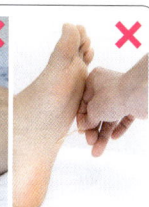

- 左右実施し，検査の結果を評価・記録する．

バビンスキー徴候の判断ポイント

- バビンスキー徴候とは，刺激に対して母趾が背屈することをいい，錐体路（→p.260）の障害により起こります．
- 正常であれば，同じ刺激で表在反射（→p.286）の1つである足底反射が起こります．

バビンスキー徴候は，錐体路障害を示唆する重要な徴候の1つです．しかし，反射の程度と障害の程度は比例しておらず，また，障害部位を決定するわけでもありません．

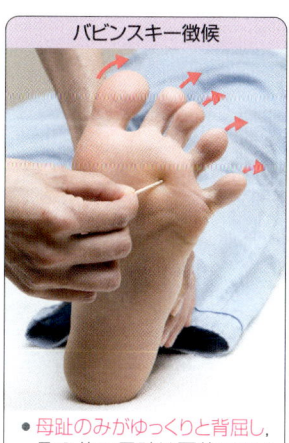

バビンスキー徴候
- 母趾のみがゆっくりと背屈し，その他の足趾は扇状に開く（開扇現象）．

正常
- 全ての足趾が底屈する（足底反射）．

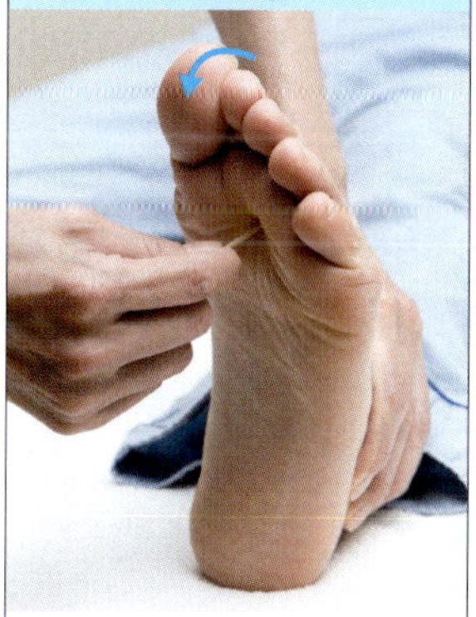

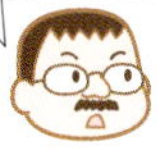

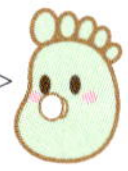

豆知識: 生後2年くらいまでは正常でもバビンスキー徴候が陽性となります．

- 刺激の与え方によっては，刺激を避けるために母趾を急に背屈させて偽陽性を示すことがあるため，注意が必要です．

脳・神経系のアセスメント ／ 反射のアセスメント

● 表在反射 ●

表在反射

- 表在反射とは，皮膚および粘膜を刺激することで筋収縮が起こる反射です．
- 錐体路（→p.260）や末梢神経系（→p.214）に障害が生じている場合に，反射が減弱・消失します．ただし高齢者などでは，障害がなくても反射が減弱・消失していることがあります．

粘膜反射

- 粘膜反射には，角膜反射，咽頭反射，軟口蓋反射などがあります．

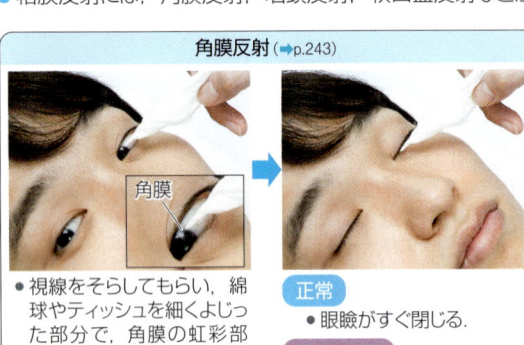

角膜反射（→p.243）

- 視線をそらしてもらい，綿球やティッシュを細くよじった部分で，角膜の虹彩部分に軽く触れる．

正常
- 眼瞼がすぐ閉じる．

消失・減弱
- 脳幹や三叉神経（→p.238），顔面神経（→p.240）の障害が疑われる．

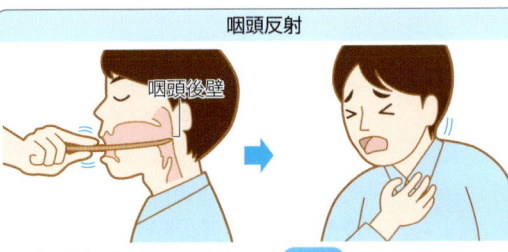

咽頭反射

- 舌圧子などで咽頭後壁を軽くこする．

正常
- 咽頭筋が収縮し，嘔吐反応が生じる．

消失・減弱
- 延髄や舌咽神経（→p.248），迷走神経（→p.248）の障害が疑われる．

豆知識：鼻粘膜を刺激されるとくしゃみが出ます．これはくしゃみ反射という表在反射の1つです．これが消失していると，三叉神経の障害が疑われます．

ポイント：咽頭反射の減弱・消失がみられる場合には，咽頭の知覚や運動も低下している可能性が高いです．そのため嚥下反射（看①p.73）の低下や，それによる誤嚥の可能性があることに注意しましょう．

皮膚反射

- 皮膚反射には，腹壁反射，挙睾筋反射，肛門反射，足底反射（→p.285）などがあります．

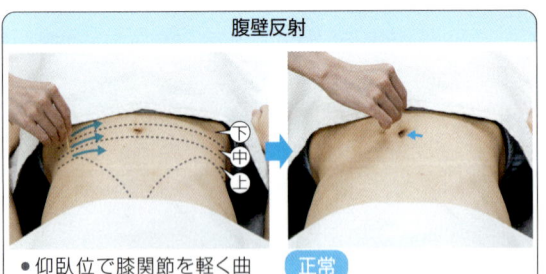

腹壁反射

- 仰臥位で膝関節を軽く曲げ，腹壁を弛緩させる．
- 腹壁を上中下に分け*，腹壁の外側から中央に向かって，ようじなどでこする．

*<u>なぜなら</u> 上はT7～9，中はT9～11，下はT11～L1と支配髄節（→p.301）が異なるからです．

正常
- 腹壁筋が収縮し，刺激を加えた方向に臍が動く．

消失・減弱
- 片側性の場合は，錐体路や肋間神経の障害が疑われる（両側性の場合は，病的意義は乏しい）．

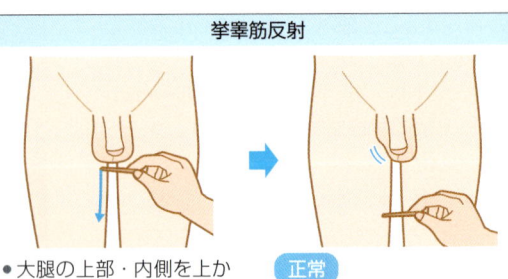

挙睾筋反射

- 大腿の上部・内側を上から下に向かってようじなどでこする．

正常
- 挙睾筋が収縮し，精巣・睾丸が挙上する．

消失・減弱
- 錐体路や陰部大腿神経の障害が疑われる．

● 胸髄（T）：thoracic cord ● 腰髄（L）：lumbar cord

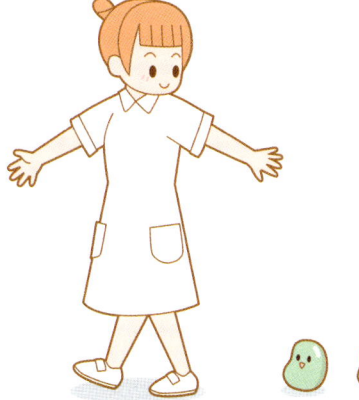

脳・神経系のアセスメント

反射のアセスメント

感覚機能のアセスメント

監修　山田深

　感覚障害は，脳・神経系の障害における重要な症状の1つです．触れられてもわからないなどの症状だけでなく，うまくものをつかめないなど，運動にも大きな影響を与えます．そのため感覚障害の有無を把握することは，患者さんのADLをアセスメントするうえでも必要となります．まずは，感覚障害の種類やその検査方法を学びましょう．

感覚の種類

- 感覚には，主に体性感覚，内臓感覚，特殊感覚の3つがあります．

体性感覚
粘膜／皮膚／筋肉／骨／関節

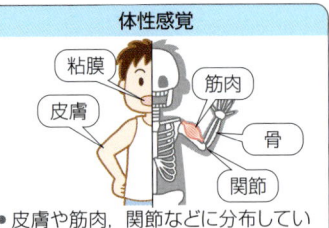

- 皮膚や筋肉，関節などに分布している受容器によって感知される感覚．表在感覚と深部感覚に分けられる．

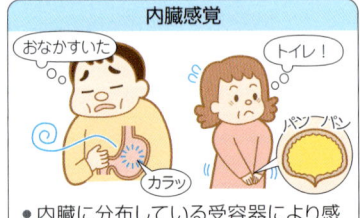

内臓感覚
（おなかすいた／トイレ！）

- 内臓に分布している受容器により感知される感覚．

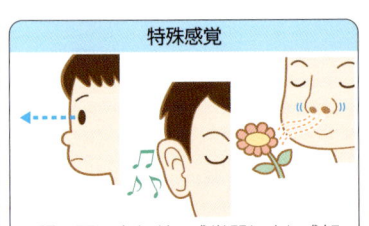

特殊感覚

- 眼，耳，鼻などの感覚器により感知される感覚．

- ここでは，体性感覚のアセスメントを紹介します．

表在感覚

- 表在感覚とは，皮膚や粘膜などの体表に存在する様々な受容器がそれぞれの感受性に応じた刺激を感知することによって生じます．
- 表在感覚には，以下のようなものがあります．

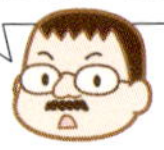

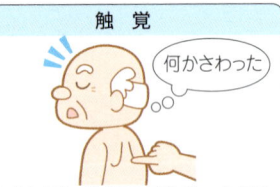

触覚
（何かさわった）

- 体表に近い機械受容器が，皮膚の伸展や変形などを感知し，触れられていると感じる．

機械受容器は深部組織にも存在します．強く長くさわるとこの受容器が働き，"押されている"と感じます（圧覚）．このように触覚と圧覚は別の感覚ですが受容器の種類が同じため「触圧覚」とよぶこともあります．

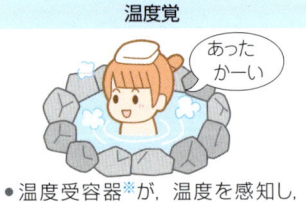

温度覚
（あったかーい）

- 温度受容器※が，温度を感知し，温かさや冷たさを感じる．

※温熱と冷寒を感知する受容器は別々に存在する．

ポイント
受容器が感知した刺激が大脳に伝わる経路（感覚伝導路）はいくつかあります．なかでも温度覚と痛覚は，同じ感覚伝導路を通るため，2つを合わせて「温痛覚」とよぶこともあります．

痛覚
（痛い!!）

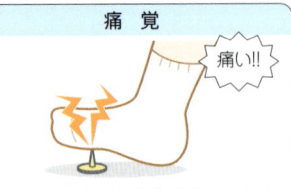

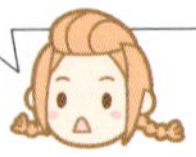

- 侵襲受容器が，損傷を起こしかねない様々な刺激を感知し，痛みとして感じる．

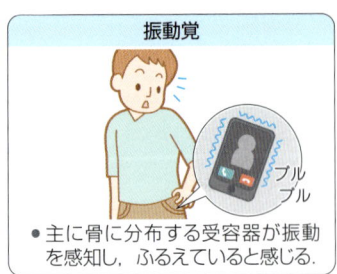

- 温度による刺激でも痛みとして感じることがあります．

深部感覚

- 深部感覚とは，骨，筋肉，関節などの身体の深部に存在する様々な受容器が感知する感覚で，以下のようなものがあります．

振動覚
（ブルブル）

- 主に骨に分布する受容器が振動を感知し，ふるえていると感じる．

位置覚
（今，このポーズね）

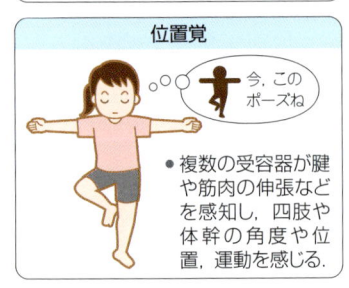

- 複数の受容器が腱や筋肉の伸張などを感知し，四肢や体幹の角度や位置，運動を感じる．

- 日常生活活動（ADL）：activities of daily living

Step Up

■ 複合感覚

- 複合感覚とは，表在感覚（→p.288）や深部感覚（→p.288）の情報が大脳皮質で統合され，ものの形態や性質などを認識することをいいます．

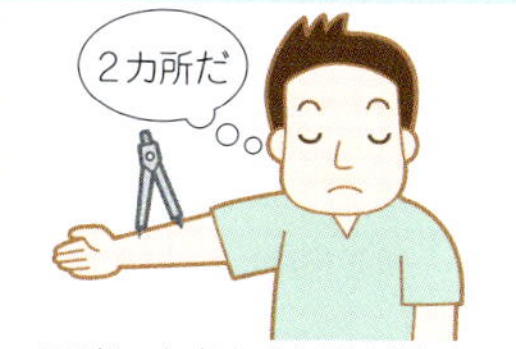

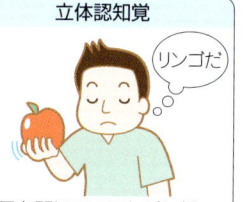

立体認知覚
「リンゴだ」
- 目を閉じていても手に握った物体の形や表面の性質を認識できる．

2点識別覚
「2カ所だ」
- 同時に皮膚を2カ所刺激すると目を閉じていても2カ所刺激されていると認識できる．

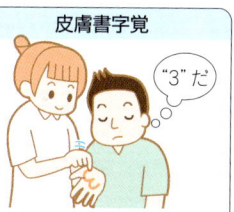

皮膚書字覚
「"3"だ」
- 目を閉じていても皮膚に書いた簡単な文字や数字などを認識できる．

- 表在感覚や深部感覚に障害がないにもかかわらず，複合感覚に異常がある場合は，大脳皮質（特に頭頂葉）の障害が考えられます．

■ 目的

- 感覚を検査する目的は，感覚障害の把握です．その情報をもとに詳細な検査や治療の検討，二次障害の予防につなげます．

感覚障害の把握
- 感覚障害の部位や程度，どのような感覚が障害されているかを把握する．
  - 触覚の検査　（→p.290）
  - 温度覚の検査　（→p.293）
  - 痛覚の検査　（→p.292）
  - 振動覚の検査　（→p.296）
  - 位置覚の検査　（→p.298）

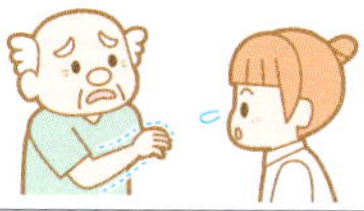

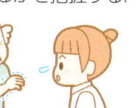

手技のコツ
感覚障害は，「手足がしびれる」「普段と感じ方が違う」などの訴えがきっかけとなり発見されることが多い症状です．感覚障害が疑われる場合には，部位や程度などを詳しく問診（→p.6）したうえで観察しましょう．

詳細な検査や治療 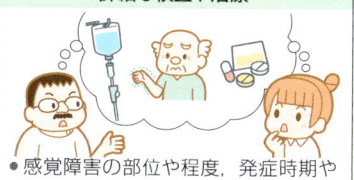
- 感覚障害の部位や程度，発症時期や進行の程度などの情報から医師とともに適切な治療方針の検討を行う．

二次障害の予防 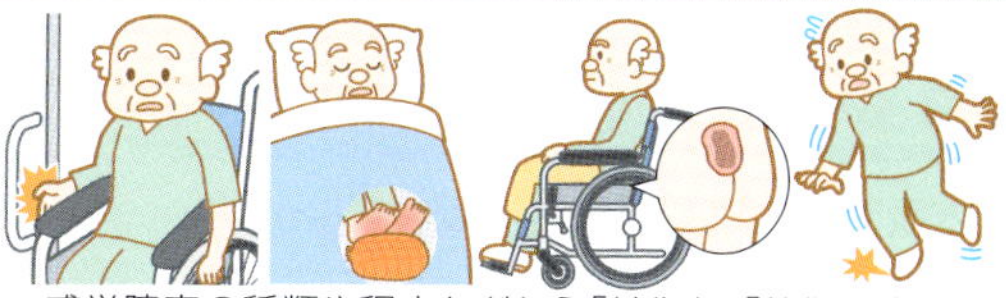
- 感覚障害の種類や程度などから「外傷」，「熱傷・凍傷」，「褥瘡（看①p.278）」，「転倒・転落」などの二次障害が発生するリスクを予測し，予防的ケアを行う．

!注意
運動麻痺（→p.261）を抱えている患者さんの多くは感覚障害を伴います．麻痺に気をとられて感覚の評価がおろそかになると，二次障害により治療やリハビリテーションに影響がでることがあるので注意が必要です．

ポイント
感覚障害の評価は患者さんの主観によるものが主体となり，他人に理解されにくいことから精神的苦痛を抱えやすい障害です．そのため，傾聴（→p.6），受容といった精神的ケアを行うことも大切です．

Column　しびれと感覚障害

　感覚の異常は患者さん自身にしかわからないうえに，非常に曖昧な言葉で表現されることが多い障害です．
　例えば，感覚の異常を自覚した患者さんの多くは，その症状を「しびれる」と表現します．しかし，「しびれ」という訴えから考えられる原因は感覚障害だけではありません．運動麻痺（→p.261）による手足のふるえなどを「しびれ」と表現する患者さんもいます．「しびれ」という患者さんの曖昧な訴えだけでは，情報として不足しているのです．
　感覚の異常を正しく評価するためには問診が重要です．「ビリビリする」「ジンジンする」「皮を1枚かぶった感じ」などの感じ方や，いつ症状が出たのか，症状に変化があるのかといったこともあわせて具体的に聞きましょう．そうすることで，実施すべき検査内容や注意して観察すべき部位などの目星をつけることができます．

●医療情報科学研究所

● 表在感覚 ●

■ 表在感覚の検査の注意点

- 感覚の検査では，患者さんの主観的な訴えによって症状を判断します．そのため患者さんの協力が不可欠です．
- 以下の点に注意し，適切に症状を把握できるように検査する必要があります．

大まかに異常をとらえる
「この辺りに障害がありそうね…」
- 効率よく検査するために，まずは大まかに異常をとらえてから，その範囲などの把握に努める．

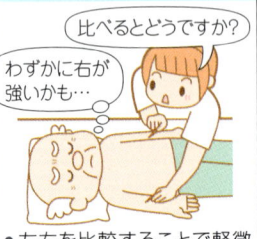

差を意識して観察する
「比べるとどうですか？」「わずかに右が強いかも…」
- 左右を比較することで軽微な変化も表現しやすくなる．

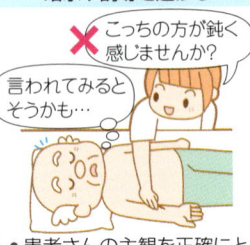

暗示や誘導を避ける
「こっちの方が鈍く感じませんか？」✕「言われてみるとそうかも…」
- 患者さんの主観を正確にとらえるために，暗示をかけたり誘導したりするような表現や質問を避ける．

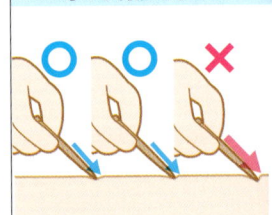

均一な刺激を与える
○ ○ ✕
- 刺激の程度の違いを，感覚の異常ととらえることがないように，できる限り均一な刺激を与えるようにする．

手技のコツ
初めから細かく検査しようとしても，うまくいきません．徐々に障害部位を絞っていきましょう．

手順 触覚の検査

1 準備する

- 検査の目的を説明し，同意を得て検査部位をしっかり露出する＊．
  - ＊**なぜなら** 衣服が触れていると正しい評価ができないからです．

ポイント
バイタルサイン（→p.22），疲労度，精神状態が安定しているときに行う方が患者さんの協力が得やすいです．

注意
寒気を感じたり，緊張していたりすると信頼できる結果が得られません．室温やプライバシーへの配慮に注意しましょう．

「では手足を出して，感覚に異常がないかを調べてみましょう」
「右手がしびれるんです」

2 検査方法を説明する

- 検査する道具を見せながら，検査のながれを説明する．
- 説明後，理解できているかを確認する．

手技のコツ
どのように刺激するのかを，実際に自分の手でやってみせると患者さんもイメージしやすいです．

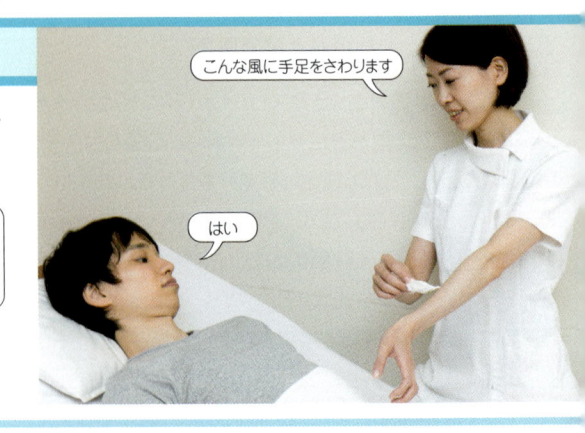

「こんな風に手足をさわります」
「はい」

■ 触覚検査で用いる道具

● 触覚の検査では，以下のようなものを用います．同等の刺激が与えられれば，別の道具を使用しても問題ありません．

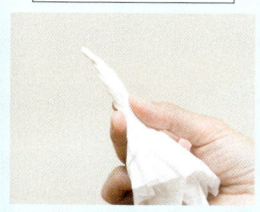

ティッシュペーパー
- ねじって先を細くした状態で使用する．

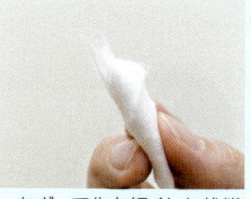

脱脂綿
- ちぎって先を細くした状態で使用する．

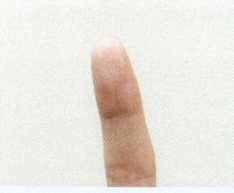

指　先
- 何も道具がないときには，圧迫しないように軽く触れる．

ポイント
筆を使用するやり方を掲載している書籍もありますが，感染予防の観点からあまり推奨されません．できるだけディスポーザブルの道具を使用しましょう．

3 刺激する

● 1カ所につき2～3回ずつできるだけ軽く触れるように刺激し＊，大まかに障害部位を把握する．
＊ **なぜなら** 押しつけたり，長くさわったりすると圧覚（→p.288）を刺激してしまうからです．

ポイント
患者さんの思い込みによる反応を避けるためには，目を閉じてもらうとよいでしょう．

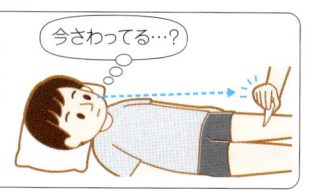

（今さわってる…？）

（さわっているのがわかりますか？／はい）

● 異常を訴えている部位を中心に刺激し，範囲や程度を詳しく観察する．

観察ポイント
□ 触れていることがわかるか
□ どこに触れているかわかるか
□ 触れている感触はどのようなものか
□ 左右で感じ方に違いがあるか

手技のコツ
患者さんの返事が曖昧な場合には，正常と思われる部位と検査部位の2カ所を比較するとよいでしょう．

末梢性の感覚障害の場合は，デルマトームの皮膚分節（→p.301），または末梢神経の分布に沿って刺激しましょう．これは触覚の検査のみならず，痛覚（→p.292），温度覚の検査（→p.293）に共通です．

（左右比べると違いますか？）

● 検査の結果を評価（→p.295）・記録する．

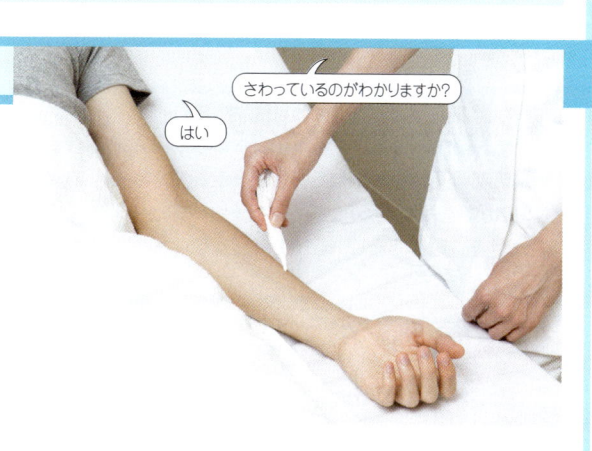

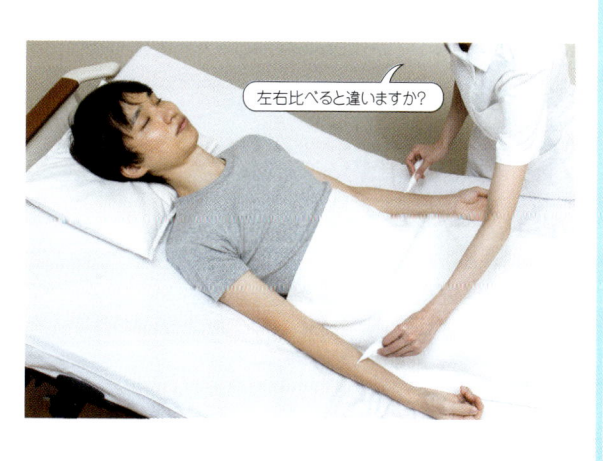

脳・神経系のアセスメント　感覚機能のアセスメント

手順 痛覚の検査

1 準備する

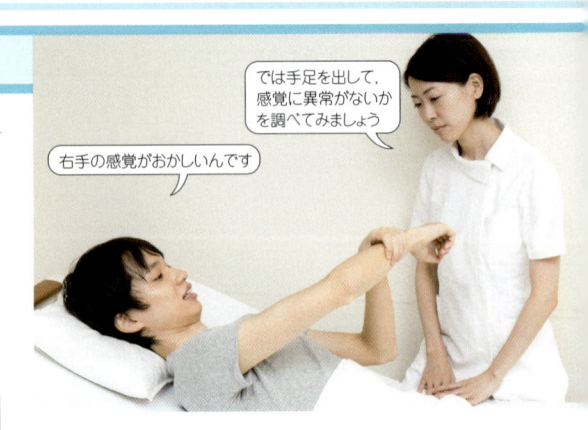

- 検査の目的を説明し，同意を得て検査部位をしっかり露出する*．
  * なぜなら 衣服が触れていると正しい評価ができないからです．

> **ポイント**
> バイタルサイン（→p.22），疲労度，精神状態が安定しているときに行う方が患者さんの協力が得やすいです．

> **!注意**
> 寒気を感じたり，緊張していたりすると信頼できる結果が得られません．室温やプライバシーへの配慮に注意しましょう．

（では手足を出して，感覚に異常がないかを調べてみましょう）
（右手の感覚がおかしいんです）

2 検査方法を説明する

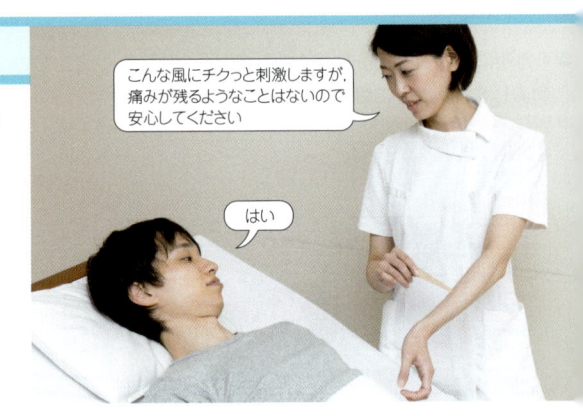

- 検査する道具と刺激している様子を見せながら，検査のながれを説明する．
- 説明後，理解できているかを確認する．

> **手技のコツ**
> どのように刺激するのかを，実際に自分の手でやってみせると患者さんもイメージしやすいです．

> **ポイント**
> 道具を実際に使って見せることは，患者さんの不安を取り除くために非常に重要です．

（こんな風にチクっと刺激しますが，痛みが残るようなことはないので安心してください）
（はい）

■ 痛覚検査で用いる道具

- 痛覚検査では，以下のような先端の尖ったものを使用します．

ようじ	アルコール綿の外装	舌圧子	クリップ
●尖った部分を使用する．	●外装の端の尖った部分を使用する．	●半分に折った舌圧子の尖っている部分を使用する．	●クリップを伸ばした先端部分を使用する．

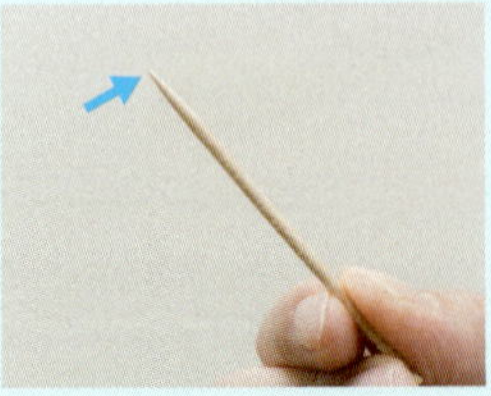

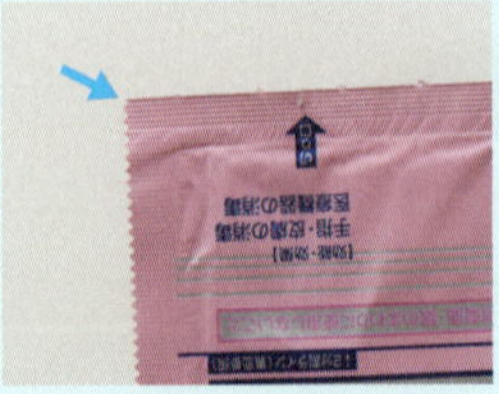

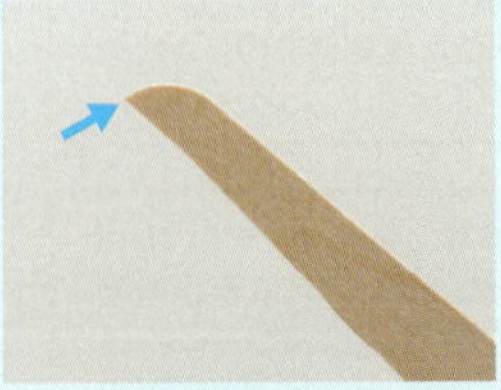

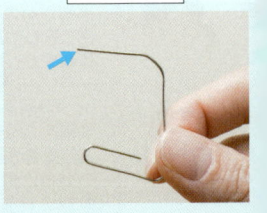

- 感染予防のためにディスポーザブルの物品を使用することが推奨されます．

Visual Guide to Physical Assessment

3 刺激する

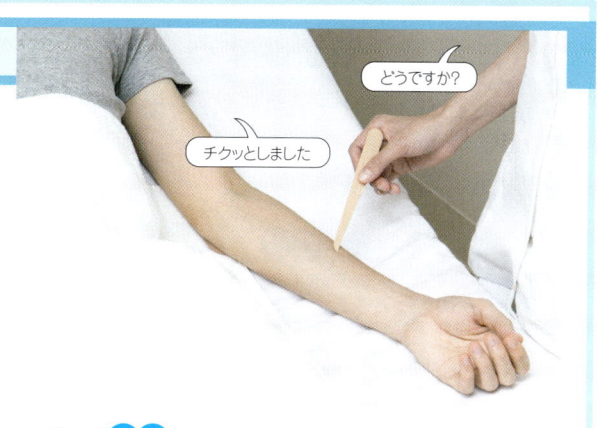

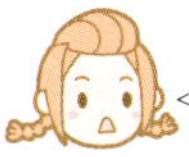

- 1カ所につき2～3回ずつ軽くつついて刺激し，大まかに障害部位を把握する．

ポイント
毎回できるだけ同じ刺激となるように意識しましょう．

注意
刺激は，患者さんが苦痛を感じない「チクチク」する程度で十分です．先端を斜めにあてるように刺激し，必要以上に痛みを加えてはいけません．

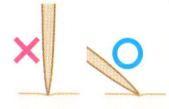

ポイント
患者さんの思い込みによる反応を避けるためには，目を閉じてもらうとよいでしょう．

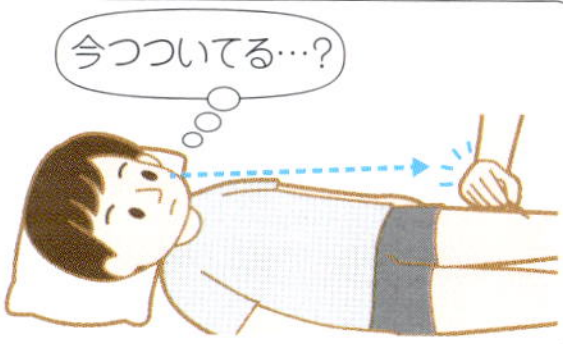

（どうですか？ / チクッとしました）

手技のコツ
どの部位を刺激するかは患者さんの訴えなどから判断しましょう．

（今つついてる…？）

- 異常を訴えている部位を中心に刺激し，範囲や程度を詳しく観察する．

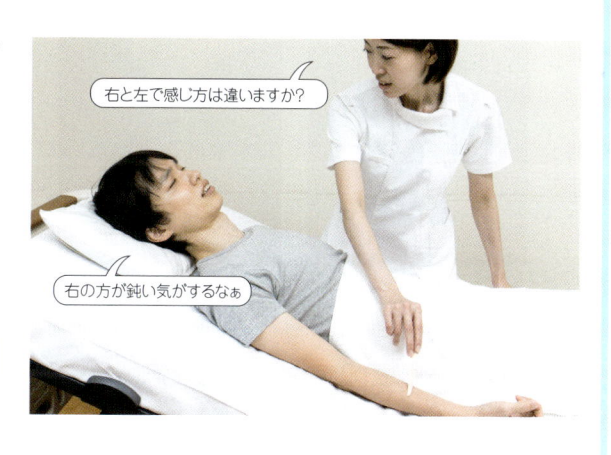

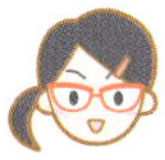

観察ポイント
- □ 刺激していることがわかるか
- □ どこを刺激しているかわかるか
- □ どのように感じるか
- □ 左右で感じ方に違いがあるか

手技のコツ
左右差がわかりにくい場合は，左右同時に刺激してみるといいでしょう．

（右と左で感じ方は違いますか？ / 右の方が鈍い気がするなぁ）

- 検査の結果を評価（→p.295）・記録する．

手順　温度覚の検査

1 準備する

検査の目的を説明し，同意を得て検査部位をしっかり露出する*．

*なぜなら　衣服が触れていると正しい評価ができないからです．

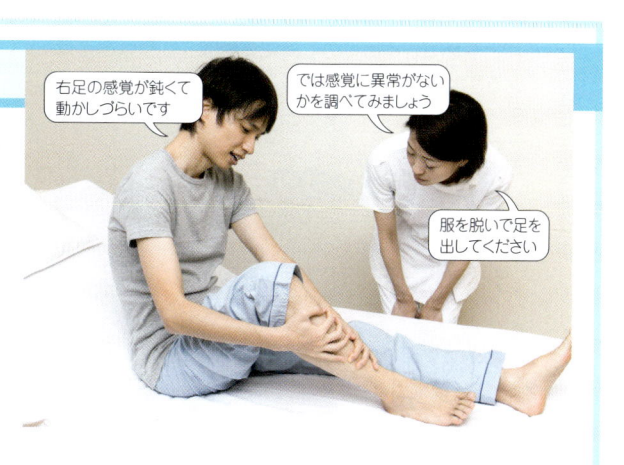

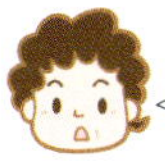

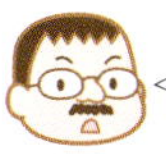

注意
寒気を感じたり，緊張していたりすると適切な結果が得られません．室温やプライバシーへの配慮に注意しましょう．

温度覚は，痛覚と同じ伝導路を通ります．そのため，痛覚（→p.288），温度覚のいずれかの検査を省略することもあります．

（右足の感覚が鈍くて動かしづらいです / では感覚に異常がないかを調べてみましょう / 服を脱いで足を出してください）

脳・神経系のアセスメント

感覚機能のアセスメント

293

2 検査方法を説明する

- 検査する道具と刺激している様子を見せながら，検査のながれを説明する．
- 説明後，理解できているかを確認する．

手技のコツ　どのように刺激するのかを，実際に自分の手でやってみせると患者さんもイメージしやすいです．

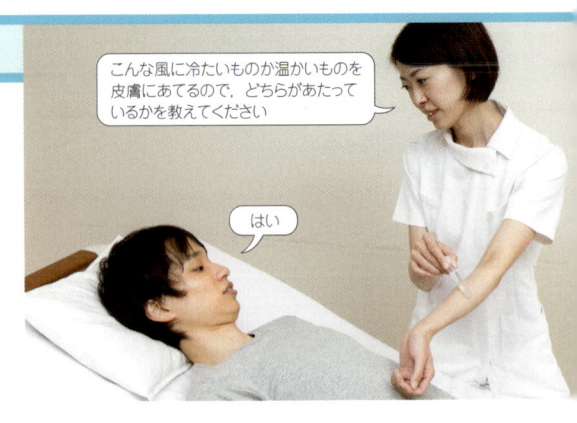

「こんな風に冷たいものか温かいものを皮膚にあてるので，どちらがあたっているかを教えてください」

「はい」

■ 温度覚検査で用いる道具

- 温度覚の検査では，主に以下のものを用います．

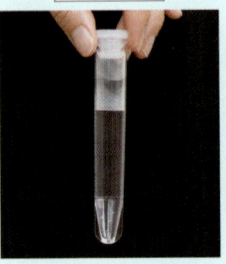

温水
- 40〜50℃程度の温水を試験管に入れて用いる．

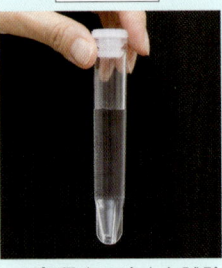

冷水
- 10℃程度の冷水を試験管に入れて用いる．

ポイント　表面がぬれていないかを確かめてから使用しましょう．

手技のコツ　試験管は，小さいと温度がすぐに変化してしまうため，できるだけ大きめのものを用意した方がよいでしょう．

手技のコツ　左記の物品を準備することは非常に手間がかかるため，臨床では身の回りにある物品を適温に調整して代用することが多いです．

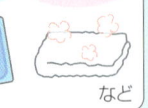

アイスパック　ホットタオル　など

- 「温」と「冷」の区別がつく必要はありますが，熱すぎたり冷たすぎたりしてはいけません＊．

＊**なぜなら**　痛覚を刺激してしまうからです（→p.288）．

3 検査を行う

- 正常と判断できる部位の皮膚に3秒ほど試験管を密着させる＊．

＊**なぜなら**　すぐに離してしまうと，皮膚に温度が伝わらないからです．

手技のコツ　患者さんがよくわからない様子なら，接触時間を延長してみましょう．

ポイント　患者さんの思い込みによる反応を避けるためには，目を閉じてもらうとよいでしょう．

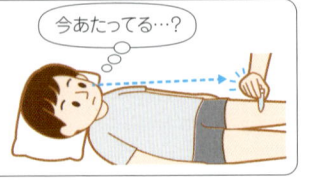

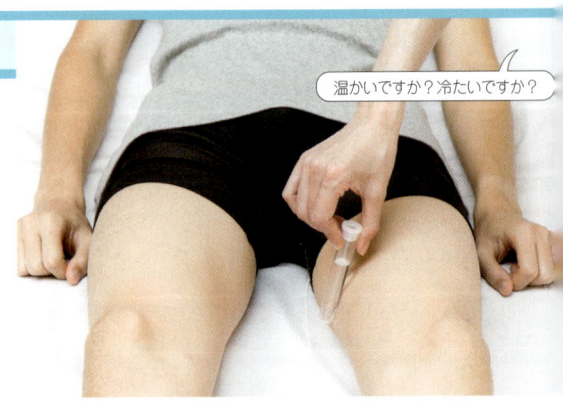

「温かいですか？冷たいですか？」

「今あたってる…？」

- 必ず左右対称となる部位に**同じように試験管をあてて，温度や感じ方を質問する．
  **なぜなら 皮膚温やあてる部位によって感じ方が異なるからです．

こちらはどうですか？
左右で違いはありますか？

観察ポイント
- □ 温かい，または冷たいことがわかるか
- □ 左右で感じ方に違いがあるか

注意 高齢者や末梢循環不全の患者さんでは，明らかな神経障害がなくても温度覚鈍麻を認めることがあります．

冷覚だけでも大まかな異常を調べることはできます．そのため場合によっては温覚を省略することもあります．

- 検査の結果を評価（➡下項目）・記録する．

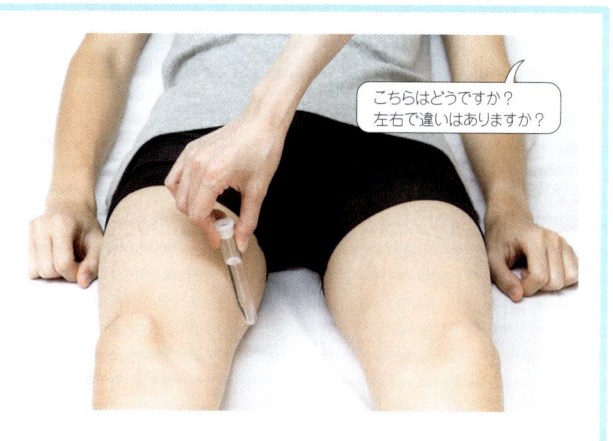

Column 「痛み」による危険回避

人は「痛み」を感じると無意識にその刺激を避ける行動をとりますが，「痛み」を感じなければ気がつかないうちに身体を損傷する可能性があります．また，侵害受容器は，順応するということがほとんどありません．危険な刺激に順応して何も感じなくなっては，危険を回避することができなくなってしまうからです．「痛み」という感覚は，うとましいものですが，実は身体を守ってくれるありがたい感覚なのです．

● 医療情報科学研究所

表在感覚の評価

- 表在感覚の障害の程度は，患者さんの主観的な訴えをもとに以下のように評価します．
- 障害がある場合は，程度だけでなく，その部位・範囲も合わせて調べます．

痛覚の例

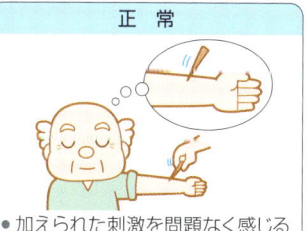

正常	消失	鈍麻	過敏
加えられた刺激を問題なく感じる．	加えられた刺激を感じない．	加えられた刺激よりも鈍い刺激を感じる．	加えられた刺激よりも強い刺激を感じる．

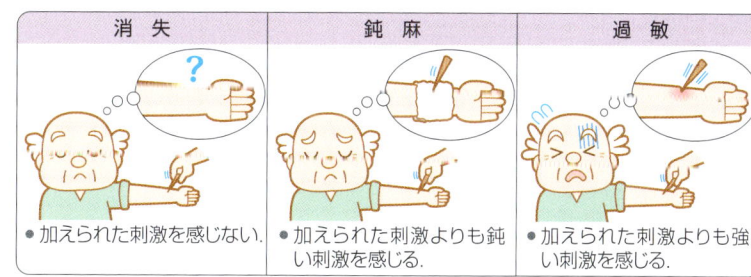

- これらは触覚，痛覚，温度覚それぞれの検査に合わせて「触覚鈍麻」や「痛覚過敏」というように記録します．

豆知識 上記以外に，異常感覚と錯感覚という感覚の異常があります．

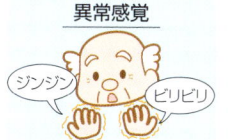

異常感覚（ジンジン・ビリビリ）
- 外的刺激がないにもかかわらず，"しびれ"や痛みが生じること．

錯感覚（さわさわ・ビリビリ）
- 外的刺激とは異なる感覚が生じること．

手技のコツ 感覚は患者さんの主観でしか評価できないため，それぞれの異常に明確な線引きができません．「正常な感覚を10としたら4/10です」など比較して表現してもらうようにするとよいでしょう．

脳・神経系のアセスメント

感覚機能のアセスメント

深部感覚

手順 振動覚の検査

1 検査の目的, 方法を説明する

- 音叉を見せながら, 検査の目的とながれを説明して同意を得る.
- 説明後, 理解できているかを確認する.

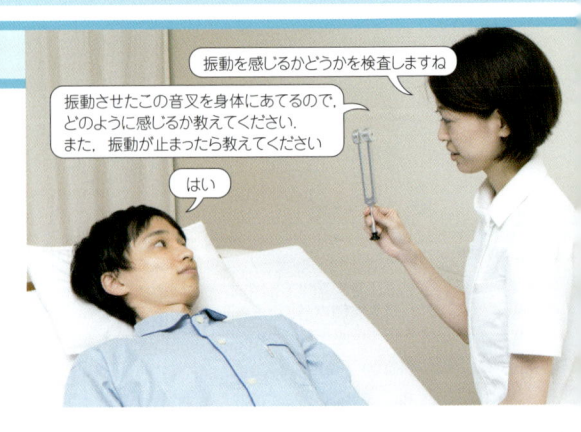

> 振動を感じるかどうかを検査しますね
> 振動させたこの音叉を身体にあてるので, どのように感じるか教えてください. また, 振動が止まったら教えてください
> はい

2 胸骨で感じ方を確認する

- 振動させた音叉の柄の先端を胸骨に*密着させて, 振動がわかるかどうかを確認する.
  - *なぜなら 振動覚は末梢から障害されることが多く, 中枢側である胸骨の振動覚は保たれやすいからです.

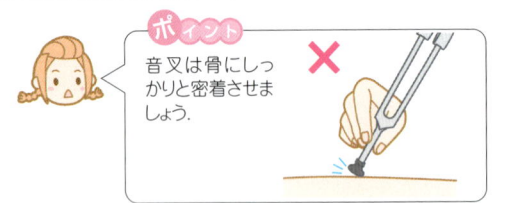

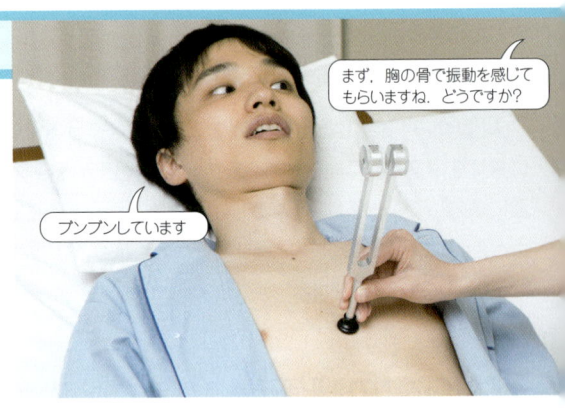

ポイント 音叉は骨にしっかりと密着させましょう.

> まず, 胸の骨で振動を感じてもらいますね. どうですか?
> ブンブンしています

■ 音叉

- 音叉とは, 先端が二股に分かれた金属製の道具です.
- 金属部分を振動させることで共鳴し, 金属の太さや重さなどに応じて特定の高さの音を発します. この振動や共鳴音を利用して振動覚や聴覚(→p.244)を検査します.

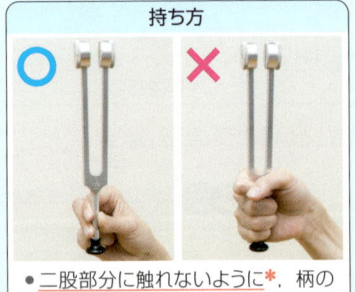

持ち方

○ ×

- 二股部分に触れないように*, 柄の中央部分を指で持つ.
  - *なぜなら 触れると振動が減弱または消失してしまうからです.

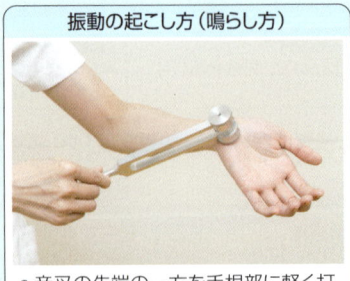

振動の起こし方(鳴らし方)

- 音叉の先端の一方を手根部に軽く打ちつけて振動させる.

> 医療用の音叉には, 周波数の異なるものがあります. 一般的に振動覚の検査では振動が伝わりやすい128Hz以下の音叉を用います.

3 末梢の骨突起部に音叉をあてる

上肢（橈骨茎状突起）　下肢（内果）

- 眼を閉じてもらい，上肢下肢の末端の骨にあらかじめ振動させた音叉をあてる．
- 振動が止まったら合図するように伝える．

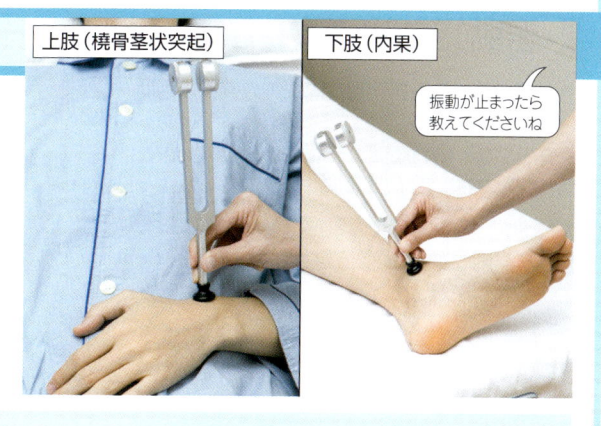

振動が止まったら教えてくださいね

音叉をあてる部位

- 末梢神経障害の場合，振動覚は四肢末端から障害されることがほとんどです．
- まず手足の先端から検査を始め，異常があれば中枢側に向かって順番に検査を進めます．

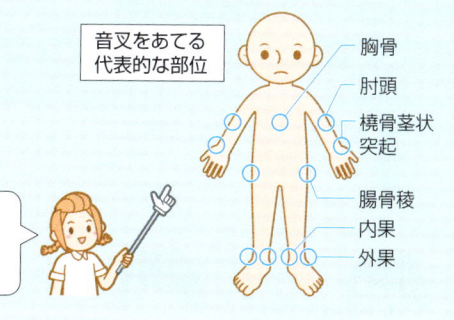

音叉をあてる代表的な部位：胸骨，肘頭，橈骨茎状突起，腸骨稜，内果，外果

ポイント
振動を感知する受容器は，主に骨膜（→p.307）に存在しています．よって，皮下脂肪が少なく骨が突出した部分に音叉をあてます．

4 確認する

- 患者さんが「振動が止まった」と合図したら，自分の橈骨茎状突起に音叉をあてて本当に「振動が止まっているか」を確認する．

観察ポイント
- □ 振動を感じるか
- □ 振動が止まったことがわかるか
- □ 左右で差があるか

- 四肢末端で実施し，検査の結果を評価・記録する．

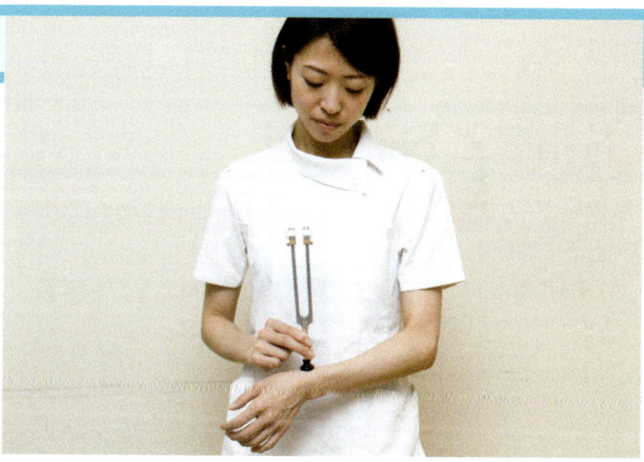

手技のコツ
検者が振動を感じなくなっても患者さんが合図をしない場合は，振動覚の障害を疑います．しかし，患者さんが検査のながれを理解していない可能性もあります．そういう場合はもう一度説明して評価してみましょう．

患者さんの返事が曖昧な場合には，途中で音叉にさわって強制的に振動を止めてみるとよいでしょう．

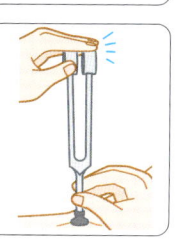

脳・神経系のアセスメント　感覚機能のアセスメント

■ 振動覚を検査する意義

- 振動覚の検査は，初期の末梢神経障害の診断に有用*です．
  - *なぜなら 末梢神経が障害されると，まず振動覚が低下するといわれているからです．
- 検査により振動覚が障害されていた場合には，より詳細な検査が必要となります．

ポイント
振動覚の検査は，糖尿病性神経障害のスクリーニング検査としてよく実施されます．

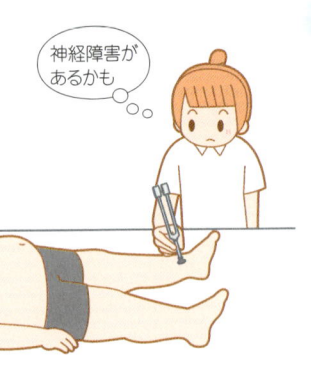

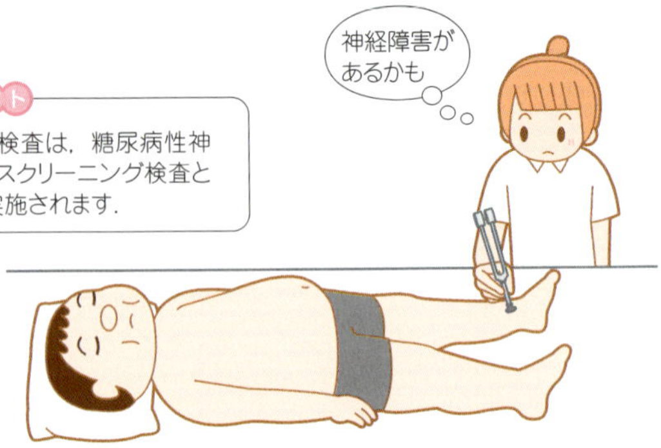

（神経障害があるかも）

手順 位置覚の検査

1 検査の目的，方法を説明する

- 検査の目的と方法を説明し，同意を得る．

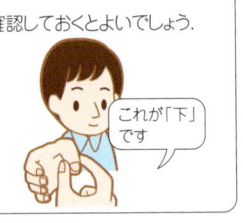

ポイント
指の動きに合わせて答え方を確認しておくとよいでしょう．

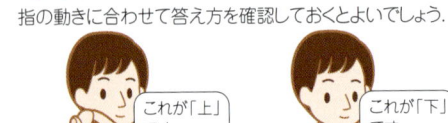

「これが「上」です」
「これが「下」です」

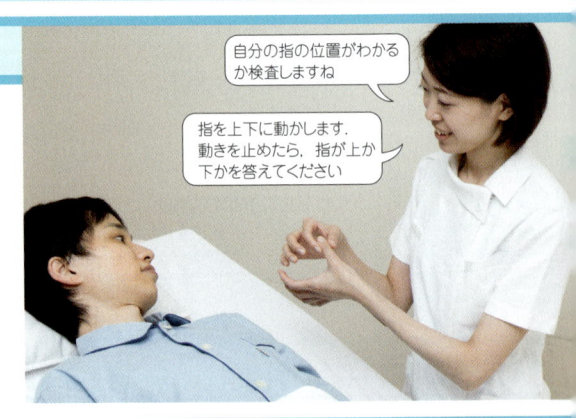

「自分の指の位置がわかるか検査しますね」
「指を上下に動かします．動きを止めたら，指が上か下かを答えてください」

2 指を上下に動かす

- 患者さんに閉眼してもらい，母指の側面をつかんで*上下に動かす．
  - *なぜなら 上下につかむと圧覚（→p.288）により上下どちらに動いたかわかってしまうことがあるからです．

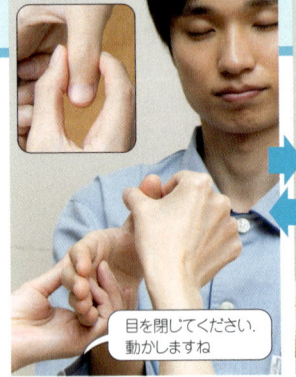

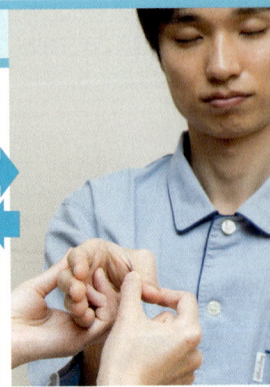

「目を閉じてください．動かしますね」

3 指の位置を確認する

- 上下どちらかで動きを止めて，指の位置を確認する．

観察ポイント
□ 指の位置を正しく言えるか

「上と下，どちらに向いているかわかりますか？」

- 左右で実施し，検査の結果を評価・記録する．

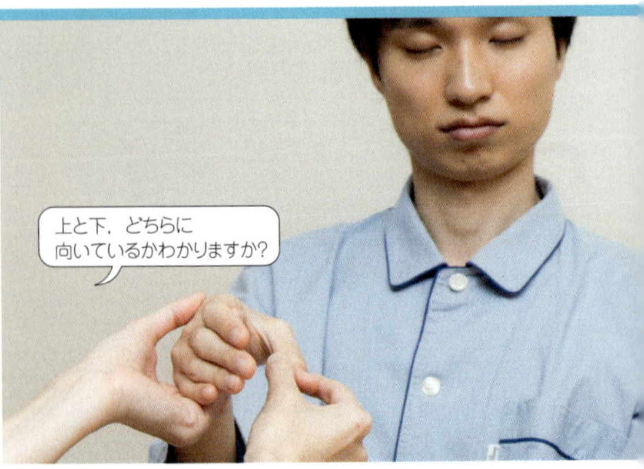

位置覚を検査する意義

- 位置覚は，身体の位置や運動を感知しています．そのため位置覚が障害されると，バランスをとれなくなったり，思うように手足が動かせなくなったりします．
- 運動麻痺（→p.261）がないにもかかわらず，目的とする動作がうまくできない場合には，位置覚が障害されている疑いがあるので，検査の実施を検討します．

「ふらふらしますね」

「麻痺はないのに…確認してみようかな」

> 位置覚の障害は，患者さんのADLに大きな影響をおよぼす障害ですが，運動麻痺と異なり手足を動かすことは可能であることから見逃されやすい障害です．

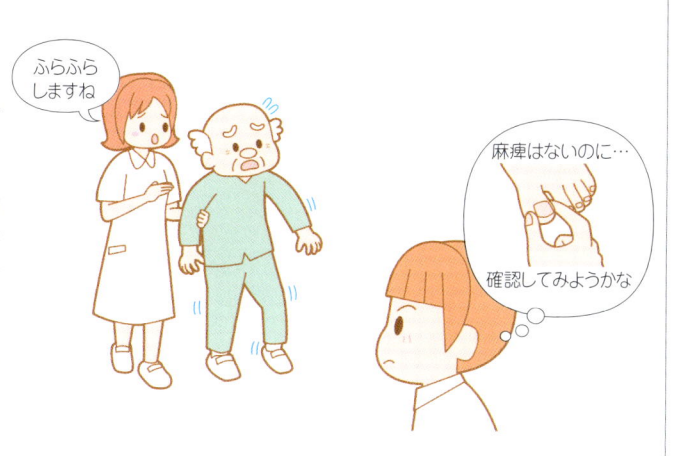

● 感覚機能のアセスメントに必要な知識 ●

感覚障害の代表的な分布パターン

- 感覚障害の分布は，末梢神経（→p.214）から大脳までの経路のどこが障害されたかによって異なります．
- 以下に代表的な分布パターンを示します．

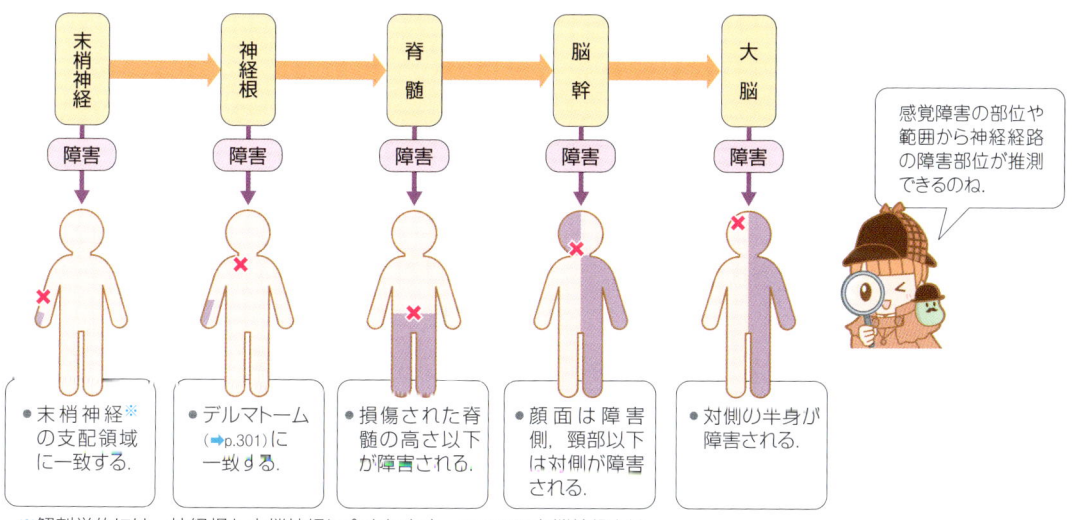

末梢神経 → 神経根 → 脊髄 → 脳幹 → 大脳

障害

- 末梢神経※の支配領域に一致する．
- デルマトーム（→p.301）に一致する．
- 損傷された脊髄の高さ以下が障害される．
- 顔面は障害側，頸部以下は対側が障害される．
- 対側の半身が障害される．

「感覚障害の部位や範囲から神経経路の障害部位が推測できるのね．」

※解剖学的には，神経根も末梢神経に含まれます．ここでの末梢神経とは，狭義の末梢神経（前枝と後枝より末梢側の神経）を意味しています．

> 脊髄神経（→p.215）は，神経叢を形成するなどして合流と分岐を繰り返して筋や皮膚に分布しています．そのため，神経根と狭義の末梢神経では支配領域が異なるのです．

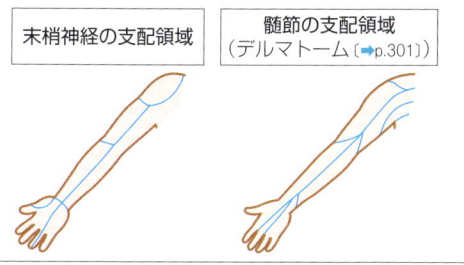

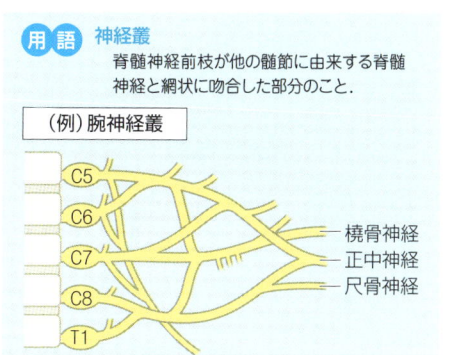

末梢神経の支配領域 ／ 髄節の支配領域（デルマトーム〔→p.301〕）

用語 神経叢
脊髄神経前枝が他の髄節に由来する脊髄神経と網状に吻合した部分のこと．

（例）腕神経叢
C5, C6, C7, C8, T1 — 橈骨神経／正中神経／尺骨神経

日常生活活動（ADL）：activities of daily living ● 頸神経（C）：cervical nerve ● 胸神経（T）：thoracic nerve

■ 末梢神経障害（ニューロパチー）

- 末梢神経障害とは、末梢神経系（→p.214）が損傷されて起こる運動、感覚、自律神経の障害の総称で、ニューロパチーともいいます。
- 単一の末梢神経障害を「単ニューロパチー」、複数の末梢神経障害を「多発ニューロパチー」といいます。

単ニューロパチー（→下項目）
- 末梢神経が1本だけ障害される。
  → 支配領域のみの障害

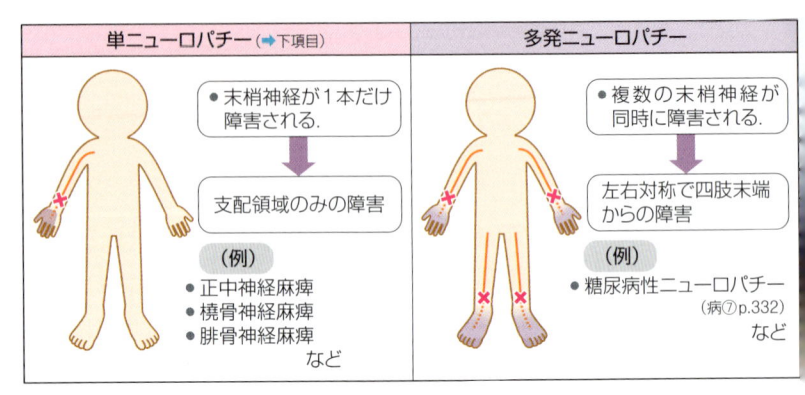

（例）
- 正中神経麻痺
- 橈骨神経麻痺
- 腓骨神経麻痺
など

多発ニューロパチー
- 複数の末梢神経が同時に障害される。
  → 左右対称で四肢末端からの障害

（例）
- 糖尿病性ニューロパチー（病⑦p.332）
など

単ニューロパチーが複数存在する場合もあり、左右非対称の障害部位の分布を示します。

ポイント
多発ニューロパチーは、その分布の特徴から「手袋・靴下型」とよばれます。

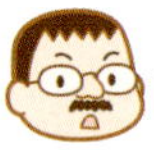

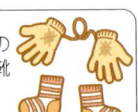

Supplement

■ 単ニューロパチー

- 単ニューロパチーは、末梢神経が走行の途中で骨や腱、解剖学的な狭窄部位で圧迫されることによって生じることが多い障害です。
- 末梢神経が障害されると、末梢神経が分布する支配領域に一致した感覚障害が生じます。また、一部の末梢神経障害では運動麻痺による特徴的な病的肢位がみられることもあります。

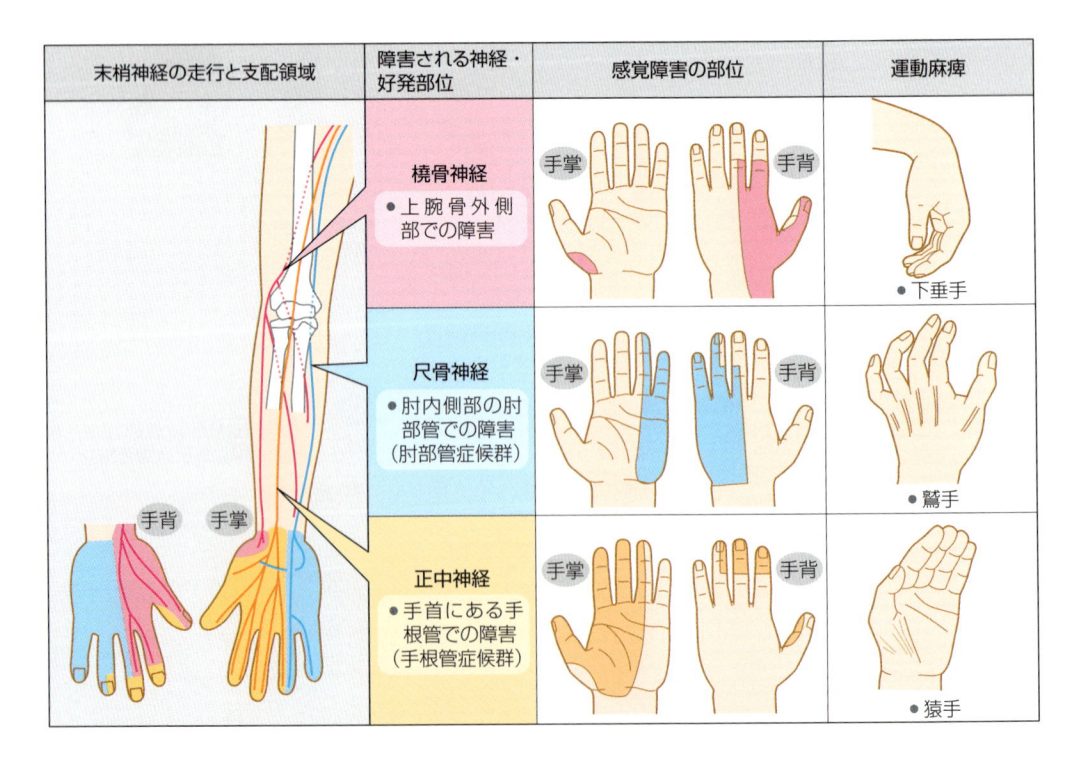

末梢神経の走行と支配領域	障害される神経・好発部位	感覚障害の部位	運動麻痺
	橈骨神経 ・上腕骨外側部での障害	手掌／手背	下垂手
	尺骨神経 ・肘内側部の肘部管での障害（肘部管症候群）	手掌／手背	鷲手
	正中神経 ・手首にある手根管での障害（手根管症候群）	手掌／手背	猿手

デルマトーム

- デルマトーム（皮膚分節）とは，脊髄の各髄節（→p.215）とそれに由来する脊髄神経（→p.215）が分節状に支配している皮膚領域を表したものです．

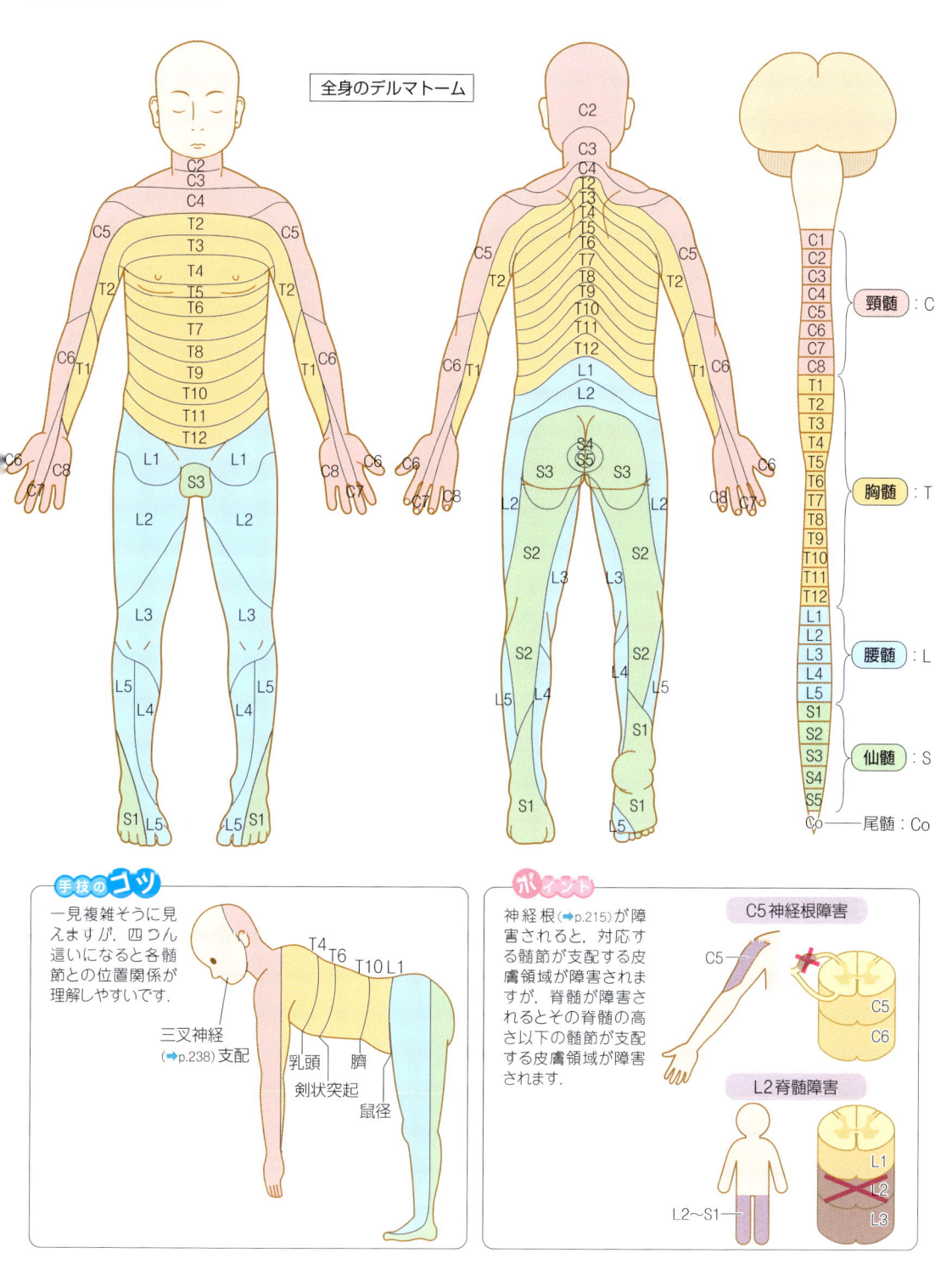

全身のデルマトーム

頸髄：C
胸髄：T
腰髄：L
仙髄：S
尾髄：Co

手技のコツ

一見複雑そうに見えますが，四つん這いになると各髄節との位置関係が理解しやすいです．

三叉神経（→p.238）支配
乳頭
剣状突起
臍
鼠径

ポイント

神経根（→p.215）が障害されると，対応する髄節が支配する皮膚領域が障害されますが，脊髄が障害されるとその脊髄の高さ以下の髄節が支配する皮膚領域が障害されます．

C5神経根障害

L2脊髄障害
L2～S1

●頸髄(C)：cervical cord　●胸髄(T)：thoracic cord　●腰髄(L)：lumbar cord　●仙髄(S)：sacral cord　●尾髄(Co)：coccygeal

自律神経系のアセスメント

監修 山田深

自律神経系は，末梢神経系（→p.214）の一種であり，恒常性を維持する役割を担っています．自律神経系の障害により生じる症状は，患者さんのADLやQOLを大きく阻害するものが多いため，臨床症状の観察が重要となります．的確に症状の観察を行い必要なケアに結びつけられるように，ここでは自律神経系についての知識を身につけましょう．

■ 自律神経系

- 自律神経系とは，心筋，平滑筋，腺に分布し，生命維持に必要な循環，呼吸，消化，分泌，排泄，体温などを無意識的，反射的にコントロールする神経系のことです．
- 自律神経系には，拮抗する交感神経系と副交感神経系の2種類があり，ほとんどの器官は両者の支配を受けています．

自律神経支配の特徴

自律性支配
- 通常，無意識に（自律的に）標的器官を調節する．

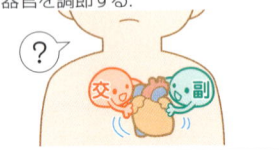

拮抗支配
- 通常，同じ器官に対する交感神経と副交感神経の作用は拮抗する．

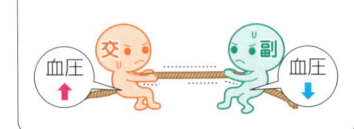

二重支配
- 通常，1つの標的器官は交感神経と副交感神経の両方から支配される．

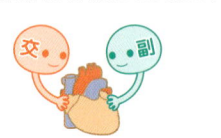

ポイント
自律神経系は内分泌系とともに生体の恒常性（ホメオスタシス）を維持しています．

二重支配には例外もあり，例えば汗腺，立毛筋などは交感神経のみの支配を受けています．

■ 交感神経系と副交感神経系

- 交感神経系は緊急時や運動時などにエネルギーを消費するように働き，副交感神経系は安静時にエネルギーを充電するように働きます．

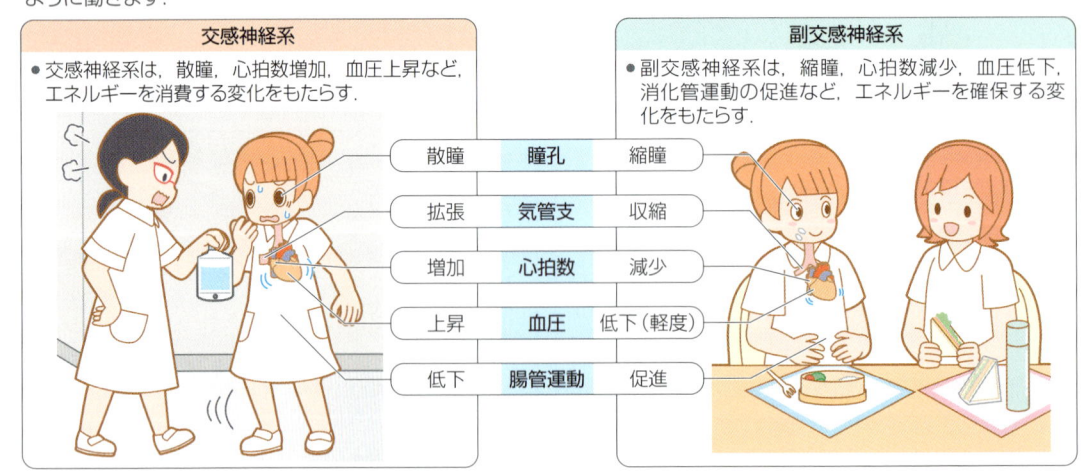

交感神経系
- 交感神経系は，散瞳，心拍数増加，血圧上昇など，エネルギーを消費する変化をもたらす．

副交感神経系
- 副交感神経系は，縮瞳，心拍数減少，血圧低下，消化管運動の促進など，エネルギーを確保する変化をもたらす．

交感神経系		副交感神経系
散瞳	瞳孔	縮瞳
拡張	気管支	収縮
増加	心拍数	減少
上昇	血圧	低下（軽度）
低下	腸管運動	促進

豆知識
交感神経系による反応は，例えば，山道でクマに出会ったときや怖い先輩に怒られたときなど，闘うか逃げるかといったストレス状況に置かれたときに起こる身体反応です．そのため「fight or flight（闘争か逃走か）」反応ともいわれます．

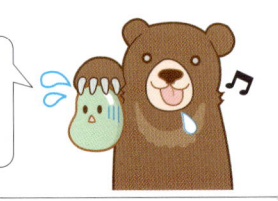

●日常生活活動（ADL）: activities of daily living　●生活の質（QOL）: quality of life

Supplement

自律神経系の経路

- 交感神経系は胸腰髄の側角から，副交感神経系は脳幹と仙髄から出て，各臓器に分布しています．
- これらは高位中枢である視床下部によって調節されています．
- また，自律神経系は標的器官に直接到達しないという特徴があり，脳・脊髄から出た節前ニューロンは，途中にある神経節で節後ニューロンに乗り換えて標的器官に分布します．

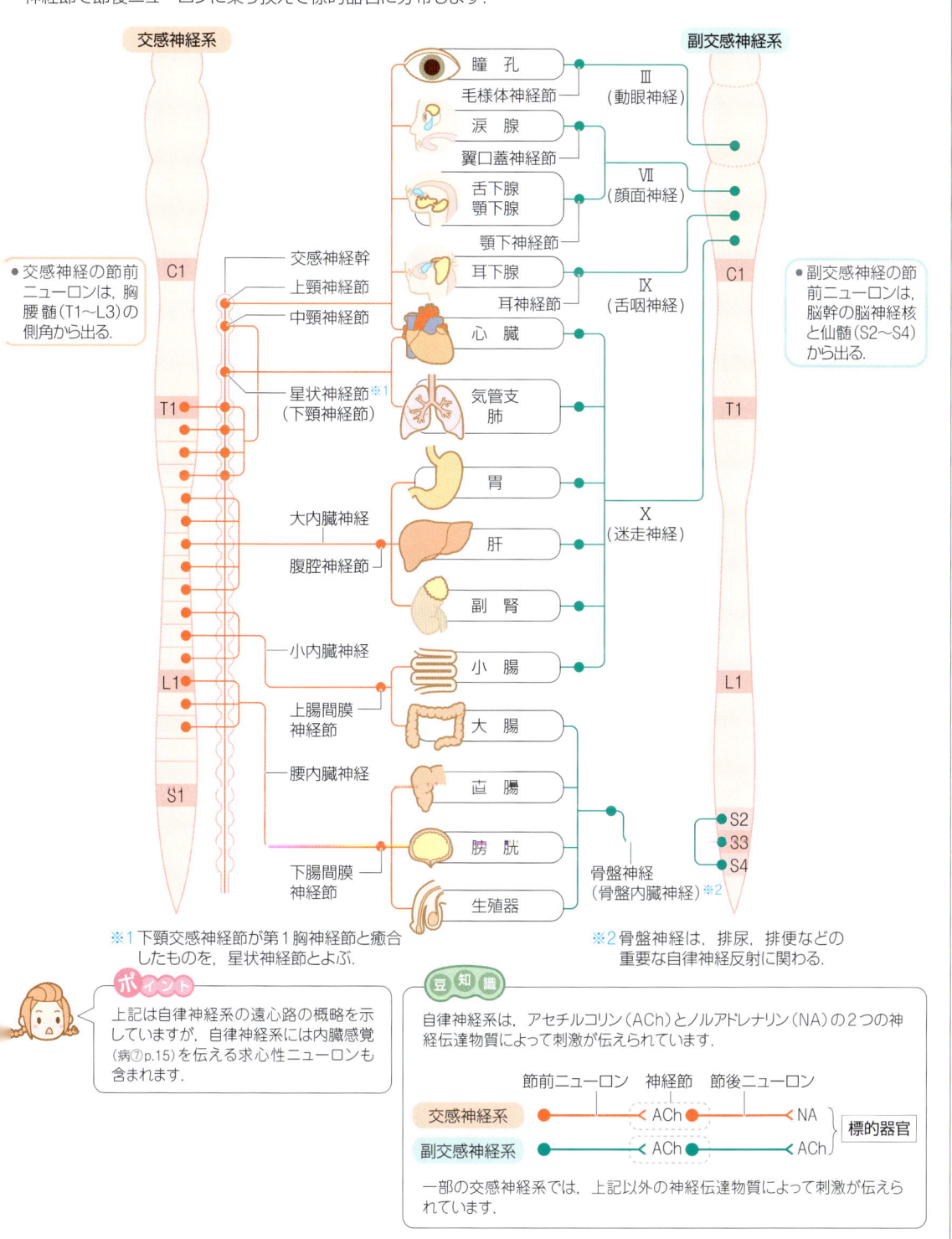

交感神経系

- 交感神経の節前ニューロンは，胸腰髄（T1～L3）の側角から出る．

交感神経幹
上頸神経節
中頸神経節
星状神経節※1
（下頸神経節）
大内臓神経
腹腔神経節
小内臓神経
上腸間膜神経節
腰内臓神経
下腸間膜神経節

副交感神経系

瞳孔 — Ⅲ（動眼神経）
毛様体神経節
涙腺
翼口蓋神経節 — Ⅶ（顔面神経）
舌下腺
顎下腺
顎下神経節
耳下腺 — Ⅸ（舌咽神経）
耳神経節
心臓
気管支・肺
胃
肝 — Ⅹ（迷走神経）
副腎
小腸
大腸
直腸
膀胱
生殖器
骨盤神経（骨盤内臓神経）※2

- 副交感神経の節前ニューロンは，脳幹の脳神経核と仙髄（S2～S4）から出る．

※1 下頸交感神経節が第1胸神経節と癒合したものを，星状神経節とよぶ．

※2 骨盤神経は，排尿，排便などの重要な自律神経反射に関わる．

ポイント
上記は自律神経系の遠心路の概略を示していますが，自律神経系には内臓感覚（病⑦p.15）を伝える求心性ニューロンも含まれます．

豆知識
自律神経系は，アセチルコリン（ACh）とノルアドレナリン（NA）の2つの神経伝達物質によって刺激が伝えられています．

	節前ニューロン	神経節	節後ニューロン	
交感神経系	●	ACh	●	NA → 標的器官
副交感神経系	●	ACh	●	ACh → 標的器官

一部の交感神経系では，上記以外の神経伝達物質によって刺激が伝えられています．

髄（C）：cervical cord ●胸髄（T）：thoracic cord ●腰髄（L）：lumbar cord ●仙髄（S）：sacral cord ●アセチルコリン（ACh）：ylcholine ●ノルアドレナリン（NA）：noradrenaline

交感神経系と副交感神経系の作用

● 交感神経系と副交感神経系の作用を以下に示します．

		交感神経系	副交感神経系
	高位の中枢	視床下部	
	中枢	脊髄（胸髄，腰髄）	脳幹，脊髄（仙髄）
	神経伝達物質	アセチルコリン ノルアドレナリン	アセチルコリン
作用	瞳孔	散瞳	縮瞳
	唾液腺	粘液性	漿液性
	気管支	拡張	収縮
	気道分泌	↓	↑
	血圧	↑	↓（軽度）
	心拍数	↑	↓
	末梢血管	収縮	（－）
	肝臓	グリコーゲン分解 （血糖値の上昇）	グリコーゲン合成 （血糖値の低下）
	消化管	蠕動・分泌抑制	蠕動・分泌亢進
	汗腺	発汗	（－）
	立毛筋	収縮	（－）
	排尿筋	弛緩（蓄尿）	収縮（排尿）
	内尿道括約筋	収縮（蓄尿）	弛緩（排尿）

自律神経症状

● 自律神経は全身に作用しているため，障害を受けると様々な症状が表れます．
● ADLやQOLに大きな影響を与える症状も多いため，自覚症状やバイタルサイン（→p.22）などの臨床上の観察を通して，日常生活上のリスクを把握したうえで関わることが重要です．

代表的な症状

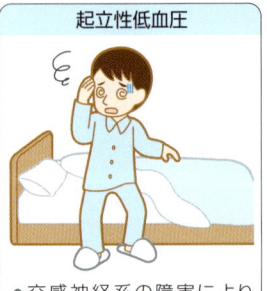

起立性低血圧
● 交感神経系の障害により，起立時の血圧調節ができず血圧が下がる．

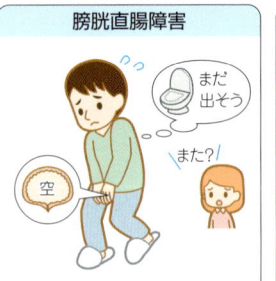

膀胱直腸障害
● 神経因性膀胱（病⑦p.210，病⑧p.303）や排便障害（病⑦p.211）を起こす．

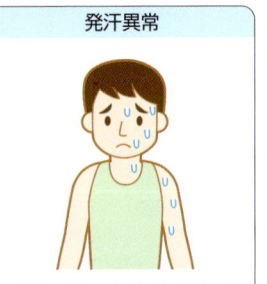

発汗異常
● 無汗症と多汗症がある．身体の一部（分節性や一側性），または全身に起こる．

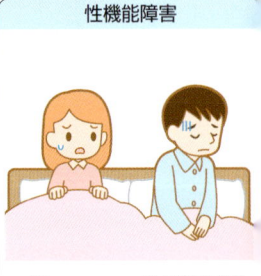

性機能障害
● ED（病⑧p.331）や月経周期異常（病⑨p.217）を起こす．

● 自律神経症状は，脳血管障害（病⑦p.60），脊髄損傷，パーキンソン病（病⑦p.274），糖尿病神経障害（病③p.79，病⑦p.332）などの疾患でよくみられます．

ポイント
上記以外にも瞳孔異常（→p.236），眼球や口腔内の乾燥，体重減少，末梢冷感などの症状があります．

● 日常生活活動（ADL）：activities of daily living　● 生活の質（QOL）：quality of life　● 勃起不全（ED）：Erectile Dysfunction

Step Up

起立性低血圧の看護

- 起立性低血圧とは，安静臥床から起立したときに起こる急激な血圧の低下のことをいい，自律神経系の障害や循環血液量の減少により起こります．
- 具体的には長期臥床，降圧薬などの薬剤による影響，パーキンソン病(病⑦p.274)，脊髄小脳変性症(病⑦p.292)などで生じます．
- めまいや立ちくらみによる転倒・転落などの危険があるだけでなく，重度の場合には失神することもあるため，注意が必要です．

起立時の注意点

- 起立性低血圧を起こす可能性がある場合には，急な起立を避けて段階的に身体を起こします．
- 自覚症状が出現した場合には，すぐにベッドに横になってもらいましょう．

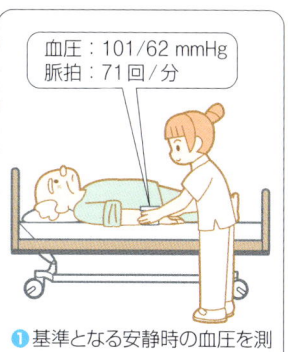

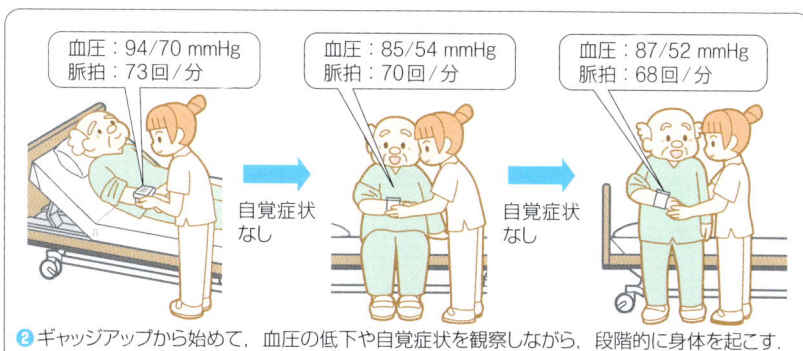

血圧：101/62 mmHg
脈拍：71回/分

血圧：94/70 mmHg
脈拍：73回/分
自覚症状なし

血圧：85/54 mmHg
脈拍：70回/分
自覚症状なし

血圧：87/52 mmHg
脈拍：68回/分

❶ 基準となる安静時の血圧を測定する．

❷ ギャッジアップから始めて，血圧の低下や自覚症状を観察しながら，段階的に身体を起こす．

観察ポイント
- 体位による血圧，脈拍の変化
- 自覚症状の有無（めまい，倦怠感，脱力感，動悸，悪心，嘔吐）や発汗など

注意
起立直後の血圧低下がなくても，徐々に血圧が低下することがあるため，注意が必要です．起立後も継続した観察を行いましょう．

- 一般的に，起立後3分以内に収縮期血圧が20 mmHg以上，または拡張期血圧が10 mmHg以上低下する場合に起立性低血圧と判断されています．

起立性低血圧の予防

- 起立性低血圧の予防には，「急な起立の回避」，「静脈還流の促進」，「循環血液量の確保」が重要となります．具体的には，以下のようなケアを行います．

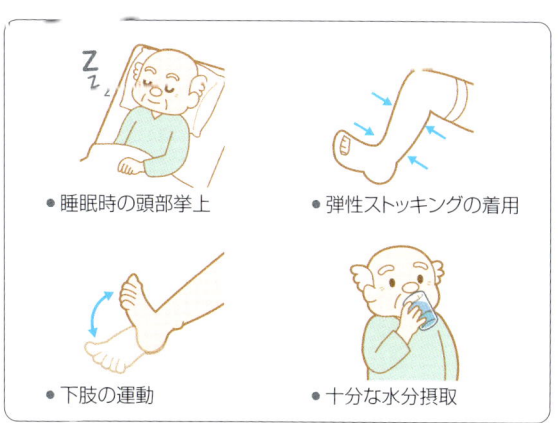

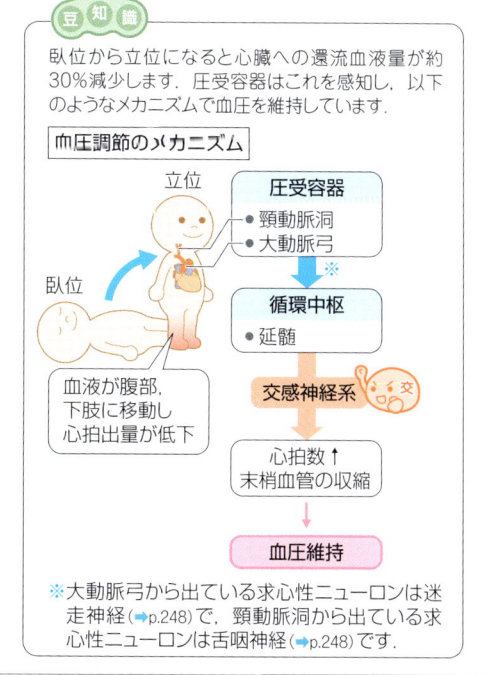

- 睡眠時の頭部挙上
- 弾性ストッキングの着用
- 下肢の運動
- 十分な水分摂取

豆知識
臥位から立位になると心臓への還流血液量が約30%減少します．圧受容器はこれを感知し，以下のようなメカニズムで血圧を維持しています．

血圧調節のメカニズム

立位
臥位

圧受容器
- 頸動脈洞
- 大動脈弓
　↓※
循環中枢
- 延髄
　↓
交感神経系
　↓
心拍数↑
末梢血管の収縮
　↓
血圧維持

血液が腹部，下肢に移動し心拍出量が低下

※大動脈弓から出ている求心性ニューロンは迷走神経(➡p.248)で，頸動脈洞から出ている求心性ニューロンは舌咽神経(➡p.248)です．

脳・神経系のアセスメント

自律神経系のアセスメント

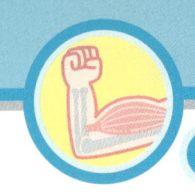

筋・骨格系のアセスメント

監〔
山田

骨，関節，筋肉などが障害されると，姿勢や動作に異常が生じADLに影響がおよびます．そのため，筋・骨格系のアセスメントは患者さんのADLを把握するうえで重要です．本書では主に関節可動域測定と徒手筋力検査を紹介します．

● 骨・関節の解剖生理 ●

■ 骨の機能

● 骨には主に以下の5つの機能があります．

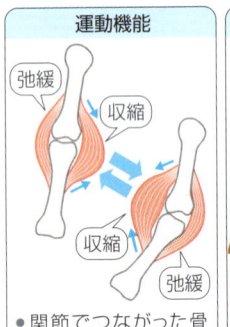

運動機能
弛緩／収縮／収縮／弛緩
● 関節でつながった骨は，骨格筋の収縮で運動する．

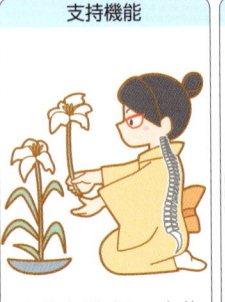

支持機能
● 骨格を形成し，身体の支柱となる．

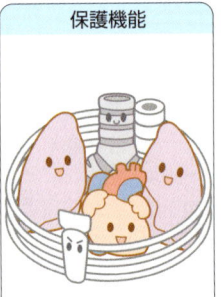

保護機能
● 脳，心臓，肺などの臓器を収納し，外力から保護する．

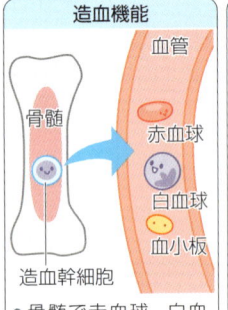

造血機能
血管／骨髄／赤血球／白血球／血小板／造血幹細胞
● 骨髄で赤血球，白血球，血小板を産生する（病⑤p.4）．

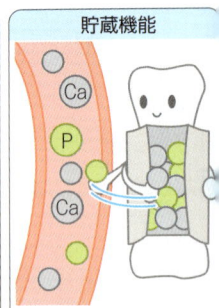

貯蔵機能
Ca／P／Ca
● カルシウムやリンなどの無機質を貯蔵する．

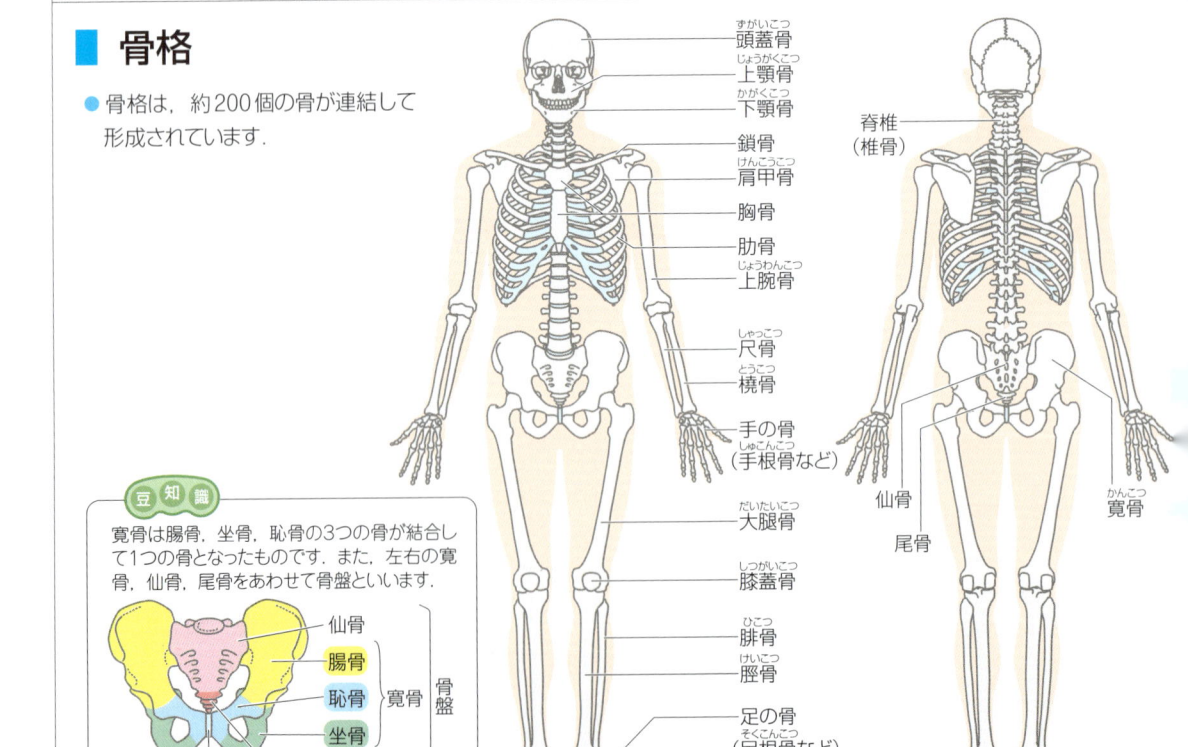

■ 骨格

● 骨格は，約200個の骨が連結して形成されています．

- 頭蓋骨（ずがいこつ）
- 上顎骨（じょうがくこつ）
- 下顎骨（かがくこつ）
- 鎖骨
- 肩甲骨（けんこうこつ）
- 胸骨
- 肋骨
- 上腕骨（じょうわんこつ）
- 尺骨（しゃっこつ）
- 橈骨（とうこつ）
- 手の骨（しゅこつ）（手根骨など）
- 大腿骨（だいたいこつ）
- 膝蓋骨（しつがいこつ）
- 腓骨（ひこつ）
- 脛骨（けいこつ）
- 足の骨（そくこんこつ）（足根骨など）
- 脊椎（椎骨）
- 仙骨
- 尾骨
- 寛骨（かんこつ）

豆知識
寛骨は腸骨，坐骨，恥骨の3つの骨が結合して1つの骨となったものです．また，左右の寛骨，仙骨，尾骨をあわせて骨盤といいます．

- 仙骨
- 腸骨
- 恥骨
- 坐骨
- 恥骨結合
- 尾骨
- 寛骨
- 骨盤

●日常生活活動（ADL）：activities of daily living

骨の種類

● 骨は，その形状や部位により以下のような種類に分類されます．

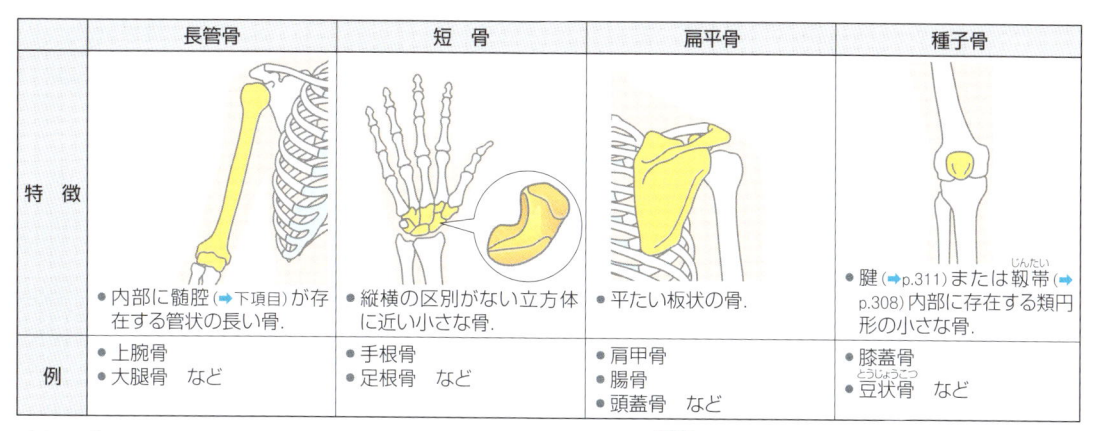

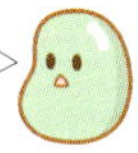

	長管骨	短骨	扁平骨	種子骨
特徴	● 内部に髄腔（→下項目）が存在する管状の長い骨．	● 縦横の区別がない立方体に近い小さな骨．	● 平たい板状の骨．	● 腱（→p.311）または靱帯（→p.308）内部に存在する類円形の小さな骨．
例	● 上腕骨 ● 大腿骨 など	● 手根骨 ● 足根骨 など	● 肩甲骨 ● 腸骨 ● 頭蓋骨 など	● 膝蓋骨 ● 豆状骨 など

● 上記の他，骨の内部に粘膜で覆われた空洞が存在する骨を「含気骨」（上顎骨や篩骨など），不規則な形状でどれにも属さない骨を「不規則骨」（椎骨など）と分類することもあります．

豆知識 種子骨の数は人によって異なり，小さい種子骨には名称がついていないものもありますが，腱や靱帯の動きを円滑にする重要な役割を果たしています．

基本的な骨の構造

● 骨は，緻密骨，海綿骨からなる骨組織と髄腔内の骨髄によって構成され，関節面以外が丈夫な骨膜によって包まれています．

（例）長管骨

関節軟骨（→p.308）

緻密骨
● 骨の表面に存在する密度が高く固い骨組織．
● 身体を強固に支えている．

骨端線

髄腔
● 骨組織に囲まれた空間で，骨髄によって満たされている．

海綿骨
● 骨の内側に存在する網目状構造（骨梁）の骨組織．
● 衝撃を吸収し，外力に対して強度を生み出している．

骨膜
● 神経や血管に富む結合組織の膜．
● 骨を保護し，骨の太さの成長や再生を担う．

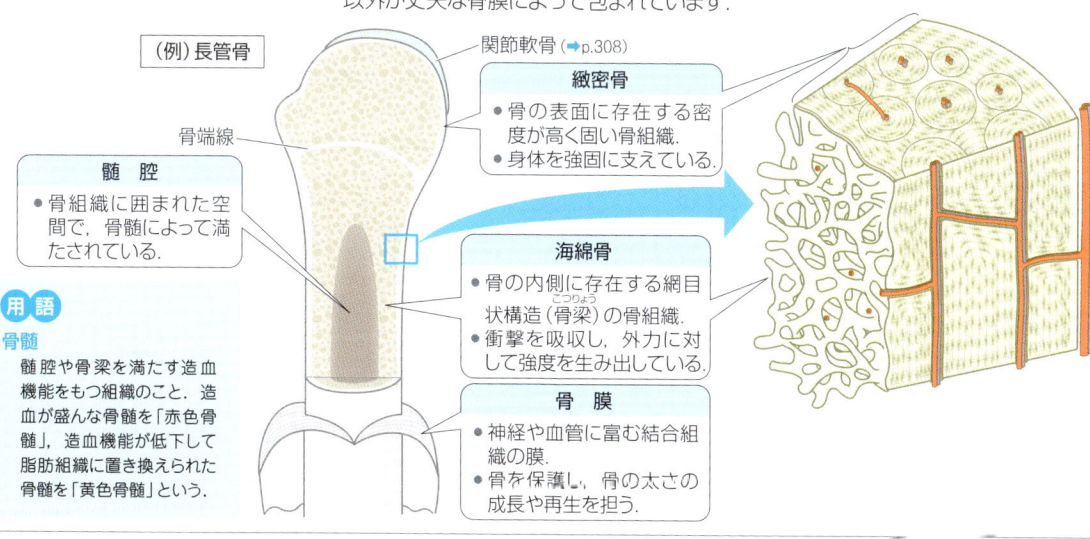

用語 骨髄
髄腔や骨梁を満たす造血機能をもつ組織のこと．造血が盛んな骨髄を「赤色骨髄」，造血機能が低下して脂肪組織に置き換えられた骨髄を「黄色骨髄」という．

骨端と骨幹

● 四肢にみられる長い管状の骨である長管骨は，両端が肥大しています．
● この肥大した両端を「骨端」，中央部を「骨幹」，両者の移行部を「骨幹端」といいます．

骨端軟骨
海綿骨
緻密骨
髄腔

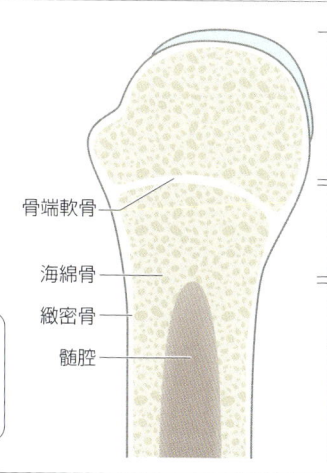

骨端
● 関節に面した両端の肥大している部分．
● 海綿骨が主体であり，その表面は薄い緻密骨で覆われている．

骨幹端
● 骨端軟骨の骨幹側に位置する骨端と骨幹の移行部分．
● 海綿骨が主体である．

骨幹
● 長管骨の中央部分．
● 緻密骨に囲まれ，内部に髄腔が存在する．

● 骨幹端と骨幹には，明確な区別がありません．

豆知識 骨膜が骨の太さの成長を担うのに対し，骨の長さの成長は骨端軟骨が担っています．成長が終わると軟骨は骨化して骨端線とよばれます．

筋・骨格系のアセスメント

■ 関節

- 関節とは，2つ以上の骨が連結する部分で，主に運動性と支持性という役割を担っています．
- 関節は，骨と骨との連結様式によって「可動関節」と「不動関節」に分けられます．

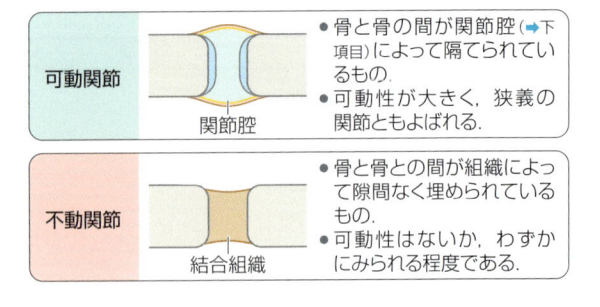

可動関節
- 骨と骨の間が関節腔（→下項目）によって隔てられているもの．
- 可動性が大きく，狭義の関節ともよばれる．

不動関節
- 骨と骨との間が組織によって隙間なく埋められているもの．
- 可動性はないか，わずかにみられる程度である．

■ 可動関節の構造

- 可動関節は，骨，関節軟骨，滑膜などにより構成され，関節腔をもちます．
- 滑膜から分泌される粘稠性の滑液で関節腔が満たされることで，可動関節は高い可動性を得ます．そのため，可動関節は「滑膜関節」ともよばれます．

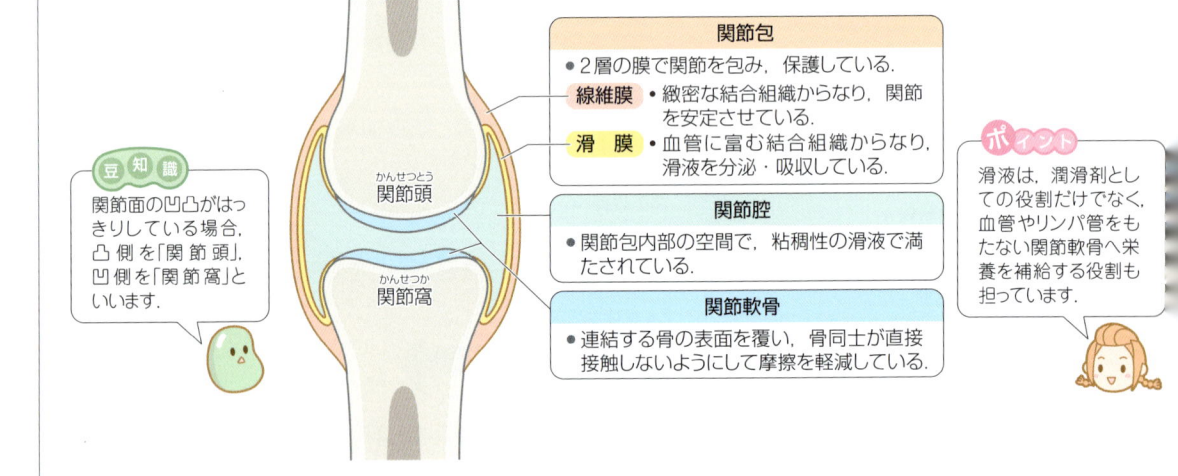

豆知識
関節面の凹凸がはっきりしている場合，凸側を「関節頭」，凹側を「関節窩」といいます．

関節包
- 2層の膜で関節を包み，保護している．
- **線維膜**：緻密な結合組織からなり，関節を安定させている．
- **滑膜**：血管に富む結合組織からなり，滑液を分泌・吸収している．

関節腔
- 関節包内部の空間で，粘稠性の滑液で満たされている．

関節軟骨
- 連結する骨の表面を覆い，骨同士が直接接触しないようにして摩擦を軽減している．

ポイント
滑液は，潤滑剤としての役割だけでなく，血管やリンパ管をもたない関節軟骨へ栄養を補給する役割も担っています．

■ 可動関節の補助構造

- 一部の可動関節では，関節を補助する構造として靭帯や関節半月などが存在します．

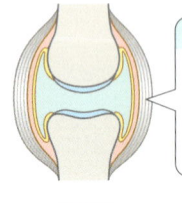

靭帯
- 骨と骨をつなぐ強靭な結合組織で，関節包の補強，安定性の向上などの役割を担う．

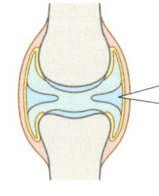

関節半月
- 関節腔内に存在する軟骨組織で，衝撃の吸収，関節面の適合性の向上などの役割を担う．

■ 不動関節の分類

- 不動関節は，骨と骨を連結している組織によって以下のように分けられます．

骨結合
- 骨そのものが連結している．
- （例）寛骨における腸骨，恥骨，坐骨の連結

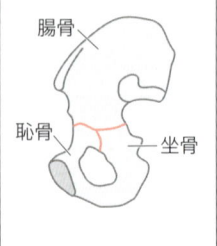

軟骨性結合
- 軟骨によって連結している．
- （例）恥骨結合

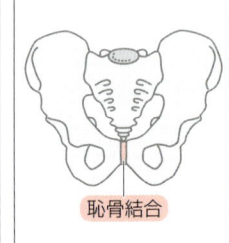

線維性結合
- 靭帯や膜状の線維性結合組織（骨間膜など）によって連結している．
- （例）橈尺骨間の結合

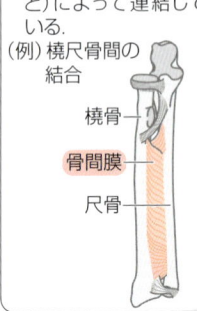

可動関節の分類

- 関節は関節面の形状によって「車軸関節」、「蝶番関節」、「鞍関節」、「楕円関節」、「球関節」、「平面関節」に分類されます。
- また、関節面は関節の運動軸の数と運動方向によっても分類されます。

凡例：🟧 可動面　🟥 支持面

運動軸の数による分類	関節面の形状による分類	模式図		例	
一軸性	車軸関節	(図)	円筒状の関節頭が、関節窩に対して車軸のように回転する。	・上橈尺関節（図） ・正中環軸関節	橈骨／尺骨
一軸性	蝶番関節	(図)	ドアの蝶番のように骨が組み合わさり、一方向のみに動く。	・腕尺関節（図） ・指節間関節	上腕骨／橈骨／尺骨
二軸性	鞍関節	(図)	馬の鞍を2つ互い違いに組み合わせた形状で、前後左右に動く。	・母指の手根中手関節（図） ・胸鎖関節	
二軸性	楕円関節	(図)	関節頭が楕円形で浅い関節窩にはまり、前後左右に動く。球関節のような回転運動はできない。	・橈骨手根関節（図） ・顎関節	
多軸性	球関節	(図)	関節頭が球状で、関節窩が浅く回転することができる。最も可動範囲が広い。	・肩関節（図） ・股関節	
軸なし	平面関節	(図)	わずかにずれることはできるが、可動性はほとんどない。	・足根中足関節（図） ・椎間関節 ・仙腸関節	

豆知識
股関節は球関節の中でも特に深く関節頭（→p.308）が関節窩（→p.308）に入り込んでいる構造になっています。これは「臼状関節」ともよばれ、可動性がやや制限されます。

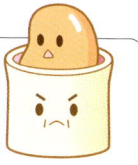

ポイント
一般に運動性の高い関節ほど支持性が低く、脱臼などを起こしやすい傾向にあります。

筋・骨格系のアセスメント

Visual Guide to Physical Assessment

関節運動の種類

- 関節運動は，解剖学的肢位（→p.316）を基準とする軸と面（→下項目）によって規定されています．
- 代表的な関節運動には，以下のようなものがあります．

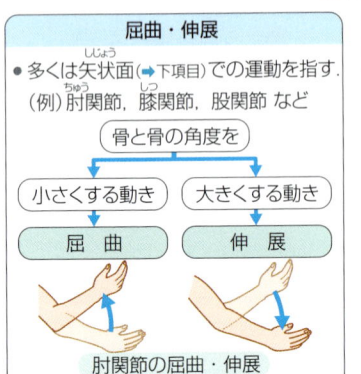

屈曲・伸展

- 多くは矢状面（→下項目）での運動を指す．
  （例）肘関節，膝関節，股関節 など

骨と骨の角度を
- 小さくする動き → **屈曲**
- 大きくする動き → **伸展**

肘関節の屈曲・伸展

- 例外もあり，例えば肩関節，頸部，体幹に関しては前方への動きが屈曲，後方への動きが伸展となる．

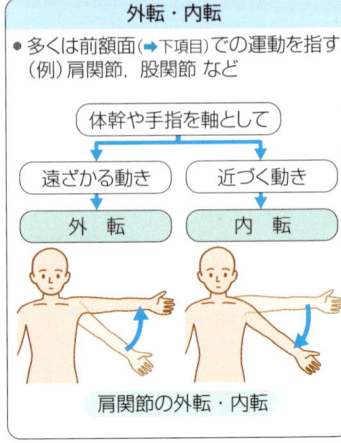

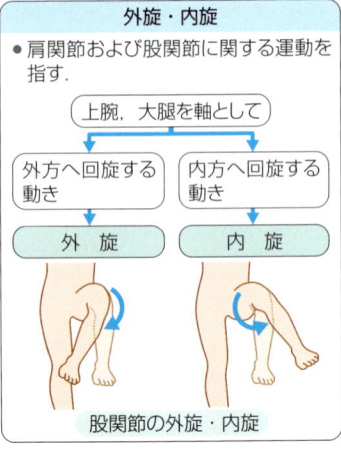

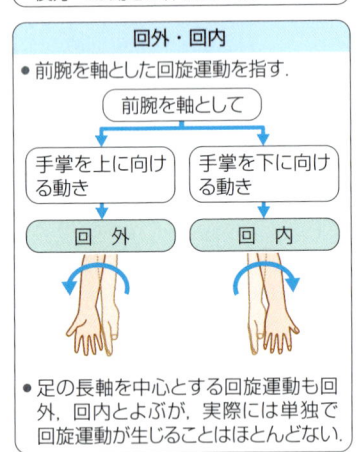

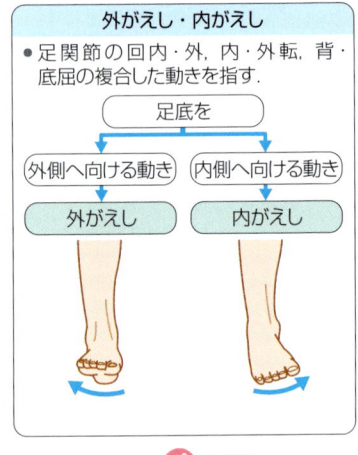

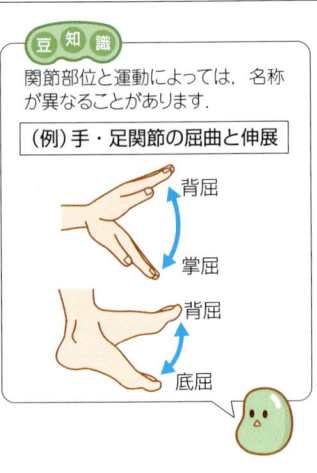

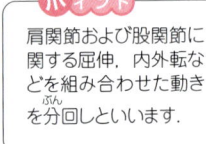

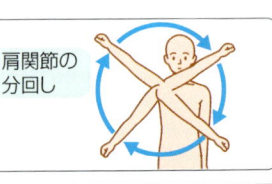

外転・内転

- 多くは前額面（→下項目）での運動を指す．
  （例）肩関節，股関節 など

体幹や手指を軸として
- 遠ざかる動き → **外転**
- 近づく動き → **内転**

肩関節の外転・内転

外旋・内旋

- 肩関節および股関節に関する運動を指す．

上腕，大腿を軸として
- 外方へ回旋する動き → **外旋**
- 内方へ回旋する動き → **内旋**

股関節の外旋・内旋

回外・回内

- 前腕を軸とした回旋運動を指す．

前腕を軸として
- 手掌を上に向ける動き → **回外**
- 手掌を下に向ける動き → **回内**

- 足の長軸を中心とする回旋運動も回外，回内とよぶが，実際には単独で回旋運動が生じることはほとんどない．

外がえし・内がえし

- 足関節の回内・外，内・外転，背・底屈の複合した動きを指す．

足底を
- 外側へ向ける動き → **外がえし**
- 内側へ向ける動き → **内がえし**

豆知識

関節部位と運動によっては，名称が異なることがあります．

（例）手・足関節の屈曲と伸展
- 背屈
- 掌屈
- 背屈
- 底屈

ポイント

肩関節および股関節に関する屈伸，内外転などを組み合わせた動きを分回しといいます．

肩関節の分回し

Supplement

軸と面

- 人体の位置や方向を表現する際には，解剖学的肢位を基準として決められている面や軸に関する用語を用います．

豆知識

矢状面の中でも，特に人体を正中から左右に分ける面を「正中矢状面」といいます．

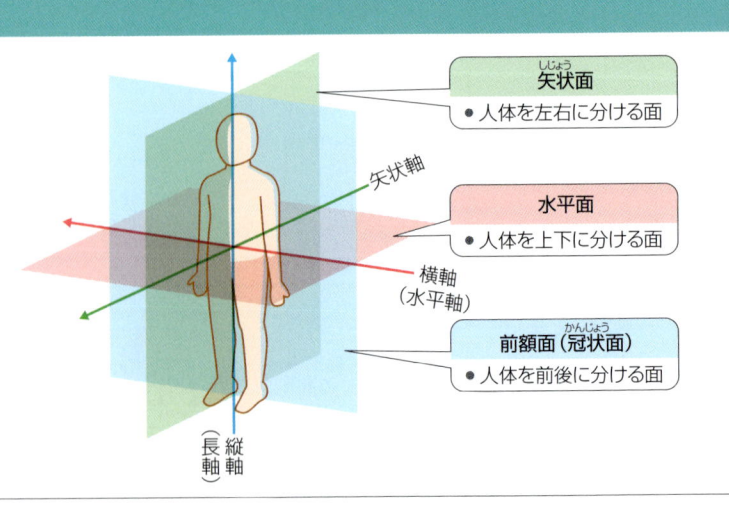

- **矢状面**：人体を左右に分ける面
- **水平面**：人体を上下に分ける面
- **前額面（冠状面）**：人体を前後に分ける面

矢状軸
横軸（水平軸）
長軸／縦軸

骨格筋の解剖生理

骨格筋の機能

- 骨格筋には主に以下の3つの機能があります．

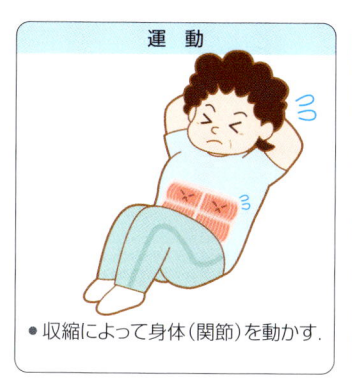

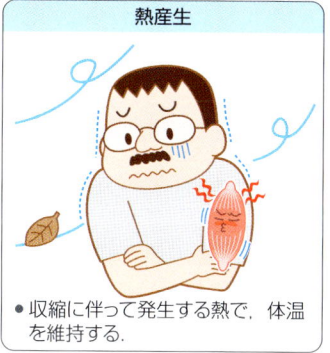

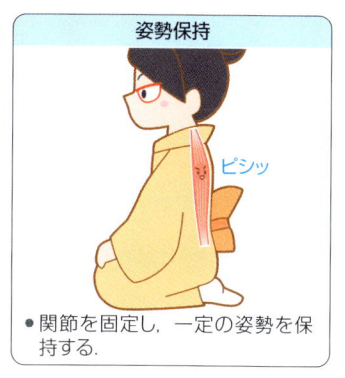

運動	熱産生	姿勢保持
● 収縮によって身体(関節)を動かす．	● 収縮に伴って発生する熱で，体温を維持する．	● 関節を固定し，一定の姿勢を保持する．

- 上記の他に，筋の収縮により静脈やリンパ管を圧して心臓への還流を促進する働きなどもあります．

骨格筋

- 骨格筋は関節をまたいで骨に付着し，その収縮により関節に動きをもたらしています．
- 全身の表層にある主な骨格筋を以下に示します．

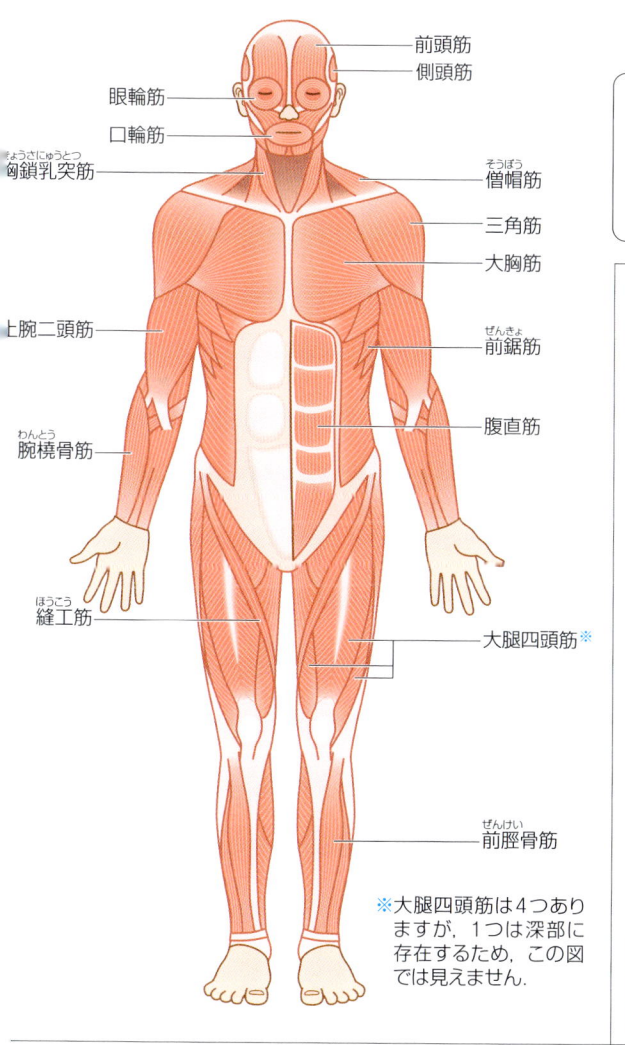

【図の筋肉ラベル】
- 前頭筋
- 側頭筋
- 眼輪筋
- 口輪筋
- 胸鎖乳突筋
- 僧帽筋
- 三角筋
- 大胸筋
- 上腕二頭筋
- 前鋸筋
- 腕橈骨筋
- 腹直筋
- 縫工筋
- 大腿四頭筋※
- 前脛骨筋

※大腿四頭筋は4つありますが，1つは深部に存在するため，この図では見えません．

豆知識

筋肉には随意筋である骨格筋以外に，不随意筋である心筋と平滑筋があります．心筋は心臓壁に存在し，平滑筋は内臓や血管に存在します．また骨格筋と心筋は，顕微鏡で観察した際に縞模様が見えることから，横紋筋ともよばれます．

起始・停止

- 骨格筋の両端は，腱または腱膜となり骨に付着しています．そのうち，運動時の動きが小さい方の付着部を「起始」，大きい方の付着部を「停止」といいます．
- また，起始に近い部分を「筋頭」，停止に近い部分を「筋尾」，中央部を「筋腹」といいます．

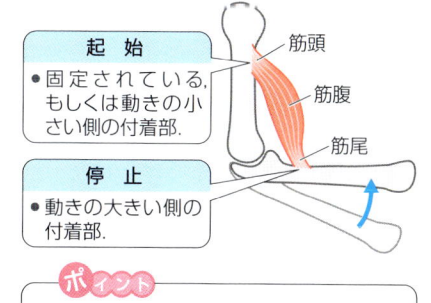

起始
- 固定されている，もしくは動きの小さい側の付着部．

停止
- 動きの大きい側の付着部．

【図ラベル】筋頭／筋腹／筋尾

ポイント
どちらが動くかわからない場合には，体幹に近い方を起始，遠い方を停止とよびます．

用語　腱
骨格筋の付着部で骨や軟骨との連結に働き，骨格筋の収縮力を伝える強靱な線維性の結合組織．

筋・骨格系のアセスメント

骨格筋の形状による分類

● 骨格筋は，筋線維の走行や腱のつき方によって以下のように分類されます．

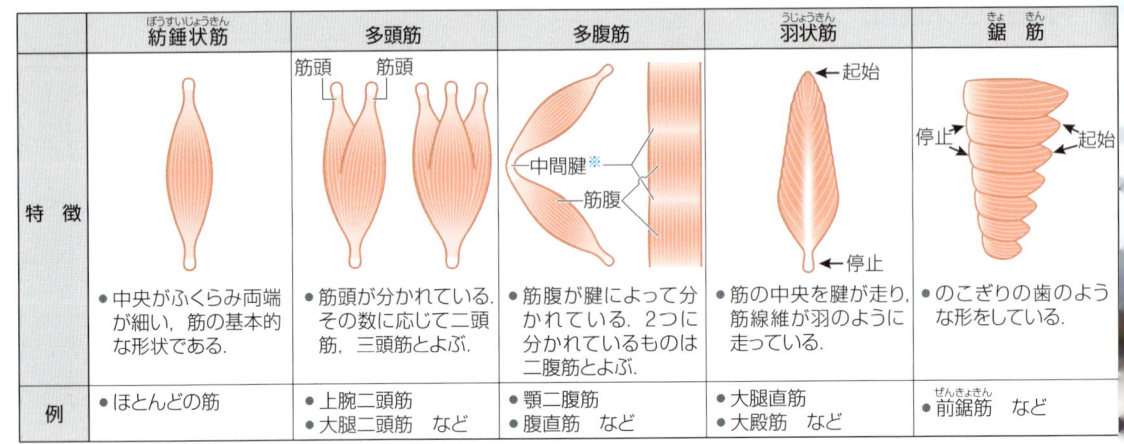

	紡錘状筋（ぼうすいじょうきん）	多頭筋	多腹筋	羽状筋（うじょうきん）	鋸筋（きょきん）
特徴	● 中央がふくらみ両端が細い，筋の基本的な形状である．	● 筋頭が分かれている．その数に応じて二頭筋，三頭筋とよぶ．	● 筋腹が腱によって分かれている．2つに分かれているものは二腹筋とよぶ．	● 筋の中央を腱が走り，筋線維が羽のように走っている．	● のこぎりの歯のような形をしている．
例	● ほとんどの筋	● 上腕二頭筋 ● 大腿二頭筋　など	● 顎二腹筋 ● 腹直筋　など	● 大腿直筋 ● 大殿筋　など	● 前鋸筋（ぜんきょきん）　など

※筋の間に存在する腱のこと．

骨格筋の構造

● 細い筋線維（筋細胞）が多数集まったものを筋線維束といいます．さらにこの筋線維束が集まり筋膜に包まれて筋となります．
● 筋線維の中は，筋原線維とよばれる線維状の蛋白質で満たされており，この筋原線維が収縮することによって筋の収縮が起こります（→下項目）．

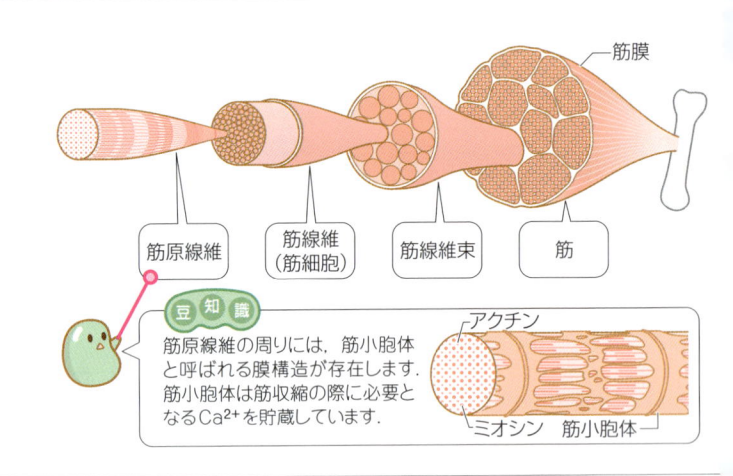

（豆知識）筋原線維の周りには，筋小胞体と呼ばれる膜構造が存在します．筋小胞体は筋収縮の際に必要となるCa^{2+}を貯蔵しています．

骨格筋収縮のメカニズム

● 骨格筋の筋原線維は，アクチンとミオシンという線維状の蛋白質が規則的に配列した構造となっています．
● 筋の収縮は，筋小胞体（→上項目）から放出されるCa^{2+}が引き金となり，アクチンがミオシンの中にすべり込むことで起こるとされています．

収縮が終わるとCa^{2+}は筋小胞体に回収されてアクチンがもとの位置に戻るため，筋節の長さももとに戻ります．

用語　筋節
筋収縮の基本単位．サルコメアともいう．

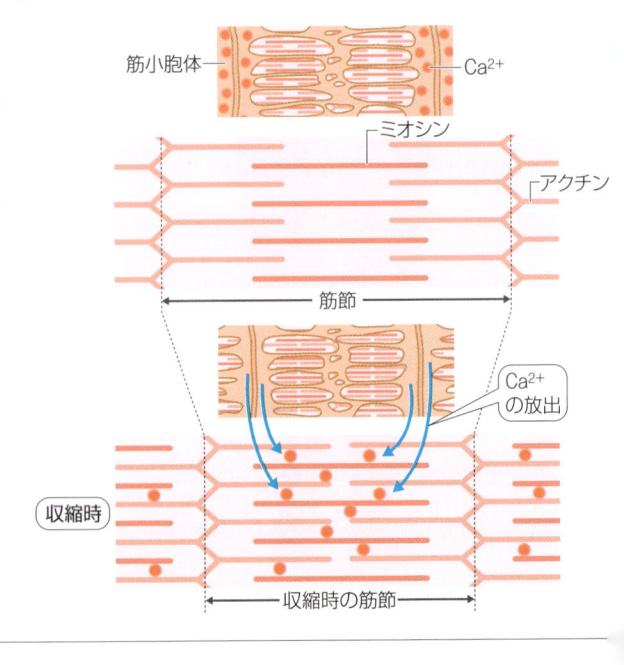

筋・骨格系のアセスメント

筋・骨格系の観察ポイント

- 筋・骨格系のアセスメントでは，骨や筋肉などの運動器の形態異常や機能障害がないか，またそれに伴う疼痛などの症状やADLの障害がないかを評価します．
- 患者さんに自覚症状があれば，問診（→p.6）により症状を把握し，視診（→p.14），触診（→p.16）を通して問題を明確にします．

> **手技のコツ**
> 観察時は，特に左右の対称性やバランスを意識して観察すると，より問題点を把握しやすくなります．

問診のポイント

現病歴
- □ 障害の部位，性質，程度，経過
- □ 障害の出現時期やきっかけ
- □ 障害の誘発因子
- □ 障害に対する受療歴や対処内容
- □ ADLや社会生活への影響

既往歴
- □ 先天性疾患や炎症性疾患などの有無
- □ 受傷歴
- □ 手術歴

生活
- □ 運動習慣
- □ 職業上よく行う動きや姿勢

家族歴
- □ リウマチ性疾患や遺伝性疾患などの有無

視診のポイント

全身の外観
- □ 体型，各部位の大きさや長さ
- □ 姿勢（側彎など）
- □ 立位や坐位のバランス
- □ 歩行の異常（→p.314）の有無

局所
- □ 自動運動の範囲
- □ 運動のスムーズさ，正確さ
- □ 皮膚の発赤・皮下血腫・瘢痕の有無
- □ 腫脹・腫瘤・膨隆の有無，性質，程度
- □ 関節の腫脹・変形（猿手など〔→p.300〕）

触診のポイント

関節の可動
- □ 他動時の抵抗
- □ 筋緊張（→p.269）の有無，程度
- □ 拘縮（→p.318）の有無，程度
- □ 疼痛の性状（安静時痛，運動時痛など），程度
- □ 関節の不安定感
- □ 可動時異常音の有無

その他
- □ 皮膚温の変化・部位・範囲・程度
- □ 筋萎縮（→p.270）の有無，部位，程度
- □ 圧痛の有無，部位，範囲，程度
- □ 浮腫（→p.152）の有無
- □ 腫脹・腫瘤・膨隆の有無，性質，程度

> **ポイント**
> 筋・骨格系の障害は，運動習慣や職業上の動き・姿勢に関連していることも多いです．問診で確認しましょう．

> **手技のコツ**
> 筋・骨格系に関する自覚症状の多くは，疼痛，変形，機能障害です．特に疼痛は，部位，程度など「症状に関する問診の7項目（→p.10）」に沿って正確に状態を把握しましょう．

- 上記を観察し，異常がある部位や機能改善が必要な部位に対しては，関節可動域の測定（→p.315）や徒手筋力検査（→p.325）を行い，継続した観察や評価を行うことが重要です．
- また，運動器の機能障害は脳・神経系の障害が原因となっている可能性もあるため，運動麻痺（→p.261）などの評価もあわせて行う必要があります．

日常生活活動（ADL）：activities of daily living

Supplement

■ 歩行の異常

- 「骨や関節の異常」，「疼痛」，「神経および筋の障害」などにより，歩行に異常が生じることがあります．
- 歩行の異常は，転倒の原因となるため，足の上げ方，手の振り方，視線，姿勢，体幹のバランスや安定性などに注意して観察することが大切です．

特徴的な歩行の異常

	鶏歩	トレンデレンブルグ歩行	パーキンソン病歩行
特徴	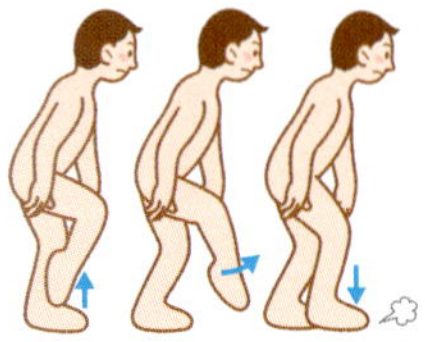 ● 下垂足を呈するとつま先がひっかかるため，膝を高く上げてつま先を投げ出すように歩く．	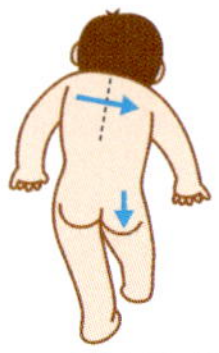 ● 中殿筋の支持性が低下し，患側に荷重がかかると健側の骨盤が下がるため，体幹を健側に傾けて歩く．	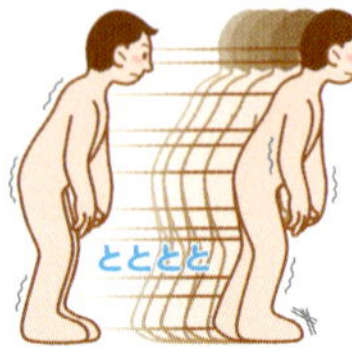 ● 1歩目が出にくく(すくみ足)，歩き始めると歩幅が徐々に狭くなる(小刻み歩行)．加速に足がついていけず前傾姿勢で突進し静止できない(突進歩行)．
原因	● 腓骨神経麻痺 ● 糖尿病性神経障害　(病⑦p.332)	● 変形性股関節症 ● 筋ジストロフィー　(病⑦p.304) ● 多発性筋炎　(病⑥p.84)	● パーキンソン病 (病⑦p.274)

ポイント
両側性の障害の場合に身体を前傾させて左右に揺すりながら歩く様子を「あひる歩行」といいます．

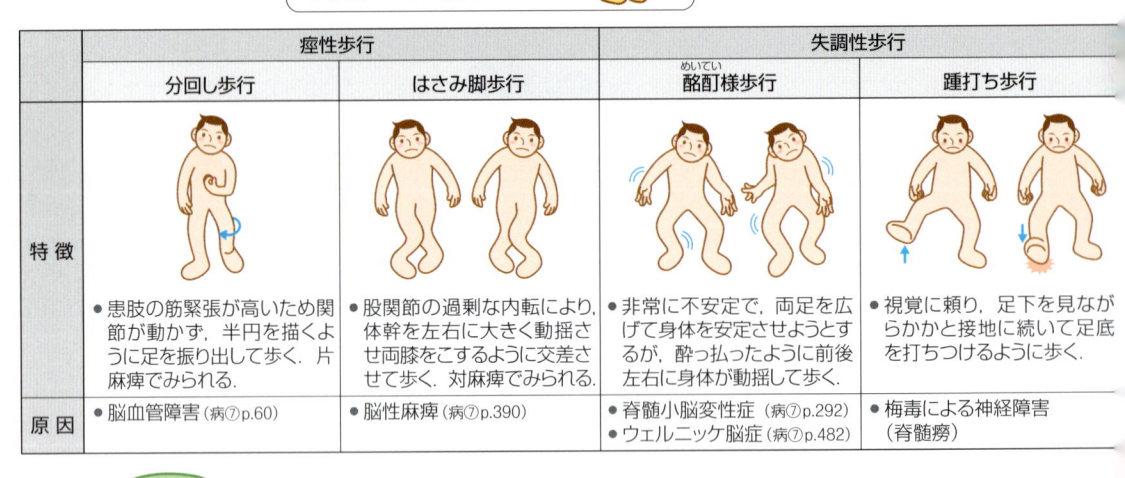

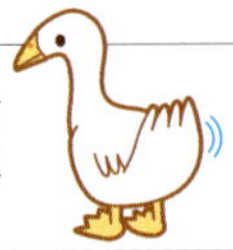

	痙性歩行		失調性歩行	
	分回し歩行	はさみ脚歩行	酩酊様歩行	踵打ち歩行
特徴	● 患肢の筋緊張が高いため関節が動かず，半円を描くように足を振り出して歩く．片麻痺でみられる．	● 股関節の過剰な内転により，体幹を左右に大きく動揺させ両膝をこするように交差させて歩く．対麻痺でみられる．	● 非常に不安定で，両足を広げて身体を安定させようとするが，酔っ払ったように前後左右に身体が動揺して歩く．	● 視覚に頼り，足下を見ながらかかと接地に続いて足底を打ちつけるように歩く．
原因	● 脳血管障害(病⑦p.60)	● 脳性麻痺(病⑦p.390)	● 脊髄小脳変性症　(病⑦p.292) ● ウェルニッケ脳症(病⑦p.482)	● 梅毒による神経障害(脊髄癆)

豆知識
歩行時，中殿筋が交互に収縮することによって骨盤は平行を維持しています．中殿筋の筋力が低下すると，それができなくなるため骨盤が下がります．これをトレンデレンブルグ徴候といいます．

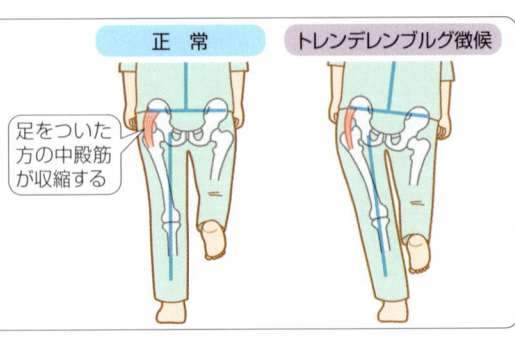

正常：足をついた方の中殿筋が収縮する
トレンデレンブルグ徴候

用語　下垂足
総腓骨神経麻痺などでみられる足関節を背屈できない状態．

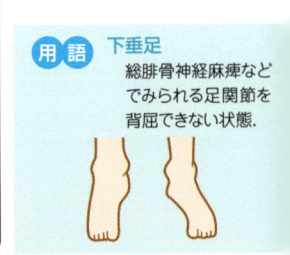

Visual Guide to Physical Assessment

関節可動域（ROM）の測定

監修
山田 深

1つの動作は，それに関わる関節が必要な範囲を動くことで実現します．何らかの原因によって関節の運動範囲（関節可動域）が制限されてしまうとその関節が関与する動作がとれなくなってしまうことがあります．身体を動かすには，神経や筋肉の働きだけでなく関節の動きも不可欠なのです．ここでは基本的な関節可動域の測定の方法を学びましょう．

■ 関節可動域

- 関節可動域（ROM）とは関節の運動範囲のことで，骨を中心とした関節自体の構造（→p.308）や，筋肉，腱，靱帯，皮膚を含めた軟部組織の伸展性などが影響します．
- 関節可動域は，日常生活活動におよぼす影響を把握したり，治療やリハビリテーションの効果を判定したりするために測定します．
- 関節可動域には「自動的関節可動域」と「他動的関節可動域」があります．

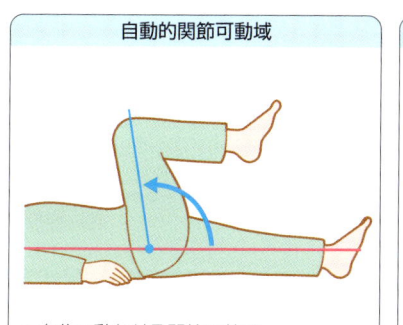

自動的関節可動域
- 自分で動かせる関節の範囲．

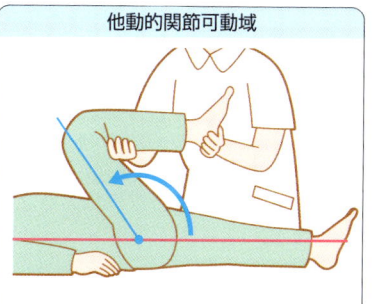

他動的関節可動域
- 他者や機械などの外力で動かせる関節の範囲．

手順 関節可動域の測定

ここでは，肘関節の屈曲における他動的関節可動域を測定します．

1 測定部位を露出してもらう

- 検査の目的や方法を説明し同意を得たうえで，測定部位を十分に露出してもらう．
- 測定する関節およびその周囲に疼痛，腫脹，熱感などの異常がないかを確認する．

ポイント
特に疼痛は，患者さん自身に聞いたり，動かしてもらったりして確認しておきましょう．

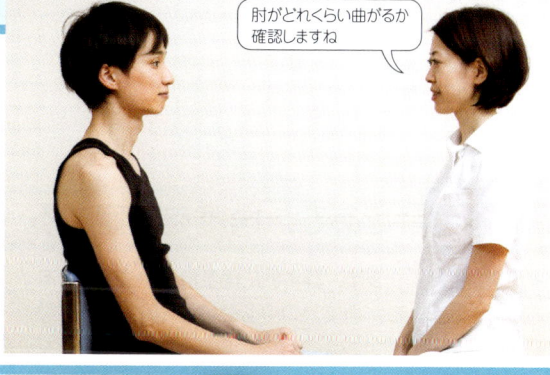

〔肘がどれくらい曲がるか確認しますね〕

2 基本肢位をとってもらう

- 力を十分に抜いてもらい，坐位または立位で前腕が回外するように手をおろした姿勢をとってもらう．
- 基本軸と移動軸を確認する．

手技のコツ
基本軸と移動軸は，各関節運動に対してそれぞれ決められています．p.319〜324で確認してください．

ポイント
肘関節の屈曲における基本軸は上腕骨，移動軸は橈骨です．

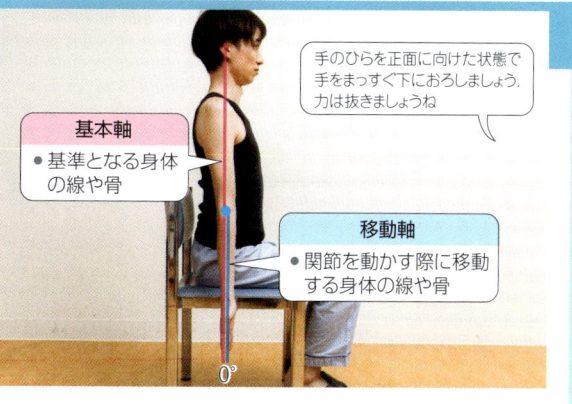

〔手のひらを正面に向けた状態で手をまっすぐ下におろしましょう．力は抜きましょうね〕

基本軸
- 基準となる身体の線や骨

移動軸
- 関節を動かす際に移動する身体の線や骨

筋・骨格系のアセスメント

筋・骨格系のアセスメント／関節可動域（ROM）の測定

関節可動域（ROM）：range of motion

■ 基本肢位

- 基本肢位とは，関節可動域を測定する際の基準となる姿勢のことで，ほとんどの関節運動の基本肢位は解剖学的肢位とおおむね一致しています．
- 関節可動域は，基本肢位における基本軸を0°として測定します．

解剖学的肢位

ポイント
ただし例外もあるため，日本整形外科学会と日本リハビリテーション医学会により制定された「関節可動域表示ならびに測定法（→p.319）」内の「測定肢位及び注意点」を参照してください．

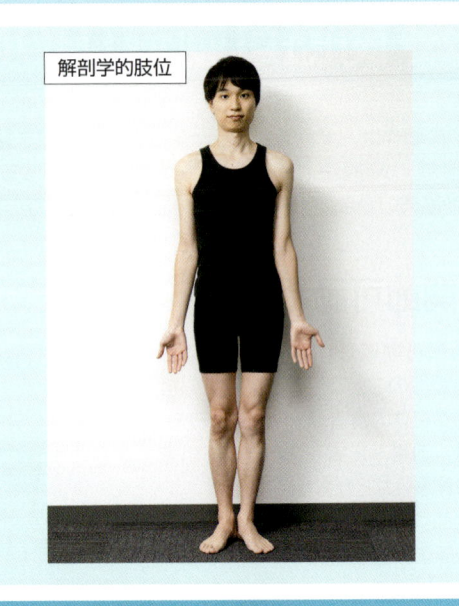

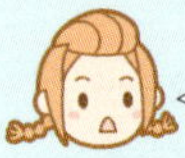

3 ゆっくりと関節を動かす

- 基本軸である上腕骨が動かないように上腕を固定する．
- 手の向きが変わらないように，**ゆっくりと**前腕を動かして抵抗を感じるまで肘を屈曲させる．

自動的関節可動域は，筋力などに影響を受けます．そのため，関節可動域の測定では，基本的に他動的関節可動域を測定します．

!注意
痛みの原因となるため，急激な関節運動は避けましょう．運動の抵抗感や患者さんの表情などに注意を払って愛護的に動かしましょう．

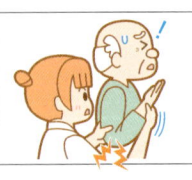

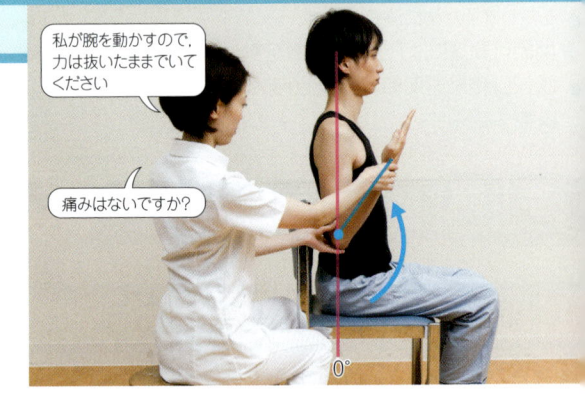

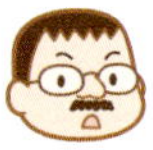

私が腕を動かすので，力は抜いたままでいてください

痛みはないですか？

4 角度計をあて，角度を測定する

- 上腕は固定したまま，基本軸に角度計の一辺を軽くあてる．このとき，角度計の中心は軸心（基本軸と移動軸の交点）に合わせる．
- 角度計のもう一辺を移動軸に合わせ，再度可動範囲を確認して目盛りを読む．

観察ポイント
- □ 角度計の目盛り※
- □ 左右差
- □ 筋緊張（→p.269）の程度

※目盛りは5°きざみで読み取る．

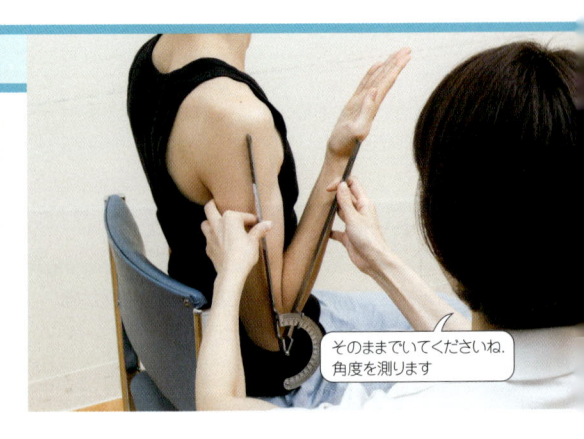

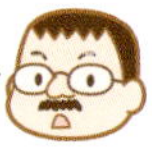

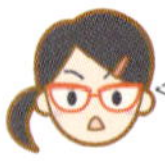

手技のコツ
基本軸の固定が不十分だと，正しい結果が得られなくなります．肩や前腕が動いていないかも確認しましょう．

あらかじめ，角度計をあてた状態で関節を動かして測定する方法もあります．

そのままでいてくださいね．角度を測ります

- 反対側も同様に実施し，検査の結果を評価・記録する．

■ 角度計

- 角度計は，関節の角度を測定するために用いられます．
- 大きさが異なるものなど様々な種類があるため，関節の大きさや特徴に合わせて適切なものを選択して使用します．

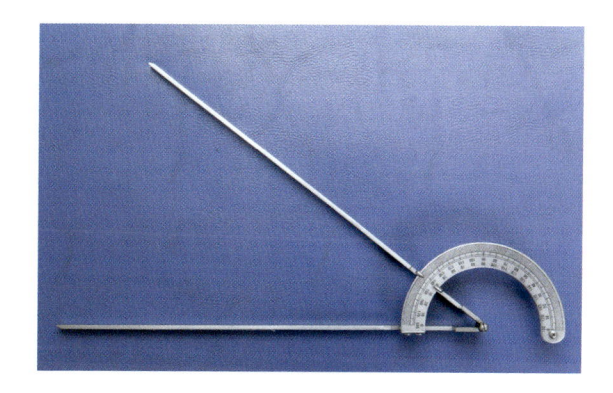

■ 関節可動域測定結果の評価

- 関節可動域は，左右差や経時的な変化を評価します．その際，年齢や性別，運動習慣の有無などの個人差を考慮する必要があります．
- 重要なことは，個々の関節がもつ機能と日常生活活動への影響を踏まえて評価することです．

日常生活活動に必要な関節可動域の例

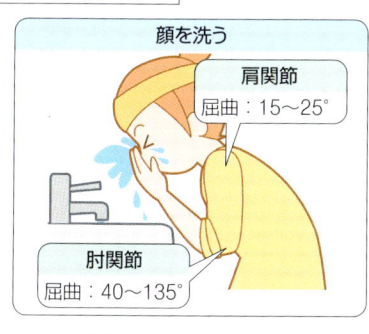

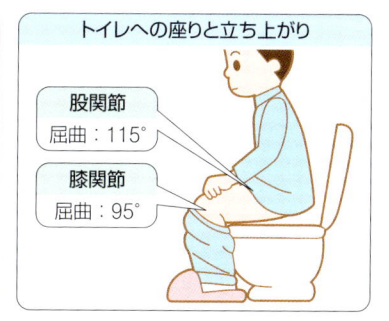

顔を洗う
- 肩関節　屈曲：15〜25°
- 肘関節　屈曲：40〜135°

トイレへの座りと立ち上がり
- 股関節　屈曲：115°
- 膝関節　屈曲：95°

豆知識
肘関節は，他の上肢の関節に問題がなければ75〜105°程度の可動域でADLのほとんどが可能です．下肢では日常の多くの動作で股関節屈曲120°，内・外転20°，内・外旋20°が必要です．

注意
肘や膝などでは，可動域の制限だけでなく，過伸展にも注意が必要＊です．
＊**なぜなら** 変形性関節症の原因となることがあるからです．

- 関節可動域が制限されていても，代償動作（→p.326）により日常生活活動を維持している場合があります．普段の生活を見ているだけでは気がつけない異常に気づくためにも，関節可動域の測定は大切です．

日常生活活動（ADL）：activities of daily living

■ 拘縮の好発部位

- 拘縮とは，筋肉や腱，皮膚などの軟部組織が短縮して関節の動きが制限された状態のことをいします．
- 拘縮は，日常生活に支障をきたすだけでなく，疼痛や思い通りに動けない苦痛などももたらします．拘縮した関節はなかなかもとの状態には戻らないため，好発部位を理解して予防することが大切です．

拘縮の好発部位

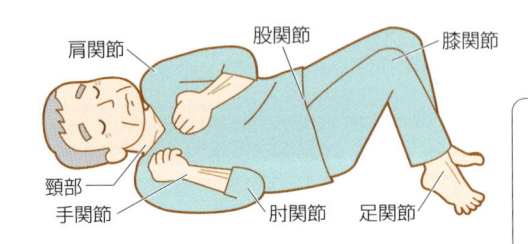

肩関節／股関節／膝関節／頸部／手関節／肘関節／足関節

> 関節可動域が制限される状態には，「拘縮」と「強直」があります．原因が，関節包や靱帯を含めた関節外にある組織に起因するものを拘縮，関節内に生じた病変に起因するものを強直といいます．

- 拘縮の原因は様々ですが，特にADLの低い患者さんや運動機能障害（→p.259）がある患者さんなどでは，不活動など長期間関節を動かさない状態が続くことによって起こります．

Column 拘縮の予防

関節可動域は，一度制限されるとすぐにはもとに戻りません．そのため，拘縮のリスクがある場合は可動域が制限されないように関節を動かすケアが重要となります．具体的には，清拭や更衣などの場面を活用して患者さんの日常生活の中で意識的に関節を動かします．しかし，拘縮のリスクがあると関節が硬くて動かしにくいことも多く，温めたり，皮膚をさすったり，揺らしたり，マッサージしたりしたうえでゆっくりと動かすと，抵抗感が軽減できます．また，離床を進めて患者さん自身が自分で動く機会をつくってあげることも意識しましょう．もちろん，PT，OTと連携し，早期に予防的リハビリテーションを実施してもらうことも大切です．

それでも可動域が制限されてしまった場合には，リハビリテーションの継続に加えて代償動作（→p.326）の指導や自助具の使用を検討します．また，可動域を改善するための外科的手術が適応となることもあります．

● 医療情報科学研究所

● 日常生活活動（ADL）：activities of daily living　● 理学療法士（PT）：physical therapist　● 作業療法士（OT）：occupational therapist

関節可動域表示ならびに測定法

- 関節可動域測定の詳細は，日本整形外科学会と日本リハビリテーション医学会が制定した「関節可動域表示ならびに測定法」で示されています．

上肢測定

部位名	運動方向	参考可動域角度※	基本軸	移動軸	測定肢位および注意点	参考図
肩甲帯 shoulder girdle	屈曲 flexion	20	両側の肩峰を結ぶ線	頭頂と肩峰を結ぶ線		
	伸展 extension	20				
	挙上 elevation	20	両側の肩峰を結ぶ線	肩峰と胸骨上縁を結ぶ線	●背面から測定する．	
	引き下げ（下制） depression	10				
肩 shoulder（肩甲帯の動きを含む）	屈曲（前方挙上） forward flexion	180	肩峰を通る床への垂直線（立位または座位）	上腕骨	●前腕は中間位とする． ●体幹が動かないように固定する． ●脊柱が前後屈しないように注意する．	
	伸展（後方挙上） backward extension	50				
	外転（側方挙上） abduction	180	肩峰を通る床への垂直線（立位または座位）	上腕骨	●体幹の側屈が起こらないように90°以上になったら前腕を回外することを原則とする． →〔その他の検査法（→p.324）〕参照	
	内転 adduction	0				
	外旋 external rotation	60	肘を通る前額面（→p.310）への垂直線	尺骨	●上腕を体幹に接して，肘関節を前方90°に屈曲した肢位で行う．前腕は中間位とする． →〔その他の検査法（→p.324）〕参照	
	内旋 internal rotation	80				
	水平屈曲 horizontal flexion (horizontal adduction)	135	肩峰を通る矢状面（→p.310）への垂直線	上腕骨	●肩関節を90°外転位とする．	
	水平伸展 horizontal extension (horizontal abduction)	30				
肘 elbow	屈曲 flexion	145	上腕骨	橈骨	●前腕は回外位とする．	
	伸展 extension	5				

※健常者の関節可動域の平均値をもとにした参考値．

部位名	運動方向	参考可動域角度	基本軸	移動軸	測定肢位および注意点	参考図
前腕 forearm	回内 pronation	90	上腕骨	手指を伸展した手掌面	・肩の回旋が入らないように肘を90°に屈曲する.	
	回外 supination	90				
手 wrist	屈曲(掌屈) flexion (palmarflexion)	90	橈骨	第2中手骨	・前腕は中間位とする.	
	伸展(背屈) extension (dorsiflexion)	70				
	橈屈 radial deviation	25	前腕の中央線	第3中手骨	・前腕を回内位で行う.	
	尺屈 ulnar deviation	55				

手指測定

部位名	運動方向	参考可動域角度	基本軸	移動軸	測定肢位および注意点	参考図
母指 thumb	橈側外転 radial abduction	60	示指 (橈骨の延長上)	母指	・運動は手掌面とする. ・以下の手指の運動は, 原則として手指の背側に角度計をあてる.	
	尺側内転 ulnar adduction	0				
	掌側外転 palmar abduction	90			・運動は手掌面に直角な面とする.	
	掌側内転 palmar adduction	0				
	屈曲(MCP) flexion	60	第1中手骨	第1基節骨		
	伸展(MCP) extension	10				
	屈曲(IP) flexion	80	第1基節骨	第1末節骨		
	伸展(IP) extension	10				

●中手指節(MCP):metacarpophalangeal　●指節間(IP):interphalangeal

部位名	運動方向	参考可動域角度	基本軸	移動軸	測定肢位および注意点	参考図
指 fingers	屈曲(MCP) flexion	90	第2-5中手骨	第2-5基節骨	→〔その他の検査法（→p.324)〕参照	
	伸展(MCP) extension	45				
	屈曲(PIP) flexion	100	第2-5基節骨	第2-5中節骨		
	伸展(PIP) extension	0				
	屈曲(DIP) flexion	80	第2-5中節骨	第2-5末節骨	●DIPは10°の過伸展をとりうる.	
	伸展(DIP) extension	0				
	外転 abduction		第3中手骨延長線	第2, 4, 5指軸	●中指の運動は橈側外転, 尺側外転とする. →〔その他の検査法（→p.324)〕参照	
	内転 adduction					

下肢測定

部位名	運動方向	参考可動域角度	基本軸	移動軸	測定肢位および注意点	参考図
股 hip	屈曲 flexion	125	体幹と平行な線	大腿骨（大転子と大腿骨外顆の中心を結ぶ線）	●骨盤と脊柱を十分に固定する. ●屈曲は背臥位, 膝屈曲位で行う. ●伸展は腹臥位, 膝伸展位で行う.	
	伸展 extension	15				
	外転 abduction	45	両側の上前腸骨棘を結ぶ線への垂直線	大腿中央線（上前腸骨棘より膝蓋骨中心を結ぶ線）	●背臥位で骨盤を固定する. 下肢は外旋しないようにする. ●内転の場合は, 反対側の下肢を屈曲挙上してその下を通して内転させる.	
	内転 adduction	20				
	外旋 external rotation	45	膝蓋骨より下ろした垂直線	下腿中央線（膝蓋骨中心より足関節内外果中央を結ぶ線）	●背臥位で, 股関節と膝関節を90°屈曲位にして行う. 骨盤の代償を少なくする.	
	内旋 internal rotation	45				

●近位指節間(PIP)：proximal interphalangeal　●遠位指節間(DIP)：distal interphalangeal

部位名	運動方向	参考可動域角度	基本軸	移動軸	測定肢位および注意点	参考図
膝 knee	屈曲 flexion	130	大腿骨	腓骨（腓骨頭と外果を結ぶ線）	●屈曲は股関節を屈曲位で行う.	
	伸展 extension	0				
足 ankle	屈曲（底屈） flexion (plantar flexion)	45	腓骨への垂直線	第5中足骨	●膝関節を屈曲位で行う.	
	伸展（背屈） extension (dorsiflexion)	20				
足部 foot	外がえし eversion	20	下腿軸への垂直線	足底面	●膝関節を屈曲位で行う.	
	内がえし inversion	30				
	外転 abduction	10	第1, 第2中足骨の間の中央線	同 左	●足底で足の外縁または内縁で行うこともある.	
	内転 adduction	20				
母指（趾） great toe	屈曲(MTP) flexion	35	第1中足骨	第1基節骨		
	伸展(MTP) extension	60				
	屈曲(IP) flexion	60	第1基節骨	第1末節骨		
	伸展(IP) extension	0				
足指 toes	屈曲(MTP) flexion	35	第2-5中足骨	第2-5基節骨		
	伸展(MTP) extension	40				
	屈曲(PIP) flexion	35	第2-5基節骨	第2-5中節骨		
	伸展(PIP) extension	0				
	屈曲(DIP) flexion	50	第2-5中節骨	第2-5末節骨		
	伸展(DIP) extension	0				

●中足趾節（MTP）：metatarsophalangeal　●指節間（IP）：interphalangeal　●近位指節間（PIP）：proximal interphalangeal　位指節間（DIP）：distal interphalangeal

体幹測定

部位名	運動方向		参考可動域角度	基本軸	移動軸	測定肢位および注意点	参考図
頸部 cervical spines	屈曲（前屈） flexion		60	肩峰を通る床への垂直線	外耳孔と頭頂を結ぶ線	・頭部体幹の側面で行う. ・原則として腰かけ座位とする.	
	伸展（後屈） extension		50				
	回旋 rotation	左回旋	60	両側の肩峰を結ぶ線への垂直線	鼻梁と後頭結節を結ぶ線	・腰かけ座位で行う.	
		右回旋	60				
	側屈 lateral bending	左側屈	50	第7頸椎棘突起と第1仙椎の棘突起を結ぶ線	頭頂と第7頸椎棘突起を結ぶ線	・体幹の背面で行う. ・腰かけ座位とする.	
		右側屈	50				
胸腰部 thoracic and lumbar spines	屈曲（前屈） flexion		45	仙骨後面	第1胸椎棘突起と第5腰椎棘突起を結ぶ線	・体幹側面より行う. ・立位, 腰かけ座位または側臥位で行う. ・股関節の運動が入らないように行う. →〔その他の検査法（→p.324）〕参照	
	伸展（後屈） extension		30				
	回旋 rotation	左回旋	40	両側の後上腸骨棘を結ぶ線	両側の肩峰を結ぶ線	・座位で骨盤を固定して行う.	
		右回旋	40				
	側屈 lateral bending	左側屈	50	ヤコビー(Jacoby)線の中点に立てた垂直線	第1胸椎棘突起と第5腰椎棘突起を結ぶ線	・体幹の背面で行う. ・腰かけ座位または立位で行う.	
		右側屈	50				

用語 ヤコビー線
左右の腸骨稜の最高点を結んだ線のこと.

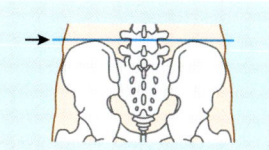

その他の検査法

部位名	運動方向	参考可動域角度	基本軸	移動軸	測定肢位および注意点	参考図
肩 shoulder (肩甲骨の動きを含む)	外旋 external rotation	90	肘を通る前額面への垂直線	尺骨	●前腕は中間位とする. ●肩関節は90°外転し, かつ肘関節は90°屈曲した肢位で行う.	
	内旋 internal rotation	70				
	内転 adduction	75	肩峰を通る床への垂直線	上腕骨	●20°または45°肩関節屈曲位で行う. ●立位で行う.	
母指 thumb	対立 opposition				●母指先端と小指基部(または先端)との距離(cm)で表示する.	
指 fingers	外転 abduction		第3中手骨延長線	2, 4, 5指軸	●中指先端と2, 4, 5指先端との距離(cm)で表示する.	
	内転 adduction					
	屈曲 flexion				●指尖と近位手掌皮線(proximal palmar crease)または遠位手掌皮線(distal palmar crease)との距離(cm)で表示する.	
胸腰部 thoracic and lumbar spines	屈曲 flexion				●最大屈曲は, 指先と床との間の距離(cm)で表示する.	

顎関節計測

顎関節 temporo-mandibular joint	●開口位で上顎の正中線で上歯と下歯の先端との間の距離(cm)で表示する. ●左右偏位(lateral deviation)は上顎の正中線を軸として下歯列の動きの距離を左右ともcmで表示する. ●参考値は上下第1切歯列対向縁線間の距離5.0cm, 左右偏位は1.0cmである.

Visual Guide to Physical Assessment

徒手筋力検査（MMT）

監修　山田 深

筋力は日常生活活動や運動を行うために不可欠な要素です．徒手筋力検査（MMT）は，道具を使わなくても簡便に筋力を把握できる評価方法で，臨床で広く使用されます．しかし，その評価は検者の主観的な判断による部分が大きく，適切に評価するためにはある程度の経験も必要です．

徒手筋力検査（MMT）

- 徒手筋力検査（MMT）は，各関節を動かす筋または筋群の筋力を徒手によって調べる検査です．治療やリハビリテーションの効果判定などの目的で実施されます．
- 原則として，**個々の筋肉ではなく1つの関節運動における筋力**を「5」から「0」までの6段階で評価します．

徒手とは素手のことです．

採点の原則

スコア	質的表示	基　準
5	normal	● 最大の抵抗と重力に反して全可動域の運動が可能
4	good	● ある程度の抵抗と重力に反して全可動域の運動が可能
3	fair	● 抵抗を加えなければ，重力に反して全可動域の運動が可能
2	poor	● 重力を除去すれば全可動域の運動が可能
1	trace	● 筋収縮は認められるが，関節運動はない
0	zero	● 筋収縮なし

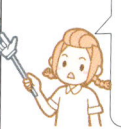

ポイント
MMT3未満の場合は，日常生活を送るために，介助や自助具，装具など，何らかのサポートが必要となります．

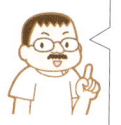

MMTの採点にあたり，以下の点を覚えておきましょう．
- 患者さんが筋力を正しく発揮できる姿勢を整える（必要なら検者が保持する）．
- まずは，筋力が重力にあらがえるかを評価する．
- 患者さんが筋肉を収縮させた状態から抵抗を加える．
- 個々の関節運動によっては，例外的な採点方法もある．

手順　徒手筋力検査

ここでは，肩関節の外転（側方挙上）を例にMMTの測定法を紹介します．

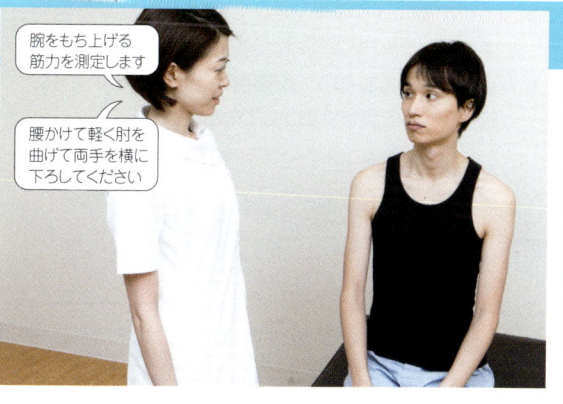

1 体位を整える

- 患者さんに目的や方法を説明し同意を得て，坐位になってもらう．

腕をもち上げる筋力を測定します

腰かけて軽く肘を曲げて両手を横に下ろしてください

ポイント
あらかじめ検査する関節やその周囲に**疼痛，腫脹，発赤**などの異常がないかを観察しておきましょう．

手技のコツ
関節可動域（→p.315）も把握し，制限がある場合には，その範囲内で評価を行います．

筋・骨格系のアセスメント

関節可動域（ROM）の測定／徒手筋力検査（MMT）

徒手筋力検査（MMT）：manual muscle testing

325

2 MMT3が可能かを判断する

- 基準となるMMT3の動きを行ってもらい，重力に逆らって動かすことができるかを判断する．
- 患者さんの後ろから肩に手をおいて肩関節を固定し*，上肢を90°まで真横に持ち上げてもらう．

*なぜなら 肩を上げたり，体幹を傾けたりする代償動作を起こさせないようにするためです．

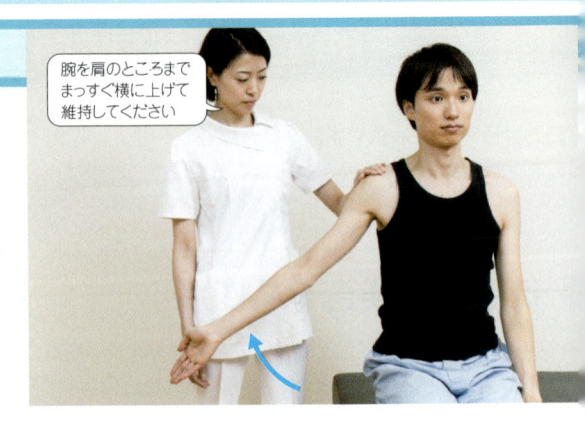

> 腕を肩のところまでまっすぐ横に上げて維持してください

観察ポイント
- □ MMT3の動作が可能か（腕を90°側方挙上できるか）

用語 代償動作
ある動作ができない場合に，別の動作や筋肉の働きによってその動作を補う動作のこと．

3 結果をもとにMMTを詳細に検査する

- 2 の結果をもとに，MMTの評価基準に合わせて検査する．

MMT3の運動が可能だった場合
- 2 の関節運動に対して抵抗を加え，MMT3か4か5かを判断する．
- 肘関節直上を，上から垂直にゆっくりと*押し下げ，患者さんには姿勢を維持してもらう．

*なぜなら 急激に抵抗を加えると関節や骨が損傷する可能性があるからです．

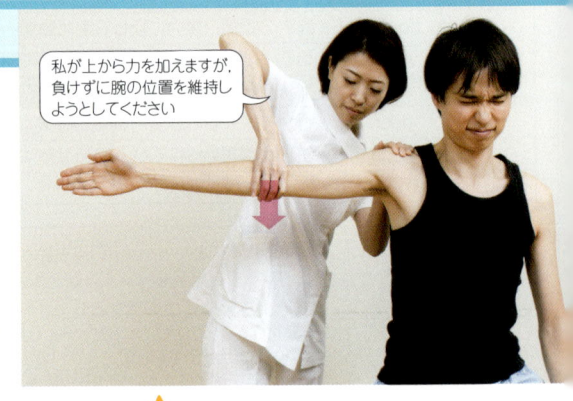

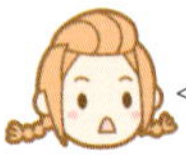

> 私が上から力を加えますが，負けずに腕の位置を維持しようとしてください

観察ポイント
- □ どの程度の力に抵抗して姿勢を維持できるか（腕の位置を維持できるか）

ポイント
抵抗を加える位置や代償運動を避けるための身体の支え方は，関節運動によって異なります（→p.328〜331）．

> ⚠ 注意
> 抵抗を加えすぎると患者さんがいきんで血圧が上昇することがあるので注意しましょう．

MMT3の運動が不可能だった場合
- 重力の影響を除去するために，体位を変えて2 の関節運動を水平方向に行ってもらい，MMT2を判断する．
- 仰臥位になってもらい，診察台の上をすべらすように上肢を90°まで真横に動かしてもらう．

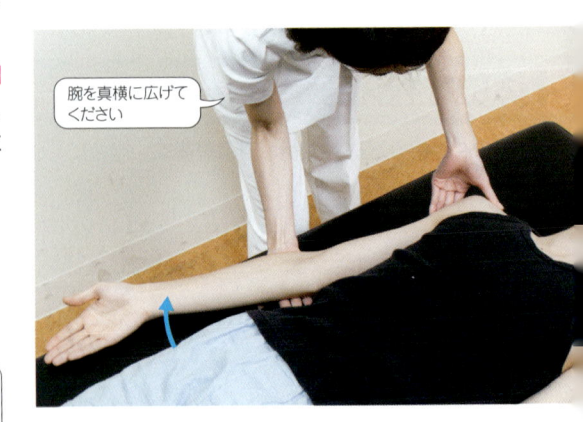

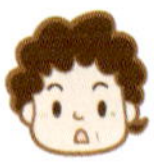

> 腕を真横に広げてください

観察ポイント
- □ 水平方向に全可動域を動かすことができるか

> ⚠ 注意
> 肩関節や股関節などの大きい関節運動では，必要に応じて上下肢を下から検者の手で支えて，患者さん自身の重みを取り除いてあげましょう．ただし，検者が患者さんの身体を動かしてはいけません．

●徒手筋力検査（MMT）：manual muscle testing

MMT2 の運動も不可能な場合

- 筋や腱をさわり，関節運動をしようとすることによる筋肉の収縮や腱の動きを確認する．
- 三角筋をさわり，上肢を真横に広げようとしてもらう．

> 腕を真横に広げようとしてみてください

観察ポイント
☐ 筋肉の収縮があるか

- 左右実施し，検査の結果を評価・記録する．

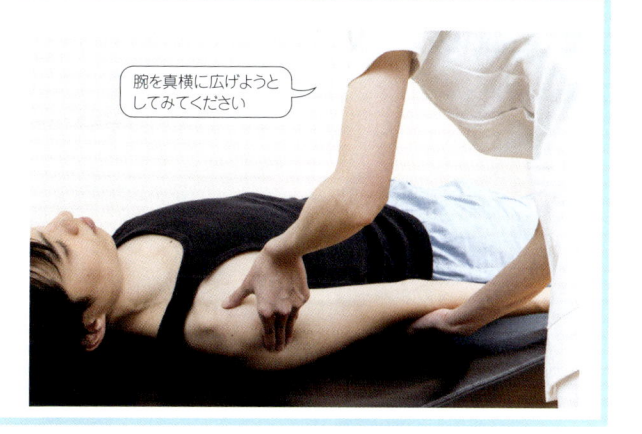

MMT の評価

- MMTは，採点の原則（→p.325）に従って以下のように評価します．
- 検査によって得られた結果は，左右差や経時的な変化を意識してアセスメントを行います．

（例）肩関節の外転〔側方挙上〕

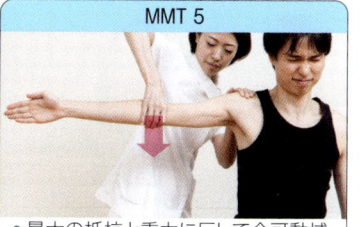

MMT 5
- 最大の抵抗と重力に反して全可動域の運動が可能．

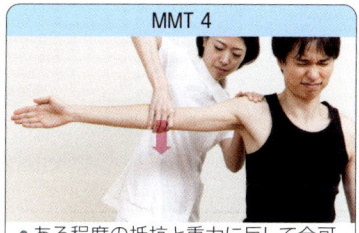

MMT 4
- ある程度の抵抗と重力に反して全可動域の運動が可能．

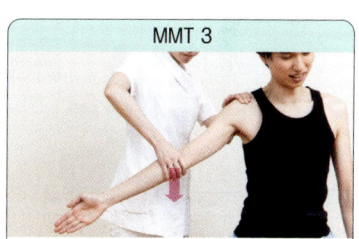

MMT 3
- 抵抗を加えなければ，重力に反して全可動域の運動が可能（抵抗にあらがえない）．

↑ 抵抗を加える ↑
可

ポイント
MMT4と5は判断が難しいですが，検者の最大抵抗に対してあらがいきれなかった場合を4と判断するとよいでしょう．

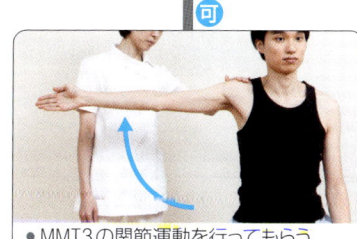

- MMT3の関節運動を行ってもらう．

手技のコツ
MMTでは，患者さんの協力が不可欠です．そのため意識障害がある患者さんに対してMMTを評価することはできません．しかし，痛み刺激による筋収縮の有無や患者さんの体動から筋力を推測することは可能です．

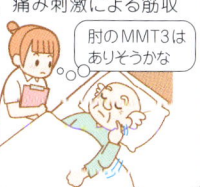

> 肘のMMT3はありそうかな

不可
↓ 重力を除去する ↓
可　　　　不可
　　　触診する

MMT 2
- 重力の影響を除去すれば全可動域の運動が可能．

MMT 1
- 筋収縮は認められるが，関節運動はない．

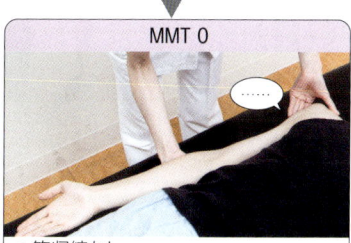

ピクッ

MMT 0
- 筋収縮なし．

……

- 筋力は，年齢や性別，体格などによって異なります．健常者の正常な筋力がどの程度かを把握しておく必要があります．

筋・骨格系のアセスメント　徒手筋力検査（MMT）

上肢の代表的なMMT

- 上肢の代表的な関節運動におけるMMTの方法を以下に示します．
- 実施時には，「姿勢」，「抵抗」，「固定」に留意します．

MMT	肩関節の検査法		肘関節の検査法
	屈曲（前方挙上）	伸展（後方挙上）	屈曲
5・4	・「3」に加え，肩関節を固定し肘関節より近位部に抵抗を加える．	・「3」に加え，上腕後面の肘関節よりやや近位部に抵抗を加える．	・「3」に加え，肘頭を支えて持ち，前腕遠位部に抵抗を加える．
3	・腕を前方に挙上するよう指示し，肩の高さまで上がるかを確認する．	・腹臥位で腕をできるだけ高く後ろに上げるよう指示する．	・肘関節を屈曲するよう指示する．
2	・腕を前方に挙上するよう指示し，部分的に動くかを確認する．	・腕を後ろに持ち上げるよう指示し，少しでも持ち上がるかを確認する．	・前腕を机にのせて，肘関節を屈曲するよう指示し，全可動域を動くか確認する．
1・0	・三角筋の上前面をさわる．腕を前方に挙上するよう指示し，筋の収縮を確認する．	・肩甲骨の下角の外側下をさわる．腕を後ろにもち上げるよう指示し，広背筋，大円筋の収縮を確認する．	約45°肘屈曲位で行う． ・上腕二頭筋腱をさわる．肘関節を屈曲するよう指示し，腱の動きを確認する．

- 徒手筋力検査（MMT）：manual muscle testing

ポイント
抵抗をかける際には，検査する関節より中枢を固定し，末梢に抵抗をかけましょう．

手技のコツ
決められた姿勢がとれない場合は，その旨を結果とあわせて記録します．

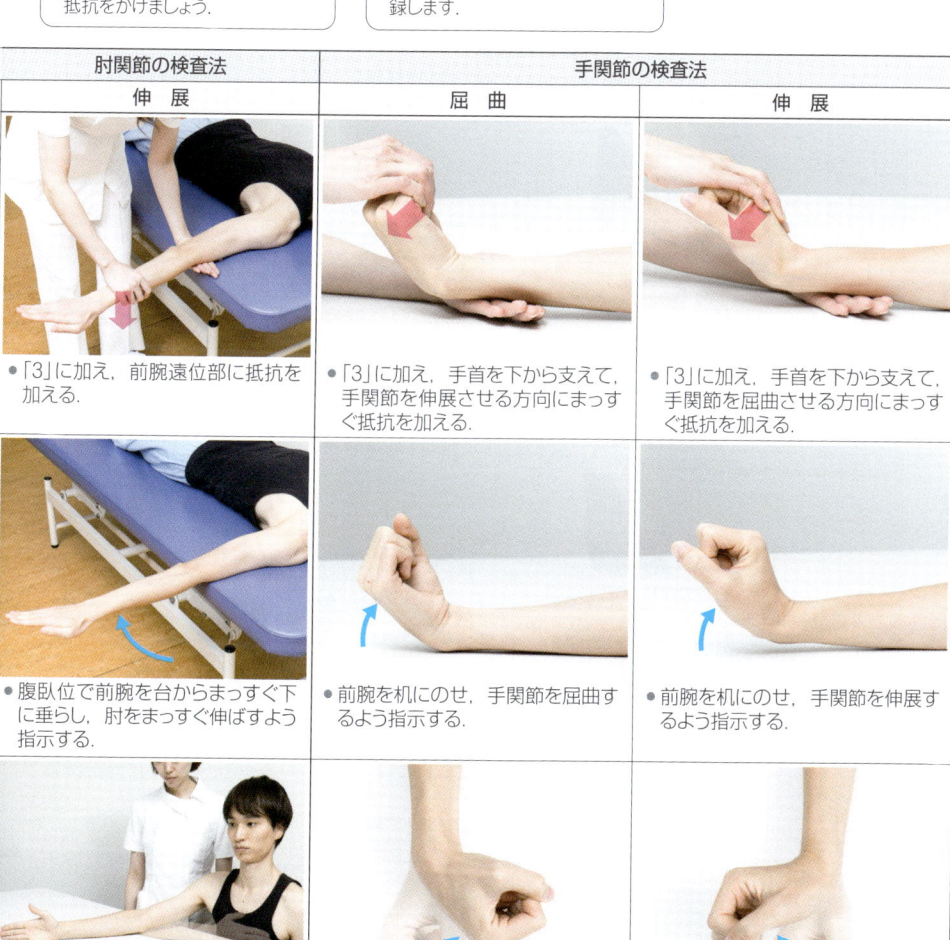

肘関節の検査法	手関節の検査法	
伸 展	屈 曲	伸 展
・「3」に加え，前腕遠位部に抵抗を加える．	・「3」に加え，手首を下から支えて，手関節を伸展させる方向にまっすぐ抵抗を加える．	・「3」に加え，手首を下から支えて，手関節を屈曲させる方向にまっすぐ抵抗を加える．
・腹臥位で前腕を台からまっすぐ下に垂らし，肘をまっすぐ伸ばすよう指示する．	・前腕を机にのせ，手関節を屈曲するよう指示する．	・前腕を机にのせ，手関節を伸展するよう指示する．
・前腕を机にのせて，肘関節約135°屈曲位から肘関節を伸展するよう指示し，全可動域を動くか確認する．	・尺側を下にして前腕を机にのせ，中間位から手関節を屈曲するよう指示し，全可動域を動くか確認する．	・尺側を下にして前腕を机にのせ，手関節を伸展させるよう指示し，全可動域を動くか確認する．
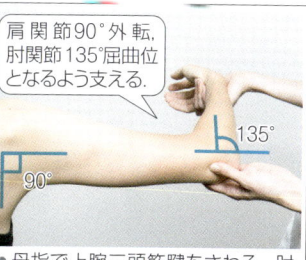 肩関節90°外転，肘関節135°屈曲位となるよう支える． ・母指で上腕三頭筋腱をさわる．肘関節を伸展するよう指示し，腱の動きを確認する．	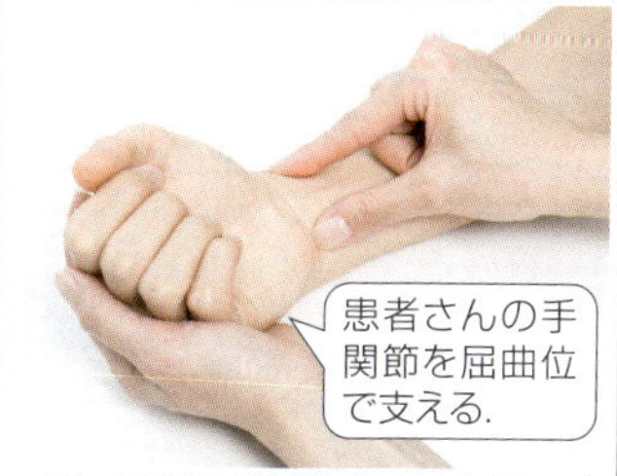 患者さんの手関節を屈曲位で支える． ・橈・尺側手根屈筋腱をさわる．手関節を屈曲するよう指示し，腱の動きを確認する．	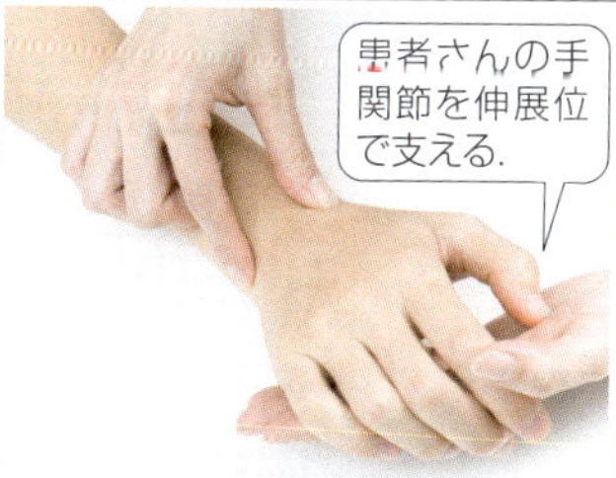 患者さんの手関節を伸展位で支える． ・橈・尺側手根伸筋腱をさわる．手関節を伸展するよう指示し，腱の動きを確認する．

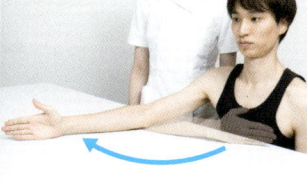

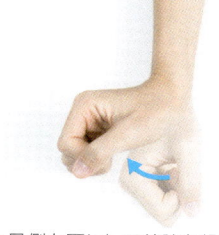

■ 下肢の代表的なMMT

- 下肢の代表的な関節運動におけるMMTの方法を以下に示します．
- 実施時には，「姿勢」，「抵抗」，「固定」に留意します．

> 股関節や膝関節における側臥位での検査は，安定性が悪く後ろに倒れやすいため，後ろから骨盤をしっかり支えてあげる必要があります．

MMT	股関節の検査法		
	屈曲	外転	内転
5・4	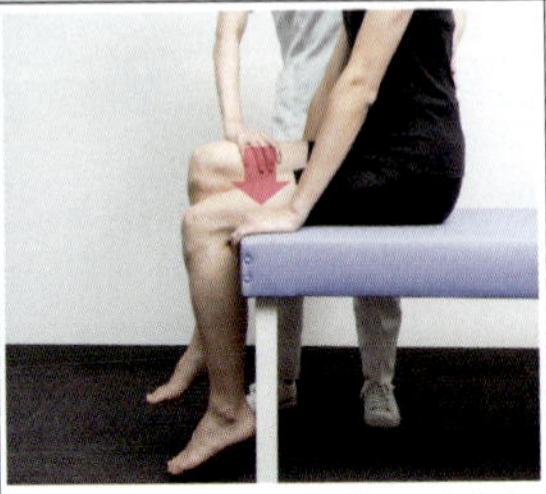 ●「3」に加え，膝関節のすぐ上に抵抗を加える．	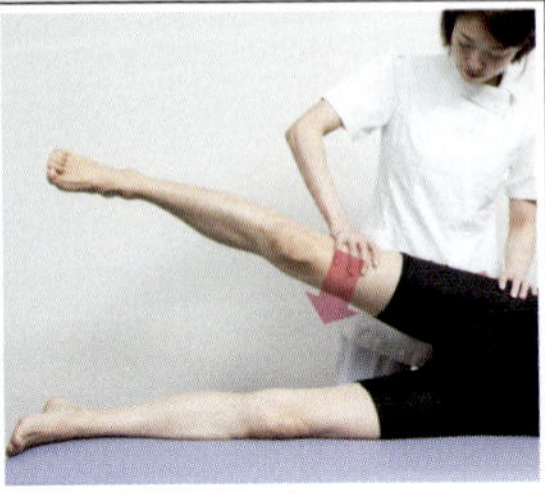 ●「3」に加え，足部または膝部に抵抗を加える．	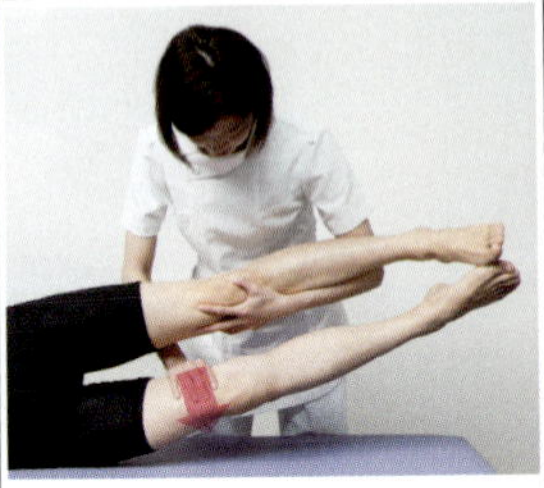 ●「3」に加え，膝の内側にまっすぐ下に向けて抵抗を加える．
3	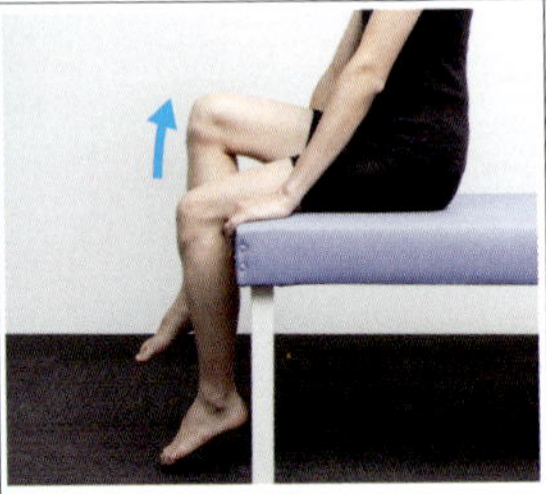 ●膝を持ち上げるよう指示する．	●側臥位で検査する側の下肢を持ち上げるよう指示する．(検査する足が上)	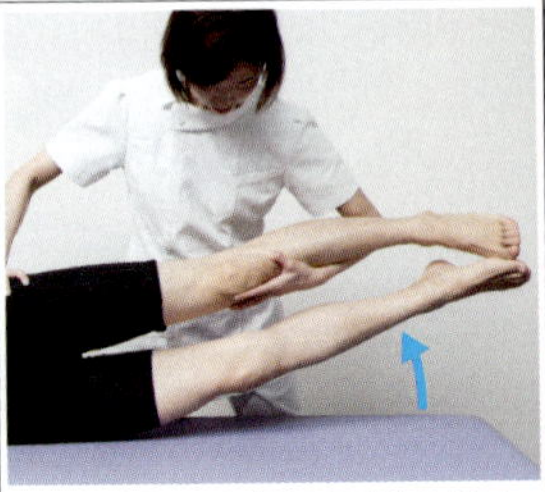 ●側臥位で上側の下肢を持ち上げ，下側にある下肢を内方に寄せるよう指示する．
2	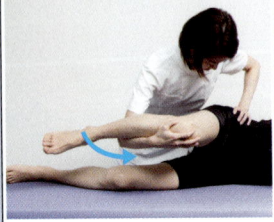 ●側臥位で，検査する下肢が水平になるよう下から支え，膝を胸に近づけるよう指示し，全可動域を動くか確認する．	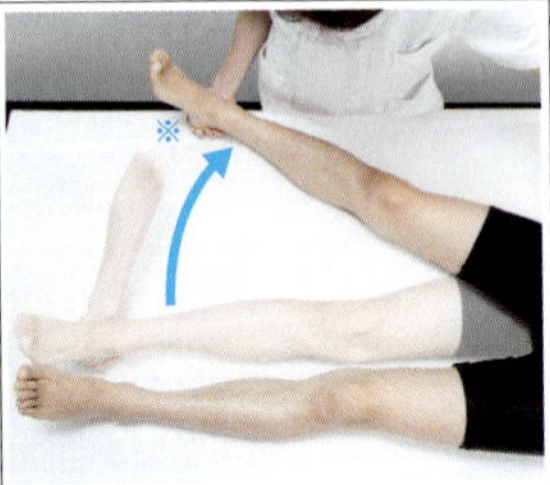 ●仰臥位で下肢を開くよう指示し，全可動域を動くか確認する．※摩擦を除去するため，かかとの下に手をいれる．	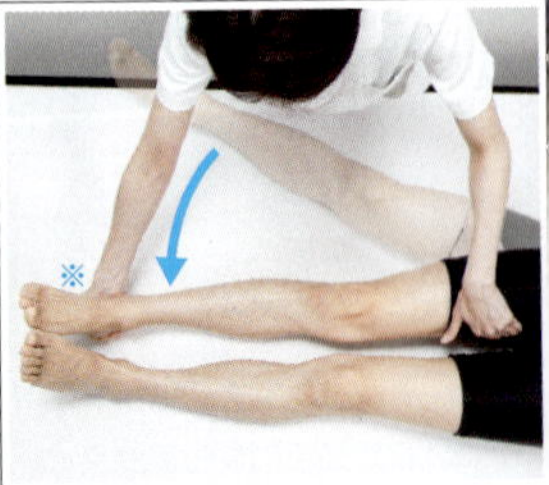 ●仰臥位で下肢を外転位から内方に寄せるよう指示し，全可動域を動くか確認する．
1・0	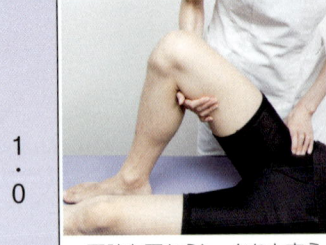 ●下肢を下からしっかりと支えて鼠径をさわる．膝を胸に近づけるよう指示し，腸腰筋の収縮を確認する．	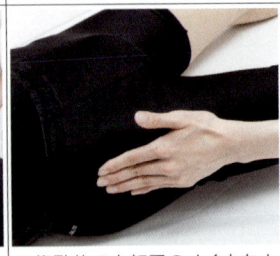 ●仰臥位で大転子のすぐ上をさわる．下肢を開くよう指示し，中殿筋の収縮を確認する．	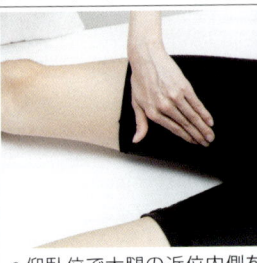 ●仰臥位で大腿の近位内側をさわる．下肢を外転位から内方に寄せるよう指示し，内転筋の収縮を確認する．

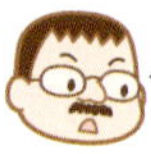

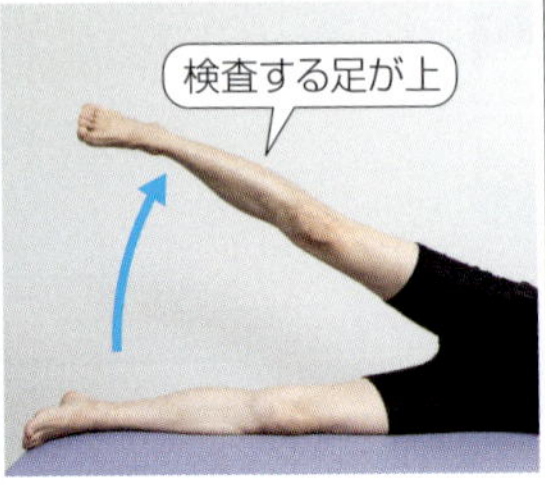

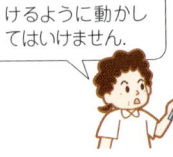

> !注意
> MMT2の評価において，摩擦や重力を除去するために支えている検者の手は，運動を助けるように動かしてはいけません．

- 徒手筋力検査（MMT）：manual muscle testing

ポイント

本書で紹介したMMTは一部であり，他にも多くの関節運動の評価や様々な変法があります．検査時の体位や検者が抵抗を加える位置などは，本来検査ごとに細かく決められています．

膝関節の検査法		足関節の検査法	
屈曲	伸展	底屈	背屈
・「3」に加え，足首のすぐ上から，膝を伸展する方向に抵抗を加える．	・「3」に加え，足首のすぐ上に床に向けて抵抗を加える．	・休みなく片足つま先立ちを反復してもらう． ・10～24回……MMT4 ・25回以上……MMT5	・「3」に加え，足背に手をあてて，底屈させるように抵抗を加える．
・腹臥位で膝を90°まで屈曲するよう指示する．	・椅子に腰かけ，膝をまっすぐ伸ばすよう指示する．	・休みなく片足つま先立ちを反復してもらう（1～9回）．	できる限り背屈させる． ・下腿を検者の大腿にのせ，足をできる限り背屈してもらう．
・側臥位で膝を曲げるよう指示し，全可動域を動くか確認する．	検査する下肢が水平になるよう大腿を抱える． ・側臥位で，膝90°屈曲位から下肢をまっすぐ伸ばすよう指示し，全可動域を動くか確認する．	・つま先立ちをするよう指示し，かかとが浮くか確認する．	・下腿を検者の大腿にのせ，足を背屈するよう指示し，少しでも動くかを確認する．
・腹臥位で膝を軽く屈曲し，膝関節後面のすぐ上を触り，内・外膝関節屈筋腱の動きを確認する．	・大腿四頭筋腱を触る．膝の後ろに入れた検者の手を押しつけるように指示し，腱の動きを確認する．	・腹臥位で足を検査台から出し，アキレス腱をさわる．底屈するよう指示し，腱の動きを確認する．	・下腿を検者の大腿にのせ，前脛骨筋腱をさわる．足を背屈するよう指示し，腱の動きを確認する．

筋・骨格系のアセスメント　徒手筋力検査（MMT）

参考文献

フィジカルアセスメント総論
小澤瀞司, 福田康一郎. 標準生理学. 第8版. 医学書院, 2014.
角濱春美. 新人ナースひな子と学ぶフィジカルアセスメント. メディカ出版, 2011.
香春知永, 齋藤やよい. 看護学テキスト NiCE 基礎看護技術. 南江堂, 2009.
茂野香おる. 系統看護学講座 専門分野Ⅰ 基礎看護学[2] 基礎看護技術Ⅰ. 第15版. 医学書院, 2011.
清水宏. あたらしい皮膚科学. 第2版. 中山書店, 2011.
高久史麿. 診療診断学. 医学書院, 1998.
高橋章子, 中村恵子, 田口吉子. 急性期の患者のフィジカルアセスメント. 南江堂, 2000.
種池禮子, 岡山寧子. スキルアップパートナーズ ヘルス・フィジカルアセスメント. 照林社, 2012.
富田靖. 標準皮膚科学. 第10版. 医学書院, 2013.
奈良信雄. 図解 身体診察. 日本医事新報社, 2008.
奈良信雄. 臨床研修イラストレイテッド第3巻 基本手技[診察と検査]. 第4版. 羊土社, 2011.
日野原重明. フィジカルアセスメント ナースに必要な診断の知識と技術. 第4版. 医学書院, 2006.
福井次矢, 奈良信雄. 内科診断学. 第2版. 医学書院, 2008.
藤崎郁. フィジカルアセスメント完全ガイド. 第2版. 学研メディカル秀潤社, 2012.
三上れつ, 小松万喜子, 小林正弘. 看護学テキスト NiCE ヘルスアセスメント. 南江堂, 2010.
横山美樹. はじめてのフィジカルアセスメント. メヂカルフレンド社, 2009.
横山美樹, 石川ふみよ. 成人看護学 ヘルスアセスメント. ヌーヴェルヒロカワ, 2005.

バイタルサイン
Barrett, Kim E. ほか著. 岡田泰伸監訳. ギャノング生理学. 原著第24版. 丸善出版, 2014.
Bickley, Lynn S.; Szilagyi, Peter G. 著; 福井次矢, 井部俊子日本語版監修. ベイツ診察法. メディカル・サイエンス・インターナショナル, 2008.
Costanzo, Linda S. 著; 岡田忠, 菅谷潤壹監訳. コスタンゾ明解生理学. 原著第3版. エルゼビア・ジャパン, 2007.
Drake, Richard L.; Vogl, A.Wayne; Mitchell, Adam W.M. 著; 塩田浩平ほか訳. グレイ解剖学. 原著第2版. エルゼビア・ジャパン, 2011.
Guyton, Arthur C.; Hall, John E. 著; 御手洗玄洋監訳. ガイトン生理学. 原著第11版. エルゼビア・ジャパン, 2010.
Jarvis, Carolyn. Physical Examination and Health Assessment. 6th ed., Saunders, 2012.
Seidel, Henry M. et al. Mosby's Guide to Physical Examination. 7th ed., Mosby, 2011.
阿曽洋子, 井上智子, 氏家幸子. 基礎看護技術. 第7版. 医学書院, 2011.
伊藤隆, 高野廣子. 解剖学講義. 第3版. 南山堂, 2012.
小澤瀞司, 福田康一郎. 標準生理学. 第8版. 医学書院, 2014.
藏谷範子. 看護学生のためのバイタルサインよくわかる BOOK. メヂカルフレンド社, 2011.
栗山節郎ほか. 脳卒中片麻痺の四肢血流について(第2報). リハビリテーション医学. 1984, 21巻, 3号, p.155-158.
桑原美弥子. やりなおしのバイタルサイン. メディカ出版, 2010.
佐藤憲明. 臨床実践 フィジカルアセスメント. 南江堂, 2012.
茂野香おる. 系統看護学講座 専門分野Ⅰ 基礎看護学[2] 基礎看護技術Ⅰ. 第15版. 医学書院, 2011.
聖マリアンナ医科大学病院看護部. みるみる身につくバイタルサイン. 照林社, 2014.
高橋仁美, 佐藤一洋. フィジカルアセスメント徹底ガイド 呼吸. 中山書店, 2009.
竹内修二, 松永保子. 解剖生理の視点でわかる看護技術の根拠Q&A. 照林社, 2010.
武内重五郎. 内科診断学. 第17版. 南江堂, 2011.
田中裕二. わかって身につくバイタルサイン. 学研メディカル秀潤社, 2013.
玉木ミヨ子. "なぜ?どうして?"がわかる基礎看護技術. 照林社, 2005.
當瀬規嗣. Clinical 生体機能学. 南山堂, 2005.
徳田安春. アセスメント力を高める!バイタルサイン. 医学書院, 2011.
中村明美. はじめてのバイタルサイン. メディカ出版, 2013.
二宮石雄ほか. スタンダード生理学. 第2版. 文光堂, 2007.
日本高血圧学会高血圧治療ガイドライン作成委員会. 高血圧治療ガイドライン2014. ライフサイエンス出版, 2014.
日野原重明. バイタルサインの見方・読み方. 照林社, 2005.
日野原重明. フィジカルアセスメント ナースに必要な診断の知識と技術. 第4版. 医学書院, 2006.
平田雅子. [完全版]ベッドサイドを科学する. 学研メディカル秀潤社, 2009.
福井次矢, 奈良信雄. 内科診断学. 第2版. 医学書院, 2008.
藤野彰子, 長谷部佳子, 安達祐子. 看護技術ベーシックス 改訂版. 第2版. 医学芸術新社, 2007.
堀川由夫. パルスオキシメータを10倍活用する 血液ガス"超"入門. 医学書院, 2013.
村上美好. 写真でわかる看護のためのフィジカルアセスメント. インターメディカ, 2010.
村中陽子, 玉木ミヨ子, 川西千恵美. 学ぶ・試す・調べる 看護ケアの根拠と技術. 第2版. 医歯薬出版, 2013.
森皆ねじ子. ねじ子のヒミツ手技 2nd Lesson. エス・エム・エス, 2010.

頭頸部のアセスメント
Bickley, Lynn S.; Szilagyi, Peter G. 著; 福井次矢, 井部俊子日本語版監修. ベイツ診察法. メディカル・サイエンス・インターナショナル, 2008.
Drake, Richard L.; Vogl, A.Wayne; Mitchell, Adam W.M. 著; 塩田浩平ほか訳. グレイ解剖学. 原著第2版. エルゼビア・ジャパン, 2011.
Guyton, Arthur C.; Hall, John E. 著; 御手洗玄洋監訳. ガイトン生理学. 原著第11版. エルゼビア・ジャパン, 2010.
Jarvis, Carolyn. Physical Examination and Health Assessment. 6th ed., Saunders, 2012.
Schünke, Michael; Schulte, Erik; Schumacher, Udo 著; 坂井建雄, 大谷修監訳. プロメテウス解剖学アトラス 頸部/胸部/腹部・骨盤部. 医学書院, 2008.

Seidel, Henry M. et al. Mosby's Guide to Physical Examination. 7th ed., Mosby, 2011.
Swartz, Mark H. 著；宮城征四郎，納光弘日本語版監修．スワルツ身体診察法．原著第5版，西村書店，2013．
飯沼壽孝．耳鼻咽喉科・頭頸部外科における出もの・腫れもの．JOHNS．2001，17巻，11号，p.1575-1577．
伊藤國彦．甲状腺疾患診療実践マニュアル．第3版，文光堂，2007．
伊藤隆，高野廣子．解剖学講義．第3版，南山堂，2012．
小澤瀞司，福田康一郎．標準生理学．第8版，医学書院，2014．
喜多村健，森山寛．NEW耳鼻咽喉科・頭頸部外科学．第2版，南江堂，2007．
鈴木淳一，中井義明，平野実．標準耳鼻咽喉科・頭頸部外科学．第3版，医学書院，1997．
高久史麿．診察診断学．医学書院，1998．
武内重五郎．内科診断学．第17版，南江堂，2011．
谷口克．標準免疫学．第3版，医学書院，2013．
日本解剖学会．解剖学用語．改訂13版，医学書院，2007．
日本頭頸部癌学会．頭頸部癌取扱い規約．第5版，金原出版，2012．
伴良雄．よくわかる甲状腺疾患のすべて．第2版，永井書店，2009．
福井次矢，奈良信雄．内科診断学．第2版，医学書院，2008．
松村讓兒．臨床につながる解剖学イラストレイテッド．羊土社，2011．
森山寛ほか．今日の耳鼻咽喉科・頭頸部外科治療指針．第3版，医学書院，2008．
矢田純一．医系免疫学．第13版，中外医学社，2013．
リンパ浮腫療法士認定機構．リンパ浮腫診断治療指針2013．メディカルトリビューン，2013．

呼吸器系のアセスメント

Barrett, Kim E. ほか著；岡田泰伸監訳．ギャノング生理学．原著第24版，丸善出版，2014．
Bickley, Lynn S.；Szilagyi, Peter G. 著；福井次矢，井部俊子日本語版監修．ベイツ診察法．メディカル・サイエンス・インターナショナル，2008．
Bohadana, Abraham；Izbicki, Gabriel；Kraman, Steve S. Fundamentals of Lung Auscultation. The New England Journal of Medicine. 2014, Vol.370, No.8, p.744-751.
Guyton, Arthur C.；Hall, John E. 著；御手洗玄洋監訳．ガイトン生理学．原著第11版，エルゼビア・ジャパン，2010．
Longo, Dan L. ほか著；福井次矢，黒川清日本語版監修．ハリソン内科学．第4版／原著第18版，メディカル・サイエンス・インターナショナル，2013．
Schünke, Michael；Schulte, Erik；Schumacher, Udo 著；坂井建雄，大谷修監訳．プロメテウス解剖学アトラス　頸部／胸部／腹部・骨盤部．医学書院，2008．
青島正大．呼吸器診療step upマニュアル　現場の指針とポイントがわかる！．羊土社，2007．
泉孝英．標準呼吸器病学．医学書院，2000．
井上智子，稲瀬直彦．緊急度・重症度からみた　症状別看護過程＋病態関連図．第2版，医学書院，2014．
居村茂幸．ビジュアル実践リハ　呼吸・心臓リハビリテーション．羊土社，2009．
牛木辰男，小林弘祐．カラー図解　人体の正常構造と機能Ⅰ　呼吸器．第2版，日本医事新報社，2012．
門脇孝，永井良三．カラー版　内科学．西村書店，2012．
川村雅文．系統看護学講座　専門分野Ⅱ　成人看護学2．第13版，医学書院，2011．
高橋仁美，佐藤一洋．フィジカルアセスメント徹底ガイド　呼吸．中山書店，2009．
日野原重明．フィジカルアセスメント　ナースに必要な診断の知識と技術．第4版，医学書院，2006．
福井次矢，奈良信雄．内科診断学．第2版，医学書院，2008．
藤崎郁．フィジカルアセスメント完全ガイド．第2版，学研メディカル秀潤社，2012．
本間生夫．呼吸運動療法の理論と技術．メジカルビュー社，2003．
森憲二．新呼吸器病学．文光堂，1999．
山内豊明．フィジカルアセスメントガイドブック　第2版，医学書院，2011．
山内豊明．見る・聴く・触るを極める！　山内先生のフィジカルアセスメント　技術編．エス・エム・エス，2014．
山勢博彰．やりなおしのフィジカルアセスメント．ナースビーンズ smart nurse．2008，10巻，通巻123号，p.34-38．
米丸亮，櫻井利江．ナースのためのCDによる呼吸音聴診トレーニング．南江堂，2001．
和田洋巳，三嶋理晃．呼吸器病学総合講座．メディカルレビュー社，2004．

循環器系のアセスメント

Bickley, Lynn S.；Szilagyi, Peter G. 著；福井次矢，井部俊子日本語版監修．ベイツ診察法．メディカル・サイエンス・インターナショナル，2008．
Jarvis, Carolyn. Physical Examination and Health Assessment. 6th ed., Saunders, 2012.
McGee, Steven R. 著；柴田寿彦，長田芳幸訳．マクギーの身体診断学．改訂第2版／原著第3版，診断と治療社，2014．
Orient, Jane M. 著；須藤博ほか監訳．サパイラ　身体診察のアートとサイエンス．原著第4版，医学書院，2013．
Pickard, Amelia et al. Capillary refill time: is it still a useful clinical sign?. Anesthesia & Analgesia. 2011, Vol.113, Issue1, p.120-123.
Schünke, Michael；Schulte, Erik；Schumacher, Udo 著；坂井建雄，大谷修監訳．プロメテウス解剖学アトラス　頸部／胸部／腹部・骨盤部．医学書院，2008．
Seidel, Henry M. et al. Mosby's Guide to Physical Examination. 7th ed., Mosby, 2011.
飯沼一宇ほか．小児科学・新生児学テキスト．第5版，診断と治療社，2007．
井上智子，稲瀬直彦．緊急度・重症度からみた　症状別看護過程＋病態関連図．第2版，医学書院，2014．
太田勝正．基礎がわかる！実践できる！　フィジカルアセスメント．照林社，2006．
小川聡，井上博．標準循環器病学．医学書院，2001．
坂本すが，山元友子，井手尾千代美．決定版　ビジュアル臨床看護技術．第2版，照林社，2011．
佐藤憲明．臨床実践　フィジカルアセスメント．南江堂，2012．

武内重五郎．内科診断学．第17版，南江堂，2011．
鄭忠和．循環器内科学テキスト．メディカ出版，2012．
日野原重明．フィジカルアセスメント　ナースに必要な診断の知識と技術．第4版，医学書院，2006．
福井次矢，奈良信雄．内科診断学．第2版，医学書院，2008．
森皆ねじ子．ねじ子のぐっとくる体のみかた．医学書院，2013．
山内豊明．患者さんのサインを読み取る！　山内先生のフィジカルアセスメント　症状編．エス・エム・エス，2014．
山内豊明．フィジカルアセスメントガイドブック．第2版，医学書院，2011．
山崎直仁，土居義典．デジタル心音図との対比で学ぶ心臓の聴診．金芳堂，2011．
山崎洋次．OSCEトレガイド．医学評論社，2003．
吉川純一．循環器フィジカル・イグザミネーションの実際．文光堂，2005．

腹部のアセスメント

Beers, Mark H. ほか著；福島雅典日本語版監修．メルクマニュアル．原著第18版，日経BP社，2006．
Bickley, Lynn S.；Szilagyi, Peter G. 著；福井次矢，井部俊子日本語版監修．ベイツ診察法．
　メディカル・サイエンス・インターナショナル，2008．
Schünke, Michael；Schulte, Erik；Schumacher, Udo 著；坂井建雄，大谷修監訳．
　プロメテウス解剖学アトラス　頸部／胸部／腹部・骨盤部．医学書院，2008．
Simel, David L.；Rennie, Drummond 著；竹本毅訳．JAMA版論理的診察の技術　エビデンスに基づく診断のノウハウ．
　日経BP社，2010．
赤座英之．標準泌尿器科学．第9版，医学書院，2014．
池田康夫，押味和夫．標準血液病学．医学書院，2000．
伊藤隆，高野廣子．解剖学講義．第3版，南山堂，2012．
井上智子，稲瀬直彦．緊急度・重症度からみた　症状別看護過程＋病態関連図．第2版，医学書院，2014．
加藤治文．標準外科学．第13版，医学書院，2013．
角濱春美．新人ナースひな子と学ぶフィジカルアセスメント．メディカ出版，2011．
城丸瑞恵，副島和彦．腹部のフィジカルアセスメント．学習研究社，2006．
戸田剛太郎，大原毅．消化器病学．第4版，医学書院，1995．
奈良信雄．疾患からまとめた病態生理 FIRST AID．メディカル・サイエンス・インターナショナル，2007．
西沢理，松田公志，武田正之．NEW泌尿器科学．第2版，南江堂，2007．
日本緩和医療学会緩和医療ガイドライン委員会．がん疼痛の薬物療法に関するガイドライン．第2版，金原出版，
　2014．
日本臨床検査医学会ガイドライン作成委員会．臨床検査のガイドライン JSLM2012 検査値アプローチ／症候／疾患．
　宇宙堂八木書店，2012．
林紀夫，日比紀文，坪内博仁．標準消化器病学．医学書院，2003．
深川雅史，吉田稔明，安田隆．レジデントのための腎臓病診療マニュアル．第2版，医学書院，2012．
福井次矢，奈良信雄．内科診断学．第2版，医学書院，2008．
矢﨑義雄．内科学．第10版，朝倉書店，2013．

乳房と腋窩のアセスメント

Bickley, Lynn S.；Szilagyi, Peter G. 著；福井次矢，井部俊子日本語版監修．ベイツ診察法．
　メディカル・サイエンス・インターナショナル，2008．
Drake, Richard L.；Vogl, A.Wayne；Mitchell, Adam W.M. 著；塩田浩平ほか訳．グレイ解剖学．原著第2版，
　エルゼビア・ジャパン，2011．
Gilroy, Anne M.；MacPherson, Brian R.；Ross, Lawrence M. 著；坂井建雄監訳．プロメテウス解剖学コアアトラス．
　医学書院，2010．
Jarvis, Carolyn. Physical Examination and Health Assessment. 6th ed., Saunders, 2012.
Longo, Dan L. ほか著；福井次矢，黒川清日本語版監修．ハリソン内科学．第4版／原著第18版，
　メディカル・サイエンス・インターナショナル，2013．
Seidel, Henry M. et al. Mosby's Guide to Physical Examination. 7th ed., Mosby, 2011.
Swartz, Mark H. 著；宮城征四郎，納光弘日本語版監修．スワルツ身体診察法．原著第5版，西村書店，2013．
佐藤達夫．人体スペシャル　胸部の地図帳．講談社，2008．
日本癌治療学会．日本癌治療学会リンパ節規約．金原出版，2002．
日本乳癌学会．乳腺腫瘍学．金原出版，2012．
日本乳癌学会．臨床・病理　乳癌取扱い規約．第17版，金原出版，2012．
日本臨床検査医学会ガイドライン作成委員会．臨床検査のガイドライン JSLM2012 検査値アプローチ／症候／疾患．
　宇宙堂八木書店，2012．
福井次矢，奈良信雄．内科診断学．第2版，医学書院，2008．
藤崎郁．フィジカルアセスメント完全ガイド．第2版，学研メディカル秀潤社，2012．
松尾ミヨ子，志自岐康子，城生弘美．ナーシング・グラフィカ　基礎看護学②　ヘルスアセスメント．第3版，
　メディカ出版，2013．

直腸・肛門・生殖器のアセスメント

Bickley, Lynn S.；Szilagyi, Peter G. 著；福井次矢，井部俊子日本語版監修．ベイツ診察法．
　メディカル・サイエンス・インターナショナル，2008．
Drake, Richard L.；Vogl, A.Wayne；Mitchell, Adam W.M. 著；塩田浩平ほか訳．グレイ解剖学．原著第2版，
　エルゼビア・ジャパン，2011．
Jarvis, Carolyn. Physical Examination and Health Assessment. 6th ed., Saunders, 2012.
Schünke, Michael；Schulte, Erik；Schumacher, Udo 著；坂井建雄，大谷修監訳．
　プロメテウス解剖学アトラス　頸部／胸部／腹部・骨盤部．医学書院，2008．
Seidel, Henry M. et al. Mosby's Guide to Physical Examination. 7th ed., Mosby, 2011.

Swartz, Mark H. 著；宮城征四郎，納光弘日本語版監修．スワルツ身体診察法．原著第5版，西村書店，2013．
赤座英之．標準泌尿器科学．第9版，医学書院，2014．
伊藤隆，高野廣子．解剖学講義．第3版，南山堂，2012．
岩垂純一．実地医家のための肛門疾患診療プラクティス．第2版，永井書店，2007．
我部山キヨ子，大石時子．助産師のためのフィジカルイグザミネーション．医学書院，2008．
福井次矢，奈良信雄．内科診断学．第2版，医学書院，2008．
本間之夫．排尿・排便のトラブルQ&A．日本医事新報社，2007．
村井勝，塚本泰司，小川修．最新 泌尿器科診療指針．永井書店，2008．

脳・神経系のアセスメント

Barrett, Kim E. ほか著；岡田泰伸監訳．ギャノング生理学．原著第24版，丸善出版，2014．
Bickley, Lynn S.；Szilagyi, Peter G. 著；福井次矢，井部俊子日本語版監修．ベイツ診察法．メディカル・サイエンス・インターナショナル，2008．
Brunnstrom, Signe 著；佐久間穣爾，松村秩訳．片麻痺の運動療法．医歯薬出版，1974．
Guyton, Arthur C.；Hall, John E. 著；御手洗玄洋監訳．ガイトン生理学．原著第11版，エルゼビア・ジャパン，2010．
Netter, Frank H. 著；相磯貞和訳．ネッター解剖学アトラス．原著第5版，南江堂，2011．
Schünke, Michael；Schulte, Erik；Schumacher, Udo 著；坂井建雄，河田光博監訳．プロメテウス解剖学アトラス 頭部／神経解剖．医学書院，2009．
失神の診断・治療ガイドライン．Circulation Journal．2007，71巻（suppl Ⅳ），p.1049-1055．
上田敏．標準リハビリテーション医学．第3版，医学書院，2012．
宇尾野公義，入來正躬．最新自律神経学．振興医学出版社，2007．
児玉南海雄，佐々木富男．標準脳神経外科学．第13版，医学書院，2014．
後藤由夫，本郷道夫．自律神経の基礎と臨床．改訂第3版，医薬ジャーナル社，2006．
田崎義昭，斎藤佳雄．ベッドサイドの神経の診かた．第17版，南山堂，2010．
田中裕二．わかって身につくバイタルサイン．学研メディカル秀潤社，2013．
中村隆一，齋藤宏，長崎浩．基礎運動学．第6版，医歯薬出版，2003．
中村隆一，齋藤宏，長崎浩．臨床運動学．第3版，医歯薬出版，2002．
奈良勲．標準理学療法学 専門分野 理学療法評価学．第2版，医学書院，2004．
奈良勲，内山靖．図解理学療法検査・測定ガイド．第2版，文光堂，2009．
日本救急医学会．救急診療指針．改訂第4版，へるす出版，2011．
馬場元毅，鎌倉やよい．深く深く知る 脳からわかる摂食・嚥下障害．学研メディカル秀潤社，2013．
水澤英洋，宇川義一．神経診察 実際とその意義．中外医学社，2011．
水野美邦．標準神経病学．第2版，医学書院，2012．

筋・骨格系のアセスメント

Hislop, Helen J.；Avers, Dale；Brown, Marybeth 著；津山直一，中村耕三訳．新・徒手筋力検査法．原著第9版，エルゼビア・ジャパン，2014．
Netter, Frank H. 著；相磯貞和訳．ネッター解剖学アトラス．原著第5版，南江堂，2011．
Schünke, Michael；Schulte, Erik；Schumacher, Udo 著；坂井建雄，松村讓兒監訳．プロメテウス解剖学アトラス 解剖学総論／運動器系．第2版，医学書院，2011．
上田敏．標準リハビリテーション医学．第3版，医学書院，2012．
中村隆一，齋藤宏，長崎浩．基礎運動学．第6版，医歯薬出版，2003．
中村隆一，齋藤宏，長崎浩．臨床運動学．第3版，医歯薬出版，2002．
奈良勲．標準理学療法学 専門分野 理学療法評価学．第2版，医学書院，2004．
奈良勲，内山靖．図解理学療法検査・測定ガイド．第2版，文光堂，2009．
日本リハビリテーション医学会評価基準委員会．関節可動域表示ならびに測定法．リハビリテーション医学．1995，32巻，4号，p.210-215．
松野丈夫，中村利孝．標準整形外科学．第12版，医学書院，2014．

和文索引

あ

あいづち	6
アキレス腱反射	280
握雪感	109
アクチン	312
浅い触診	170
――評価	173
足の屈曲	322
足の伸展	322
頭	74
圧覚	16
圧痛点	170
アテトーシス	268
アドレナリン	**49**, 50
アネロイド型血圧計	53
あひる歩行	314
アルドステロン	**49**, 50
アレルギー	8
アレンテスト	150
鞍関節	309
アンジオテンシンⅡ	**49**, 50

い

胃	156, **157**, 158
言い換え	6, 12
イェンドラシック法	283
異化	78
息切れ	129
移行（中間）領域	90
意識	216
――アセスメント	216
――混濁	216
――清明	218
――の内容	216
――変容	216
――レベル	216
意識障害	217
――原因	221
異常感覚	295
痛み刺激	220
位置覚	288
――検査	298
――検査する意義	299
一次運動野	213
一次性脳障害	221
一次体性感覚野	213
一次リンパ組織	83
移動軸	315
いびき音	116, **119**, 124
イヤーチップ	19

イヤーチューブ	19, 21
イヤーピース	19, 21
イレウス	166
陰核	208
陰茎	204
陰茎海綿体	204
咽頭	89
咽頭後壁	249
咽頭痛	72
咽頭反射	286
――の観察	249
陰嚢	204

う

ウィーズ	116, **119**
ウィルヒョウの三徴	151
ウェーバー試験	244, **247**
――評価	247
ウェルニッケ野	213
右室	126, 127
羽状筋	312
右心系	127
右側全盲	228
内がえし	310
うっ血乳頭	229
うつ熱	26
腕落下試験	264
うなずき	6
右房	126, 127
運動機能障害	259
運動機能のアセスメント	258
運動失調	271
――観察	271
――原因	271
運動麻痺	261
――回復過程と評価法	264
――分類	261

え

会陰	208
腋窩	188
――アセスメント	188, **190**
――触診	191
――触診の評価	195
腋窩温の測定	
――手順	30
――必要物品	29
腋窩静脈	128
腋窩動脈	128
腋窩リンパ節	82
えくぼ症状	195

エコノミークラス症候群	151
エルブ領域	141
鉛管現象	269
嚥下障害	72, 251
嚥下痛	72
遠心路	211

お

横隔膜	93, 94, 95, 156
――位置と可動域の測定	112
――位置と可動域の測定の評価	113
横隔膜の動き	94
横行結腸	157, 158
嘔吐	161, 229
悪心	161, 229
オトガイ下リンパ節	84
オトガイ舌筋	254
オトガイ部	74
折りたたみナイフ現象	269
音叉	296
温度覚	288
――検査	293
温度受容器	25
温冷覚	16

か

回外	310
外殻温	28
開眼反応	219
外頸静脈	128, 130
外頸動脈	128
開口障害	72
外肛門括約筋	200
外呼吸	99
外耳	244
外旋	310
開扇現象	285
咳嗽	103
外層温	28
咳嗽試験	160
外側腋窩リンパ節	189, 193
外側頸三角部	74
外側溝	213
外側膝状体	225
外側翼突筋	240
回腸	157
外腸骨静脈	128
外腸骨動脈	128
外転	310
外転神経	223, **230**

外転神経麻痺	233
回内	310
灰白質	212
解剖学的肢位	316
解剖学的死腔	101
海綿骨	307
潰瘍	15
外肋間筋	93
カウパー腺	204
顔	74
顔の色調	14
下顎呼吸	66
下顎骨	74, 306
下顎神経	238
下顎反射	280
下顎部痛	72
踵打ち歩行	314
踵落とし衝撃試験	160
踵膝試験	275
下気道	**89**, 90
蝸牛神経	244
過共鳴音	**17**, 111
顎下リンパ節	84
顎関節計測	324
顎関節痛	72
拡散	99, **100**
核心温	28
覚醒度	216
喀痰	103
拡張期	137
拡張期血圧	5
拡張期雑音	145
角度計	31
顎二腹筋	31
角膜反射	238, **243**, 28
下行結腸	157, 15
下行大動脈	12
過呼吸	6
下肢のMMT	33
下肢のバレー徴候の観察	26
過剰心音	20, 14
――聴取部位	14
下垂手	30
下垂足	31
ガス交換	9
仮性球麻痺	25
仮想線	16
家族歴	8,
下大静脈	126, 128, 15
肩関節	30
――外旋	319, 3
――外転（側方挙上）	319, 3
――屈曲（前方挙上）	3
――伸展（後方挙上）	3
――水平屈曲	3

——水平伸展	319	関節包	308	客観的情報	4	胸部	
——内旋	319, 324	感染予防	5	嗅覚		——基準線	97
——内転	319, 324	肝臓	156, 158, 176	——検査	224	——打診	110
片麻痺	261	——アセスメント	176	——減退	224	——打診の評価	111
下腸間膜動脈	128	——叩打診	178	——障害	224	——聴診（循環器）	145
下直腸横ヒダ	200	——触診	179	——脱失	224	胸膜	92
喀血	103	——触診の評価	180	球関節	309	胸膜腔	92, 95
滑車神経	223, 230	——打診	176	吸気	99	胸膜摩擦音	116, 121
滑車神経麻痺	233	——打診の評価	178	吸気性喘鳴	121	共鳴音	17, 111
滑膜関節	308	眼底鏡	228	嗅球	224	胸腰部	
可動関節	308	眼底検査	225, 228	臼状関節	309	——の回旋	323
下内深頸リンパ節	84	間脳	212	嗅上皮	224	——の屈曲	323, 324
痂皮	15	顔貌	14	丘疹	15	——の伸展	323
下鼻甲介	74	陥没呼吸	66	嗅神経	223, 224	——の側屈	323
下腹部	157	間膜	158	——の検査	224	鋸筋	312
下葉	91	顔面神経	223, 240	求心路	211	局所性浮腫	152
カルシトニン	78	顔面神経核	240	急性頭蓋内圧亢進症状	229	拳掌筋反射	286
眼位	233	顔面頭蓋	74	急性虫垂炎	170, 171	ギラン・バレー症候群	270
陥凹	164	顔面痛	72	球麻痺	251	起立性低血圧	304
感音性難聴	245, 247	顔面の感覚検査	238, 239	胸郭	92	——看護	305
肝下縁	177	眼輪筋	311	——可動性の触診	105	季肋部	157
眼窩下部	74	関連痛	159	——可動性の触診の評価	107	筋	312
感覚機能のアセスメント	288	——生じる部位	159	——形態の評価	105	筋・骨格系のアセスメント	306, 313
感覚障害	299	肝彎曲	157	——視診	104	筋萎縮	270
感覚の種類	288			胸郭と肺のアセスメント	104	筋強剛	269
眼窩部	74	**き**		胸管	82	筋緊張	269
換気	99			胸筋リンパ節	189, 193	——異常	269
眼球運動	233	奇異呼吸	66	胸腔	92	——観察	270
——観察	230, 231	キーパーソン	8	胸腔内圧	95	筋原線維	312
環境整備	5	既往歴	8, 12	頬骨	74	筋硬直	171
換気量	101, 102	期外収縮	45	胸骨	92, 306	筋細胞	312
間欠性跛行	148	気管	89, 90	胸骨角	92, 97	筋小胞体	312
間欠熱	27	——の位置	96	胸骨角による肋骨の特定	97	筋性防御	160, 171, 173
眼瞼挙上	230	気管呼吸音	116, 117	胸骨上切痕	97	筋節	312
眼瞼の異常	237	気管支	89, 90	胸骨体	92	筋線維	312
眼瞼の観察	237	気管支呼吸音	116, 117	胸骨中線	97	筋線維束	312
看護記録用紙	9	気管支呼吸音化	116, 118	頬骨部	74	金属音	166
寛骨	306	気管支腺	90	胸骨柄	92	筋頭	311
冠静脈	128	気管支肺胞呼吸音	116, 117	胸骨傍リンパ節	189	筋尾	311
冠状面	310	気管支末端	89	胸鎖乳突筋	93, 94, 252, 254, 311	筋腹	311
眼振	233	気管軟骨	90	胸鎖乳突筋と僧帽筋の筋力評価	254	筋膜	312
眼神経	238	気管分岐部	96	胸鎖乳突筋の筋力検査	252		
関節	308	起坐呼吸	66	胸鎖乳突筋部	74	**く**	
——解剖生理	306	起始	311	胸式呼吸	93		
関節運動の種類	310	基準線（胸部）	97	胸神経	215	空腸	157
関節窩	308	奇静脈	128	胸水	92	クーパー靱帯	188
関節可動域	315	拮抗支配	302	胸髄	215, 301	クスマウル大呼吸	65
——測定	315	気道	89	胸腺	83	口すぼめ呼吸	66
——表示ならびに測定法	319	気導	246	胸椎	92, 215	屈曲	310
関節腔	308	気道の気流速度	115	胸痛	103, 129	クッシング現象	229
間接対光反射	235	気道の総断面積	115	共同運動	265	グラスゴー・コーマ・スケール	
間接打診法	17, 18	亀背	105	頬部	74		217, 219
関節頭	311	基本肢位	316			繰り返し	6, 12, 13
関節軟骨	308	基本軸	315				
関節半月	308						

グル音		165

け

脛骨		306
痙縮		269
頸静脈		130
——アセスメント		131
頸静脈怒張		131
——体位による変化		133
頸静脈拍動		131
頸神経		215
頸髄		215, 301
痙性歩行		314
傾聴		6
頸椎		215
頸動脈		130
——アセスメント		134
——聴診		135
——聴診の評価		135
頸動脈洞		134
茎突舌筋		254
経皮的動脈血酸素飽和度		69
頸部		74
——回旋		323
——屈曲		323
——伸展		323
——側屈		323
鶏歩		314
稽留熱		27
頸リンパ節		82
下血		161
血圧		48
——圧受容器での感知		50
——液性調節		49
——神経性調節		49
——生理的変動		51
——調節システム		49
——定義		48
——ホルモンによる調節		49
血圧計		
——種類		53
——使用前の確認		57
血圧測定		
——腋窩リンパ節切除後		55
——観血的測定法		63
——誤差要因となる手技のまとめ		63
——種類		53
——触診法		53
——聴診法		53
——直接法		63

——手順(触診法)		61
——手順(聴診法)		57
——内シャントがある場合		55
——の分類		52
——必要物品		56
——部位		55
——輸液をしている場合		55
血管雑音		167
——聴診		167
血管透過性		153
月経周期		8
結節		15
結滞		45
血痰		103
血尿		199
血便		161, 198
下痢		161, 198
腱		311
健康		2
肩甲下リンパ節	**189**, 193
肩甲骨		306
肩甲骨下角		98
肩甲骨下角線		97
肩甲骨下角による肋骨の特定		98
肩甲帯		
——挙上		319
——屈曲		319
——伸展		319
——引き下げ(下制)		319
減呼吸		65
剣状突起		92
見当識		220
見当識障害		220
腱反射	278, **280**
——記載法		283
——機序		278
現病歴		8, 12

こ

後陰唇交連		208
後腋窩線		97
後腋窩リンパ節	**189**, 193
構音障害	72, 251
口蓋骨		74
口蓋垂		249
口蓋舌筋		254
後角		215
口角挙上試験		242
交感神経系	**302**, 303, 304
交感神経系と副交感神経系の作用		304
咬筋		240

口腔温の測定		
——手順		32
——必要物品		32
後脛骨静脈		128
後脛骨動脈	42, 128
後頸三角		74
後頸部		74
高血圧		52
高血圧緊急症		52
高血圧性急性心不全		52
高血圧性脳症		52
後根神経節		215
後枝		215
膠質浸透圧		153
拘縮		318
——の好発部位		318
——の予防		318
甲状腺		77
——アセスメント		77
——解剖		77
——機能		78
——視診・触診		78
——視診・触診の評価		81
甲状腺腫大		81
甲状腺ホルモン		78
甲状軟骨		77
後正中線		97
高体温		26
叩打診		
——肝臓		178
——腎臓		186
——脾臓		182
叩打法		17
喉頭		89
後頭骨		74
後頭前切痕		213
後頭部		74
後頭葉		213
喉頭隆起		77
後頭リンパ節		84
紅斑		15
口部		74
後腹膜腔		158
後腹膜臓器		158
肛門		200
——アセスメント		200
——解剖		200
——視診・触診		200
——視診・触診の評価		203
——問診		198
肛門管		200
絞扼性イレウス		166
口輪筋		311

後彎症		105
誤嚥		90
コースクラックル	116, 120
コールラウシュひだ		200
鼓音	**17**, 111, 169
股関節		
——外旋		321
——外転		321
——屈曲		321
——伸展		321
——内旋		321
——内転		321
呼気		99
呼気延長	116, **118**
呼気性喘鳴		121
呼吸		64, 99
——測定の手順		68
——の異常		65
呼吸運動	93, 95
呼吸音	**20**, 116
——アセスメント		115
——聴診		121
——聴診(仰臥位)		123
——聴診(側臥位)		123
——聴診の評価		124
——聴診部位		122
——の異常		118
——の発生		115
——の分類		116
呼吸器		88
——アセスメント		88
——解剖		88
——症状		101
——問診		101
呼吸機能		99
呼吸筋		93
呼吸筋の運動		95
呼吸訓練		95
呼吸困難	103, 121
呼吸細気管支	**89**, 90
呼吸性不整脈		45
呼吸中枢		66
呼吸調節		66
呼吸調節中枢		66
呼吸部		90
呼吸補助筋	93, 95
固縮		269
孤束核		249
鼓腸		167
骨格		305
骨格筋		311
——機能		311
——形状による分類		311

──構造	312			しびれ	289	上肢のバレー徴候の観察	262
──収縮のメカニズム	312	**し**		指腹法	192	症状に関する問診	**10**, 12, 13
骨幹	307			シフティングダルネス	175	小前庭腺	208
骨幹端	307	耳介	244	斜角筋	93, 94	上大静脈	126, 128
骨間膜	308	耳介後リンパ節	84	尺側皮静脈	128	上唾液核	240
骨結合	308	耳介部	74	視野欠損	228	小腸	156, **157**, 158
骨髄	83, **307**	視覚野	213	視野検査	225, **226**	上腸間膜動脈	128
骨性胸郭	92	耳下腺咬筋部	74	車軸関節	309	上直腸横ひだ	200
骨端	307	耳下腺リンパ節	84	射精管	204	上橈尺関節	309
骨導	246	弛緩	269	尺骨	306	上内深頸リンパ節	84
骨膜	307	色素上皮	225	尺骨静脈	128	小脳	212
鼓膜温の測定		色素斑	15	尺骨神経	300	小脳系	259
──手順	34	子宮	208	尺骨側表面	16	小脳性運動失調	271
──必要物品	34	死腔	101	尺骨動脈	128	蒸発	24
コミュニケーション	5	死腔換気量	102	ジャパン・コーマ・スケール	217, **218**	小伏在静脈	128
コロトコフ音	20, **54**	軸索	210	シャフト	20	上腹部	156
──音の変化	55	刺激伝導系	45	斜裂	91, 96	静脈角	82
		視交叉	235	周期熱	27	静脈系	128
さ		篩骨	74	収縮期	139	静脈血	128
		視細胞	225	収縮期血圧	51	静脈性雑音	167
細気管支	89	四肢の疼痛	129	収縮期高血圧	52	静脈怒張	164
最高血圧	51	四肢麻痺	261	収縮期雑音	143	睫毛反射	243
砕石位	201	視床	212	重症筋無力症	237	上葉	91
最低血圧	51	視床下部	212	十二指腸	157, 158	小葉間裂	91
臍部	157	矢状軸	310	主観的情報	4	上腕骨	306
最良運動反応	219	歯状線	200	縮瞳	**236**, 237	上腕三頭筋反射	280
最良言語反応	219	矢状面	310	宿便	164	上腕静脈	128
サイロキシン	78	視診	2, 4, **14**	手根骨	306	上腕動脈	**41**, 128
杯細胞	90	──胸郭	104	手根中手関節	309	上腕二頭筋	311, 312
鎖骨	306	──甲状腺	78	種子骨	307	上腕二頭筋反射	280
鎖骨下静脈	128	──肛門	200	樹状突起	210	上腕リンパ節	**189**, 193
鎖骨下動脈	126, 128	──女性生殖器	208	主訴	**8**, 12	触診	2, 4, **16**
鎖骨下リンパ節	**189**, 194	──男性生殖器	204	手背	16	──腋窩	191
鎖骨上窩リンパ節	84, **189**, 194	──頭部	75	守秘義務	5	──肝臓	179
鎖骨リンパ節		──乳房	190	腫瘤	15	──胸郭の可動性	105
──触診	191	──腹部全体	163	循環器系のアセスメント	126	──甲状腺	78
──触診の評価	195	視神経	223, **225**	──胸部	136	──肛門	200
左室	126, 127	──検査	225	──頸部	130	──鎖骨リンパ節	191
左心系	127	視神経乳頭	229	──末梢循環系	148	──女性生殖器	208
嗄声	73, **250**	視神経乳頭検査	225, 228	上位運動ニューロン障害	279	──腎臓	187
左肺感覚	295	ジストニア	268	小陰唇	208	──声音振盪	108
左房	126, 127	姿勢時振戦	267	消化	157	──前立腺	206
サルコメア	312	視線	7	消化管	157	──男性生殖器	204
三歳手	300	弛張熱	27	──位置	157	──頭頸部リンパ節	84
三角筋	311	膝蓋腱反射	278, **280**	──機能	157	──頭部	75
三叉神経	223, **238**	──観察	281	上顎骨	74, 306	──乳房	191
──の検査	238	膝蓋骨	306	上顎神経	238	──脾臓	184
三尖弁	127	膝窩静脈	128	上気道	89	──腹部全体	172
三尖弁領域	141	膝窩動脈	128	掌屈	310	触診に用いる部位	16
酸素分圧	69	失神	129	上行結腸	157, 158	褥瘡	15
酸素飽和度	69	失調性歩行	314	上行性網様体賦活系	216	食道	90, 156
散瞳	236	至適血圧	52	上行大動脈	128	食欲不振	161
残尿感	199	自動的関節可動域	315	少呼吸	65	徐呼吸	65
		紫斑	15	上肢のMMT	328	鋤骨	74

助産師手位	59	
女性化乳房	194	
女性生殖器		
——アセスメント	208	
——解剖	208	
——視診・触診	208	
——視診・触診の評価	209	
触覚	16, **288**	
——検査	290	
除脳硬直	221	
除皮質硬直	221	
徐脈	**43**, 73	
自律神経系	214, **302**	
——アセスメント	302	
——経路	303	
自律神経症状	304	
自律性支配	302	
視力検査	225	
シルビウス裂	213	
心音	20	
——聴診のコツ	147	
——聴診部位	141	
心音図	139	
心窩部	157	
心基部	127	
神経系	210	
神経根	215	
神経細胞	210	
神経細胞体	210	
神経節細胞	225	
神経叢	299	
心雑音	143	
——聴取部位	145	
心周期	139	
滲出性腹水	174	
腎静脈	128	
振水音	166	
心尖	126	
振戦	267	
振戦（スリル）	16, **144**	
心尖拍動	137	
——の観察	137	
——評価	138	
心尖部	127	
心臓		
——解剖	126	
——解剖学的位置	127	
——内腔と弁	127	
——立体構造	127	
腎臓	156, 158, **186**	
——アセスメント	186	
——叩打診	186	
——叩打診の評価	187	
——触診	187	

深鼠径リンパ節	82	
靱帯	308	
身体診察	3	
伸展	310	
振動覚	16, **288**	
——検査	296	
——を検査する意義	298	
腎動脈	128, 167	
心拍出量	48	
心拍数	40	
心拍同時測定	47	
深部温	28	
深部感覚	288, **296**	
深部静脈血栓症	151	
心房性ナトリウム利尿ペプチド		
	49, 50	
心膜	126	

す

水銀血圧計	53	
髄腔	307	
髄鞘	211, 212	
髄節	215	
——の支配領域	299, 301	
膵臓	156, 158	
錐体外路系	259, **260**	
錐体葉	77	
錐体路	259, **260**	
水平面	310	
水平裂	91, 96	
水疱	15	
水泡音	116, **120**, 124	
頭蓋骨	**74**, 306	
頭蓋内圧亢進	229	
スキーン腺	208	
スクウォーク	119	
頭痛	72, 229	
ストライダー	121	
スパイロメトリー	101	
スリル（振戦）	16, **144**	
スワンの点	55	

せ

清音	17, 111	
声音振盪	16, **108**, 109	
——触診	108	
——触診の評価	109	
声音聴診	109	
生活歴	**9**, 12	
精管	204	
性機能障害	304	

性交時痛	199	
静止時振戦	267	
正常域血圧	52	
正常血圧	52	
正常高値血圧	52	
正常呼吸音	**117**, 124	
正常心音	139	
生殖器	204	
——アセスメント	204	
——問診	199	
静水圧	153	
精巣	204	
精巣上体	204	
声帯の観察	249	
正中神経	300	
精嚢	204	
生命徴候	22	
生理学的死腔	101	
生理的Ⅲ音	142	
赤色皮膚線条	164	
脊髄	212, 215	
脊髄神経	215	
脊髄性運動失調	271	
脊柱線	97	
脊椎	215, 306	
脊椎側彎	105	
脊椎による肋骨の特定	98	
舌咽神経	223, **248**	
舌下神経	223, **254**	
舌区	91	
舌骨	74	
舌骨舌筋	254	
絶対性不整脈	45	
絶対的濁音	17	
セットポイント	25	
舌の動きの観察	255	
舌の動きの評価	256	
舌の支配神経	256	
説明と同意	5	
線維性結合	308	
線維腺腫	194	
前陰唇交連	208	
前腋窩線	97	
前腋窩リンパ節	**189**, 193	
前角	215	
前額面	310	
前鋸筋	311, **312**	
前脛骨筋	311	
前脛骨静脈	128	
前脛骨動脈	128	
前頸部	74	
浅頸リンパ節	84	
仙骨	306	
仙骨神経	215	
前枝	215	

全身性浮腫	152	
全身の視診	14	
仙髄	215, 301	
前正中線	97	
浅鼠径リンパ節	82	
仙椎	215	
仙痛	159	
前庭神経	244	
前頭筋	311	
前頭骨	74	
前頭部	74	
前頭葉	213	
前頭連合野	213	
喘鳴	103, 121	
線毛細胞	90	
前立腺	204	
——触診	206	
——触診の評価	207	
前腕正中皮静脈	128	
前腕の回外	320	
前腕の回内	320	

そ

増強法	283	
双極細胞	225	
総頸動脈	126, 128, 130	
爪床圧迫テスト	150	
臓側胸膜	**92**, 95	
臓側腹膜	158	
総腸骨静脈	128	
総腸骨動脈	128, 167	
僧帽筋	93, 94, 252, 254, 311	
——筋力検査	253	
僧帽弁	127	
僧帽弁領域	141	
層流	111	
足根骨	306	
足根中足関節	306	
足指の屈曲	321	
足指の伸展	321	
側頭筋	240, 311	
側頭骨	74	
側頭部	74	
側頭葉	213	
側頭連合野	213	
足背静脈弓	128	
足背動脈	**42**, 128	
側腹部	157	
足部		
——の内がえし	321	
——の外転	321	
——の外がえし	321	
——の内転	321	

組織間液	152	大腿骨	306			――の減弱	166
咀嚼筋の観察	238, 240	大腿四頭筋	311			――の亢進	166
外がえし	310	大腿静脈	128			――の消失	166
		大腿直筋	312	**ち**		蝶番関節	309
た		大腿動脈	**42**, 128, 167			跳躍伝導	211
		大腿二頭筋	312	チアノーゼ	149	聴力のスクリーニング検査	244, **245**
第1胸椎棘突起	98	大腸	156, 157	チェーン・ストークス呼吸	65	腸リンパ本幹	82
第2肋間	92, 97	大殿筋	312	チェストピース部	19	直接対光反射	235
第2肋骨	92, 97	大動脈弓	126, 128	恥丘	208	直接打診法	17
第7胸椎棘突起	98	大動脈弁	127	恥骨結合	156, **308**	直腸	157
第7頸椎棘突起	98	大動脈弁領域	141	腟	208	――アセスメント	200
第7肋間	98	大脳	212, 213	腟前庭	208	――解剖	200
第7肋骨	98	大脳縦列	213	緻密骨	307	――問診	198
体位変換現象	175	大脳皮質	212, 213	チャドック徴候	284	直腸温の測定	
大陰唇	208	体表解剖（呼吸器）	96	中腋窩線	97	――手順	36
体温	24	体部位局在	214	中間腱	312	――必要物品	36
――生理的変動	26	大伏在静脈	128	中耳	244	直腸静脈叢	200
――測定部位	28	大葉間裂	91	中心腋窩リンパ節	**189**, 193	直腸診	200
――の異常	26	対流	24	中心溝	213	――評価	203
――部位による温度差	28	楕円関節	309	中心静脈	130	直腸膨大部	200
体温計	29	濁音	**17**, 111, 169	中心静脈圧	131	直腸横ひだ	200
体温測定（腋窩）		打腱器	17, **282**	――の推定	131	沈黙	6
――側臥位の場合	31	多呼吸	65	――評価	132		
――手順	30	打診	2, 4, **17**	中心性チアノーゼ	149	**つ**	
――必要物品	29	――横隔膜の位置と可動域の測定		虫垂	157		
――麻痺がある場合	31		112	中枢神経系	210, 212	椎間孔	215
体温測定（口腔）		――間接打診法	18	中枢性麻痺	261, 264	椎骨	306
――手順	32	――肝臓	176	中直腸横ひだ	200	椎骨動脈	128
――必要物品	32	――胸部	110	中内深頸リンパ節	84	対麻痺	261
体温測定（鼓膜）		――脾臓	181	チューブ（導管）	19	痛覚	288
――手順	34	――腹部全体	168	中葉	91	――検査	292
――必要物品	34	打診音の種類	17	聴覚野	213		
体温測定（直腸）		打診指	18	長管骨	307	**て**	
――手順	36	打診部位（呼吸器）	111	腸間膜	158		
――必要物品	36	縦軸	310	蝶形骨	74	停止	311
体温調節	25	他動運動	269	腸骨部	157	低体温	27
体温調節中枢	25	多頭筋	312	聴診	2, 4, **19**	笛音	116, **119**, 124
体格	14	他動的関節可動域	315	――胸部（循環器）	145	テストステロン	204
大胸筋	311	多発ニューロパシー	300	――頸動脈	135	手	
腋下	199, 209	多腹筋	312	――血管雑音	167	――の屈曲	320
体型	14	樽状胸郭	105	――呼吸音	121	――の尺屈	320
対光反射	230	短骨	307	――腸蠕動音	165	――の伸展	320
――観察	234	男性生殖器		聴診間隙	60	――の橈屈	320
――しくみ	235	――アセスメント	204	聴診器	19, 20	デルマトーム	301
――評価	236	――解剖	204	――構造	19	伝音性難聴	**245**, 247
体臭	14	――視診・触診	204	――使用時の注意	21	電子血圧計	53
体循環	129	――視診・触診の評価	205	――使用方法	20	電子体温計	29
代償動作	326	断続性副雑音	116, **120**, 124	――付け方	21	電子聴診器	19
帯状疱疹	164	単ニューロパチー	300	――持ち方	20	伝達	211
体性感覚	288	胆囊	156	聴診部位（呼吸器）	122	伝導	24, 211
体性神経系	214	単麻痺	261	調節	237		
体性痛	159			調節・輻輳反射	237		
大前庭腺	208			腸蠕動音	20, **165**		
				――聴診	165		
				――聴診の評価	166		

と

頭蓋骨	74, 306
導管（チューブ）	19
動眼神経	223, **230**
動眼神経副核	235
動眼神経麻痺	233, 237
動悸	129
頭頸部	
――アセスメント	72
――区分	74
――問診	72
頭頸部リンパ節	
――アセスメント	82
――解剖	84
――触診	84
――触診の評価	86
瞳孔計	234
瞳孔の観察	234
瞳孔の評価	236
瞳孔不同	236
橈骨	306
橈骨手根関節	309
橈骨静脈	128
橈骨神経	300
橈骨動脈	**41**, 128
動作時振戦	267
橈側皮静脈	128
頭頂後頭溝	213
頭頂骨	74
頭頂部	74
頭頂葉	213
頭頂連合野	213
橙皮様皮膚	194
頭部	74
――アセスメント	74
――視診・触診	75
――視診・触診の評価	76
動脈管索	126
動脈系	128
動脈血	128
動脈血液ガス分析	100
動脈血酸素分圧	100
動脈血酸素飽和度	69
動脈血二酸化炭素分圧	100
動脈弁	127
同名半盲	228
兎眼	242
特殊感覚	288
特徴的顔貌	76
吐血	161
徒手筋力検査	264, **325**
閉じられた質問	6, 12, 13

トラウベ三角	182
トリヨードサイロニン	78
努力呼吸	66, **94**
トルソー徴候	59
トレムナー反射	284
トレンデレンブルグ徴候	314
トレンデレンブルグ歩行	314
ドロップテスト	261, **264**
鈍痛	159

な

内頸静脈	128, 130
内頸動脈	128
内肛門括約筋	200
内呼吸	99
内耳	244
内耳神経	223, **244**
――検査	244
内深頸リンパ節	84
内舌筋	254
内旋	310
内臓感覚	288
内臓痛	159
内側翼突筋	240
内腸骨静脈	128
内腸骨動脈	128
内転	310
内肋間筋	93, 94
軟口蓋	249
軟口蓋・咽頭の動きの評価	250
軟口蓋・咽頭の観察	249
軟骨性結合	308

に

二次性脳障害	221
二重支配	302
二次リンパ組織	83
日本式昏睡尺度	217, 218
乳管	188
乳癌	194
――リスク因子	189
乳腺症	194
乳腺小葉	188
乳腺組織	188
乳腺葉	188
乳頭	188
――触診	192
乳頭浮腫	229
乳頭分泌物	189, **194**
乳突リンパ節	84
乳び槽	82

乳房	188
――アセスメント	188, 190
――解剖	188
――自己検診	196
――視診	190
――視診の評価	194
――周辺のリンパ節	189
――触診	191
――触診の評価	194
――触診方法	192
――の領域	189
――問診	189
乳様突起	246
乳様突起部	74
乳輪	188
乳輪腺	188
ニューロパチー	300
ニューロン	210
尿管	204
尿道海綿体	204
尿道球腺	204
妊娠	164
妊娠線	164

ね

熱型	27
熱産生	24
熱放散	24
捻髪音	116, **120**, 124
粘膜関連リンパ組織	83
粘膜反射	286

の

脳幹	212
脳神経	222
――アセスメント	222
――アセスメントの目的	223
――解剖	222
――核	222
――機能	223
脳・神経系のアセスメント	210
脳頭蓋	74
膿尿	199
脳ヘルニア	229
膿疱	15
脳梁	213
喉仏	77
ノルアドレナリン	49, 50

は

パーキンソン病歩行	314
肺	89, 91
――の位置	96
肺外に由来する副雑音	121
肺肝境界	**114**, 177
肺間質	120
肺区域	91
背屈	310
肺実質	120
肺循環	99, 129
肺静脈	89, 126, 128
肺尖	91
肺尖部	96
バイタルサイン	22
――基準値	23
――測定順	23
肺底	91
肺底部	96
肺動脈	89, 126, 128
肺動脈幹	126
肺動脈弁	127
肺動脈弁領域	143
排尿困難	199
排尿痛	199
バイノーラル部	19
排便痛	199
肺胞	89
肺胞換気量	101, 102
肺胞腔	120
肺胞呼吸音	116, 119
肺胞死腔	101
肺胞上皮細胞	120
肺胞中隔	120
肺胞嚢	**89**, 91
肺葉	91
白質	211
白色皮膚線条	164
白脾髄	83
歯車現象	267
はさみ脚歩行	314
波状熱	27
バゾプレシン	**49**, 50
ばち指	69
発汗異常	30
発熱	27
波動を利用した腹水の観察	177
鳩胸	102
鼻指鼻試験	271
バビンスキー徴候の観察	283
バリズム	266

パルスオキシメーター	69	左主気管支	90	複視	233	分圧	100
──原理と誤差要因	70	左上腹部	157	腹式呼吸	93	分時換気量	102
──装着時の注意点	70	左側腹部	157	輻射	24	分時肺胞換気量	102
バルトリン腺	208	左腸骨部	157	副神経	223, 252	分回し	310
バレー徴候	261, **262**	左同名性下四分盲	228	副神経リンパ節	84	分回し歩行	314
──の判断ポイント	263	左同名性上四分盲	228	腹水	164, 169, **174**	噴門	157
反回神経	250	左同名半盲	228	──主な発生機序	174	分離運動	266
瘢痕	15	尾椎	215	──観察	175		
反射	278	脾動脈	128	輻輳	237	**へ**	
──アセスメント	278	皮膚	14, **15**	輻輳反射	237		
──異常	279	鼻部	74	腹直筋	311, 312	閉眼検査	241
──検査	278	皮膚温の確認	150	腹痛	**159**, 161	閉眼試験	242
反射弓の障害	279	皮膚書字覚	289	──分類	159	閉塞性イレウス	166
板状硬	171	皮膚線条	164	腹部		平面関節	309
反跳痛	160, **171**	皮膚反射	286	──アセスメント	156	ヘーリング・ブロイヤー反射	64
ハンマー	282	皮膚病変	15	──解剖	156	壁側胸膜	**92**, 95
		肥満	164	──構造	156	壁側腹膜	158
ひ		評価スケール	217	──症状	161	ベル型（聴診器）	19, 20
		表在感覚	**288**, 290	──体表区分	157	ヘルスアセスメント	2
非圧痕性浮腫	155	──の障害	295	──膨満感	161	便失禁	198
ビーナスハム	167	──の検査の注意点	290	──問診	161	便秘	161, 198
ビオー呼吸	65	表在反射	278, **286**	腹部全体		扁平骨	307
皮下気腫	109	表情	7, **14**	──アセスメント	162	ペンライト	234
比較的的濁音	17	表情筋の観察	241	──アセスメントの進め方	162		
鼻腔	89	表情筋の評価	242	──視診	163	**ほ**	
非言語的コミュニケーション	7	猫喘	144	──視診の異常所見	164		
腓骨	306	病的反射	278, **284**	──触診	172	縫工筋	311
尾骨	306	表皮剥離	15	──触診の評価	173	膀胱直腸障害	304
鼻骨	74	鼻翼呼吸	66	──打診	168	房室弁	127
尾骨神経	215	開かれた質問	6, 12, 13	──打診の評価	169	膨疹	15
腓骨動脈	128	平手法	192	腹部大動脈	128, 158, 167	紡錘状筋	312
膝打ち試験	274	びらん	15	腹部大動脈瘤	164, 167, 168, 170	膨隆	164
膝の屈曲	322	脾彎曲	157	腹壁	158	──の原因	164
膝の伸展	322	頻呼吸	65	腹壁反射	286	ポーズ	117
膝落ち試験	264	頻尿	199	腹膜	158	ホーマンズ徴候	151
肘の屈曲	319	ピンホール瞳孔	236	腹膜炎	**160**, 171	歩行の異常	314
肘の伸展	319	頻脈	**43**, 73	腹膜腔	158	母趾	
脊髄	215, 301			腹膜刺激症状	160	──屈曲	322
脾臓	83, 156, 158, **181**	**ふ**		浮腫	76, 129, **152**	──伸展	322
──アセスメント	181			──アセスメント	154	母指	
──叩打診	182	ファインクラックル	116, **120**	──評価	155	──屈曲	320
──触診	185	フィジカルアセスメント	2	──分類	153	──尺側内転	320
──触診の評価	185	──実施の際の留意点	5	不随意運動	76, **267**	──掌側外転	320
──打診	181	──ながれ	4	──の観察	267	──掌側内転	320
──打診の評価	183	フィジカルイグザミネーション	2	不正性器出血	199, 209	──伸展	320
額のしわ寄せ検査	241	深い触診	170	不整脈	45	──対立	324
叩打診指	18	──評価	173	腹筋群	94	──橈側外転	320
左胃動脈	128	不規則的な不随意運動	268	不動関節	308	勃起障害	199
左下腹部	157	腹腔	158	舞踏運動	268	発疹	15
左胸骨線	97	腹腔臓器	158	ブランチテスト	150	骨	
左季肋部	157	腹腔動脈	158	ブルンストロームステージ	264, **266**	──解剖生理	306
左肩甲線	97	複合感覚	289	ブルンベルグ徴候	160, 171	──機能	306
左鎖骨中線	97	副交感神経系	**302**, 303, 304	ブローカ野	213		
		副雑音	116, 119, 120, 121, 124				

――構造	307
――種類	307
ホフマン反射	284
ホムンクルス	214
ホルネル症候群	237

ま

膜型（聴診器）	19, 20
マックバーネー点	170
まつげ徴候	242
末梢血管抵抗	48
末梢静脈のアセスメント	151
末梢神経系	210, 214
末梢神経障害	300
末梢神経の支配領域	299
末梢性チアノーゼ	149
末梢性麻痺	261, 264
末梢動脈のアセスメント	149
麻痺性イレウス	166
麻痺のスクリーニング検査	261
マンシェットの選択	56

み

ミエリン鞘	211
ミオクローヌス	268
ミオシン	312
右下腹部	157
右胸骨線	97
右季肋部	157
右肩甲線	97
右鎖骨中線	97
右主気管支	90
右上腹部	157
右側腹部	157
右腸骨部	157
右リンパ本幹	82
身だしなみ	5
身なり	14
耳式体温計	29
脈拍	40
――血圧との関係	44
――減弱・消失	44
――左右差	44
――左右差の観察法	47
――上下肢差	44
――心拍同時測定	47
――測定手順	46
――触れ方	46
――リズム不整	45
脈拍欠損	47

脈拍数	40
――異常値	43
――基準値	43
脈拍の触知	16
――頸動脈	134
――上腕動脈	41
――足背動脈	42
――大腿動脈	42
――橈骨動脈	41
――部位	40
ミンガッツィーニ試験	261, 263

む

無害性雑音	143
むくみ	152
向こう脛叩打試験	277
無呼吸	65
無髄神経	211

め

迷走神経	223, 248
酩酊様歩行	314
迷路性運動失調	271
メデューサの頭	164
めまい	129

も

毛細血管	128
毛細血管再充満時間	150
盲腸	157
モンゴメリー腺	188
問診	2, 4, 6
――肛門	198
――呼吸器系	103
――循環器系	129
――生殖器	199
――直腸	198
――頭頸部	72
――乳房	189
――腹部	161
問診時の注意点	7
問診時のテクニック	6
問診で聴く基本項目	8
問診の記録用紙	9
問診の実際	
――初診時	12
――入院中	13
問診までのながれ	11

や

山羊音	109
ヤコビー線	323

ゆ

有髄神経	211
有毛細胞	245
幽門	157
指先交互法	192
指	
――の外転	321, 324
――の屈曲	321, 324
――の伸展	321
――のつけ根	16
――の内転	321, 324
指鼻試験	274

よ

腰神経	215
腰髄	215, 301
腰椎	215
腰リンパ本幹	82
横軸	310

ら

ラ音	116
落下試験	261, 264
ラトリング	106
卵巣	208
ランツ点	170
ランドルト環	225
ランビエ絞輪	211

り

立体認知覚	289
両耳側半盲	228
旅行者血栓症	151
輪状靱帯	90
輪状軟骨	77
鱗屑	15
リンネ試験	244, 246
――評価	247
リンパ	82
リンパ液	82

リンパ管	82
リンパ系の機能	83
リンパ小節	83
リンパ節	82, 83
リンパ節（乳房周辺）	189
リンパ節腫脹（頭頸部）	86
リンパ組織	83
リンパ浮腫	153

る

ルイ角	92
涙骨	74
涙点	233

れ

レイノー現象	149
レバイン分類	144
連合反応	265
連続性副雑音	116, **119**, 124

ろ

漏出性腹水	174
漏斗胸	105
ローゼンシュタイン徴候	171
肋軟骨	92
肋間筋	93
肋間筋の動き	94
肋骨	**92**, 306
肋骨角	106
肋骨弓	92
肋骨脊柱角	18
肋骨の特定	
――胸骨角による	9
――肩甲骨下角による	9
――脊椎による	9
肋骨隆起	10
ロブシング徴候	17
ロンカイ	116, 11
ロングフライト症候群	15
ロンベルグ試験	27

わ

鷲手	30
腕尺関節	30
腕橈骨筋	31
腕橈骨筋反射	28
腕頭静脈	12
腕頭動脈	126, 12

数字・欧文索引

記号・数字

1回換気量	**101**, 102
1回拍出量	48
2点識別覚	289
4区分（腹部）	157
9区分（腹部）	157
I音	139
——減弱	140
——亢進	140
——聴診のコツ	147
I度高血圧	52
I A	139
I P	139
II音	139
——減弱	140
——亢進	140
——生理的分裂	140
——聴診のコツ	147
II度高血圧	52
III音	142
——聴診のコツ	147
III度高血圧	52
IV音	142
——聴診のコツ	147

A

ANP（心房性ナトリウム利尿ペプチド）	**49**, 50

B

Biot呼吸	65
Blumberg徴候	171

C

Cheyne-Stokes呼吸	65
coarse crackles	116, **120**
CRT（毛細血管再充満時間）	150
CVA（肋骨脊柱角）	186

D

DVT（深部静脈血栓症）	151

E

Edinger-Westphal nucleus	235
E-W核（動眼神経副核）	235

F

fine crackles	116, **120**

G

GCS（グラスゴー・コーマ・スケール）	217, **219**
Glasgow Coma Scale	217, **219**

H

Hering-Breuer反射	64
Homans徴候	151

J

Japan Coma Scale	217, **218**
JCS（ジャパン・コーマ・スケール）	217, **218**

K

Kussmaul大呼吸	65

L

Lanz点	170
Levine分類	144

M

MALT（粘膜関連リンパ組織）	83
manual muscle testing	264, **325**
McBurney点	170
MMT（徒手筋力検査）	264, **325**
——の評価	327

P

P$_A$CO$_2$	100
P$_a$CO$_2$	100
P$_A$O$_2$	100
P$_a$O$_2$	100
P$_t$CO$_2$	100
P$_t$O$_2$	100
P$_V$CO$_2$	100
P$_V$O$_2$	100
P$_{\bar{V}}$CO$_2$	100
P$_{\bar{V}}$O$_2$	100

R

range of motion	315
rhonchi	116, **119**
ROM（関節可動域）	315
Rosenstein徴候	171
Rovsing徴候	171

S

S$_a$O$_2$	69, 100
Shifting dullness	175
S$_p$O$_2$	69
squawks	119
stridor	121
S状結腸	157

T

T$_3$（トリヨードサイロニン）	78
T$_4$（サイロキシン）	78
Torr	100

V

venous hum	167
Virchowの三徴	151

W

wheezes	116, **119**

『看護系書籍』スタッフ募集中！

『フィジカルアセスメントがみえる』をはじめとした看護系書籍制作チームでは，監修者（医師・看護師）・編集者だけでなく，数名の医師・医学生，看護師・看護学生がチームの一員として参加し，校正や原稿作成などを行っております．
あなたも自分のキャリアと才能を活かしてみませんか？

学ぶことが好きな方を募集しています！

メディックメディア本社（東京都港区）に通勤可能な方で…

- 看護師・看護学生で，緻密に勉強することが得意な方，イラストを描くことが好きな方
  （地方在住であっても，実家が首都圏で休暇中のみ通勤可能な方は登録可能です）
- 看護系学部出身で，出版編集業務に興味のある方
- 元看護教員で看護師国家試験担当だった方
- 看護師で，妊娠・育児により一時的に臨床業務を休まれる方

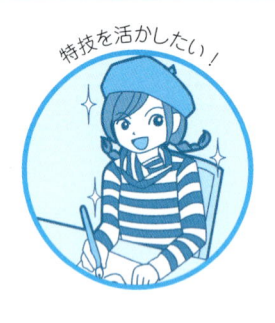

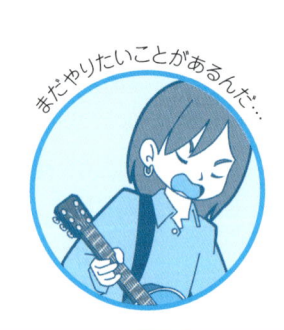

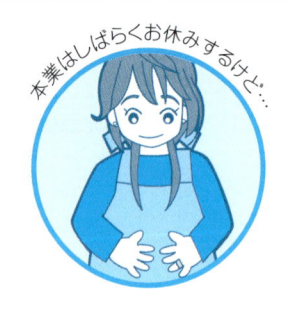

特技を活かしたい！

まだやりたいことがあるんだ…

本業はしばらくお休みするけど…

こんな勤務形態です！

- アルバイト
- 契約社員

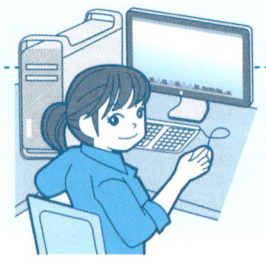

まずはお気軽にご連絡・ご相談ください！

株式会社メディックメディア　『看護系書籍』スタッフ採用係
e-mail : jobk@medicmedia.com

＊件名を"看護系書籍スタッフ志望"とした上で，本文にご氏名，ご所属，ご希望内容などをお書きください．
＊応募者多数の場合，ご要望にお応えできない場合がございますこと，予めご了承ください．

くわしくは小社HPをご覧ください ▶ http://www.medicmedia.com/

STAFF

編集・原案作成

八塚　慧子
吉村　真治
竹内　亨

原案作成

増田　悠子
丸山　梓
三枝　由紀
高祖　麻美
高﨑　理紗
中村　美咲
虎澤　匡洋
西崎　理恵
山本　麻葵
鈴木　陽
若栗　良
根木　沙良子
小林　樹音　　ほか

イラスト・組版

菊地　賢太郎
章　瑠依

撮影協力

藤井　拓
半田　友里香
柿崎　元恒
長嶋　容子

スチル撮影

都鳥　圭太

カバー・表紙デザイン

株式会社 東京ピストル

協力

日本光電工業株式会社
コヴィディエン ジャパン株式会社
株式会社北村美術モデル紹介所
株式会社京都科学

「あなたの声」お聞かせください！ WEB版
https://www.medicmedia.com/

* 書籍に関するご意見・ご感想は、はがきからも
  メディックメディアのWEBサイトからもお送りいただけます。
  上記のURLにアクセス，専用フォームから送信してください．

* 携帯からも送信可能！
  https://www.medicmedia.com/k-tai/

* ご希望の方には新刊案内などのお知らせメールを配信します．
  （配信停止はいつでも可能です）

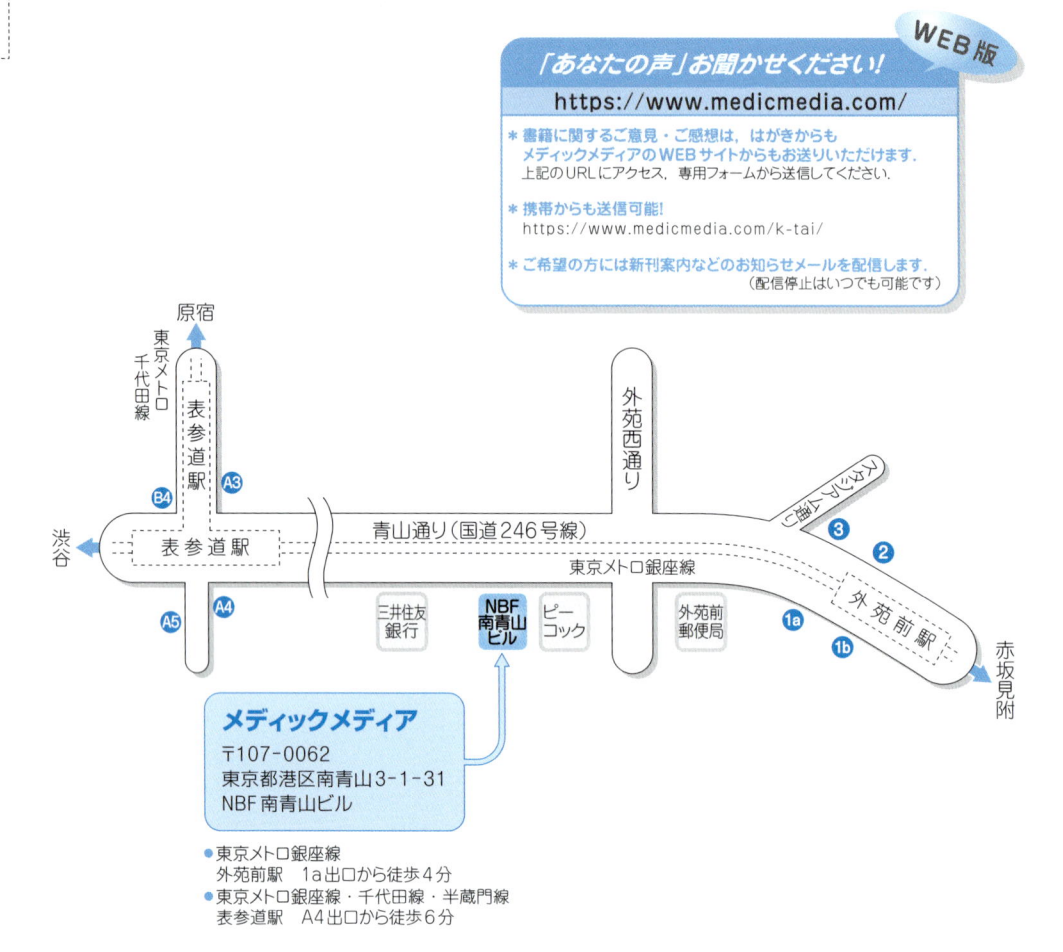

メディックメディア
〒107-0062
東京都港区南青山3-1-31
NBF 南青山ビル

● 東京メトロ銀座線
  外苑前駅　1a出口から徒歩4分
● 東京メトロ銀座線・千代田線・半蔵門線
  表参道駅　A4出口から徒歩6分

フィジカルアセスメントがみえる
第1版

平成27年　4月3日　第1版第1刷　発行
平成29年　2月8日　第1版第4刷　発行

● 落丁・乱丁はお取替えいたしますので，
　小社営業部までご連絡ください．
　eigyo@medicmedia.com
● 書籍の内容に関するお問い合わせは，
　「書籍名」「版数」「該当ページ」
　を明記のうえ，下記からご連絡ください．
　https://www.medicmedia.com/contact/
● 本書の一部あるいは全部を，無断で
　複製，転載すること，インターネットで
　掲載することは，著作者および出版社
　の権利の侵害となります．あらかじめ小
　社に許諾をお求めください．
● 本書を無断で複写する行為（コピー，
　スキャンなど）は，「私的使用のための
　複製」など著作権法上の限られた例外
　を除き，禁じられています．また，複写
　物やスキャンデータを他者へ譲渡・販
　売することも違法となります．

編　集　　医療情報科学研究所
発行者　　岡庭　豊
発行所　　株式会社メディックメディア
　　　　　〒107-0062　東京都港区南青山3-1-31
　　　　　　　　　　　NBF 南青山ビル
　　　　　（営業）TEL　03-3746-0284
　　　　　　　　　FAX　03-5772-8875
　　　　　（編集）TEL　03-3746-0282
　　　　　　　　　FAX　03-5772-8873
　　　　　https://www.medicmedia.com/
印　刷　　大日本印刷株式会社

Printed in Japan　© 2015 MEDIC MEDIA
ISBN978-4-89632-566-9